최박사의
운동 혁명

일러두기

1. 전문 용어에 관한 설명이나 보충이 필요한 내용을 각주로 넣어 두었습니다.
2. 단행본은 《 》, 신문·잡지·시·영화·그림·노래·글 등은 〈 〉로 표기했습니다.
3. 중요도가 높거나 보조 자료가 필요한 운동법 영상을 QR 코드로 넣어 두었습니다.
4. 첨부한 이미지 중 별도의 출처 표기가 없는 것은 AI를 활용해 제작되었습니다.

| 운동과 함께 건강한 삶을 사는 법 |

최박사의

최문기 지음

운동 혁명

상상스퀘어

차례

PART 1   운동의 비밀을 찾아서

CHAPTER 1   운동하는 사람들
운동 유전자 · 014
길을 찾아가는 과정 · 025
몸으로 나누는 소통 · 047

CHAPTER 2   운동과 신체 발달
신체의 안정화와 효율적인 움직임 · 060
신체 발달의 인도자 · 097
운동과 신체 에너지 · 119
운동은 신체와 뇌를 연결하는 다리 · 134

CHAPTER 3   운동과 질병 치유
치유의 본질 · 144
운동과 통증 감소 · 152
약물을 뛰어넘자 · 166

CHAPTER 4　운동과 노화

　　온전한 나로 늙어 가는 것　　　　　　　　　　　202
　　몸에서 힘이 빠져나갈 때　　　　　　　　　　　231
　　젊은 노인: 액티브 시니어　　　　　　　　　　　246

PART 2　내 삶을 위한 운동

CHAPTER 5　나에게 맞는 운동의 중요성

　　나를 위한 트레이닝 방법　　　　　　　　　　　262
　　달리기를 제대로 배워 본 적이 있었던가?　　　289
　　운동 루틴과 타이밍의 과학　　　　　　　　　　314

CHAPTER 6　휴식과 성장

　　회복도 훈련의 일부　　　　　　　　　　　　　328
　　수면이 최고로 중요하다고?　　　　　　　　　　336
　　충분히 휴식하고 있는데 왜 회복이 안 될까?　　349

CHAPTER 7　운동과 회복을 위한 영양의 비밀

　　내 몸을 위한 건강한 음식　　　　　　　　　　　378
　　장내 미생물이 도대체 뭐길래?　　　　　　　　　387
　　건강한 삶을 위한 영양 가이드　　　　　　　　　397

CHAPTER 8　운동하는 행복한 삶

　　지식에서 행동으로　　　　　　　　　　　　　　468
　　긍정적인 말과 이타적 행동의 중요성　　　　　　479
　　우리가 가진 초능력　　　　　　　　　　　　　　489

　　감사의 말　　　　　　　　　　　　　　　　　　500
　　참고 문헌　　　　　　　　　　　　　　　　　　506

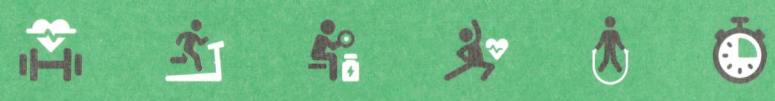

PART

1

운동의 비밀을 찾아서

FITNESS REVOLUTION

성공한 사람들은 운동의 중요성을 강조한다. 버진 그룹의 창립자인 리처드 브랜슨Richard Branson은 운동이 스트레스를 해소하고 창의적인 아이디어를 얻는 데 큰 도움이 된다고 말했다. 아마존의 창업자인 제프 베이조스Jeff Bezos와 투자자이자 철학자인 나발 라비칸트Naval Ravikant도 운동이 업무 성과를 높인다는 관점을 적극 지지했다. 운동을 통해 신체 건강과 맑은 정신을 유지해 부를 쌓는 데 큰 도움이 되었다는 것이다. 이들은 모두 자신이 성공할 수 있었던 데에 운동이 중요한 역할을 했다고 말한다.

운동으로 질병을 치유하는 데 성공한 사람도 있다. 뇌 과학자 제니퍼 헤이스Jennifer Heisz는 우연한 기회로 운동을 통해 강박 장애를 극복했고, 이후 운동에 관한 연구를 지속하고 있다. 더 락The Rock이라는 예명으로 잘 알려진 액션 배우 드웨인 존슨Dwayne Johnson은 젊은 시절 우울증에 시달렸는데, 이를 운동으로 이겨 내면서 운동을 꾸준히 하게 되었다고 한다. 미국의 배우 벤 스틸러Ben Stiller는 운동을 통해 전립샘암을 극복했고, 가수이자 배우인 셀레나 고메즈Selena Gomez는 자가 면역 질환인 루푸스lupus*를, 배우 마이클 J. 폭스Michael J. Fox는 신경 퇴행성 질환인 파킨슨병Parkinson's disease**을 운동으로 극복했다.

이처럼 운동으로 병을 극복하는 사람도 있지만, 운동 중에 부상을 당하거나 심지어 사망하는 사람도 있다. 대학원생 시절이었다. 한창 연구에 몰입 중일 때 "삐-뽀, 삐-뽀" 하는 구급차 사이렌 소리가 시끄럽게 들렸다. 대수롭지 않다고 생각해 일에 집중하고 있는데, 후배가 연구실 문을 열고 들어와 이렇게 말했다. "형, 운동 너무 열심히 하지 마세요." 내가 어깨를 한껏 들어 올리며 의문을 표하자, 후배가 충격적인 소식을 전했다. "누가 기숙사 앞 트랙에서 달리다가 쓰러졌는데, 심정지래요. 방금 구급차에 실려 갔어요." 이 말을 듣는 순간 과거의 장면이 떠올랐다. 아니, 정확히 표현하자면 지속적으로 나를 두렵게 하는 트라우마였다. 애써 누르고 외면해도 나약해질 때면 한 번씩 떠오르는 기억이었다.

---

* 우리 몸의 면역 체계가 정상적인 조직과 장기를 적으로 인식하여 공격하는 자가 면역 질환이다. 주요 증상으로는 관절 통증, 부종, 피로감, 발열, 탈모 등이 있으며, 심한 경우 신장이나 뇌에 손상을 일으킬 수 있다. 원인은 명확하게 밝혀지지 않았지만, 유전적 요인과 환경적 요인이 복합적으로 작용하는 것으로 알려져 있다. 주로 가임기 여성에서 잘 발생하며, 현재로서는 완치법이 없어 증상을 조절하고 장기 손상을 예방하는 치료를 진행한다.

** 도파민을 만드는 신경 세포가 점진적으로 파괴되어 발생하는 신경 퇴행성 질환이다. 주요 증상으로는 손발의 떨림, 근육 경직, 느린 움직임, 자세 불안정 등이 나타난다. 대표적인 노인성 질환이지만, 젊은 나이에도 발병할 수 있다. 현재 완치법은 없지만, 도파민 보충 치료나 뇌 심부 자극술 등으로 증상을 완화할 수 있다.

고등학교 1학년 체력장을 하던 중이었다. 오래달리기를 하던 같은 반 친구가 운동장에 쓰러졌다. 선생님은 바로 심폐 소생술을 하셨고, 이어 나와 몇 명의 친구가 병원으로 이송하는 것을 도왔다. 응급실에서도 심폐 소생술은 이어졌다. 끝내 심장충격기를 사용하던 의사가 고개를 가로저으며 우리를 응급실 밖으로 내보냈다. 친구의 죽음을 눈앞에서 목격한 우리는 현실감이 없었다. 학교에 돌아와서는 불안감을 떨치기 위해 이 말 저 말, 지금은 기억조차 나지 않는 말을 늘어놓았다. 그러다 선생님께서 교탁 앞에 오시자, 누가 지시하지도 않았지만, 교실은 순식간에 조용해졌다. 너무나 길게 느껴졌던 찰나의 시간이 흐른 후, 선생님은 침통한 표정과 떨리는 목소리로 친구의 소식을 알렸다. 그제야 우리는 충격을 실감할 수 있었다. 학교에서 장례식을 치르며 내 어깨를 붙잡고 절규하던 죽은 친구의 부모님과 빗속에서 운동장을 달리며 눈물을 흘리던 친구들의 모습이 아직도 생생하다. 나는 이 기억을 최근에 이르러서야 완전히 받아들이고 극복할 수 있었다.

> 지금까지 묻혔던 모든 잘못과 죄악을 드러내라.
> 미친 사람처럼 그것을 부숴 버려라.
> 말하라. 드러내지 않는 것은 잊힐 것이고,
> 잊힌 것은 다시 드러난다.
>
> _예브게니 옙투셴코 Yevgeny Yevtushenko

운동은 우리가 생각하는 것보다 더 복잡한 비밀을 가지고 있다.

운동이 부족한 사람은 건강을 위해 열심히 운동할 것을 권유받는다. 하지만 어떤 운동을 어디서, 어떻게, 얼마나 해야 할지 명확히 알려 주는 경우는 흔치 않다. 이때 흔히 듣는 말은 '적절한 또는 적당한' 운동이다. 신혼 초에 아내가 어머니께 음식을 배우면서 "어머님, 소금을 얼마나 넣을까요?"라고 여쭀을 때 어머니께서 하셨던 대답이 생각난다. "쪼매만 넣어라." 아내는 난감한 표정으로 미소를 지으며 "얼마나 조금이요?"라고 되물을 수밖에 없었다.

우리는 명확한 답을 원한다. 물론 우리가 알고 있는 것이 정답이 아닐 수도 있다. 과거에는 몰랐던 사실을 오늘 새롭게 알 수도 있으니, 더 나은 방법이 앞으로도 계속해서 나올 것이다. 또한 우리에게는 개별성이 있다. 누군가에게는 쉬운 운동 강도가, 다른 이에게는 무리가 될 수도 있다. 운동을 안 하던 사람이 갑자기 무리한 운동을 하면 부상을 입거나, 심각한 경우 사망할 수도 있다. 그렇다면 무리한 정도의 단계나 조짐은 어떻게 알 수 있을까? 운동은 어떤 비밀을 가지고 있기에 '약'이 되거나, 반대로 '독'이 되는 것일까? 지금부터 나와 함께 그 비밀을 파헤쳐 보자!

CHAPTER

운동하는 사람들

1

운동 유전자

 수많은 경쟁자와 함께 골인 지점을 향해 숨이 턱에 닿을 때까지 달려본 적이 있는가? 동료들과 호흡을 맞추고, 구호를 외치며, 목표를 향해 한마음으로 움직인 적이 있는가? 더는 움직일 수 없을 것 같다는 생각을 떠올릴 겨를도 없이, 한 번의 승부에 내 모든 것을 걸어본 적이 있는가? 이처럼 격렬한 운동을 경험한 적이 있는가? 그렇다고 대답하는 사람도 있을 것이고, 아니라는 사람도 있을 것이다.

 운동에 취미가 없거나 체력이 약한 사람은 상대적으로 운동에 흥미를 덜 느낄 것이다. 운동이 필요하다는 생각에 상담하러 온 사람 중에는 다른 사람과 경쟁하는 것 자체가 싫고, 내가 승리함으로써 상대에게 상처를 주는 게 싫다는 사람도 있었다. 어떤 이는 자신에게 운동 능력이 태생적으로 없다고 말하기도 한다. 하지만 그들 모두 운동이 필요해서 나를 찾았다. 스스로 필요성을 느꼈거나, 의

사로부터 운동이 필요하다는 강력한 메시지를 받았을 것이다. 그래서 더 나은 삶을 위해 운동을 시작해야 한다는 점은 알지만, 혼자 시작하기에는 말 그대로 엄두가 나지 않기에 전문가를 찾게 된다. 이런 사람들은 운동을 힘들고 재미없는 일이라고 생각한다. 그리고 자신이 운동과 상관없는 삶을 살아왔다고 굳게 믿는 경향이 있다.

하지만 사람은 누구도 자신의 삶에서 운동을 배제할 수 없다. 우리는 태초부터 운동을 통해 생명을 얻도록 프로그래밍 되었기 때문이다. 인간은 반복하는 움직임을 힘들어하기에, 이를 지속할 수단으로 쾌락을 느끼도록 진화했다. 생명을 잉태하기 위한 일련의 운동이 끝나면, 사활이 걸린 운동이 시작된다. 엄청나게 많은 정자가 수정을 위해 난자를 향한 여정을 떠난다. 이 여정은 경쟁과 협력이 어우러진 놀랍고도 아름다운 광경이다. 단 하나의 정자를 난자와 만나게 하려고 수억 개의 정자가 목숨을 바쳐 길을 연다. 말 그대로 동료의 시체를 넘고 넘어 수정에 이르기까지, 정자는 쉬지 않고 운동을 계속한다.

"수많은 경쟁자와 함께 골인 지점을 향해 숨이 턱에 닿을 때까지 달려본 적이 있는가? 동료들과 호흡을 맞추고, 구호를 외치며, 목표를 향해 한마음으로 움직인 적이 있는가?" 이 질문에 아니라고 대답한 사람도 이제는 눈치챘을 것이다. 우리는 모두 생명이 잉태되는 인생 최초의 순간부터 운동과 함께했다. 경쟁과 협력이 결합된 위대한 여정을 통해 지금 이 글을 읽고 있는 것이다.

태어난 후에도 운동은 우리와 함께한다. 사실 우리 몸에는 이미 운동이 프로그래밍 되어 있다. 신체는 발달 단계에 따라 성장이 일어나며, 성장 시기에 맞게 필요한 운동을 하게 된다. 운동을 처음 배우는 사람에게 스쾃squat*을 가르치면 부자연스러운 자세에 상당히 힘들어한다. 그럴 때 이미 스쾃을 제대로 배운 적이 있다고 말하면, 대부분 놀라면서 자신은 절대 배운 적이 없다고 말한다. 하지만 정상적인 보행을 하는 사람이라면 누구나 스쾃을 제대로 배운 적이 있다. 아기는 걸음마를 시작하기 전에 벽을 잡고 서거나 쪼그려 앉는 것부터 익힌다. 이때 균형을 잡기 위해 앉았다가 서는 자세를 보면 완벽한 스쾃 자세가 나온다. 아기에게 누가 벽 잡고 걷는 법이나 쪼그려 앉는 자세를 가르쳐 주었을까? 고개를 들고, 몸을 뒤집고, 기어가는 방법은 누가 가르쳐 주었을까? 이는 성장과 발달을 위해 운동하도록 태어나면서부터 우리 몸에 프로그래밍 된 것이다.

하지만 성장과 함께하던 운동을 노화가 시작되면서 멀리하게 된다. 그리고 어느 순간 달리기를 멈춘 자신을 발견한다. 나는 운동을 잘하는 아이였다. 운동을 좋아하는 청년으로 자랐고, 운동을 연구하고 가르치는 사람이 되었다. 하지만 어느 순간부터 뛰어다니는 것을 점잖지 못한 행동으로 여겼고, 정해진 트랙이 아니면 달리지 않게 되었다. 어린 시절에는 뛰어다니는 것이 일상이었는데, 이제는 하루 중 걷는 것조차 얼마 되지 않는다는 사실을 깨달았다. 문을 열고 나서면 차를 타고 목적지까지 가서, 차 밖에 나서면 얼마 안 가 다시 문을 열고 들어가 앉는다. 많은 시간을 계속 앉아서 보내고 있다. 나름 꾸준히 근력 운동을 하고 있었기에 내가 운동하지 않는 사람과

---

* 흔히 '스쿼트'로 많이 표기하나, 국립국어원의 외래어 표기법에 따르면 '스쾃'이 올바른 표기이다.

다르다는 착각 속에서 지냈다. 그러다 어린 조카와 10분 남짓 뛰면서 놀아준 후 숨을 헐떡이는 나를 보며 "너도 늙었구나."라고 말하는 가족들의 반응에 깜짝 놀랐다. 언제부터 달리기를 멈추었을까? 정확히 언제인지는 모르겠지만, 그때가 아마도 성장이 멈추고 노화가 시작되는 시점이었을 것이다.

특정 시기가 되면 누구나 운동을 권유받는다. 나처럼 특정한 사건을 통해 스스로 운동을 권유할 수도 있다. 이런 경우는 정말 감사할 만한 행운이라 할 수 있다. 만약 종교가 있다면 신께서 이끌어 주신 것이라 생각해도 좋을 정도다. 질병이나 신체적 결함이 없는 상태에서 운동에 나서기 때문에 어렵지 않게 건강하고 자연스러운 움직임으로 돌아갈 수 있다. 또는 가족이나 주변 지인으로부터 운동을 권유받기도 한다. 운동이 부족해 보이거나 생활 습관이 나빠 보이면 주변에서 운동하라는 이야기를 듣게 된다. 사랑하고 걱정하는 마음이 없다면 나올 수 없는 이야기다. 주변의 사랑에 보답하기 위해서라도 꼭 운동을 시작하길 바란다. 다음은 조금 안타까운 경우다. 신체적 결함, 통증, 질병으로 병원을 찾았을 때 증상을 완화하고 회복하기 위해 의사로부터 운동을 권유받는 것이다. 이런 경우 운동을 시작하거나 지속하기가 수월하지 않다. 만약 살면서 수시로 운동을 권유받고 있다면, 감사한 마음으로 최대한 빨리 시작할 것을 추천한다.

기왕 운동을 시작하기로 했다면 잘하고 싶은 마음이 들 것이다. 우리 주변을 보면 놀랍도록 운동을 잘하는 사람이 있다. 이런 사람은 새로운 스포츠를 접할 때 빨리 배우고 흥미를 느끼기 때문에 꾸준한 활동으로 이어지거나 전문적인 운동선수가 되기도 한다. 반면 운동이 서투르고, 노력해도 실력이 잘 늘지 않는 사람도 있다. 이러면 운동이 어렵고 힘들기 때문에 흥미를 느끼지 못하고 금방 포기하게 된다.

여기까지 생각이 미치면 한 가지 물음이 자연스럽게 떠오른다. 운동을 잘하는 사람은 유전자가 다를까? 우리는 흔히 운동을 잘하는 사람을 두고 '타고난 재능' 혹은 '타고난 유전자' 덕분이라고 말한다. 그도 그럴 것이, 운동을 좋아하고 잘하는 사람은 대부분 부모도 운동 능력이 뛰어난 경우가 많기 때문이다. 그래서 부모나 유전자를 탓하면서 운동을 피하는 경우도 있다. 하지만 앞서 말했듯이 우리는 모두 운동 유전자를 지니고 있고, 운동을 통해 성장한다. 그렇다면 누구나 가지고 있는 운동 유전자가 왜 각자 다르게 적용되는 것일까?

"타고난 재능이란 없다." K. 안데르스 에릭손 K. Anders Ericsson은 저서 《1만 시간의 재발견》의 서문에 이렇게 제목을 달았다. 우리가 흔히 천재라고 부르는 사람은 태어날 때부터 부모에게 그 재능을 물려받아서 잘하게 된 것일까? 모차르트나 베토벤은 태어나면서부터 뛰어난 음악적 창의력을 갖추고 있었던 걸까? 과학자들의 연구에 의하면 그렇지 않다. 뛰어난 음악적 재능의 비결은 어려서부터 음악에 자주 노출된 결과라고 한다.[1] 타고난 것이 아니라 훈련을 통해서 재능을 키운 것이다. 그리고 이런 능력은 우리 모두가 가지고 태어난다.

우리는 훈련을 통해 능력을 키울 수 있다. 우리의 뇌는 새로운 동작이나 자극에 따라 변화한다. 신경 세포 사이에 새로운 연결을 만들기도 하고, 기존의 연결을 끊거나 강화하기도 한다. 이러한 일련의 변화를 신경 가소성이라고 한다. 우리는 이 신경 가소성에 의해 발전하기도 하고 퇴화하기도 한다.² 월드 클래스 축구 선수 손흥민을 보자. 축구 전문 매체인 〈기브미스포츠GiveMeSport〉는 2024년 11월 16일 기사에서 프리미어리그 역사상 최고의 양발잡이 선수에 손흥민을 2위로 선정했다. 양발을 자유자재로 다루는 그는 수비수에게 상당히 까다로운 공격수다. 어느 발로 슛을 차거나 패스할지 모르니 막기가 쉽지 않다. 그런데 손흥민은 사실 양발잡이가 아니다. 그는 원래 오른발잡이였지만, 엄청나게 많은 훈련을 반복해서 무서운 양발잡이가 되었다.

그렇다면 운동 능력을 결정하는 데 유전적 영향이 전혀 없을까? 그렇지 않다. 예를 들면 사람마다 타고난 근섬유 유형의 비율이 다르다. 우리 몸의 뼈를 지탱하고 움직이는 근육을 골격근이라고 하며, 지근섬유와 속근섬유로 나뉜다. 지근섬유는 1형 근섬유라고 하며, 붉은색을 띠어 적근으로 불리기도 한다. 이름 그대로 천천히 수축하는 근섬유로, 유산소 체계를 통해 에너지를 이용하며, 쉽게 피로해지지 않는다. 속근섬유는 2형 근섬유라고 하며, 다시 흰색의 2X형과 분홍색의 2A형으로 나뉜다.* 2X형은 당을 태워 빠르게 수축하는 근섬유로 쉽게 피로해진다. 2A형은 유산소 체계를 통해 약간 강한 수축을 하고 중간 속도로 피로해진다.³ 그런데 이러한 근섬유 유

---

* 근섬유의 색깔은 미오글로빈(myoglobin)의 함량이 높을수록 붉은색을 띠게 된다. 미오글로빈은 근육 세포 안에 있는 붉은 색소 단백질로, 혈액이 실어 준 산소를 받아 주는 역할을 한다. 그래서 미오글로빈이 많이 함유된 근섬유는 산소를 이용해서 에너지를 만들기 때문에 피로에 강하다. 과거에 흰색 근섬유가 동물에게서 먼저 발견되었고, 이를 2B형으로 불렸다. 그러나 인간의 것과는 다른 유형임을 알게 되었고, 이후 인간의 흰색 근섬유를 2X형이라 부르게 되었다.

형의 비율은 유전에 따라 다르고, 따라서 사람마다 타고난 운동 능력이 달라지게 된다.* 운동선수가 아닌 경우 전체적인 신체 골격근에서 속근섬유와 지근섬유의 비율이 거의 비슷하다.[4] 반면에 단거리 달리기처럼 무산소성 운동을 하는 선수는 속근섬유의 비율이 더 높고, 장거리 달리기처럼 유산소성 운동을 하는 선수는 지근섬유의 비율이 더 높다. 100미터 달리기 세계 신기록 보유자인 우사인 볼트 Usain Bolt를 세계적인 마라토너였던 이봉주와 비교하면, 속근섬유가 더 높은 비율을 차지하며 근육의 크기도 더 크다는 점에서 차이가 있다.[5,6]

이러한 근섬유 유형의 유전적 차이로 인해 과거에는 세계적인 운동선수란 타고나는 것으로 여겨졌다. 하지만 이들의 능력을 유전으로만 판단하기에는 무리가 있다. 운동 수행 능력과 연관된 유전자는 200개가 넘는다.[7] 학계에서는 이 중 운동 재능과 가장 연관이 있을 것으로 ACTN3이라는 이름의 유전자에 주목하고 있다. 이 유전자는 고강도의 힘을 쓸 때 근육을 단단하게 뭉쳐 주는 단백질을 암호화하는 역할을 한다.** 그런데 여러 연구에 따르면 운동 수행 능력과 가장 강력한 상관관계가 있다는 ACTN3조차 운동 능력을 예측하는 데는 별로 효과가 없다고 한다. 세계적인 운동선수들의 유전자

---

* 　근섬유 유형의 비율은 신체 부위에 따라서도 달라진다. 우리가 걸을 때 자주 쓰는 장딴지근처럼 힘을 많이 쓰지 않는 근육은 지근섬유의 비율이 약 85퍼센트를 차지한다. 반면 넓은등근이나 위팔 세 갈래근처럼 힘을 많이 쓰는 근육은 속근섬유의 비율이 약 70퍼센트를 차지한다.

** 　이 단백질이 돌연변이로 기능하는 경우 근육을 단단하게 하기보다 탄력적으로 만드는 역할을 한다. 이러한 돌연변이는 일반인이나 지구력과 관련된 스포츠를 하는 선수에게서 자주 발견되는 반면, 단거리 달리기나 역도처럼 힘과 관련된 스포츠 선수에게는 거의 없는 것으로 알려졌다.[8]

유형을 연구한 바에 따르면 아프리카인이나 비유럽인 사이에서는 ACTN3이 그 어떤 운동 능력도 예측하지 못했다. 또한 40미터 단거리 달리기 기록에서 이 유전자와 관련된 효과 차이가 겨우 2.3퍼센트에 불과했다는 결과도 있다.[9] 근섬유 유형의 차이도 운동 능력을 결정하는 것은 아니다. 서아프리카와 같은 특정 지역의 인종에서는 일부 근육에서 속근섬유의 비율이 약간 높게 나온다. 하지만 그 안에서도 단거리 선수가 나오기도 하고, 마라토너가 나오기도 한다.[10]

이 밖에도 운동 능력이 유전에 의해 결정된다는 주장을 반박할 수 있는 증거는 차고 넘친다. 따라서 유전자에 의해 운동 능력을 물려받는 것이 아니라, 살아온 경험과 유전자 사이의 무수한 상호작용을 통해 운동 능력이 만들어진다고 보는 것이 합리적이다. 오른발잡이였던 손흥민 선수가 양발잡이가 된 것처럼 말이다. 그리고 우리가 물려받은 수만 개의 유전자 중에는 뛰어난 운동선수의 것과 똑같은 유전자도 있다는 점을 기억해야 한다.

게다가 유전자는 환경과 생활 습관에 따라 다르게 활성화될 수 있다. 이를 연구하는 학문을 후성유전학 epigenetics이라고 하며, 1990년대 이후 연구가 활발해지면서 유전자 발현을 조절하는 다양한 메커니즘이 밝혀지고 있다. 대표적인 기전으로는 DNA 메틸화, 히스톤 변형, 비암호화 RNA 조절 등이 있다.

DNA 메틸화는 유전자의 특정 부위에 메틸기(-CH3)가 결합하여 유전자 발현을 억제하는 현상이다. 유전자 작동을 끄거나 켤 수 있는 스위치라고 할 수 있다. 연구에 따르면 규칙적인 운동은 DNA 메틸화 패턴에 변화를 주어 근육 기능 및 대사 관련 유전자를 활성화할 수 있다. 예를 들면 근육 발달과 관련된 PGC-1α* 유전자는 운동으로 DNA 메틸화가 감소하면 더 활발하게 발현된다. 그 결과 근육의 에너지 생산 능력과 지구력이 향상되고, 이에 따라 지방 연소 능력과 포도당$_{glucose}$ 대사가 효율적으로 조절된다.[11]

히스톤 단백질은 DNA가 감겨 있는 실타래라고 할 수 있다. 히스톤 단백질이 변형되면 DNA가 더 조밀하게 또는 느슨하게 감길 수 있다. 운동은 히스톤 단백질에 감긴 DNA를 느슨하게 해 유전자가 더 쉽게 발현되도록 한다. 예를 들어 운동을 하면 히스톤 변형 중 하나인 H3K27ac가 증가한다. H3K27ac는 근육 단백질 스위치 중 하나라고 볼 수 있다. 우리가 운동을 하면 이 스위치가 켜지면서 근육을 만들라는 유전자 기전이 발현되고, 에너지를 잘 쓰는 방법으로 유도하는 유전자 기전도 켜진다. 따라서 근육이 잘 성장하고, 살이 빠지며, 몸이 더 튼튼하고 건강하게 바뀌기 시작한다.[12]

비암호화 RNA는 다른 유전자의 발현을 조절하는 역할을 한다. 흔히 DNA를 체내 단백질을 만드는 설계도로 여기는데, DNA 중에는 단백질을 만들지 않는 것도 있다. 이것들을 비암호화 RNA라고 한다. 비암호화 RNA는 일종의 감독관처럼 행동하며, 다른 유전자들이 언제, 어디서, 얼마나 단백질을 만들지 조절한다. 유전자를 하나의 작업 지시도라고 생각해 보자. 비암호화 RNA는 여기서 마킹 도구와 같은 역할을 한다. 다른 유전자 위에 표시를 남겨 유전자를 발현하거나, 억제하거나, 보류하도록 조절하는 것이다. 특히 비암호화

---

* peroxisome proliferator-activated receptor gamma coactivator 1-alpha, 미토콘드리아 생합성의 주요 조절 인자로, 미토콘드리아의 수와 기능을 늘려 세포의 산화적 대사 능력을 향상한다.

RNA 중에서 한 가지 유전자 메시지만을 조절하는 짧은 길이의 특수 마킹 도구를 마이크로 RNA라고 한다. 운동에 따라 특정 마이크로 RNA가 늘어나거나 줄어드는데, 그 결과 손상된 근육이 더 빨리 회복되고, 운동 후 생기는 통증이나 부기를 줄여 주며, 에너지를 더 잘 쓰게 하거나, 살이 빠지기 쉽게 유도하기도 한다. 예를 들어 마이크로 RNA 중 miR-1은 근육 세포가 더 증식하지 않고 성숙할 수 있도록 유도한다. 또 miR-133a는 근육 세포의 성장을 도우면서 분화 속도를 조절한다. 쉽게 말하자면, miR-1은 "인제 그만 분열하고 큰 근육이 되자."라는 신호로 작용하고, miR-133a는 "근육 세포를 잘 키우되, 너무 빨리 바꾸진 말자."라는 신호로 작용하는 것이다.[13]

앞에서 설명했던 근섬유 유형의 비율도 운동으로 달라질 수 있다. 물론 근섬유의 구성은 태생적으로 결정되어 있어 근본적인 변화는 제한적이지만, 운동을 통한 근섬유의 아형subtype 간 전환은 충분히 가능하다. 가장 대표적인 변화는 2X형 섬유에서 2A형 섬유로의 전환으로, 저항성 훈련과 유산소성 훈련 모두에서 나타나는 초기 적응 반응이다. 고강도 저항성 훈련의 경우 2X형에서 2A형으로의 전환을 촉진하여 근력과 파워*를 늘리고, 어느 정도의 지구력도 확보할 수 있다. 마라톤과 같은 지구력 운동을 하면 2형 섬유를 1형 섬유로 일부 전환하는 방향으로 적응이 일어난다. 이러한 근섬유 전환은 단순한 형태학적 변화가 아니라, 대사 효소 활성과 근육 기능의 성

---

*   힘(force)은 운동 상태에 변화를 주는 능력을 말하고, 파워(power)는 단위 시간당 일을 하는 능력을 말한다. 즉, 힘은 '얼마나 세게'의 문제이고, 파워는 '얼마나 빨리'의 문제다. 예를 들어 움직이지 않는 벽을 밀고 있다면, 힘은 가해지고 있지만, 파워는 없는 셈이다.

질 개선이 관련된 복합적인 적응 과정이다.[14]

　즉, 우리의 유전자는 고정된 것이 아니다. 운동과 같은 환경적 요인에 의해 바뀔 수 있다. 게다가 운동이 후성유전학적 기전에 따라 유전자의 스위치를 켜고 끄는 역할까지 한다니 놀랍지 않은가? 우리는 운동하는 습관이 유전자에 의해 결정되지 않는다는 점을 명심해야 한다. 그런데 유전자가 영향을 미치지 않는다면, 운동하는 사람들은 어떻게 운동을 꾸준히 해내는 것일까?

길을 찾아가는 과정

나는 매일 아침 가족들을 깨울 때 마사지를 해 준다. 아내를 제일 먼저 하고, 다음으로 큰아이, 마지막이 작은아이다. 어쩌다 보니 덩치 순으로 하고 있지만, 사실 생활 환경에 맞춰 자연스럽게 적응된 결과다. 아내는 마사지를 받고 아침 식사를 준비한다. 그동안 등교 시간이 이른 큰아이를 마사지한다. 큰아이가 학교 갈 준비를 하는 동안 작은아이를 마사지하고 있으면, 큰아이가 집을 나선다. 작은아이가 어린이집 갈 준비를 하는 동안 나도 출근할 준비를 한다. 이렇게 시작되는 하루는 마사지를 제외한다면 어느 가정이나 비슷할 것이다. 나도 처음부터 마사지를 했던 것은 아니다. 성장통이 생긴 큰아이와 아프다고 하는 아내를 한두 번 마사지해 주다가 문득 매일 해 주면 좋겠다는 생각이 들었다. 그렇게 우리 가족에게는 아침 마사지라는 루틴이 생겼다.

갑자기 떠오른 아이디어를 바로 실천하는 것은 어렵다. 누구나 한정된 시간 안에서 일정한 생활 리듬에 적응해 살아갈 것이다. 특별한 날을 제외하면 차이가 별로 없을 것이다. 이것을 생활 습관이라고 하는 사람도 있고, 루틴이라고 하는 사람도 있다. 그런데 사실 습관과 루틴은 조금 다른 개념이다. 간단하게 설명하자면, 습관은 무의식적으로 행하는 것이고, 루틴은 의식적으로 행하는 것이다.[15] 그래서 나는 무의식적 습관과 의식적 루틴을 합쳐 **데일리 매트릭스** daily matrix라고 부른다. 데일리 매트릭스에 새로운 과정을 추가하고 실천하려면 상당한 노력이 필요하다. 그것이 가능한 시간과 방법을 고민하고, 실행하고, 수정하고, 보완하는 작업을 거쳐야 마침내 데일리 매트릭스의 일부가 된다.[16]

원래는 아침이 아니라 자기 전에 마사지를 했다. 그런데 어떤 날은 집에 늦게 들어올 때도 있고, 어떤 날은 작은아이가 컨디션이 좋지 않아 내가 퇴근하기도 전에 잠을 잘 때도 있었다. 하루도 빠지지 않고 마사지할 수 있는 시간을 고민해 보니 아침 기상 시간이었고, 지금까지 쭉 아침에 마사지를 해 오고 있다. 수년째 반복하다 보니 지금은 나도 가족들도 이에 적응해서 데일리 매트릭스의 일부가 되었다. 나의 기상 루틴 중 하나인 가족 마사지가 가족들에게는 습관이 된 것이다.

운동하는 사람들은 데일리 매트릭스에 운동이 포함되어 있다. 퇴근 후 저녁을 먹거나 소파에 앉아서 TV를 보는 것처럼, 운동하는 사람들은 밖으로, 체육관으로, 수영장으로 자연스럽게 운동하러 간다. 이들도 누군가의 권유로 운동을 시작했을 것이고, 이후 의도적인 노력으로 운동을 반복했을 것이다. 이러한 노력이 데일리 매트릭스로 구성되면, 그다음에는 별다른 힘을 들이지 않아도 운동을 쉽게 해낼 수 있다. 마치 TV를 보는 것처럼 운동을 즐기는 것이다. 간혹 운동을 싫어하거나 귀찮아하는 사람 중에는 운동하는 사람과 자신을 별개의 다른 존재로 생각하는 경우가 있다. 하지만 운동하는 사람도 별반 다르지 않다. 어떤 계기나 필요성에 의해 운동을 시작했다가, 적응을 통해 운동을 즐기는 수준이 된 것이다.

운동에 적응하려면 시간이 필요하다. 운동을 막 시작할 무렵에는 기대감, 두려움, 긴장감으로 인해 도파민dopamine*이 솟구친다. 주변에서 함께 운동하는 사람들을 보면서 낯선 분위기에 도취되어 최선을 다한다. 운동이 끝나면 해냈다는 성취감에 뿌듯함을 느낀다. 이 리듬이 끊기지 않도록 지속할 것이라 다짐한다. 그러나 다음 날 우리 뇌는 이러한 다짐에 이의를 제기한다. 휴식이 필요하다고 몸과 마음을 짓누르는 것이다. 여기서 첫 번째 고비가 온다. 이 고비를 이겨낸 사람은 뇌의 요청을 무시하고 다짐을 실천하기 위해 다시 집 밖을 나선다. 그리고 다음 날 뇌는 자신의 요청을 무시한 것에 통증으로 응수한다. 휴식이 필요한데 말을 안 들으니, 강제로 휴식하게 만드는 것이다. 며칠 동안 이어진 통증은 리듬을 깨트린다. 새로운 목표와 계획은 그렇게 실패로 돌아간다.

이러한 실패를 겪고 싶지 않다면 우리 몸이 운동에 적응하는 과

---

* 뇌에서 만들어지는 신경 전달 물질이다. 운동 조절, 동기 부여와 보상 시스템, 집중력과 학습 능력에 중요한 역할을 한다. '쾌락 호르몬'이라고도 불리지만, 실제로는 쾌락 그 자체보다는 무언가를 추구하고 성취하려는 동기를 만드는 데 더 가깝다. 도파민 시스템이 지나치게 자극되거나 균형이 깨지면 중독이나 우울증 등의 문제가 생길 수 있다.

정을 이해해야 한다. 우리 몸은 생리 작용이나 기능이 가능한 범위 안에서 작동하도록 자동으로 조절된다. 이것을 **호메오스타시스**homeostasis, 우리말로 항상성이라고 한다. 항상성은 자율 신경계와 시상 하부-뇌하수체-부신 축hypothalamic-pituitary-adrenal axis, HPA axis*(이하 'HPA 축')에 의해 자동으로 조절되기 때문에, 우리의 의지나 의도와 상관없이 저절로 일어난다. 예를 들어 우리가 운동할 때, 우리 몸은 평소보다 더 많은 에너지를 쓰게 되고, 숨이 차며, 체온이 올라간다. 그러면 몸은 자연스럽게 땀을 흘려 체온을 식히고, 심장 박동과 호흡 속도를 높여 산소를 더 많이 공급한다. 이처럼 항상성은 우리 몸이 적절한 상태를 유지하여 생명 활동을 지속할 수 있도록 도와주는 자동 조절 시스템이라 할 수 있다. 하지만 문제는 항상성이 너무 편안한 상태에만 익숙해지면, 몸이 변화나 도전을 싫어하게 된다는 점이다. 그래서 운동 초기에는 스트레스에 의해 괴롭고 힘든 것이다.

한편, 스트레스 요인에 반응하여 신체가 적응하는 반응을 **알로스타시스**allostasis라고 한다. 예를 들어 학교에서 새 학기가 시작됐을 때 처음에는 새로운 선생님, 새로운 친구들, 바뀐 시간표 때문에 긴장되고 피곤할 수 있다. 하지만 며칠만 지나면 우리 몸과 뇌는 이 변화에 맞춰 잠자는 시간, 식사 습관, 집중력 등을 조절해서 새로운 일상

---

* 스트레스에 반응하는 우리 몸의 호르몬 시스템이다. 스트레스를 받으면 먼저 시상 하부가 신호를 보내고, 뇌하수체가 이를 받아 다시 신호를 전달해, 최종적으로 부신에서 흔히 '스트레스 호르몬'이라 불리는 코르티솔(cortisol)을 분비한다. 코르티솔은 위급 상황에서 혈당을 높이고 에너지를 공급하는 등 생존에 필요한 반응을 일으킨다. 정상적으로는 위험이 지나가면 시스템이 꺼지지만, 만성 스트레스로 계속 활성화되면 우울증, 불안 장애, 면역력 저하 등의 문제가 발생할 수 있다.

에 적응하게 된다. 이것이 바로 알로스타시스다. 처음 달리기를 시작했을 때는 숨이 차고 다리가 아프지만, 계속하다 보면 몸이 운동에 익숙해지고, 심장이 더 효율적으로 뛰고, 폐도 더 많은 산소를 받아들이게 된다. 몸이 새로운 상황에 맞게 작동 방식을 바꾸는 것이다. 항상성이 유지에 초점을 맞춘다면, 알로스타시스는 적응에 초점을 맞춘다. 도전이나 부하에 따라 새로운 균형을 찾는 역동적인 조절 과정인 셈이다.

적절한 강도의 운동은 몸을 더 건강하고 강하게 만드는 알로스타시스를 준다. 반면 지나치게 반복되거나 과도한 스트레스를 받으면 우리 몸과 뇌는 이를 조절하기 위해 계속해서 반응해야 한다. 이 과정에서 스트레스에 적응하려는 몸의 조절 시스템이 과부하를 겪어 손상되는 것을 **알로스타틱 부하**allostatic load라고 한다. 알로스타틱 부하는 뼈 미네랄 손실을 일으키고, 해마hippocampus* 내 신경 세포를 위축하게 하는 등 우리 몸을 망가뜨린다.[17]

알로스타시스를 고려한다면 어떻게 운동하는 것이 좋을까? 너무 힘든 운동은 알로스타틱 부하를 주어 우리 몸을 망가뜨린다. 반면 너무 약한 운동은 적절한 알로스타시스를 줄 수 없어 긍정적인 변화를 일으키지 못한다. 따라서 성공적으로 운동에 적응하기 위해서는 알로스타시스와 알로스타틱 부하 사이에서 스위트 스폿sweet spot을

---

* 뇌의 측두엽 안쪽에 위치한 해마(seahorse) 모양의 뇌 구조물이다. 주로 기억과 학습에서 핵심적인 역할을 하며, 특히 새로운 정보를 단기 기억에서 장기 기억으로 전환하는 과정에서 필수적이다. 또한 공간 인식과 방향 감각, 스트레스 반응 조절에도 관여한다. 해마가 손상되면 기억력 장애가 나타날 수 있으며, 알츠하이머병(Alzheimer's disease)이나 만성적인 스트레스, 우울증 상황에서 손상될 수 있다.

찾아야 한다. 스위트 스폿은 야구나 테니스에서 가장 효과적으로 공을 맞히는 최적 지점을 이야기한다.[18] 어느 정도의 부하가 적당한지 피드백하면서 스위트 스폿을 찾아야 효율적으로 운동에 적응할 수 있다. 이처럼 운동은 부족하지도 넘치지도 않는 적절한 양으로 자극을 주는 것이 중요하다. 여기서 적절한 자극을 위한 운동 강도는 사람마다 다르다. 누군가에게는 적절한 운동 강도가 다른 이에게는 고강도이거나 저강도일 수 있다. 따라서 현재 자신의 체력에 맞는 운동 강도를 알아야 한다.

운동 강도를 측정하는 대표적인 방법 중 가장 정확한 것이 바로 운동 부하 검사다. 영화에서 커다란 튜브가 연결된 투명 마스크를 쓰고 가슴에 심전도 장치를 부착한 상태로 러닝머신을 달리는 장면을 본 적이 있는가? 그게 바로 운동 부하 검사로, 가스 교환 비율 respiratory exchange ratio(이하 'RER')이나 심박수, 혈압 등의 인체 변화를 측정한다. RER은 운동 중에 우리 몸이 어떤 에너지원을 주로 사용하는지 보여 주는 과학적 지표로, 이산화탄소 배출량과 산소 소비량의 비율(CO_2/O_2)로 계산한다.* 이 수치를 통해 저~중강도 운동이 지방을 주로 태우고, 고강도 운동이 탄수화물을 주 에너지원으로 사용한

---

* RER은 일반적으로 0.7에서 1.0 사이의 값을 가지며, 이론적으로 1.0을 넘을 수 없다. 하지만 우리가 현장에서 운동 부하 검사를 실시하면 고강도 운동 시 RER 값이 1.0을 넘어서 1.1이나 1.2까지도 상승하는 것을 보게 된다. 이러한 이유는 이산화탄소 배출량과 산소 소비량의 비율을 세포 내에서 일어나는 대사 반응을 기반으로 정의하였기 때문이다. 이러한 세포 내 가스 교환 지표를 호흡 지수(respiratory quotient, 이하 'RQ')라고 한다. RER이 안정된 상태에서는 RQ와 거의 똑같은 값을 갖지만, 고강도 운동 시에는 축적된 젖산을 완충하기 위해 호흡이 과도하게 증가하면서, 이산화탄소가 대사 생성 이상으로 많이 배출된다. 따라서 검사 현장에서 측정되는 RER은 세포 내 대사량과는 일치하지 않는 값으로 해석에 주의가 필요하다.

다는 것을 객관적으로 확인할 수 있다.

저~중강도 운동, 즉 최대 심박수의 60~70퍼센트 수준의 운동 중에는 RER이 0.7~0.85 사이에 머문다. 이때 우리 몸은 충분한 산소를 공급받아 지방산을 효율적으로 산화할 수 있다. 지방 세포에서 중성 지방*이 분해되어 혈류로 유리 지방산**이 방출되고, 유리 지방산은 근육 세포로 운반되어 미토콘드리아 mitochondria ***에서 베타 산화****를 통해 에너지로 전환된다. 이 과정에는 많은 산소가 필요하지만, 이산화탄소 생성은 상대적으로 적어 RER 값이 낮게 유지된다. 따라서 장시간 걷기, 가벼운 조깅, 느리게 자전거 타기 등 저~중강도 유산소 운동이 체지방 감소에 효과적이라는 주장이 나오는 것이다.

반면 운동 강도가 높아질수록, 특히 최대 심박수의 80퍼센트 이상에서는 RER이 1.0에 가까워진다. 이는 고강도 운동에 빠른 에너지 공급이 필요하기 때문인데, 탄수화물은 지방보다 단위 시간당 더 많

---

* 우리 몸에서 에너지를 저장하는 주요한 형태의 지방이다. 화학적으로는 글리세롤 1분자에 지방산 3분자가 결합된 구조로, 단위 무게당 가장 많은 에너지를 저장할 수 있어 몸의 '에너지 저장고' 역할을 한다. 또한 체온 유지와 장기 보호에도 기여하며, 흔히 말하는 '뱃살'의 주성분이기도 하다.

** 중성 지방이 분해되어 생긴 지방산으로, '유리'라는 말은 다른 분자와 결합하지 않고 독립적으로 존재한다는 의미다. 혈액 속에서 주로 알부민에 결합되어 운반되며, 근육, 심장, 간 등에서 직접적인 에너지원으로 사용된다.

*** 세포 안에 있는 작은 기관으로, 세포의 '발전소'라고 불린다. 영양소와 산소를 이용해 ATP라는 에너지 화폐를 만들어 내는 역할을 한다. 특이하게도 미토콘드리아는 자체적인 DNA를 가지고 있는데, 이는 오래전에 세포가 세균을 흡수하면서 공생 관계를 맺은 결과로 여겨진다.

**** 지방산을 분해하여 에너지를 얻는 과정으로, 주로 미토콘드리아 내부에서 일어난다. 이 과정이 '베타' 산화라고 불리는 이유는 베타 탄소(두 번째 탄소) 위치에서 산화 반응이 일어나기 때문이다.

은 아데노신삼인산adenosine triphosphate*(이하 'ATP')을 생산할 수 있어 효율적인 에너지원이 된다. 이때 근육 내 글리코겐glycogen**과 혈중 포도당이 주요 탄수화물 에너지원으로 사용된다. 또한 고강도 운동에서는 산소 공급이 에너지 요구량을 따라가지 못해 무산소 대사가 활성화되고, 이 과정에서 젖산lactic acid이 축적된다. 체내 젖산을 완충하기 위해 더 많은 이산화탄소가 생성되고, 이에 따라 RER 값이 상승하게 된다. 스프린트sprint, 고강도 인터벌 트레이닝high intensity interval training(이하 'HIIT'), 저항성 운동 등의 고강도 운동에서는 주로 탄수화물이 연소되지만, 장기적인 관점에서는 지방 연소에도 도움이 된다. 우선 고강도 운동은 전체적인 에너지 소비량이 많다. 그리고 운동을 열심히 하고 나면, 운동이 끝난 뒤에도 숨이 가쁘고 심장이 빨리 뛰는 상태가 한동안 이어지는 걸 느낄 수 있다. 이는 단순히 피곤해서가 아니라, 몸이 운동 중 사용한 에너지를 회복하고 정리하는 과정을 지속하고 있기 때문이다. 이 현상을 운동 후 초과 산소 소비량excess post-exercise oxygen consumption, EPOC 효과라고 한다. 이 상태에서 우리 몸은 에너지를 비교적 천천히 오래 소비하게 되는데, 이때 주로 지방을 태워서 에너지를 만들기 때문에 지방 연소에 도움을 준다.

---

* 세포에서 사용하는 에너지의 기본 단위로, '에너지 화폐'로 불린다. 주로 미토콘드리아에서 만들어지며, 포도당, 지방산, 아미노산 등을 분해하는 과정에서 생성된다. 화학적으로는 아데노신 분자에 인산기 3개가 연결된 구조로, 이 중 가장 바깥쪽 인산 결합이 끊어질 때 방출되는 자유 에너지가 세포 활동에 사용된다. 사용된 ATP는 ADP(인산기 2개)가 되고, 다시 에너지를 받아 ATP로 재생되는 순환 과정을 반복한다.

** 근육 세포 내에 저장되어 있는 포도당(글루코스)의 집합체로, 근육량의 1~2퍼센트를 차지한다. 운동할 때 근육이 빠르게 에너지를 얻을 수 있도록 '준비된 에너지 저장고' 역할을 하며, 특히 고강도 운동에서 주요 에너지원으로 쓰인다. 근육에 저장된 글리코겐은 해당 근육에서만 사용되고 혈액으로 나가지 않으며, 운동 후에는 섭취한 탄수화물로 다시 보충된다.

이러한 과학적 원리를 바탕으로 효과적인 운동 전략을 수립할 수 있다. 체지방 감소가 주요 목표라면 저~중강도 유산소 운동을 30분 이상 지속하는 것이 효과적일 수 있다. 이 강도에서는 지방이 주 에너지원으로 사용되기 때문이다. 그러나 더 효율적인 체중 관리를 위해서는 저~중강도 운동과 고강도 운동을 병행하는 것이 좋다. 고강도 운동은 전반적인 대사율을 높이고, 저~중강도 운동은 직접적으로 지방 연소를 촉진하기 때문이다. 또한 영양 전략도 중요한데, 운동 전 탄수화물 섭취는 고강도 운동 수행력을 향상하고, 공복 상태의 저강도 운동은 지방 분해를 극대화할 수 있다. 하지만 RER을 측정하려면 전문적인 인력이 필요하며, 시간과 비용적인 측면을 고려하여 주로 실험실이나 병원에서 진행하게 된다. 따라서 일반적인 건강한 사람에게 RER 측정을 권하지는 않는다.

운동 강도를 측정하는 두 번째 방법은 심박수를 측정하는 것이다. 최근에는 웨어러블 기기의 발달로 자신의 심박수를 손쉽게 확인할 수 있다. 이렇게 확인한 수치를 노르웨이 운동 생리학자들이 개발한 다섯 구간 운동 모델Norwegian 5-zone model에 대입하면, 자신에게 가장 효과적인 운동 강도를 파악할 수 있다. 다섯 구간 운동 모델은 최대 심박수를 기준으로 구간별 비율을 나누어 정의한다. 1구간은 최대 심박수의 50~60퍼센트 범위로 매우 가벼운 활동이자 회복 중심 구간이다. 2구간은 최대 심박수의 60~70퍼센트 범위로 안정된 유산소 대사를 통해 지구력 기반을 형성하고 지방 연소에 최적화된 구간이다. 3구간은 최대 심박수의 70~80퍼센트 범위로 유산소 한계에 접근하며 젖산 축적이 시작되는 구간이다. 심폐 기능 강화와 유산소 능력 향상을 목적으로 한다. 4구간은 최대 심박수의 80~90 퍼센트 범위로 젖산 역치 구간, 즉 젖산 생산량이 제거량을 초과하여 혈중 젖산이 급격히 축적되기 시작하는 구간이다. 속도 지속력을 향상하고 대사 효율 향상을 목적으로 한다. 5구간은 최대 심박수의 90~100퍼센트 범위로 무산소 대사, HIIT 등을 통해 최대 산소 섭취량을 증가하고 고강도 능력 강화를 목적으로 한다.[19] 최근 건강 관련 전문가들이 많이 권유하는 2구간 운동이 바로 다섯 구간 운동 모델의 2구간을 뜻한다.

1구간	최대 심박수의 50~60%	가벼운 활동, 회복 중심
2구간	최대 심박수의 60~70%	지구력 기반 형성, 지방 연소 최적화
3구간	최대 심박수의 70~80%	심폐 기능 강화, 유산소 능력 향상
4구간	최대 심박수의 80~90%	속도 지속력 향상, 대사 효율 향상
5구간	최대 심박수의 90~100%	최대 산소 섭취량 증가, 고강도 능력 강화

다섯 구간 운동 모델

운동 강도를 측정하는 세 번째 방법은 운동 자각도rating of perceived exertion, RPE를 파악하는 것이다. 특히 웨어러블 기기의 운동 강도 산정이 정확하지 않기 때문에, 운동 자각도를 함께 활용하는 것이 좋다. 우리는 누구나 운동하면서 힘들다는 느낌을 자각할 수 있다. 이 힘든 느낌을 바탕으로 운동 강도를 측정하는 방법이 바로 운동 자각도다. 옆 사람과 편하게 대화하면서 걷고 있다면 저~중강도 운동이라고 느낄 것이다. 옆 사람과 대화가 가능하지만, 살짝 불편하거나 '공기 반, 소리 반' 상태로 대화한다면 중강도와 고강도 사이의 운동임을 알 수 있다. 고강도 운동에서는 대화가 아예 불가능하다.

운동 자각도를 세밀하게 분류해서 운동 강도 범위를 지수화한 과학자가 있다. 스웨덴 심리학자인 군나르 보그Gunnar Borg는 1960년대에 운동 중 신체 피로감을 6에서 20까지의 숫자로 평가할 수 있도록 보그 스케일Borg scale을 개발했다.[20] 보그 스케일은 범위에 따라 총 7단계로 나뉘는데, 예를 들면 6~7구간은 안정된 상태의 매우 가벼운 단계다. 반면 19~20구간은 운동 중 죽을 것 같다는 표현을 쓸 만큼 최고 강도의 힘든 단계다. 이때 본인이 자각하는 운동 강도 범위의 숫자에 10을 곱하면, 그 당시 자신의 심박수와 비슷한 범위에 있음을 알 수 있다. 물론 정확한 수치는 아니다. 인간의 최대 심박수가 200이라고 가정하고 계산한 것이기 때문이다. 실제로 최대 심박수는 사람마다 차이가 나며, 그래서 보그 스케일도 대략적인 범위로 표현되는 것이다. 최대 심박수를 구하는 가장 유명한 공식은 '220 - 나이'이다. 이 공식은 1960년대 말 윌리엄 L. 해스켈William L. Haskell과 새뮤얼 M. 폭스Samuel M. Fox, III가 만들었다. 하지만 이 공식은 계산이 간단해서 인기를 얻었을 뿐, 과학적으로 정확하지는 않다.[21] 예를 들어 계산상으로 60세의 최대 심박수는 160이어야 하지만, 실제로는 120에서 180까지 다양한 수치가 측정된다. 따라서 운동 자각도를 이해한 후, 웨어러블 기기를 통해 자신의 심박수 범위와 운동 자각도를 재설정하는 것이 바람직하다.

세계보건기구World Health Organization(이하 'WHO')에서 제시한 성인 운동 권장량은 1주일에 '150분 이상의 중강도 신체 활동' 또는 '75분 이상의 고강도 유산소 신체 활동'이다. 나는 이 정도면 하루 만에도 할 수 있겠다는 생각이 든다. 물론 엄두가 나지 않는 사람도 있을 것이다. 규칙적으로 운동하다 보면 동일한 시간대에 운동하는 사람들을 얼추 파악할 수 있다. 마주치는 빈도가 높기 때문이다. 이따금 새로운 사람이 보이는데, 그 사람이 운동하는 것을 보면 자주 볼지 아닐지를 알 수 있다. 너무 힘들게, 너무 열심히 운동하는 사람 중 십중팔구는 다음 날부터 보이지 않는다. 사회적으로 권장하는 운동 강도나 시간에 집중하면 이렇게 된다. 내가 할 수 있는 운동 강도는 점진적으로 발전하기 마련이다. 우리 몸이 운동에 적응하는 과정, 즉 알로스타시스가 작용하기 때문이다. 데일리 매트릭스를 통해 규칙적으로 운동하는 빈도를 늘리면 자연스럽게 건강과 체력이 좋아지면서 WHO가 권장하는 운동 강도나 시간을 만족할 수 있게 된다.

그런데 WHO는 왜 매일 운동하는 것이 아니라, 강도와 시간을 기준으로 운동 권장량을 제시하는 것일까? WHO의 권고는 건강과 관련된 운동량 연구들을 분석하여 가장 효율적인 구간을 제시한 것이기 때문이다. 일주일에 한 번 운동하거나 격일로 운동하거나 상관없이, 일주일에 운동한 전체 시간을 분석해 보니 통계적으로 저 정도 운동하면 건강에 도움이 되는 것으로 여겨진다는 뜻이다. 이러한 분석 방법을 메타 분석이라고 한다. 기존 문헌들의 결과가 각양각색이기 때문에, 이 결과들을 분석해 보편적인 결론이나 경향을 도출하는 것이다. WHO가 과학적인 접근으로 운동량 기준을 제시해 주었으니, 구체적인 과정은 각자의 상황에 맞게 만들어 가야 한다.

그러면 운동에 적응하기 위해서는 어떻게 해야 할까? 자라나는 아이라면 **놀이**를 적극적으로 활용하는 것이 좋다. 성장기의 놀이는 신체 활동을 유도하여 자연스러운 운동 적응을 이끈다. 나는 어린 시절 철봉에 매달려 노는 것을 좋아했다. 철봉에 매달린 후 몸을 앞뒤로 활처럼 휘어지게 흔들어서, 그 탄력으로 누가 가장 멀리 착지하는지 친구들과 경쟁하기도 했다. 두 사람이 철봉에 매달려서 발로 씨름하듯 상대를 떨어뜨리는 놀이도 즐겼다. 신나게 놀 때는 몰랐는데, 그렇게 놀고 나면 팔다리가 쑤시고, 밤에는 졸려서 일찍 잠들었다. 이러한 놀이 덕분에 자연스럽게 악력과 상체 근력이 발달할 수 있었다. 철봉에 매달려서 버티는 시간이 점점 길어졌고, 친구들과의 놀이에서 우위를 점하기 위해 철봉에 쉽게 오를 수 있도록 연습했다. 당시에는 지금처럼 정보를 얻기가 수월하지 않아서, 누가 직접 가르쳐 주지 않으면 독학 말고는 답이 없었다. 누군가가 처음 보는 방식으로 철봉에 오르면, 놀라서 숨죽여 지켜보다가 흉내를 내 보거나, 여의치 않으면 다가가서 물어보는 식으로 기술을 익혔다.

한번은 이런 일도 있었다. 초등학교 3학년 때, 평소처럼 철봉에서 놀고 있을 때였다. 어떤 아주머니가 6학년 형을 데려와서 나에게 말을 걸었다. "애야, 그거 어떻게 하는 거니?" 나는 어리둥절해서 되물었다. "뭘요?" 아주머니가 대답했다. "뒤로 휙 돌아서 철봉에 올라가는 거 말이야." 알고 보니 아주머니와 함께 온 형이 수업 시간에 철봉 거꾸로 오르기 평가를 받아야 하는 상황이었다. 아들이 전혀 할 줄 몰라서 고민이었는데, 그걸 웬 꼬마가 너무 쉽게 하고 있었던 것이다. "그냥 하면 되는데요?" 그때 나의 대답이었다. 사실 나는 이것이 거꾸로 오르기라는 것도 몰랐다. 그냥 매일 하던 놀이를 통해 신체가 적응된 상태였다. 반면에 그 아주머니는 특별한 기술로 여기고 한 번에 배울 방법을 찾고 있었으니, 나와 소통이 될 수 없었다.

운동에 적응하려면 컴포트 존comfort zone에서 벗어날 필요도 있다. 컴포트 존은 심리적으로 안정감을 느끼는 영역으로, 익숙하고 새로운 자극이 없는 환경을 말한다. 이런 환경에서는 예측 불가능한 스트레스가 없기 때문에 안전함과 편안함을 느끼게 된다. 하지만 성장과 발전을 추구한다면 컴포트 존은 방해가 된다. 잠재력을 최대한 발휘하려면 위험을 감수하고 새로운 경험을 해야 하기 때문이다. 그래서 많은 심리학자가 성장하고 싶다면 컴포트 존을 벗어나야 한다고 말한다.

그렇다면 컴포트 존에서 벗어나는 것이 운동에 적응하는 데 어떻게 도움이 될까? 핵심은 우리 몸이 새로운 자극에 반응하는 방식에 있다. 매일 똑같은 강도의 운동을 반복하면, 처음에는 변화가 일어나지만, 시간이 지나면서 몸이 그 자극에 익숙해져 더 이상의 발전을 멈춘다. 하지만 운동 강도나 종류에 조금씩 변화를 주면, 몸은 새로운 요구 사항에 맞추기 위해 근육과 신경계의 구조적, 기능적 변화를 일으킨다. 예를 들어 평소 2층까지 계단을 오르던 사람이 3층, 4층으로 점점 운동량을 늘려 가면, 몸은 새로운 도전에 맞서기 위해 심장을 더 강하게 만들고, 다리 근육을 더 튼튼하게 발달시킨다.

컴포트 존을 벗어나는 행위는 신체 자극을 넘어 우리의 심리에도 영향을 미친다. 새로운 환경이나 커다란 부하는 자기 역량을 재평가하고 자기 효능감*을 강화하는 계기가 된다.[22] 마치 어려운 수학 문제를 풀어낸 후 자신감이 생기는 것과 같은 원리다. 새로운 운

---

* 특정 상황에서 원하는 결과를 얻는 데 필요한 행동을 성공적으로 수행할 수 있다는 자기 능력에 대한 믿음을 말한다.

동 도전을 성공적으로 해내면 "나도 할 수 있다."라는 믿음이 강화되어 더 적극적으로 운동에 참여하게 된다. 이러한 과정에서 뇌는 새로운 운동 패턴을 학습하기 위해 계획을 세우고, 과제에 집중하며, 상황을 판단하는 능력을 적극적으로 사용한다. 이로 인해 운동 기술을 더 빨리 배우고, 경기나 훈련 중에 어떤 행동을 할지 현명하게 결정하는 힘도 커진다.

특히 주목할 점은 의도적인 불편함이 가져다주는 놀라운 효과다. 연구에 따르면 불편함을 유발하는 상황이 억제 조절 능력과 같은 인지 기능을 향상하는 것으로 나타났다. 억제 조절 능력이란 충동을 억제하고 집중력을 유지하는 능력을 말한다. 평소보다 무거운 무게로 운동하거나 새로운 운동 동작을 배울 때, 우리는 자연스레 불편함을 느끼게 된다. 이 불편함이 단기적으로는 스트레스를 주지만, 장기적으로는 신경 가소성을 촉진한다는 것이다.[23] 여러 연구를 메타 분석한 결과, 운동 강도에 변화를 준 집단이 고정된 강도로만 운동한 집단보다 근력과 근지구력이 큰 폭으로 향상된 것으로 나타났다. 더 중요한 것은 이러한 변화가 단순히 근육량 증가에만 그친 게 아니라, 심폐 지구력, 대사 효율성, 인슐린 감수성* 등 전신적 생리 기능도 함께 개선됐다는 점이다.[24]

---

* 인슐린이 혈당을 낮추는 능력에 대해 체내 조직(주로 근육, 지방, 간)이 얼마나 잘 반응하는지를 나타내는 지표. 인슐린 감수성이 높으면, 적은 양의 인슐린으로도 포도당이 효과적으로 세포 내로 흡수되어 혈당이 안정적으로 조절된다. 반대로 인슐린 감수성이 낮으면(인슐린 저항성이 높으면) 혈당을 조절하기 위해 많은 양의 인슐린이 필요하게 되고, 이로 인해 췌장에서 더 많은 인슐린을 분비하게 된다. 이러한 상황이 지속되면 인슐린 분비 능력이 한계에 이르러 혈당을 정상 범위로 유지하지 못하는 고혈당 상태가 지속되며, 결국 제2형 당뇨병으로 발전하게 된다.

결국 컴포트 존을 벗어난다는 것은 힘든 일을 견딘다는 차원을 넘어, 인체가 새로운 환경과 요구 사항에 맞춰 신체적, 신경학적, 심리적 시스템을 전면적으로 재설계하는 일이다. 마치 나무가 강한 바람을 견디며 더 깊이 뿌리를 내리고 더 굵은 줄기로 자라나듯이, 적절한 도전과 변화를 통해 운동 수행 능력과 더불어 장기적인 건강과 회복탄력성resilience*까지 함께 향상하는 결과를 얻을 수 있다. 따라서 운동할 때 기존보다 조금 더 도전적인 목표를 설정하는 것은 단순한 욕심이 아니라, 적응과 성장을 도모하는 과학적으로 검증된 전략이라는 점을 기억해야 한다.

단, 여기서 주의할 점은 적당한 변화를 주어야 한다는 것이다. 너무 심한 변화를 주거나, 과도한 부하를 견디는 것은 오히려 몸을 망치는 일이 될 수 있다. 게다가 이는 심리적으로도 쉽게 포기하는 결과를 낳을 수 있다. 적당한 변화는 관리 가능하고, 통제할 수 있다고 느끼는 범위 안에서 이루어진다. 감당할 수 없을 정도의 변화는 오히려 해가 된다는 점을 명심하고 점진적으로 컴포트 존의 범위를 확장해 나간다는 자세를 가져야 한다.

운동에 적응하기 위해 마지막으로 필요한 것은 **꾸준함**이다. 나는 운동의 강도나 지속 시간보다 빈도를 더 중요하게 여긴다. 운동

---

* 어려운 상황이나 역경, 스트레스, 충격적인 사건을 겪은 후에도 이를 극복하고 원래 상태로 돌아오거나 오히려 더 나은 상태로 발전할 수 있는 능력을 말한다. 마치 고무공이 바닥에 떨어졌다가 다시 튀어 오르는 것처럼, 인간도 삶의 타격을 받았을 때 이를 견뎌내고 회복하는 힘을 가지고 있다는 개념이다. 회복탄력성이 높은 사람은 실패나 좌절을 경험해도 쉽게 포기하지 않고, 문제 상황을 학습과 성장의 기회로 받아들이는 경향이 있다. 회복탄력성은 타고나는 것이 아니라 후천적으로 기를 수 있는 능력으로 여겨지며, 긍정적 사고, 문제 해결 능력, 사회적 지지망 구축, 자기 돌봄 등을 통해 향상할 수 있다.

이 데일리 매트릭스에 정착하려면 규칙적인 반복이 필요하기 때문이다. 이때 고려해야 할 것이 '실현 가능한 운동'을 하는 것이다. 내가 하기에 역부족인 목표를 설정하고 운동하면 부상이 발생하거나 목표에 압도되어 포기하기 쉽다. 하지만 많은 사람이 과도한 목표를 설정하는 실수를 저지른다. 여기에는 두 가지 주요 원인이 있다.

첫 번째 원인은 계획의 오류planning fallacy다. 이는 1979년에 심리학자 대니얼 카너먼Daniel Kahneman과 에이모스 트버스키Amos Tversky가 제시한 개념으로, 과도하게 낙관적인 시나리오에 의존하여 작업을 완료하는 데 필요한 시간을 과소평가하는 경향을 뜻한다. 이는 인간이라면 누구나 보이는 경향이다. 의식적으로 경계하지 않으면 계획의 오류에 빠질 수밖에 없다. 따라서 내가 할 수 있는 운동 목표를 설정하려면, 지금 내가 세운 목표가 과도하게 낙관적이지는 않은지 냉철하게 따져 봐야 한다. 예를 들어 달리기를 처음 시작하는 사람이라면 어느 정도의 거리를 목표로 삼아야 할까? 아무런 고민 없이 5킬로미터라고 대답하는 사람도 있다. 그런데 5킬로미터를 뛰려면 30분을 쉬지 않고 달려야 한다. 천천히 달리면 40분이 훌쩍 넘기도 한다. 그러면 "아니 어떻게 처음부터 30분을 쉬지 않고 달려요?"라는 대답이 나온다. 그래서 많은 전문가가 처음에는 2킬로미터를 목표로 삼으라고 말한다. '겨우 2킬로미터?'라고 생각하겠지만, 처음에는 그마저도 쉽지 않아 힘들면 중간에 걸어도 된다고 조언한다. 이 외에도 적합한 운동화나 경로 추적 앱 등 달리기라는 가장 단순한 운동을 시작할 때도 알아봐야 할 것이 많다. 다행히 요즘에는 정보를 찾아볼 곳이 많아졌다. '실현 가능한 운동'을 계획하고 싶다면 여러 자료를 찾아보자. 주변의 경험자에게도 물어보고, 필요하다면 전문가와 상담하는 것도 추천한다.

두 번째 원인은 작은 성공을 과소평가하는 데 있다. 운동을 시작하면서 작은 성공에 만족하고 싶은 사람은 없을 것이다. 누구나 시작할 때는 늘씬한 몸매와 향상된 근력을 꿈꿀 것이다. 하지만 작은 성공의 힘은 우리가 생각하는 것보다 훨씬 거대하다. 마이클 펠프스Michael Phelps는 올림픽 역사상 가장 많은 금메달을 획득한 수영 선수다. 그의 사례를 보면 커다란 업적을 이루는 데 있어 작은 성공이 얼마나 중요한 역할을 하는지 알 수 있다. 어린 시절 펠프스는 주의력 결핍 과잉 행동 장애attention deficit hyperactivity disorder(이하 'ADHD')를 진단받았고, 이를 극복하기 위해 수영을 시작했다. 그는 큰 목표를 세우는 대신, 특정 동작을 올바르게 수행하거나 훈련 과정에 성실하게 임하는 것처럼 작은 목표에 집중했다. 이러한 작은 성공들은 그의 자신감을 높여 주었고, 더 큰 목표로 나아가도록 이끌었다. 그가 2008년 베이징 올림픽에서 8관왕에 오를 수 있었던 것도 작은 성공이 모인 결과다. 사소해 보이는 경기 전략을 개선하고, 훈련마다 성실히 참여했던 작은 성취들이 모여 역사적인 업적을 만든 것이다.

사실 작은 성공은 대부분의 운동 훈련에 활용되고 있다. 예를 들어 마라톤의 경우 42.195킬로미터를 5킬로미터 또는 1킬로미터 단위로 나누어 매 구간에서 설정한 목표 페이스를 달성하는 전략을 활용한다. 이러한 전략은 현재에 집중하여 부담감을 줄여 주고, 작고 구체적인 단계를 설정함으로써 진전을 측정하고 가시화하여 성취감을 느끼게 한다. 또한 작은 성공을 달성할 때마다 해낼 수 있다는 자신감을 구축하고 긍정적인 감정을 느끼게 해 더 큰 도전을 이어가도록 해 준다.

초보자의 경우에는 초기의 작은 성공이 지속적인 운동 습관을 형성하는 데 도움이 된다. 지나치게 큰 목표로 인한 실패를 방지하고, 목표 달성의 가능성을 높이기 때문이다. 초보자가 운동에서 작은 성공을 실현하려면 목표를 구체적으로 명시하는 것이 좋다. '매일 운동하기'보다는 '매일 아침 10분 걷기'처럼 목표를 명확하고 구체적으로 정하는 것이다. 《아주 작은 습관의 힘》을 쓴 제임스 클리어 James Clear는 새로운 습관을 들이려면 언제, 어디서 수행할지 구체적인 계획을 세워야 한다고 말한다. 많은 사람이 이런 기본적이고 세부적인 사항을 생각하지 않고 습관을 바꾸려다 실패하게 된다.[25]

내 경우를 예로 들자면, 나는 매일 아침에 둘째 아이를 어린이집에 데려다 줄 때 차를 타는 대신 의도적으로 걷기로 했다. 이때 몇 가지 변수가 발생했는데, 우선 아이와 나의 보폭에 많은 차이가 났다. 게다가 아이가 걷는 것을 힘들어할 때도 있었고, 등원 시간에 늦을 때도 있었다. 나는 실현 가능성을 높이기 위해 아이를 킥보드에 태워 끌고 가는 방식을 선택했다. 이렇게 하면 내 보행 속도에 맞출 수 있고, 아이도 힘들지 않아서 모든 문제가 해결되었다. 아이의 등원을 마치고 집으로 돌아올 때는 달리기를 했다. 이는 나의 보행과 달리기 자세에 관한 고찰로 이어져 새로운 운동 프로그램을 개발하는 계기로 이어졌다. 일상에서의 작은 성공이 큰 성과로 이어진 것이다.

작은 성공은 운동뿐만 아니라 사회 문제를 해결하는 데에도 유용하다. 칼 와익Karl Weick의 '작은 승리 전략'은 목표를 작게 설정하고, 이를 하나씩 달성해 나가는 접근법이다. 이를 통해 신체적, 정신적 어려움을 극복하며, 더 큰 목표를 효과적으로 이뤄낼 수 있다고 한다. 사회 문제는 종종 너무 크고 복잡해서 해결이 불가능해 보이기도 한다. 하지만 이를 작은 단위로 나누면 문제를 이해하고 행동하기가 쉬워진다. 복잡한 문제를 작은 단계로 나누면 행동의 우선순위와 방향이 명확해진다. 문제를 구체적으로 만들면 행동을 촉진하고 실행 가능성을 높일 수 있다. 와익은 작은 성공이 누적되면, 주변 환경과 사람들에게 긍정적인 영향을 미쳐 문제 해결의 동력이 강해지고 사회적 확산을 가져온다고 주장했다.[26] 이러한 주장은 운동이 신체적 건강을 넘어, 사회적, 문화적, 심리적 측면에도 영향을 미칠 수 있음을 상기해 준다.

놀이, 컴포트 존 벗어나기, 꾸준함이라는 세 가지 방법이 잘 드러난 사례로 우리 큰딸의 이야기를 소개하고자 한다. 큰딸은 초등학교 4학년으로, 추운 겨울에도 밖에서 뛰어노는 것을 좋아한다. 처음에는 방과 후에 숙제를 한 뒤 밖에서 놀려고 했지만, 해가 짧은 겨울에는 밖에서 놀 시간이 별로 없었다. 놀고 와서 숙제를 하자니, 저녁에 가족들이 거실에서 함께 시간을 보내는 동안 혼자 따로 숙제를 해야 했다. 집중도 안 되고, 숙제 때문에 잠자는 시간도 늦어져, 다음 날 수업에 집중하지 못하는 악순환이 이어졌다. 그러자 큰딸은 내가 이른 아침 시간을 활용해 책을 읽고 글을 쓰는 모습을 보고 같은 방법을 시도하기로 했다. 그 결과 숙제 시간과 놀이 시간 사이에서 자기 나름의 균형을 찾을 수 있었다. 이 변화의 시작점에는 놀이의 즐거움이 있다. 밖에서 노는 시간의 즐거움을 위해 생활 패턴에 변화를 준 것이다. 또한 컴포트 존에서 벗어나는 일이기도 했다. 새벽에 일어나는 것은 아이에게 낯설고 불편한 일이기 때문이다. 그리고 꾸준함은 변화된 생활 패턴이 안정적인 습관으로 자리매김하도록 해 주었다.

운동에서도 세 가지 방법은 같은 효과를 보여 준다. 딸은 원래 겁이 많아 위험해 보이는 행동을 잘 하지 않는다. 하지만 놀이터에서 친구들이 구름사다리를 건너는 모습을 보고 "나도 해 보고 싶다."라는 마음이 생겼다. 처음 구름사다리에 도전했을 때는 한 칸도 옮기지 못했다. 하지만 내가 엉덩이를 받쳐 주며 끝까지 건너는 경험을 한 뒤에는 매달리는 연습을 반복하며 두려움을 줄여 나갈 수 있었다. 큰딸은 마침내 끝까지 건너는 성취를 경험했고, 이는 다음 도전으로 나서는 원동력이 되었다. 이 사례에도 놀이의 즐거움(또래와 함께하는 즐거움), 컴포트 존을 벗어나는 도전(두려움 극복), 꾸준한 반복(매달리기 연습)이 모두 작용했다. 작은 성공을 하나씩 이루며 자신감이 커졌고, 이는 더 큰 도전을 가능하게 했다. 지금 큰딸은 철봉과 구름사다리를 무척 좋아하며, 새로운 운동이나 동작에 나서는 데도 주저하지 않는 성격이 되었다.

이는 어린아이에게만 해당하는 일이 아니다. 나와 이 글을 읽는 독자 여러분을 비롯한 모두에게 해당하는 일이다. 특히 운동과 거리를 두고 살아왔거나, 나이가 들어 운동에 적응하기 힘들다고 느끼는 분이라면 더욱더 주목할 필요가 있다. 운동을 시작조차 하지 않거나 금세 포기하는 사람이 많다. 처음에는 운동이 어색하고, 힘들고, 귀

찮게 느껴지기 때문이다. 그래서 우리에게는 전략적 접근이 필요하다. 무작정 운동을 시작하기보다는, 먼저 놀이, 컴포트 존 벗어나기, 꾸준함을 적용할 수 있는 방법이 무엇인지 한번 찾아보자. 당신도 운동과 함께하는 건강한 삶을 시작할 수 있을 것이다.

몸으로 나누는 소통

운동은 장수와 행복을 이루는 데 유리한 요소를 많이 가지고 있다. 특정한 연령대의 사람들을 연구한 결과, 운동을 한 사람은 그렇지 않은 사람보다 사망률이 33퍼센트 낮았다.[27] 그런데 놀랍게도 운동만큼 사망 위험도를 낮추는 방법이 또 있다. 바로 주변 사람과의 유대감을 강화하는 것이다. 미국 심리학회에 발표된 연구를 보면 가족이나 친구들과 건강하고 긴밀한 관계를 형성하는 사람은 그렇지 않은 사람에 비해 사망 위험도가 약 33퍼센트 낮았다. 심지어 행복한 결혼 생활, 튼튼한 교우 관계, 소속감을 모두 아우르는 사회적 통합을 이루어 내면 사망률이 무려 47.6퍼센트나 줄어든다. 그런데 여기서 주목해야 할 점이 있다. 운동이 그 자체로도 사망률을 낮추지만, 사회적 통합에도 긍정적 영향을 미치는 요소가 많다는 점이다.[28,29]

사회적 통합은 환경이나 제도가 뒷받침되어야 하고, 구성원들 사이에 소통과 신뢰가 형성되어야 한다. 즉, 개인의 노력뿐만 아니라 사회와의 상호작용을 통해 발전할 여지가 있다. 그리고 운동은 효과적인 사회화 도구다. 운동을 통해 사회관계망을 더 넓힐 수 있고, 마음이 맞는 사람과 돈독해질 수 있다. 단순하게 생각해 보자. 나이가 들면서 거동이 불편해지면, 자연스럽게 다른 사람과의 교류가 줄어들 것이다. 내 활동력이 줄어들면 행복한 결혼 생활, 튼튼한 교우 관계, 소속감 등 사회적 통합을 이루는 요소에 균열이 생기게 된다. 장수를 이루는 데 있어 주변 사람과 긴밀하게 지내는 것이 운동보다 효과적인 것처럼 보이지만, 결국 운동이 이것을 더 단단하게 해 준다는 것을 알아야 한다.

장수 마을이라고 소문난 곳의 사람들은 모두 끈끈한 유대 관계를 자랑한다. 함께 모여 식사하고, 운동하며, 자신을 공동체의 일부라고 생각한다. 1960년, 펜실베이니아주 중부의 작은 마을 로제토Roseto도 이런 곳 중 하나였다. 19세기 말, 이탈리아의 로제토 발포르토레Roseto Valfortore 출신 이민자들이 정착한 이 마을은 사람들끼리 서로 보살피며 여러 세대가 함께 살았다. 주민이 2000명 미만인 마을에 도서관, 청소년 단체, 스포츠 클럽, 사냥 클럽, 낚시 클럽 등 22개나 되는 시민 단체가 있었다. 이들은 마을에서 무슨 일이 일어나고 있는지 잘 알았고, 서로 도와주고 외롭지 않게 해 줄 사람이 언제나 주위에 있었다. 그 시기에 로제토 마을에서는 65세 미만의 지역 주민 가운데 심장병을 앓는 사람이 한 명도 없었다. 하지만 현대화가 시작되면서 젊은 사람들이 아메리칸드림을 꿈꾸기 시작했고, 공동체 정신이 사라졌다. 1971년, 이 마을에서 처음으로 55세 미만의 심

장 마비 환자가 발생했다. 곧이어 고혈압 환자도 많아졌고, 많은 사람이 심장 마비를 일으켰다.[30]

로제토 마을의 이야기가 상당히 친숙하지 않은가? 마치 우리나라의 변화를 보는 듯하다. 현재 우리는 핵가족 사회를 거쳐 핵개인의 시대를 살고 있다. 나도 현재 고향을 떠나 부모님과 직선거리로 약 270킬로미터 떨어진 곳에 살고 있다. 대중교통을 이용한다면 부모님 댁까지 약 5시간 정도 걸린다. 물론 통신의 발달로 함께 살던 때만큼 자주 안부를 물을 수 있다. 우리는 소셜 미디어와 메신저 앱을 통해 가족, 친구, 동료 사이의 소통이 더 원활해졌다. 거리와 상관없이 전 세계 사람들과 연결되고, 새로운 네트워크를 형성할 수 있게 되었다. 하지만 우리의 소통은 충분하지 않다. 다른 사람과 친밀한 접촉을 충분히 하고 있다고 생각하는 사람은 많지 않다. 온라인 네트워크는 더 넓어지고 더 긴밀해졌지만, 실제로 공동체 의식을 가지고 서로 돕고 함께 즐기는 사람을 주변에서 찾기는 어려워졌다.

건강하게 오래 살려면 단순히 친구의 수가 많은 게 아니라, 자주 만나는 든든한 사회적 관계를 형성해야 한다. 온라인상의 친구 수가 많은 것은 별반 도움이 되지 않는다. 연구 결과에 따르면 실제로 접촉하는 친구 관계는 건강을 좋아지게 하지만, 온라인상의 친구 관계는 그렇지 않다. 앱과 웹사이트를 이용한 소통은 깊은 정서적 교감이 부족할 뿐만 아니라, 오히려 소외감을 느끼게 하거나 실제 공동체 관계에 악영향을 줄 위험도 있다.[31,32] 오프라인 친구에 비해 온라인 친구의 비율이 높으면 사회적 고립감과 고독감의 정도도 더 높다. 포모FOMO라는 말이 있다. 'fear of missing out'의 줄임말로 다른 사람들이 나를 빼고 즐겁게 지내고 있을지 모른다는 생각에서 생겨나는 사회적 불안을 뜻한다. 다른 사람이 페이스북이나 인스타그램에 신나는 파티나 휴가 사진을 올리면, 그것을 보고 나와 무관하다는 점을 인지할 때 소외감을 느끼고, 이것이 불안감으로 이어진다고 한다.

어떤 사람은 스마트폰에 빠져 주변 사람을 외면하거나 무시하기도 한다. 이를 퍼빙phubbing이라고 한다. 퍼빙은 전화기(phone)와 무시하기(snubbing)의 합성어로 일종의 배척에 해당한다. 퍼빙의 해로운 영향은 우리의 관계와 건강을 악화한다. 문자에 답하기 위해 대화를 중단하거나, 스마트폰을 쳐다보느라 눈도 마주치지 않은 것은 비교적 가벼운 사례다. 어린아이를 돌보는 중에도 이런 현상이 일어나기도 한다. 아이가 칭얼대는데도 이를 무시하고 스마트폰으로 게임을 하거나 인스타그램에 사진을 올리는 부모의 모습을 여러분도 종종 목격했을 것이다. 이와 관련해 중국의 한 리조트에서는 4살 아이가 익사하는 비극적인 사고가 발생했다. 아이의 엄마는 충격적이게도 겨우 3미터 정도 떨어진 거리에서 휴대전화를 보느라 사고를 인지하지 못했다. 뒤늦게 아이가 보이지 않자, 엄마는 수영장 직원과 함께 1시간을 넘게 찾아 헤매다 수영장 바닥에서 아이의 시신을 발견했다. 포모와 퍼빙은 스마트폰 중독과 소셜 미디어가 우리의 소중한 관계와 건강을 해치고 있음을 알려주는 대표적인 사회 문제다.

친구나 가족이 실제로 위로해 주는 것과 문자로 위로해 줄 때를 상상해 보자. 슬플 때 품에 안겨서 위로받으며 눈물을 흘리는 것과 문자 메시지로 "힘내ㅠㅠ"라는 메시지를 받고 혼자 울고 있는 모습을 떠올려 보자. 누구라도 차이가 와닿을 것이다. 실제로 연구에 따르면 문자 메시지로 격려받을 때보다 말로 격려받을 때 옥시토신oxytocin이 더 많이 분비된다고 한다.³³ 옥시토신은 호르몬이자 신경 전달 물질로, 주로 뇌의 시상 하부에서 생성되고, 뇌하수체 후엽을 통해 분비된다. 다양한 생리적, 심리적 작용에 관여하는 옥시토신은 사회적 행동에 중요한 역할을 한다. 부모와 자녀 사이의 유대감을 증진하고, 사랑이나 우정 등 친밀한 관계를 형성하고 유지하는 데 영향을 준다. 이러한 옥시토신이 분비되도록 자극하는 요인으로는 포옹, 손잡기, 마사지 등의 신체 접촉과 따뜻한 대화나 칭찬 등의 긍정적인 상호작용이 있다. 출산이나 모유 수유와 같은 생리적 과정에서도 자연적으로 분비되기도 한다. 그리고 운동을 통해서도 옥시토신 분비가 촉진된다.³⁴

운동은 옥시토신 분비를 자극하는 주요 요인 중 하나다. 운동을 하면 스트레스 호르몬인 코르티솔*이 감소하는 동시에 옥시토신의 분비가 증가해 스트레스를 완화하고 불안감을 줄이는 데 도움이 된다. 특히 달리기, 수영, 사이클링과 같은 유산소성 운동이나 요가와 같은 심신 운동이 옥시토신 수치를 높이는 데 효과적이다. '사랑의 호르몬, 유대의 호르몬'이라 불리는 옥시토신이 요가라는 차분한

---

* 부신에서 분비되는 스테로이드 호르몬으로, '스트레스 호르몬'이라고도 불린다. 위험한 상황이나 스트레스를 받을 때 대량으로 분비되어 우리 몸이 위기에 대처할 수 있도록 돕는다. 정상적인 상황에서는 아침에 높았다가 저녁으로 갈수록 낮아지는 일정한 패턴을 보인다. 하지만 만성적인 스트레스로 코르티솔이 높은 상태로 유지되면 불면증, 우울증, 면역력 저하, 체중 증가, 고혈압 등의 문제가 생길 수 있고, 반대로 코르티솔이 부족해도 피로감과 저혈압 등의 증상이 나타난다.

운동에 영향을 받는 것은 당연해 보이지만, 달리기라는 격한 운동에도 영향을 받는 것에 의문을 느낄 수도 있다. 하지만 격한 운동도 옥시토신 분비에 영향을 미친다는 확실한 증거가 있다. 바로 격한 달리기 중에 느낄 수 있다는 러너스 하이 runner's high다. 러너스 하이는 운동 중 신체에서 도파민, 옥시토신, 엔도르핀endorphin*, 세로토닌serotonin**, 아난다마이드anandamide, AEA***, 노르에피네프린norepinephrine**** 등의 분비가 증가하면서 행복감, 평온함, 스트레스 감소를 느끼는 상태다. 이런 상태에 도달하려면 20~30분 이상의 중·고강도 유산소성 운동을 하면서 안정적인 호흡과 리듬 그리고 긍정적인 심리 상태를 유지해야 한다. 옥시토신은 러너스 하이에서 행복감과 같은 긍정적

---

* 뇌와 신경계에서 분비되는 호르몬으로, 우리 몸에서 자연적으로 생산되는 '천연 진통제'라 할 수 있다. 이름 자체가 '체내(endo)'와 '모르핀(morphin)'의 합성어로 몸 안에서 생성되는 모르핀이라는 의미다. 엔도르핀이 분비되면 통증이 줄어들고, 행복감과 만족감을 느끼며, 스트레스가 완화된다. 또한 면역 체계를 강화하고 혈압을 낮추는 효과도 있다. 운동, 음악 감상, 사회적 교류 등 즐거운 경험을 할 때 분비된다.

** 뇌와 장에서 생성되는 신경 전달 물질로, '행복 호르몬'이라고도 불린다. 우리 몸의 세로토닌 중 약 90%는 장에서 생성되어 소화와 혈액 응고 등에 관여하고, 나머지는 뇌에서 생성되어 기분, 수면, 식욕 조절에 중요한 역할을 한다. 세로토닌 균형이 깨지면 우울, 불안, 불면, 식욕 문제 등이 나타날 수 있다. 규칙적인 운동과 햇빛 노출, 명상, 사회적 교류 등이 세로토닌 활성에 도움을 준다.

*** 체내에서 합성되는 내인성 칸나비노이드로, 이름은 산스크리트어 아난다(ananda)에서 유래했으며 기쁨 또는 행복을 의미한다. 뇌의 칸나비노이드 수용체와 결합하여 기분 조절, 통증 완화, 기억 형성, 식욕 조절 등에 관여하고, 불안과 스트레스 반응을 조절하며, 운동 후에 느끼는 행복감과도 관련이 있다. 운동, 명상, 요가 등이 아난다마이드 활성에 도움을 줄 수 있다.

**** 교감 신경계의 주요 신경 전달 물질이자 스트레스 호르몬으로, '노르아드레날린'이라고도 불린다. 뇌와 부신에서 생성되어 우리 몸의 투쟁-도피 반응을 조절하며, 심박수와 혈압을 높이고 혈관을 수축해 에너지 동원을 돕는다. 또한 뇌에서는 각성과 집중력을 높이고, 근육으로 가는 혈류를 늘려 즉각적인 행동에 대비하게 한다. 노르에피네프린은 에피네프린(아드레날린)의 전 단계 물질이며, 일부 항우울제는 노르에피네프린의 재흡수를 차단하여 그 효과를 높이는 방식으로 작동한다.

인 감정을 느끼는 데 기여한다.[35]

혼자 운동하는 것보다는 다른 사람과 함께 단체로 운동하거나 파트너와 함께하는 운동이 옥시토신 분비를 더 촉진할 수 있다. 함께 운동하면서 서로의 신뢰와 유대감이 증가하기 때문이다. 팀 스포츠는 사람들이 공동의 목표를 위해 협력하고, 규칙을 준수하며, 팀워크와 의사소통을 향상하도록 돕는다. 이러한 활동은 외로움을 줄이고, 서로를 지지하며, 소속감을 느끼게 한다. 또한 운동을 통해 다양한 배경을 가진 사람과 교류할 수도 있다. 운동을 통한 교류는 계층, 인종, 성별을 넘어 서로를 이해하고 편견을 줄이도록 해 넓은 사회적 관점을 형성하는 데 도움이 된다. 공원에서의 조깅 모임이나 자전거 동호회처럼 지역을 기반으로 한 운동 교류는 지역 주민 사이에 교류를 촉진하고, 지역 사회를 더 활성화할 수 있다. 이처럼 운동과 사회는 깊이 연결되어 있으며, 개인뿐 아니라 공동체와 사회 전체에 영향을 미친다.

회사에 피트니스 센터를 설치하거나 체육관 멤버십 비용을 지원하는 기업도 있다. 글로벌 기업인 구글, 마이크로소프트, 애플, 나이키는 운동을 장려하는 대표적인 회사다. 구글은 사내에서 피트니스 센터와 운동 스튜디오를 운영한다. 요가, 줌바 Zumba, 크로스핏 crossfit 등 다양한 운동 수업을 제공하고, 건강한 식습관과 운동을 장려하는 프로그램을 진행한다. 마이크로소프트도 직원들을 위한 피트니스 센터와 스포츠 코트를 제공한다. 사내 피트니스 프로그램과 온라인 운동 클래스도 운영하며, 직원들이 운동 시간을 유연하게 조정할 수 있도록 지원하고 있다. 애플은 본사에 대규모 피트니스 센터를 운영하고 있으며, 트레이너와 건강 상담사가 상주하면서 개인 맞춤형 운동을 제공한다. 나이키는 스포츠 브랜드답게 사내 피트니스 시설과 정기적인 운동 프로그램을 제공한다. 직원들에게 운동이 생활의 일부가 될 수 있도록 장려하고, 사내 스포츠 활동을 조직적으로 운영한다. 글로벌 기업 못지않게 국내 기업도 운동을 장려하고 있다. 한국 사람이라면 알만한 기업은 대부분 직원의 개인 운동과 단체 스포츠 활동을 지원하고 있다.

정기적인 운동이 근무 조건인 회사도 있다. 스웨덴의 스톡홀름에 있는 패션 브랜드인 비에른 보리 Björn Borg는 매주 금요일 오전 11시에 정기적으로 운동 프로그램을 실시한다. 모든 직원은 의무적으로 이 행사에 참여해야 하며, 11시 정각이 되면 신나는 음악 소리와 함께 유산소성 운동과 웨이트 트레이닝이 혼합된 프로그램을 팀으로 나뉘어 한 시간가량 쉬지 않고 해야 한다. 거의 녹초가 되다시피 운동하던 사람들은 12시가 되면 샤워를 한 뒤 각자의 책상 앞으로 일하러 돌아간다. 비에른 보리의 기업 문화에 반감을 품는 사람도 있다. 초기에는 회사를 그만둔 사람도 있었다. 하지만 남은 사람들은 운동에서 얻는 혜택이 운동에 투입하는 비용보다 훨씬 크다고 여긴다. 스웨덴 사람들은 숫기가 없어서 술잔을 들지 않으면 좀처럼 속내를 털어놓지 않는데, 술보다 운동이 자신을 솔직히 드러내는 데 훨씬 낫다는 것을 알게 되었다는 직원도 있다. 이들은 경영진과 함께 운동하면서 공동체 의식, 동료애, 하나의 목표를 갖게 되었다고 말한다.[36]

왜 기업은 직원의 운동에 관심이 많을까? 운동을 장려하는 기업은 운동 지원이 복지 차원을 넘어 생산성과 조직 문화를 강화하기 위한 중요한 투자라고 생각한다. 직원은 운동을 통해 체력을 강화하고 업무 스트레스가 감소해 삶의 질이 향상하는 효과를 누릴 수 있다. 기업은 건강한 직원의 높은 에너지로 생산성이 향상되고, 운동을 통해 직원 사이에 유대감을 높일 수 있다. 이러한 선순환은 직원 만족도를 높여 복지 혜택이 강한 기업이라는 이미지를 구축해 인재 유지나 채용에도 긍정적인 영향을 준다. 오늘날 운동은 기업 경쟁력을 높이는 효과적인 방법으로 자리매김하고 있다.

운동의 사회적 역할은 아이의 발달 단계에서도 확인할 수 있다. 걷기 시작한 아이는 주로 주변 사람을 모방하거나 다양한 신체 놀이를 통해 움직임을 학습하게 된다. 이는 아이의 뇌 발달에 매우 중요하다. 아이는 신체 놀이와 탐색을 통해 뇌 기능, 기억력, 문제 해결 능력, 공간 인식 능력이 발달한다. 더불어 도덕적인 측면도 성장하는데, 운동을 통해 규칙을 따르는 법, 질서를 지키는 법, 공정한 경쟁의 중요성을 배우기 때문이다. 이는 긍정적인 사회적 상호작용에 필수적인 협력, 공유, 차례를 배우게 한다. 마지막으로 팀 활동은 또래, 코치, 선생님과 효과적으로 의사소통하는 능력을 배양한다. 팀 전략을 논의하거나 경기 중 소통하는 과정에서 언어적, 비언어적 의사소통 기술이 발달하기 때문이다.

팀 활동은 아이에게 리더십을 배울 기회도 제공한다. 예를 들어 팀 경기에서 주장 역할을 맡으면 책임감을 가지고 다른 팀원을 격려하거나 팀을 이끄는 능력을 배양할 수 있다. 반대로 주장이 아니라면 리더를 따르며 조직 내에서 상호 존중하는 팔로우십을 배울 수 있다. 팀 스포츠에서 특정 역할을 맡으면, 그에 따른 책임을 다해야 한다. 아이는 자신이 맡은 역할에 따라 자기 행동이 팀에 미치는 영향을 생각하게 되고, 이에 따른 책임감을 배우게 된다. 또한 경기를 하다 보면 예상치 못한 상황에 직면하기도 하고, 이는 스트레스를 동반한다. 이때 팀원과 협력하여 문제를 해결하면서 감정을 조절하고, 팀원에게 공감하며, 관계를 부드럽게 하는 기술을 습득하게 된다. 마지막으로 팀 활동은 승리나 패배 시 팀을 위로하거나 축하하는 자세를 통해 자신의 감정을 관리하고, 실패를 극복하며, 성장할 기회를 제공한다.

운동이 아이의 사회적 발달에 미치는 효과를 극대화하려면 경쟁보다는 참여와 협력을 강조하는 환경을 만들고, 모든 아이가 동등하게 참여할 기회를 보장해야 한다. 이때 코치, 선생님, 부모는 아이에게 공정성, 존중, 책임감을 보여 줄 수 있는 롤 모델 역할을 할 수 있어야 한다. 자식은 부모의 거울이다. 아이의 모습을 보면 부모의 양육 방식, 가치관, 습관 등을 엿볼 수 있다. 따라서 내 아이를 위한 최선의 교육은 나부터 실천하는 것이다. 단순히 "열심히 공부해라. 게임 좀 그만하고 뛰어놀아라."라고 말만 하는 것보다는 부모가 먼저 꾸준히 독서하고 운동하는 모습을 보이는 것이 아이에게 더 강력한 메시지를 전달한다. 이에 관하여 영국 출신의 사회학자이자, 철학자, 심리학자인 허버트 스펜서 Herbert Spencer 는 이렇게 말했다. "교육의 가장 큰 목표는 아는 것이 아니라 행동하는 것이다."

나는 집중력을 높이고 방해를 최소화하기 위해 매일 아침 가족들보다 먼저 일어나서 책을 읽는다. 사람마다 각자의 스타일이 있겠지만, 나는 모두가 잠자고 있는 새벽 시간이 집중도 잘 되고 훨씬 효율적이다. 나의 두 딸은 아침마다 아빠가 독서하는 모습을 봐 왔다. 하루는 세 살이던 둘째 아이가 다른 가족들보다 일찍 일어나서 나에게 왔다. "아빠 옆에서 나도 책 읽을게." 그러고는 책을 들고 옆 책상에 앉았다. 몇 분의 시간이 흐른 뒤 책갈피를 끼우면서 아이를 흐뭇하게 바라보다가 순간 웃음이 빵 터졌다. 둘째가 책을 거꾸로 들고 있었기 때문이다. 아이가 아직 글을 읽을 줄 모른다는 사실을 잠시 잊고 있었다. 능청스럽게 읽는 척을 해서 나도 깜빡 속았다. 지금도 당시를 떠올리면 절로 미소가 지어진다.

둘째 아이는 요즘 부쩍 글에 관심이 커졌다. 이 아이의 욕구는 어디서부터 시작되었을까? 아무도 글을 배우라고 강요하지 않았다. 책을 읽으라고도 강요하지 않았다. 자, 그러면 사랑하는 자녀를 위해 우리는 어떻게 해야 할까? 부모는 아이가 가장 가까이에서 보고 배우는 롤 모델이다. 따라서 스스로 삶에서 긍정적인 변화를 실천하고, 아이와 함께 성장하려는 노력이 필요하다. 아이가 배우고자 하는 가치와 태도를 부모가 몸소 실천할 때 아이는 자연스럽게 이를 내면화하고 따라 하게 된다.

학습은 능동적인 과정이다. 우리는 실천하면서 배운다. 노벨 문학상 수상자인 버나드 쇼 Bernard Shaw 는 이와 관련하여 "인간은 가르치려 하면 절대 배우지 못한다."라고 했다. 다만 아이에게 좋은 모습을 보이겠다고 무리하면 안 된다. 부모도 완벽하지 않다는 것을 인정해야 한다. 실수했을 때는 이를 솔직히 인정하고 해결하려는 모습을 보여 주는 것이 좋다. 이런 태도는 아이에게 실패를 두려워하지 않고 배움의 기회로 삼을 수 있다는 점을 가르친다. 아이는 부모의 말을 듣기보다는 행동을 관찰하며 배운다. 스스로 실천하는 모습이 가장 효과적인 교육 방법임을 명심하자.

CHAPTER

운동과
신체 발달

2

신체의 안정화와
효율적인 움직임

온종일 앉아서 생활하는 사무직 종사자는 허리 통증을 빈번하게 경험한다. 이들은 복부와 등 근육, 즉 코어 근육의 안정성이 떨어져 있다. 그래서 오래 앉아 있을 때 척추가 제대로 지지되지 않아 허리에 부담이 가중되고 통증이 발생한다. 엉덩이 근육과 무릎 주변 근육의 안정성이 부족해 발목을 자주 삐는 사람도 있다. 같은 원인으로 운동선수 중에서도 점프 후 착지 시 무릎이 안쪽으로 무너지는 현상으로 인해 무릎이 비틀리면서 전방 십자 인대에 부상을 입는 경우도 있다. 운동을 시작한 지 얼마 되지 않는 사람 중에는 웨이트 트레이닝을 하다가 어깨에 통증을 느끼는 경우가 빈번하다. 이는 어깨 관절의 안정성이 부족한 상태에서 무거운 중량을 들어 올리다가 어깨 주변의 회전근개* 근육들에 무리가 가고 관절이 흔들리면서 부상으로 이어진 것이다. 이 모든 문제는 안정성 운동이 부족하기 때문에 발생한다.

정상적인 발달을 위해서는 반드시 운동이 필요하다. 예를 들어 아기의 걸음마 과정에서 일어나는 일련의 움직임은 우리의 신경근 발달에 있어 핵심적인 프로그램이다.[1] 발달 단계를 거치는 동안 우리 뇌는 몸을 제어하고 움직이는 방법을 학습한다. 만약 발달 단계를 정상적으로 거치지 못하면 움직임에 장애가 일어난다. 제한된 움직임은 뇌신경 발달을 방해하게 되고, 이것이 다시 움직임에 장애를 주는 악순환으로 이어진다. 이로 인해 발생한 장애는 평생 지속될 수도 있다. 지금 자신이 정상적인 움직임을 할 수 있다면 자신의 운동 프로그램에 감사함을 느껴야 한다. 만약 현재 움직임에 장애를 가지고 있다면 잃어버린 운동 프로그램을 되찾을 수 있도록 노력해야 한다.

성장을 위해 발달 단계에서 익혔던 이상적인 움직임은 아이러니하게도 인간을 이롭게 하기 위한 과학의 발달로 무뎌지게 되었다. 아이들은 열심히 뛰어다녀야 할 성장기에, 아파트라는 공동 주택에서 뛰지 않도록 교육받는다. 불규칙한 지면에서 넘어지지 않도록 균형을 잡으며 걸어 다녀야 할 때, 안전을 위해 평평하게 닦여진 길만 걷는다. 이러면 무슨 일이 벌어질까? 발가락 - 발바닥 - 발목 - 무

---

*   어깨를 둘러싸고 있는 4개의 근육과 힘줄을 통칭하는 말이다. 가시 위근(극상근), 가시 아래근(극하근), 작은원근(소원근), 어깨밑근(견갑하근)으로 구성되어 있으며, 어깨 관절을 안정적으로 고정하면서 팔을 다양한 방향으로 회전하는 역할을 한다

릎 - 엉덩 관절 - 척추 - 전정 기관vestibular organ*에 이르는 근육과 신경 자극 경로가 완전히 다르게 발달한다. 이런 차이가 10일, 100일, 1년 이상 지속된다면? 이것이 어떤 결과로 이어질지 상상하면 아찔할 뿐이다. 현재 우리의 환경은 자연스러운 신체 발달에 도움이 되지 않는다. 따라서 의식적으로 노력하지 않으면 우리 몸에 프로그래밍 된 자연스러운 움직임을 잃을 수 있다.

1960년대 체코 프라하에서 뇌성 마비 아이들을 연구하던 신경학자들은 동적 신경근 발달 과정에서 걸음마를 배우는 단계가 중요하다는 점에 주목했다. 그들은 뇌성 마비 아이들이 기어다니거나 구르는 등의 정상적인 운동 발달 단계를 거치지 못했다는 점을 인지했고, 이러한 움직임으로 이루어진 훈련 프로그램을 진행했다. 그 결과 아이들의 증상이 개선되었고, 성장하면서 자신의 움직임을 더 잘 제어할 수 있게 되었다. 이러한 배경으로부터 개발된 것이 DNSdynamic neuromuscular stabilization 운동이다. DNS 운동은 우리 몸에 프로그래밍 된 운동과 발달 과정을 바탕에 두고 있다.[2] 오늘날에는 DNS 운동의 적용 대상이 특수한 질병을 앓는 소집단에서 정상적인 활동이 가능한 집단으로까지 확대되어 다양한 운동 방법이 개발되고 있다. 건강한 성장기를 거친 사람이라도 의자에 오래 앉아 지내는 생활 환경에 의해 자연스러운 움직임이 무너지면서 건강을 잃고

---

* 귀 안쪽 깊숙한 곳에 위치한 균형 감각 기관이다. 우리 몸이 기울어졌는지, 회전하고 있는지, 어느 방향으로 움직이고 있는지를 감지한다. 반고리관 3개(앞뒤, 좌우, 상하 움직임 감지)와 이석 기관 2개(중력과 직선 가속도 감지)로 구성되어 있으며, 내부에 림프액과 미세한 털 같은 감각 세포들이 들어 있어 몸의 움직임을 포착한다. 이 기관에 문제가 생기면 어지럼증이나 균형 장애가 발생한다.

있기 때문이다. DNS 운동은 우리가 발달 단계에서 익혔던 자연스러운 움직임을 되찾기 위한 훈련을 제공한다.

신체가 불균형하게 발달하면 통증을 유발할 수 있다. 균형이 무너진 상태가 장기간 지속되면 신체는 한쪽으로 치우치는 체중을 보완하기 위해 보상 작용을 한다. 예를 들면 틀어진 골반으로 인한 체중 쏠림을 줄이기 위해 상체가 반대 방향으로 기우는 식이다. 이에 따라 척추가 휘어지고, 주변 근육과 신경이 불균형하게 발달해 통증을 유발한다. 또한 신체 균형이 무너진 상태로 강한 힘이 필요한 행동을 하면 즉시 부상으로 이어질 수 있다. 이와 반대로 통증이 신체 불균형을 유발할 수도 있다. 예를 들어 발바닥 통증으로 비정상적인 보행이 지속되면 골반이 틀어질 수 있다. 이는 척추 주변 근육과 신경 발달에 악영향을 주어 또 다른 통증을 유발하게 된다. 이처럼 통증과 신체 불균형은 서로 밀접한 관련이 있다. 우리는 신체 균형을 위해 통증을 잘 다스려야 하고, 또한 균형 잡힌 신체를 통해 통증을 예방할 수 있어야 한다.

안정성 운동은 부상을 예방하고, 균형 잡힌 신체를 만들며, 이를 유지하는 데 효과적이다. 유튜브에서 '어깨 통증에 좋은 운동'과 같은 제목의 영상을 본 적이 있을 것이다. 이러한 영상은 대부분 안정성 운동의 일부를 떼어서 소개하거나, 영상 제공자의 주관적 입장에서 안정성 운동을 효율적으로 개선하여 소개하는 것이다. 안정성이 부족한 상태에서 운동을 지속하면 부상으로 이어질 수 있다. 부상 자체는 갑작스럽게 일어나지만, 그 이전에 안정성 부족으로 서서히 부상을 향해 가고 있었을 가능성이 높다. 다시 말해 부상의 진정한 원인은 관절을 지탱하고 움직이는 근육의 안정성 부족인 셈이다. 따라서 안정성 운동을 통해 자연스러운 움직임을 회복하고, 부상 위험을 줄일 수 있도록 해야 한다.

호흡에서부터 신체의 안정화가 시작된다. 호흡은 생명의 가장 은밀한 대화다. 호흡이 멈춰 산소가 부족해지면, 뇌가 비가역적으로 손상되고, 심장 근육이 제대로 작동하지 못하며, 세포가 에너지를 만들 수 없게 되어, 결국에는 죽음에 이르게 된다. 그래서 우리는 하루에 약 2만 번 이상의 호흡을 의식적, 무의식적으로 하고 있다. 물론 대부분의 호흡은 무의식적으로 이뤄진다.

호흡은 공기 교환의 역할을 넘어 우리의 심리와도 영향을 주고받는다. 마음의 파도가 잔잔할 때는 깊은 호흡을 하게 되고, 벅차오르는 감정이나 두근거림은 가쁜 호흡으로 드러나며, 깊은 몰입의 순간에는 숨소리조차 나지 않는다. 한편, 호흡이 불안정하면 마음의 평정이 흔들릴 수 있다. 얕고 빠르게 호흡하거나, 불규칙적으로 호흡하게 되면 '투쟁-도피 반응'을 일으키는 교감 신경계가 활성화되어 심박수가 증가하고 불필요한 에너지 소비를 초래한다. 반대로 깊고 규칙적인 호흡은 부교감 신경계를 활성화해 진정 효과를 가져온다. 이처럼 호흡은 우리의 심리 상태를 반영하는 동시에 심리 상태에 영향을 주기도 한다.

호흡은 근력에도 영향을 미친다. 불규칙한 호흡은 횡격막과 호흡 보조근*에 과도한 긴장을 유발하고, 이에 따라 호흡 관련 근육들

---

* 호흡에 사용되는 주요 호흡근(횡격막, 늑간근) 외에 추가로 동원되는 근육들을 말한다. 목빗근, 상부 등세모근, 큰가슴근, 작은가슴근, 빗장밑근, 바깥 갈비 사이근 등이 있으며, 숨을 들이마실 때 가슴을 더 크게 확장하거나, 숨을 내쉴 때 복부를 압박하여 폐에서 공기를 밀어내는 역할을 한다.

의 피로도가 높아진다. 이는 호흡 효율성을 악화해 산소가 근육에 제대로 공급되지 않는 악순환으로 이어진다. 불안정한 호흡으로 유산소 대사가 저해되어 에너지 생산 효율이 낮아지고, 체내에 이산화탄소가 과도하게 축적되면 혈액의 산성화를 유발한다. 혈액의 산성화는 근육 수축 능력을 떨어뜨려 운동 수행력을 낮춘다.[3]

불안정한 호흡은 척추가 제대로 움직이는 것을 방해할 수도 있다. 우리가 호흡할 때는 횡격막, 배가로근, 골반 바닥근, 심부 척추 내재근이 서로 조화를 이루어 움직인다. 횡격막은 호흡의 주요 근육으로, 숨을 들이마실 때 수축하여 공기를 폐로 끌어들이고, 복부의 압력을 높여 코어 근육의 안정성에 기여한다. 배가로근은 복부 가장 깊숙이 있는 근육으로 척추를 감싸고 안정성을 유지하는 데 가장 중요한 역할을 한다. 골반 바닥근은 횡격막과 함께 움직이며 척추와 골반의 안정성을 지원한다. 심부 척추 내재근은 척추를 지지하며 작은 움직임을 조정하고 안정성을 제공한다. 이 근육들이 함께 조화를 이루어 움직여 내부 복압을 조절함으로써 척추를 안정화하는데, 이 중에서 하나의 기능에만 문제가 생겨도 척추 안정성에 영향을 미칠 수 있다. 잘못된 호흡은 복부의 압력을 충분히 생성하지 못해 척추 안정성을 약화한다. 따라서 허리 통증이나 척추 질환이 있는 사람이라면, 코어 근육을 강화하기 위한 운동을 하기 전에 호흡을 통해 복압을 관리하는 방법을 배워야 한다.[4]

호흡 훈련이 필요한 사람 중에는 본인의 호흡 패턴이 불안정하다는 사실을 잘 모르는 경우가 많다. 운동이나 일상생활 중에 자신의 호흡이 빠르게 가빠지거나 불편함을 느낀다면, 한 번쯤 자신의

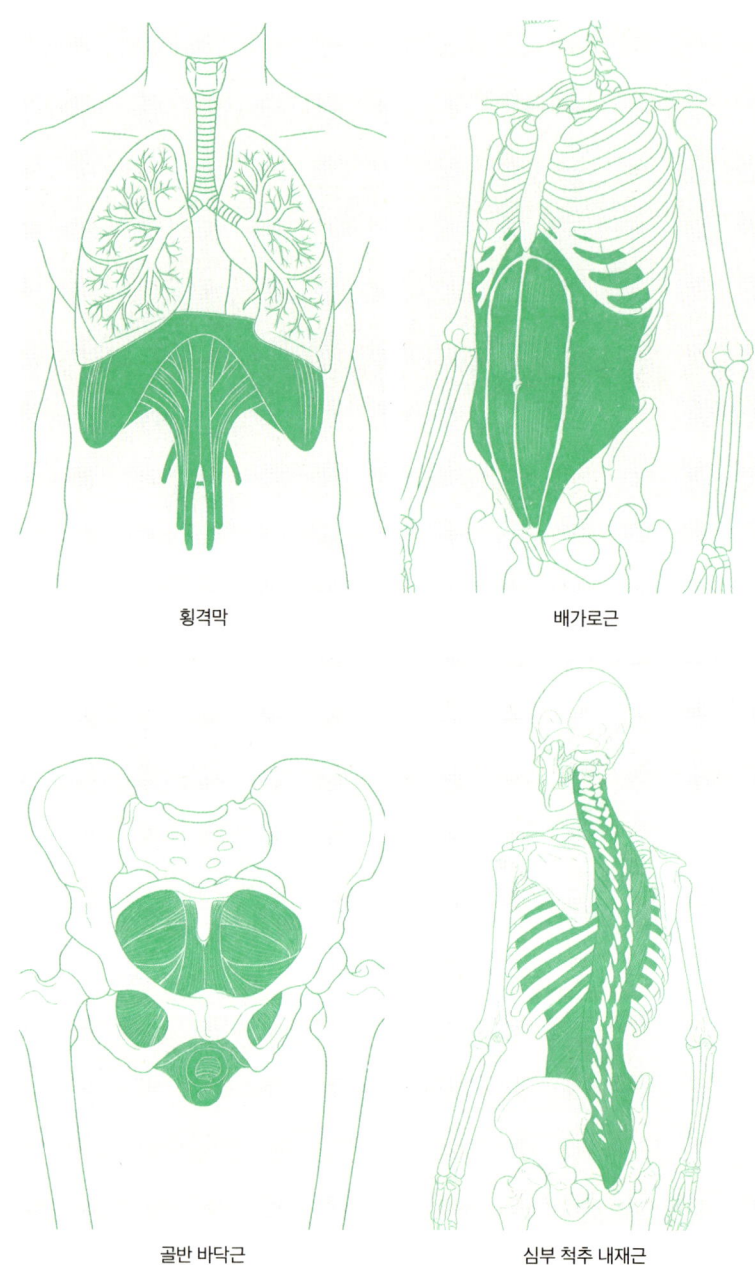

횡격막

배가로근

골반 바닥근

심부 척추 내재근

PART 1. 운동의 비밀을 찾아서

호흡을 점검해 보자. 간단한 점검 방법을 소개한다. 편안하게 바로 누운 자세에서 한 손은 배에, 다른 한 손은 가슴에 얹은 채 편하게 호흡해 보자. 어떠한 의도도 가지지 말고, 평상시 아무런 생각 없이 하는 호흡처럼 편안하게 진행한다. 이때 어느 손이 오르내리는지 살펴보자. 배에 얹은 손이 오르내린다면 올바른 횡격막 호흡을 하는 것이다. 반면 가슴에 얹은 손이 오르내린다면 가슴 호흡이 강하고 횡격막을 충분히 사용하지 못할 가능성이 있다.

호흡 유지 능력도 테스트해 보자. 편안하게 앉거나 누워서 코로 깊게 숨을 들이마시고 그대로 멈춘다. 초시계를 사용하여 숨을 참을 수 있는 시간을 측정한다. 참을 수 있는 시간이 30초 이하이면 호흡 조절 능력이 약하거나 스트레스가 과도한 상태일 수 있다.[5]

호흡 시 복부와 코어 근육이 잘 활성화되는지도 확인해 보자. 편안하게 누워 배 위에 가벼운 책을 올려 두고 코로 깊게 호흡하면서 책이 아래위로 움직이는지 관찰해 보자. 책이 부드럽게 올라갔다가 내려온다면 복부와 호흡의 협응이 잘 되는 것이다. 책이 움직이지 않거나 움직임이 불규칙하게 일어난다면 호흡 시 복부와 코어 근육 활성화가 부족하다는 것을 암시한다.

호흡의 대칭성도 확인할 수 있다. 양쪽 폐와 복부가 대칭으로 잘 움직이는지 확인하는 것이다. 양손을 양쪽 갈비뼈와 옆구리 사이에 대고 숨을 들이마시며 양쪽이 동일하게 확장하는지 느껴 보자. 한쪽만 움직이거나 비대칭적으로 움직인다면 근육 불균형 혹은 흉곽 유연성에 문제가 있을 수 있다.

자신의 호흡을 점검하는 방법을 알았으니, 이제 신체 안정화를 위한 호흡 훈련에 관해 알아보자. 호흡 훈련에는 다양한 방법이 있다. 여러분도 심신 안정에 도움을 주는 여러 명상과 호흡 수련 방법에 관해 많이 들어 보았을 것이다. 미디어의 발달로 여러 호흡 수련법이 전수되고 개발되었지만, 가장 친숙한 호흡법은 역시 복식 호흡이라 할 수 있다. 명상에도 효과적이지만, 신체의 안정화에도 효과적이다. 복식 호흡은 횡격막 호흡이라고도 불리며, 횡격막과 복부 근육을 활성화해 코어 안정성을 높인다. 바로 누운 자세에서 한 손은 가슴에, 다른 손은 복부에 올리고 코로 천천히 숨을 들이마시며 복부를 팽창한다. 그다음 입술을 오므린 채 천천히 숨을 내쉰다. 복부를 팽창할 때 호흡을 멈춘 상태에서 약간 더 팽창하는 느낌으로 힘을 주거나, 숨을 내쉴 때 복부 근육을 수축해 주면, 복부 근육을 활성화하는 데 더 효과적이다.

다음으로 풍선 호흡 훈련을 소개한다. 횡격막과 복부 근육을 강화해 척추를 안정화하는 데 효과적이다. 무릎을 세워 발바닥이 바닥에 닿도록 누운 상태에서 코로 숨을 들이마셔 복부를 팽창한다. 숨을 뱉을 때 풍선을 불 듯이 강하게 입으로 내뿜는다. 이때 복부와 골반 바닥근이 수축하는 것을 느낀다. 천천히 5~10회 반복한다.

복압 호흡은 복압을 높여 척추를 지지하고 안정화하는 효과가 있으며, 비교적 쉽고 간단하게 할 수 있다. 등을 곧게 펴서 앉거나 누워서 코로 깊게 숨을 들이마셔 복부를 팽창한다. 이때 가슴의 움직임은 최소한으로 한다. 호흡을 멈추고 복부에 힘을 주어 단단하게 유지한다. 복부의 긴장을 유지한 상태로 숨을 내쉬며 복압을 조절한다. 복압 호흡은 척추 안정화와 재활을 위한 훈련으로 주로 활용된다. 이와 비슷한 것으로 무거운 물건을 들거나 스쾃, 데드 리프트dead lift 등의 고강도 운동 시 척추를 보호하기 위한 호흡 방법도 있다.

다음은 코어 호흡이다. 복압 호흡이 비교적 부드럽고 리드미컬한 호흡으로 안정성을 유지하기 위한 훈련이라면, 코어 호흡은 수축의 강도를 높여 외부 충격이나 큰 부하를 견디기 위한 훈련이다. 무릎을 세운 상태로 누워서 코로 깊게 숨을 들이마셔 복부를 팽창한다. 호흡을 멈춘 상태에서 복부 전체를 단단하게 긴장하고, 이후 긴장을 유지한 상태에서 천천히 숨을 뱉는다. 긴장을 풀지 않고 몇 초 동안 유지하는 훈련을 반복한다. 이 호흡 훈련은 익숙해지면 스쾃이나 데드 리프트 등의 운동을 할 때 함께하면 좋다. 척추를 자연스러운 중립 자세로 유지하면서 코어 호흡을 훈련할 수도 있다. 손과 무릎을 바닥에 짚고 엎드린 자세를 취한다. 머리부터 꼬리뼈까지 척추를 곧게 유지한다. 코로 숨을 들이마셔 복부를 바깥쪽으로 팽창한다. 숨을 내쉴 때 골반 바닥근과 복부를 수축하여 척추를 안정화하고, 내쉴 때 "프~" 소리를 내면서 복부의 긴장을 유지한다. 5~10회 반복하는 동안 척추의 움직임 없이 자세를 유지하는 것이 중요하다.

웨이트를 활용한 저항 호흡 훈련도 있다. 케틀 벨kettle bell이나 원판 등의 웨이트 플레이트를 배 위에 올려 두고 호흡하면서 복부 근육을 조절하는 방법이다. 이는 실질적인 저항 훈련으로, 호흡과 코어 근육이 활성화됨에 따라 무게를 늘려 나갈 수 있다. 저항을 이기면서 하는 호흡 훈련이기 때문에 무리하지 않도록 해야 하며, 통증이 느껴진다면 즉시 멈춰야 한다.

허리 통증이 빈번하게 발생하는 사람, 목부터 어깨까지 자주 뭉

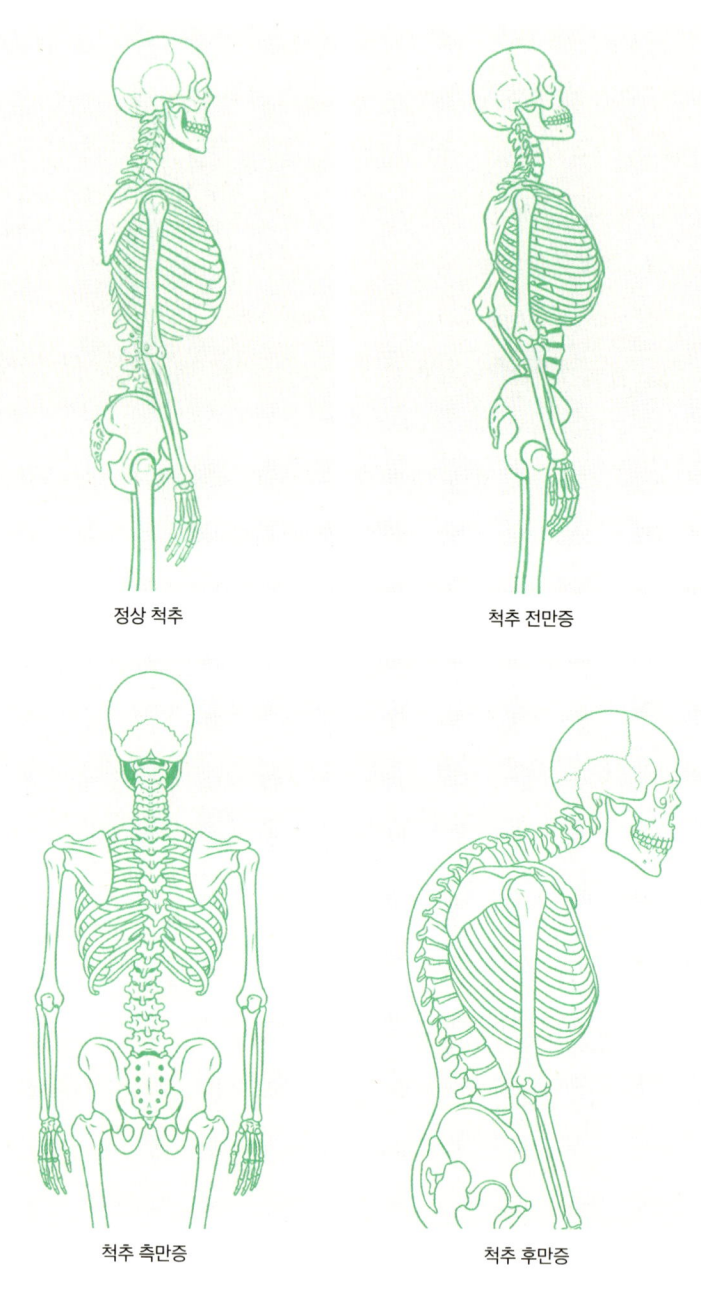

정상 척추　　　　　　척추 전만증

척추 측만증　　　　　　척추 후만증

치는 사람, 유연성이 나쁜 것 같지는 않은데 손목이나 발목을 자주 삐는 사람, 근력이 잘 늘지 않는 사람은 호흡과 자세가 상호 간에 악영향을 미치고 있을 가능성이 높다. 이 중 하나 이상에 해당하는 사람은 자신의 호흡 자세를 점검해 보고, 자신에게 효과적인 호흡과 훈련을 시행하는 것이 좋다.

척추는 특히 호흡과 밀접한 관련이 있다. 척추의 상태에 따라 드러나는 호흡 문제도 다르고, 이를 바로잡기 위한 훈련 방법도 달라진다. 지금부터 하나씩 살펴보도록 하자.

척추 전만증lordosis은 허리가 과도하게 앞으로 꺾여 있어 엉덩이가 쭉 빠져나온 상태이다. 척추는 옆에서 보면 약간 S자 모양으로 휘어 있어야 정상인데, 허리 부분이 너무 휘어졌다고 생각하면 된다. 이 경우 골반이 앞쪽으로 기울어져 척추가 긴장 상태에 놓여 있기 때문에, 숨을 들이마실 때 갈비뼈가 벌어지고 들리면서 공기가 들어온다. 이때 무게 중심이 앞으로 당겨지기 때문에 신체는 균형을 잡기 위해 척추를 뒤로 굽어지게 보상 작용을 한다. 그 결과 앉아 있을 때 의자에 닿는 허벅지 뒷부분이 지나치게 늘려져 기능이 약해지게 된다. 이런 경우 호흡할 때 숨을 더 길게 뱉는 훈련에 집중해야 한다. 효과적으로 훈련하려면 누운 상태에서 골반을 중립으로 맞추고, 복부가 팽창하고 수축하도록 천천히 호흡하는 것이 좋다. 허리 아래로 손을 대고, 허리가 뜨지 않도록 하며, 복부를 단단히 조이면서 호흡하는 훈련도 필요하다. 요가에서 비틸라사나Bitilasana라고 불리는 소 자세와 마르자리아사나Marjaryasana라고 불리는 고양이 자세를 천천히 반복하면서 호흡 훈련을 하는 것도 도움이 된다.

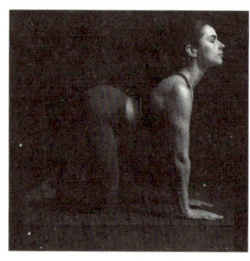 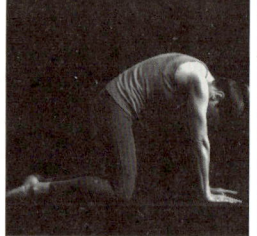 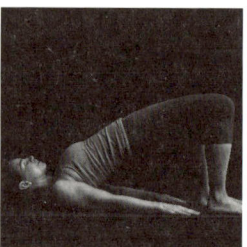

| 비틸라사나 | 마르자리아사나 | 힙 브리지 |

척추 측만증scoliosis은 뒤에서 봤을 때 척추가 일자로 곧게 서 있는 것이 아니라, 옆으로 휘어져서 몸이 한쪽으로 기운 상태이다. 이 경우 호흡할 때 비대칭적 흉곽 움직임이 일어난다. 휘어진 쪽 폐의 팽창이 제한되기 때문에 약한 쪽의 호흡 근육을 강화하고 확장성을 회복하는 훈련이 필요하다. 이 경우에는 척추 교정 운동과 호흡 훈련을 함께 진행해야 효과적이다. 편안하게 누워 약한 쪽 늑골 부위에 손을 대고 느끼면서 해당 부위가 팽창하도록 집중한다. 그 상태로 천천히 들숨과 날숨을 연습한다. 이 호흡 훈련을 진행한 후에 횡격막 호흡 훈련을 진행하면 도움이 된다. 골반의 좌우 비대칭이나 전방 또는 후방 기울어짐도 척추 정렬과 흉곽의 위치에 영향을 미친다. 이 경우도 골반의 양쪽 움직임을 교정하면서 대칭적인 호흡을 유도하는 것이 중요하다. 벽에 다리를 올려 'ㄴ'자 형태로 골반의 중립을 맞춘 다음 횡격막 호흡으로 복부의 팽창을 느끼도록 훈련하는 것이 좋다. 훈련이 익숙해지면 유연성이 떨어진 쪽 골반과 흉곽의 유연성을 높일 수 있도록, 스트레칭과 함께 깊은 호흡을 시도하거나, 골반의 중립 상태를 유지한 힙 브리지hip bridge 자세에서 횡격막 호흡을 시도할 수도 있다.

척추 후만증kyphosis은 등이 심하게 굽어서 둥글어진 상태이다. 이 경우 흉곽에 압박을 주어 호흡이 얕아지게 된다. 이에 따라 횡격막 움직임이 줄어들고, 숨을 들이마실 때 호흡 보조근에 과도한 의존이 발생한다. 어깨가 말려 있거나 거북목 형태도 이와 유사한 증상이 발생한다. 이런 경우 숨을 들이마실 때는 목빗근이 어깨를 들어 올리고, 크게 내쉴 때는 흉곽을 들어 올린다. 호흡 시 이처럼 목빗근이 과도하게 활성화되면, 심부 경추 굴곡근이 약화되고 정상적으로 목을 숙이는 것을 방해하게 된다. 이런 경우 상체 전방부인 흉부 쪽 근육들의 긴장을 완화하고, 후방부인 등 쪽 근육들을 강화하면서 코를 통해 숨을 많이 들이마시는 호흡 훈련에 집중하는 것이 좋다. 앉거나 누운 상태에서 팔을 벌려 가슴을 열어 주면서 깊게 숨을 들이마시고, 목과 어깨의 긴장을 줄이는 데 집중하면서 편안하게 숨을 내쉬도록 훈련한다.[6]

보행은 호흡 다음으로 중요하게 생각해야 하는 요소다. 잘못된 호흡이 심신 건강에 좋지 않은 영향을 미치는 것처럼, 잘못된 보행도 신체의 불균형에 여러 악영향을 미친다. 우리가 의식하지 않고

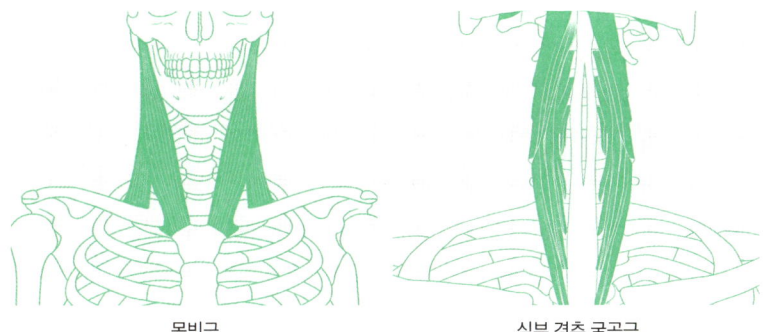

목빗근　　　　　　　　　심부 경추 굴곡근

호흡하는 것과 마찬가지로, 보행도 의식하지 않고 있다는 사실을 새삼 깨달을 필요가 있다.

보행은 발에서 시작된다. 발은 우리 몸과 대지의 접촉점으로, 대지를 느낄 수 있는 시작점이며, 대지의 온도와 질감을 느낄 수 있는 청진기다. 발은 고르지 않은 땅 위를 걸을 때 우리 몸을 지키기 위해 끊임없이 균형을 잡는다. 울퉁불퉁한 돌길, 부드러운 모래, 차가운 아스팔트 위에서, 그 작은 면적으로 몸 전체의 무게를 받아내며 버틴다. 체위가 변할 때마다 발은 압력을 나누어 견딘다. 발뒤꿈치가 땅을 딛고, 발가락이 힘을 내어 앞으로 나아갈 때, 그 모든 과정은 몸의 흐름에 따라 조화롭게 반응하고 변화한다.

발이나 발목의 통증은 평발pes planus*, 요족pes cavus** 등의 발 구조적 문제나 잘못된 보행으로부터 비롯된다. 이러한 문제점은 관절의 비대칭적 스트레스를 유발해 골반, 척추, 어깨의 불균형으로 이어진다. 이는 다시 무릎, 허리, 어깨, 목의 통증과 두통을 유발할 수 있다. 따라서 우리는 발의 신경근 안정성을 강화하고, 발의 움직임 패턴을 최적화하여 보행과 자세를 개선해야 한다. 발의 안정성을 강화하려면 발의 '아치 삼총사'를 강화해야 한다. 이는 '종 아치', '가로 아치',

---

* 발바닥의 안쪽 아치가 없거나 매우 낮아서 발바닥 전체가 바닥에 닿는 발 모양을 말한다. 선천적 요인 외에도 부상이나 과체중 등으로 발생할 수 있다. 모든 평발이 문제가 되는 것은 아니지만, 심한 경우 발 피로감, 발목이나 무릎 통증, 보행 장애 등이 나타날 수 있다.

** '오목발'이라고도 하며, 발바닥의 안쪽 아치가 지나치게 높아진 발 모양을 말한다. 평발과 정반대 개념으로, 발가락과 뒤꿈치 부분에만 체중이 집중되게 된다. 선천적 요인 외에도 신경 질환, 근육 불균형 등으로 발생할 수 있다. 발목 불안정, 발가락 변형, 굳은살, 발 피로감 등의 문제를 일으킬 수 있으며, 발의 흡수 능력이 떨어져 발목 염좌가 자주 발생하고, 신발 착용 시 불편함을 느끼는 경우가 많다.

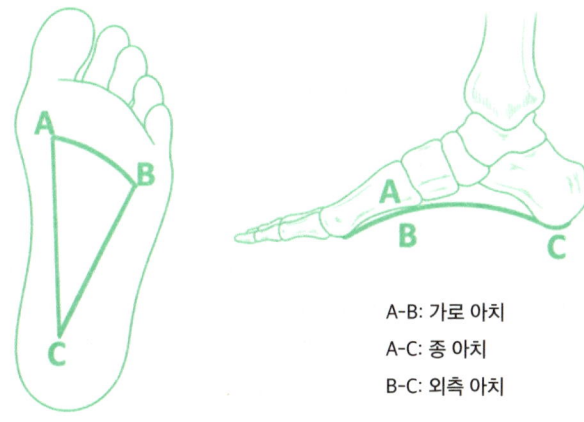

A-B: 가로 아치
A-C: 종 아치
B-C: 외측 아치

발의 아치

'외측 아치'이다.

    종 아치는 발뒤꿈치에서 발가락 끝까지 이어지는 부위로, 충격 흡수와 체중 분산에서 중요한 역할을 한다. 이 아치가 약해지면 족저 근막염*과 같은 발바닥 통증이 일어나고, 평발이나 발 피로 등 다양한 문제가 나타난다. 따라서 종 아치를 강화하는 운동은 발의 안정성과 체중 지지 능력을 향상하는 데 큰 도움이 된다. 가로 아치는 발가락 아래쪽의 앞발 부분을 지지하는 중요한 구조로, 이 아치가 약해지면 발의 피로감, 무지 외반증**, 평발 등의 문제가 발생할 수 있다. 가로 아치를 강화하는 운동은 발의 안정성과 보행 효율성을 높

---

*   발바닥 전체를 모아 주는 섬유성 띠 모양의 발바닥 근막이 단축돼 긴장함에 따라 체중을 견디지 못하여 염증이 생기는 것으로, 걸을 때마다 발바닥이 아프다.

** 엄지발가락이 둘째 발가락 쪽으로 휘는 증상으로, 엄지발가락의 뿌리 부분이 신발과 마찰하며 통증을 유발할 수 있다.

이는 데 필수적이다. 외측 아치는 발바닥의 외관을 지지하는 구조로, 균형 유지와 충격 흡수에 중요한 역할을 한다. 외측 아치가 약하면 발목의 불안정성, 족저 근막염, 발 피로 등의 문제가 생길 수 있으며, 외측 아치를 강화하는 운동은 발의 균형과 안정성을 높이고 부상을 예방하는 효과가 있다.[7]

아치 삼총사를 강화하는 운동 중 쉽게 따라 할 수 있는 것을 몇 가지 소개하겠다. 가장 쉬운 것은 발가락 벌리기 운동으로, 발 앞쪽 근육과 가로 아치의 유연성 및 지지력을 높여 준다. 의자에 앉아 발바닥을 바닥에 편하게 두고 발가락을 최대한 넓게 벌린다. 5초간 유지한 후 천천히 원래대로 돌아온다. 10회 정도 반복하면 된다. 이때 특정 발가락이 잘 벌어지지 않는 사람도 있을 것이다. 동작이 만족스럽지 않더라도 최대한 노력해서 반복적으로 실시하는 것이 중요하다.

발가락 들어 올리기 운동은 가로 아치를 형성하는 발가락 근육의 신경 활성화와 근육 강화를 돕는다. 발가락 벌리기 운동과 함께 하기에도 좋다. 발을 바닥에 놓고 엄지발가락과 새끼발가락을 고정한다. 중간 발가락 3개를 들어 올린 뒤 3~5초간 유지한 후 천천히 내린다. 10회 정도 반복하면 된다.

종 아치 들어 올리기 운동은 종 아치를 직접적으로 활성화하고 근력을 강화할 수 있다. 발을 바닥에 평평하게 놓고 발가락과 발뒤꿈치를 고정한 상태로 발바닥 중앙을 천천히 들어 올린다. 그 상태로 3~5초 정도 유지한 후 천천히 원래대로 돌아온다. 10회 정도 반복하면 된다.

짧은 발 운동은 종 아치 들어 올리기 운동과 유사해 보이지만, 더 강한 운동이다. 종 아치 들어 올리기 운동이 단순하게 아치에 힘을 주어서 들어 올리는 동작이라면, 짧은 발 운동은 아치에 힘을 주면서 발 앞쪽 부분을 끌어당기는 운동이라고 생각하면 된다. 종 아치의 근육 강도와 조절력을 높여 주고, 가로 아치와 발의 정렬을 개선하며, 발 중앙의 근육을 강화한다. 발가락은 그대로 두고 발바닥 중앙을 수축하며 종 아치를 들어 올리면서 발 앞쪽을 발뒤꿈치 방향으로 끌어온다. 발의 크기가 줄어든 것처럼 보이면 성공이다. 3~5초간 유지한 후 천천히 수축을 풀어 준다. 10회 정도 반복하면 된다.Q1

| Q1 |

발가락 구부리기 운동은 종 아치를 강화하고, 가로 아치를 형성하는 근육을 강화하며, 발가락 협응력을 향상하는 데 효과적이다. 방법은 발가락을 바닥 쪽으로 구부리며 발바닥 근육을 조이면 된다. 3~5초간 유지한 후 천천히 원래대로 돌아간다. 10회 정도 반복하면 된다. 발가락 구부리기 운동이 쉽게 느껴지면 발가락으로 볼 굴리기 운동을 해 보자. 볼을 바닥에 놓고 의자에 앉은 상태로 볼을 목표 지점까지 굴린다. 이때 무릎을 써서 볼을 굴리는 것이 아니라 발가락을 접거나 펴는 동작을 통해 볼을 굴린다. 본인의 다리 길이에 맞게 30~50센티미터 정도의 거리를 선정해서 볼을 10회 정도 굴리면 된다. 발을 들고 실시해서 잘 되면 뒤꿈치를 바닥에 닿은 상태에서도 해 보자.Q2

| Q2 |

한 발로 균형 잡기 운동은 아치의 안정성과 발목 균형 강화에 효과적이다. 한 발로 서서 균형을 유지하면서 발 중앙에 체중을 싣는

다. 10초 유지한 후 반대 발로 교체한다. 이를 10회 반복하면 된다. 이 운동은 발 외측으로 체중을 실어 균형을 잡으면 외측 아치 근육 강화에 효과적으로 활용할 수 있다. 익숙해지면 벽 앞에서 두꺼운 책을 활용하여 훈련해 보자. 먼저 벽을 지지하면서 한 발로 두꺼운 책 위에 올라선다. 엄지발가락과 발뒤꿈치 내측부만 책을 밟은 형태로 균형을 잡아 주거나, 새끼발가락과 발뒤꿈치 외측부만 책을 밟은 형태로 균형을 잡아 준다. ^{Q3}

| Q3 |

발뒤꿈치 들어 올리기(카프 레이즈_{Calf raise}) 운동은 종아리와 발바닥의 근육을 강화하고, 세로 아치(종 아치, 외측 아치)의 활성화에 효과적이다. 발을 어깨너비로 벌리고 서서 발뒤꿈치를 천천히 들어 올린다. 최대 지점에서 2~3초간 유지한 뒤 천천히 발뒤꿈치를 내린다. 10회 정도 반복한다. 이 운동은 위로 경사진 곳이나 계단 끝에 서서 손잡이 또는 벽을 의지해서 실시하면 가동 범위가 커져 종아리 근육과 발바닥 근육 강화에 더 효과적이고, 세로 아치의 활성화에도 더 효율적이다.

스트레칭 보드와 볼을 함께 활용한 카프 레이즈 운동도 있다. 이 방식은 발의 중립 자세를 안정적으로 유지하면서 종아리 근육을 강화하고 발의 세로 아치를 효과적으로 활성화할 수 있어 매우 유용하다. 특히 이 운동은 종아리와 발바닥 근육을 강화할 뿐만 아니라 허벅지 내측 근육과 엉덩이 근육도 함께 단련할 수 있다. 이로 인해 내반슬(O형 다리)이나 외반슬(X형 다리)의 교정에도 도움이 된다. 양쪽 발목 사이에 볼을 끼우고 스트레칭 보드 위에 올라서서 벽이나 스틱을 잡는다. 볼이 떨어지지 않도록 양다리를 안쪽으로 모으면서 힘을 준다. 이 상태에서 뒤꿈치를 천천히 들어 올려 최대한 높은 지점에 도달하면 2~3초간 자세를 유지한다. 그 후 뒤꿈치가 보드에 닿을 때까지 천천히 내려온다. 이 동작을 10회 정도 반복한다. 이 운동을 꾸준히 실시하면 발과 다리 전체의 근력이 향상되고, 올바른 다리 정렬을 기대할 수 있다.Q4

| Q4 |

발 바깥쪽으로 걷기는 발 외측 근육과 아치를 강화하고 균형 감각을 높이는 데 도움이 된다. 발 외측부인 새끼발가락 쪽으로만 체중을 실어 걸으면 된다. 이때 무리하게 새끼발가락을 제외한 나머지 발가락을 들어 올린 상태로 걷지 않도록 한다. 발 앞쪽으로 걷기는 발 앞쪽 근육과 아치 삼총사를 모두 강화하고 발의 안정성을 높인다. 발뒤꿈치를 들고 발가락만으로 가볍게 15~20보를 걸으면서 균형을 유지하여 발 앞부분에 체중을 실어 주면 된다.

발 안정성 운동은 위험성이 낮고 간단하지만, 운동 강도는 서서히 높이는 것이 좋다. 근육을 느끼면서 운동 속도를 조절하고, 운동 중 통증이 발생하면 강도를 줄이거나 휴식을 취해야 한다. 발바닥의 피로도가 높아지면 테니스공이나 골프공을 이용해 발바닥을 마사지하여 아치를 이완할 수 있다. 공을 바닥에 두고 발바닥으로 밟은 상태에서 앞뒤로 천천히 굴려 주면 된다. 통증이 있는 부분은 압력을 줄여서 가볍게 풀어 주는 것이 좋다.

우리 몸은 의식적이든 무의식적이든 사용하지 않으면 무뎌지고 퇴화한다. 운동 동작이 제대로 되지 않거나 힘들더라도 상당한 집중력을 가지고 훈련하다 보면 연결이 활성화되고 동작이 서서히 개선될 것이다. 주요 근육과 신체 부위의 제어 능력을 회복하는 것은 안정성 운동의 주요 목표다. 발가락의 힘이 좋아지고 발바닥이 안정화되면, 보행과 관련된 발목, 무릎, 엉덩이, 척추 사슬에 연결된 모든 것에 긍정적인 영향을 주게 된다.

척추도 신체 안정화에서 중요하게 생각해야 하는 요소다. 특히 나는 척추와 연결된 움직임을 안정성 운동에서 매우 중요하게 생각한다. 우리는 앉아서 생활하는 시간이 많고, 스마트폰과 컴퓨터를 많이 사용하면서 척추 건강에 좋지 않은 영향을 미치고 있다. 장시간 앉아 있는 생활 습관은 코어 근육의 사용량을 줄어들게 하여 척추를 지지하는 주변 근육을 약하게 한다. 이는 척추 디스크에 불필요한 압력을 가하고, 거북목 증후군, 굽은 등, 골반 틀어짐 등과 함께 통증을 유발한다. 특히 거북목 증후군의 경우 스마트폰이 보급된 이래로 증가 폭이 커지고 있다. 오랜 시간 고개를 숙인 자세로 스마트폰이나 컴퓨터를 들여다보느라 목뼈가 퇴화해 벌어지는 일이다. 영어로는 'tech neck'이라고 부르는데, 기술 제품을 지나치게 이용하는 데서 비롯된 질환이라는 뜻을 품고 있다.

오늘날 신체 안정화가 중요한 이유가 여기에 있다. 건강에 좋은 음식을 먹고, 유산소성 운동을 열심히 하고, 저항성 운동을 꾸준히 하는 사람도 너무 많은 시간 동안 스마트폰을 들여다본다. 자기 신체가 일상생활의 습관 때문에 서서히 침식되고 있음을 인지하지 못하고 방심하다가 안정성이 무너지는 것이다. 천천히 진행되는 신체 불균형은 그 불편함을 감지하기가 어렵다. 따라서 상당히 진행된 후에 발견하게 되거나, 고강도 운동 시 또는 미끄러지거나 부딪히는 갑작스러운 사고 시에 부상이나 통증을 겪고 나서야 인지하게 된다. 이러한 문제를 예방하려면 올바른 자세, 균형 감각, 신체 인지 능력과 같은 신체 안정화에 신경을 써야 한다.

척추와 연결된 움직임을 안정화하려면, 먼저 척추를 중심으로 하는 움직임의 고유 감각proprioception*을 개발해야 한다. 척추를 굽히고 펼 때, 척추뼈 하나 수준에서 움직임을 느낄 수 있도록 훈련하는 것이다. 이 과정이 필요한 이유는 우리가 인식하지 못하는 사이에 척추뼈에 과도한 스트레스가 가해질 수 있기 때문이다. 척추뼈 하나에 제한된 움직임이 일어나면, 이를 보상하기 위해 다른 척추뼈가 무리한 움직임을 하게 되고, 이는 높은 수준의 스트레스로 이어진다. 이런 경우 신체에 불필요한 힘이 들어가게 되고, 그로 인해 불안정한 형태의 움직임이 일어난다. 자연스럽지 못한 움직임이 반복되면 신체 손상이나 불균형으로 발전할 수 있다.

척추는 엉치뼈와 꼬리뼈를 제외하면, 목뼈(경추), 등뼈(흉추), 허리뼈(요추) 세 부분으로 이루어진다. 목뼈 7개, 등뼈 12개, 허리뼈 5개는 흔히 디스크라고 부르는 추간판에 의해 분리되어 있다. 엉치뼈와 꼬리뼈를 제외한 척추뼈의 수가 24개이므로, 추간판의 수는 23개가 되겠다. 추간판은 탄력이 있어 척추가 움직일 때 유연성을 주고 충격을 흡수하는 쿠션 역할을 한다. 추간판 가운데는 연골 세포군과 젤라틴 상태의 수핵으로 이루어져 있고, 주변부는 결합 조직과 섬유성 연골로 구성된 섬유륜으로 이루어져 있다. 추간판에 무리한 충격이

---

* 관절의 위치, 근육의 길이와 장력, 움직임의 방향과 속도 등을 바탕으로 몸의 움직임, 위치, 자세 등에 관한 정보를 감지하는 감각이다. 우리가 눈을 감고도 자기 코끝을 손가락으로 정확히 가리키거나, 어둠 속에서도 계단을 오르내릴 수 있는 것이 바로 고유 감각이 전해주는 정보 덕분이다.

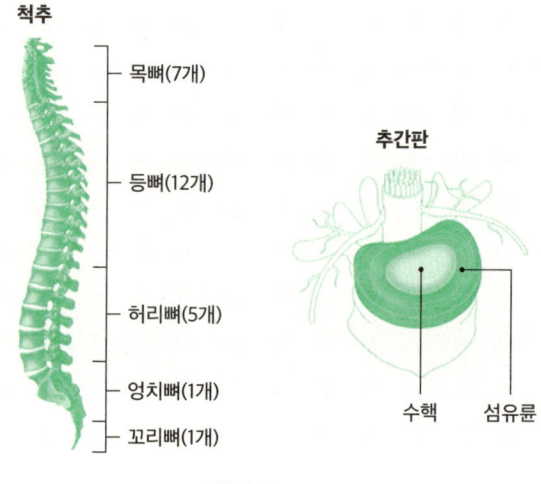

척추의 구조

가해지면, 이 섬유륜이 찢어져서 수핵이나 섬유륜의 일부가 탈출할 수 있는데, 이것이 우리가 디스크라고 부르는 추간판 탈출증이다.

척추는 주변 근육과 몸통 근육의 협응을 통해 정상적인 움직임을 만들어 낸다. 하지만 나쁜 자세로 오래 있거나, 무리한 움직임으로 특정 근육이 경직되거나 약화되면 동작을 만들기 위해 다른 근육이 더 많이 개입하게 된다.

여러분의 이해를 돕기 위해 간단한 실험을 제안하겠다. 스님이 반장*을 하듯 한 손만 그대로 들고 있어 보자. 그 상태에서 달걀을 쥔 것처럼 부드럽게 말아서 검지와 엄지가 닿도록 해 보자. 이때 엄지와 검지로 원을 만든 형태가 되면 성공이다. 다시 원래대로 돌아

---

* 한 손으로만 하는 합장을 '반장'이라고 한다. 이는 혜가대사가 달마대사에게 가르침을 구하기 위해 자신의 팔을 자른 것을 계승하는 의미를 담고 있다고 한다.

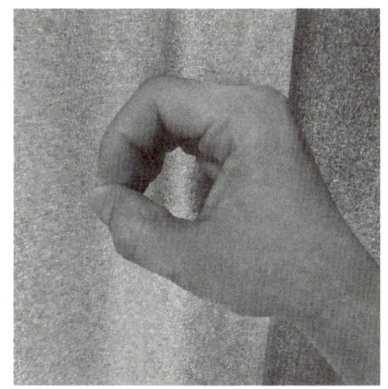
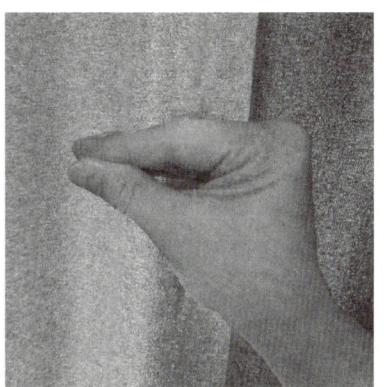

손을 둥글게 말았을 때   손을 새 부리 모양으로 말았을 때

간 다음, 이번에는 엄지를 제외한 나머지 손가락을 편 상태로 'ㄱ' 모양으로 굽힌 다음 검지와 엄지를 붙여 보자. 새 부리를 닮은 형태가 되었다면 성공이다. 그 상태를 유지하면서 손에 어떻게 힘이 들어가고, 어떤 느낌이 드는지 살펴보자. 둥글게 말았을 때와 새 부리 모양일 때가 어떻게 다르게 느껴지는가? 손가락 관절을 둥글게 말았을 때처럼, 척추뼈들이 적절한 각도로 굽혀진다면 손에서 느꼈던 것처럼 편안한 움직임을 만들어 낼 것이다. 반면 새 부리 형태는 거북목과 비슷한 형태다. 특정 추간판 부위에 의존하는 형태로 굽히게 되어 불필요한 힘이 들어가고 통증을 유발하게 된다.

이번에는 안 쓰는 플라스틱 카드를 하나 준비한다. 카드의 가로 양 끝을 잡고 적당히 구부려 보자. 카드가 활처럼 휘어질 것이다. 손을 놓으면 플라스틱 카드의 탄성에 의해 원래 모습으로 돌아간다. 이번에는 카드 가운데 부분을 누르면서 완전히 반으로 접어 보자. 손을 놓아도 카드가 원래의 모습으로 돌아가지 않는다. 다시 반대로 힘을 주어 카드를 펼쳐도, 접혔던 부분은 하얗게 변색되어 변형이 일어난 상태다. 이렇게 접었다 펴기를 반복하면 카드는 두 동강이 날 것이다. 이처럼 척추의 특정 부위에 강한 압력을 가하거나, 접었다 펴는 동작을 반복하면 어떻게 될까? 두 동강 난 카드를 떠올리면 된다. 너무 비약적이라고 생각하는가? 다음 사례를 살펴보자.

치과 의사인 김 원장은 휴일에 친구들과 함께 처음으로 서핑하러 갔다. 약속 시간보다 조금 늦게 도착한 김 원장은 준비 운동을 제대로 하지 않은 상태에서 서핑에 올랐다. 그는 마치 요가의 코브라 자세Bhujangasana처럼 상체를 젖혀 허리를 꼿꼿하게 세웠다가, 순간 무릎을 떼 곧바로 허리를 접어 몸을 일으키는 자세를 반복했다. 물 안에 있을 때는 몰랐지만, 김 원장은 백사장에 나오고 나서 다리에 힘이 쭉 빠져 주저앉고 말았다. 강사는 쉬면 괜찮아진다고 했지만, 아무리 생각해도 정상적인 상황이 아니었다. 급한 마음에 119를 불렀지만, 결국 그는 이름도 생소한 파도타기 척수병증surfer's myelopathy으로 하반신 마비에 이르게 된다.[8]

파도타기 척수병증은 비외상성 하반신 마비로 확인되는 급성 증후군이다. 주로 서핑을 처음 배우는 초보 서퍼에게 발생하나, 체조, 요가, 필라테스처럼 허리의 과도한 스트레칭과 관련된 모든 활동에서 발생할 위험이 있다. 실제로 10대 치어리더가 반복적인 백핸드 스프링 연습 후 점차 심해지는 통증과 하반신 마비 증상을 보인 사례가 있으며, 이는 파도타기 척수병증 사례와 일치했다.[9] 발병 사례가 많지 않은 관계로 아직 정확한 원인을 규명하진 못했지만, 허리

를 뒤로 젖히는 자세에서 발생하는 척수 허혈*이 주요 원인으로 추측된다.[10, 11, 12]

여기서 우리는 한 가지 사실에 주목해야 한다. 하반신 마비에 이를 정도로 무서운 이 병증이 초보자에게만 발생했다는 점이다. 체조, 요가, 필라테스에서처럼 과도한 스트레칭 동작을 한 것이 아니었음에도, 척추 움직임이 부드럽게 연결되지 않고 특정 부위의 척추 그룹에만 동작을 의존하면서 손상을 초래한 것이다.[13] 파도타기 척수병증을 예방하려면 서핑할 때 반복되는 동작을 충분히 이해할 정도로 훈련이 선행되어야 하고, 하반신의 충분한 스트레칭과 원활한 혈액 순환을 위한 웜업이 이루어져야 한다. 만약 파도타기 척수병증으로 고통받는 초보 서퍼가 서핑하기 전에 신체의 안정화를 위한 운동을 했다면 어땠을까? 척추뼈 하나의 수준에서 움직임과 느낌을 이해했다면, 이 병증을 예방할 수 있지 않았을까?

척추를 중심으로 고유 감각을 계발하는 것은 자세 안정성, 균형, 신체 인식 향상에 도움이 된다. 척추 분절 인식 운동을 하기에 가장 쉬운 방법은 앞서 호흡 훈련에 사용했던 소 자세와 고양이 자세를 반복하는 것이다. 다만 척추 분절을 인식하기 위해서는 각 척추뼈의 위치 변화를 느끼면서 아주 천천히 신중하게 움직여야 한다. 소 자세에서는 천천히 호흡을 들이마시면서 꼬리뼈에서 목뼈까지 부드럽게 움직여 등이 아래로 내려가도록 척추를 뒤로 젖혀 편다. 다

---

* 혈관이 막히거나 좁아져 피가 흐르지 못해 생기는 빈혈 상태를 말한다. 과도하게 허리를 뒤로 젖히면 등뼈 5번과 허리뼈 2번 사이의 특정 척추 그룹에 가해지는 압력이 높아져, 주로 하부 척수에 혈액을 공급하는 아담키에비치 동맥(artery of Adamkiewicz)에 손상이 발생할 수 있다. 이 동맥은 척수의 앞쪽 3분의 2를 통과해 흐르는 전방 척추 동맥에 대부분의 혈액을 공급한다.

음 고양이 자세에서는 호흡을 뱉으면서 골반을 앞으로 기울이고, 척추뼈를 하나씩 구부리면서 등이 위로 솟아오르도록 한다. 이 운동은 요가나 필라테스처럼 얼마나 많이 굽히거나 펴느냐에 집중하는 것이 아니다. 척추뼈의 위치를 얼마나 느끼면서 제어할 수 있느냐에 초점을 맞추어야 한다.^{Q5}

| Q5 |

척추 주변 근육을 마사지하거나 자극하는 것도 고유 감각을 계발하는 데 도움이 된다. 전문가의 도움을 받는다면 효과가 훨씬 크겠지만, 마사지 볼이나 폼 롤러, 케어링 등의 도구를 활용해서 셀프 마사지를 시도할 수도 있다. 최근 시중에 많이 나오는 전동 마사지건이나 EMS_{electrical muscle stimulation}* 등의 기계를 사용해도 된다. 한 발로 서서 중심 잡기나 보수 볼_{BOSU ball}처럼 불안정한 지면에서 균형을 잡는 운동도 발과 척추의 안정성을 향상하는 데 도움이 된다.

햄스트링_{hamstring}은 많은 사람이 척추 안정화에서 쉽게 간과하는 부분이다. 햄스트링은 골반 후방으로 이어지는 경사를 유도하며, 척추의 안정성을 유지하는 데 기여한다. 햄스트링이 짧거나 경직된 경우에는 골반이 뒤로 기울어져 허리의 자연스러운 곡선이 저해되고, 허리뼈가 과도하게 펴지거나 C자 형으로 변형되어 허리 통증을 유발한다. 또한 볼기근과 코어 근육의 기능이 저하되면서 척추가 더 많은 부담을 지게 된다. 햄스트링이 약하거나 과도하게 이완된 경우에는 골반이 앞으로 기울어져 허리가 과도하게 앞으로 휘는 현상이 발생하고, 척추 세움근이 과도하게 긴장하여 허리 통증을 유발한다.

---

* 근육에 미세한 전기 자극을 가해 인위적으로 근육을 수축하는 치료 및 운동 기법이다. 전극 패드를 피부에 붙이고 전기 신호를 보내면, 뇌의 명령 없이도 근육이 수축과 이완을 반복하게 된다.

또한 무릎과 골반 안정성이 저하되기 때문에 무릎 및 엉덩이 부상 위험도 증가한다. 따라서 척추의 안정성을 유지하기 위해서는 코어 근육 강화 운동과 함께 햄스트링의 유연성과 기능 향상 운동을 해야만 한다.[14]

햄스트링의 유연성과 기능을 향상하기 위한 운동으로, 비교적 간단한 방법을 몇 가지 소개하겠다. 가장 쉬운 방법은 무릎을 편 상태로 다리를 올리는 것이다. 이 동작은 다리 뒤쪽 근육에 갑작스러운 자극을 줄 수 있으므로 부드럽게 시작해야 한다. 잘 올라가지 않는다고 어린 시절을 떠올리면서 강하고 빠르게 들어 올리면, 다리 근육이나 허리에 부상이 발생할 수 있다.

일반적으로 많이 하는 햄스트링 유연성 운동은 앉거나 서서 햄스트링을 늘리는 것이다. 바닥에 다리를 쭉 펴고 앉아서 상체를 앞으로 숙이는 동작이나, 서서 의자나 낮은 계단에 한 발을 올린 다음

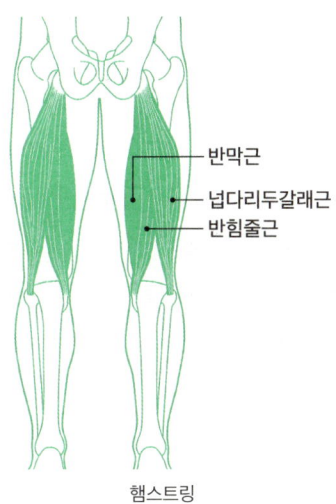

햄스트링

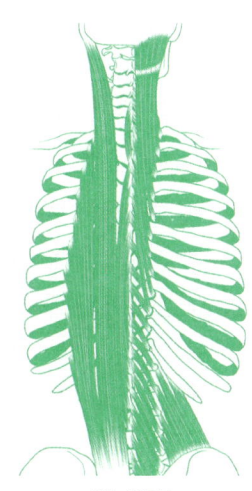

척추 세움근

무릎을 편 상태로 상체를 숙이는 동작이 이에 해당한다. 이 운동으로 초보자에게 척추 부상이 빈번하게 일어난다. 많이 굳은 햄스트링을 스트레칭하기 위해 우리가 상체를 굽힐 때, 기울어진 골반은 척추의 정렬을 무너뜨리고 추간판에 무리한 스트레스를 가중한다. 여기서 앞뒤 반동을 주면서 상체를 흔드는 행위는 추간판 입장에서는 최악의 상황에 직면하는 것이다. 따라서 햄스트링을 스트레칭할 때 척추를 굽히는 동작을 함께하는 것은 좋지 않다.

 척추에 부담을 주지 않고 햄스트링을 스트레칭하는 효과적인 방법을 소개하겠다. 벽을 등지고 발뒤꿈치부터 머리까지 붙여 선 자세에서, 바닥에 있는 발은 정면을 향하고, 한쪽 다리를 펴서 의자 위로 올린 다음, 발 앞쪽을 몸쪽으로 최대한 강하게 당겨 준다. 양 손바닥은 벽을 짚고, 가슴을 편 상태로 천천히 앞으로 내민다. 이때 바닥이나 다리 방향으로 굽히는 것이 아니라, 고개를 들고 앞으로 내밀며, 양쪽 엉덩이가 벽에 밀착된 상태여야 한다. 그 상태로 20초 이상 근육에 자극을 준다. 그런 다음 발을 안쪽으로 45도 기울여 똑같이 실시하고, 반대로 발을 바깥쪽으로 45도 기울여서도 똑같이 실시한다. 이렇게 세 방향으로 20초씩 1분 정도 운동하면 된다. 한쪽 다리가 끝나면 반대쪽 다리도 운동해 주자. 이 운동은 자신에게 맞는 범위에서 실시하는 것이 좋다. 만약 의자 위에 다리를 올린 것만으로도 충분한 자극이 주어진다면, 그 상태로 실시하면 된다.

 스트레칭 보드와 스틱을 조합한 햄스트링 스트레칭 방법도 알아보자. 이 방법은 단순히 뒷다리 근육만 늘리는 것이 아니라 종아리와 엉덩이 근육까지 함께 활성화해 전체적인 하체 유연성과 근력을 동시에 향상할 수 있는 효율적인 운동이다. 먼저 스트레칭 보드에 한쪽 발을 올린다. 반대 발은 바닥에 둔 상태로 스트레칭 보드에 최대한 가까이 밀착한다. 스트레칭 보드 반대 방향에 스틱을 세워 잡는다. 이때 유연성이 부족하면 스트레칭 보드에 올린 발 쪽으로 골반이 틀어질 수 있다. 이때는 바닥에 둔 발 쪽 골반을 앞으로 밀면서 의식적으로 힘을 주어 골반을 안정화하도록 노력해야 한다. 스틱을 머리 높이에서 양손으로 잡고 가슴을 편다. 스틱을 앞으로 밀면서 동시에 가슴도 앞으로 내민다. 이때 상체를 숙인다는 느낌이 아니라 가슴을 펴고 앞으로 민다는 느낌으로 실시한다. 스트레칭 상태에서 20초간 버텨 준다. 만약 버티기가 쉽지 않다면, 앞으로 밀었다가 원래대로 돌아오는 동작을 10회 정도 실시하는 것이 적응하는 데 도움이 될 것이다. 발을 45도 안쪽으로 기울여서 스트레칭 보드를 밟은 상태로 실시하고, 그다음은 발을 바깥쪽으로 45도 기울여서 동일하게 실시한다. 한쪽 다리가 끝나면 반대쪽 다리도 실시한다.^{Q6}

| Q6 |

햄스트링을 활성화하고 강화하는 데 효율적인 운동을 하나 소개하겠다. 상체를 숙여서 인사하는 동작과 비슷하다고 하여 '굿모닝 엑서사이즈'라고 불리는 운동이다. 체육학대사전에는 '밴드 오버'라고 쓰인 운동으로, 원래는 바벨을 목뒤에 짊어지고 서서 상체를 앞으로 기울였다가 다시 일으키는 운동이다. 하지만 이는 숙련자나 운동선수가 등 하부 쪽 근력을 발달하기 위해 훈련하는 방식이다. 우리는 천천히 내수용 감각에 집중하면서 각 근육을 느끼기 위해 운동을 해보자. 바벨 대신 가벼운 스틱을 이용해 감각에 집중하면서 천천히

굿모닝 엑서사이즈를 실시한다.Q7 그러면 발바닥 - 종아리 - 허벅지 뒤쪽 - 엉덩이 - 척추 주변부 - 목 - 머리 뒤쪽에 이르는 사슬의 균형과 활성화에 영향을 주고, 특히 햄스트링과 볼기근 그리고 척추 세움근 하부 근육을 강화하는 데 도움이 된다.15

상체를 숙이는 것만으로도 무리가 된다면 몇 가지 아이디어를 제안하겠다. 첫 번째는 벽과 의자를 이용한 방법이다. 벽에 등을 대고 서서 상체를 숙일 때 손이 닿을 거리에 의자의 등받이 부분이 오도록 한다. 벽에서 한 발 거리에 양발이 정면을 향하도록 나란히 골반 너비로 선 다음 엉덩이를 벽에 붙인다. 고개를 들고 가슴을 편 자세를 유지하면서 천천히 앞으로 상체를 숙인다. 의자 등받이를 손으로 짚고 적절한 자극을 느끼는 구간까지 상체를 숙였다가 원래대로 돌아온다. 이때 등이 말리지 않도록 하고, 벽에서 엉덩이가 떨어지면 안 된다. 동작이 익숙해지면 벽 없이 의자 앞에 서서 엉덩이를 벽에 붙인다는 느낌으로 똑같이 운동해 준다.Q8

두 번째 방법은 바퀴 달린 의자를 활용하는 것이다. 의자의 등받이가 자신을 향하도록 두고, 등받이 위 양쪽 끝 부위를 양손으로 각각 잡는다. 발끝이 정면을 향하도록 골반 너비로 나란히 선다. 등이 굽어지지 않도록 가슴을 펴고 고개를 들어 정면을 응시하면서 의자를 천천히 앞으로 밀어 상체를 숙인다. 적절한 자극을 느끼는 구간까지 상체를 숙였다가 천천히 원래대로 돌아온다. 혹시 의자 바퀴가 원하는 방향으로 굴러가지 않아서 운동하기가 불편하다는 생각이 든다면, 생각보다 빠르게 동작을 이행한 것이다. 더 천천히, 감각을 느끼면서 실시해 보자. 상체를 숙였다 펼 때 의자에 체중을 실어

서 너무 많이 의지하면 안 된다. 의자는 보조 도구에 지나지 않는다. 상체를 숙일 때는 엉덩이를 뒤로 빼 주면서 내 몸의 무게 중심을 잡아 주고, 상체를 들어 올릴 때도 엉덩이를 앞으로 당기면서 서도록 하자.

어깨도 신체 안정화에 있어 중요한 요소다. 어깨는 가동 범위가 넓고 다양한 방향으로 움직일 수 있는 관절이지만, 그만큼 복잡하고 불안정한 구조라 할 수 있다. 어깨뼈(견갑골)는 갈비뼈 최상단부에 놓여 있고, 어깨 관절은 어깨뼈와 위팔뼈(상완골)의 여러 부착점에 붙어 있는 다양한 근육의 복잡한 움직임을 통해 제어된다. 어깨뼈의 움직임은 빗장뼈(쇄골)의 움직임을 포함한다. 빗장뼈의 움직임은 어깨뼈와 위팔뼈 움직임 사이의 기계적 결합에 기여하는 복장빗장 관절 SC joint과 봉우리 빗장 관절 AC joint에서 발생한다. 따라서 비정상적인 어깨뼈의 움직임은 복장 빗장 관절과 봉우리 빗장 관절의 비정상적인 움직임으로부터 초래된 것일 수 있다. 어깨뼈의 비정상적인 움직임은 어깨와 팔의 기능 저하나 어깨뼈의 불안정으로 이어질 수 있다. 예를 들면 팔을 올리거나 내릴 때 어깨 뒤에 있는 뼈가

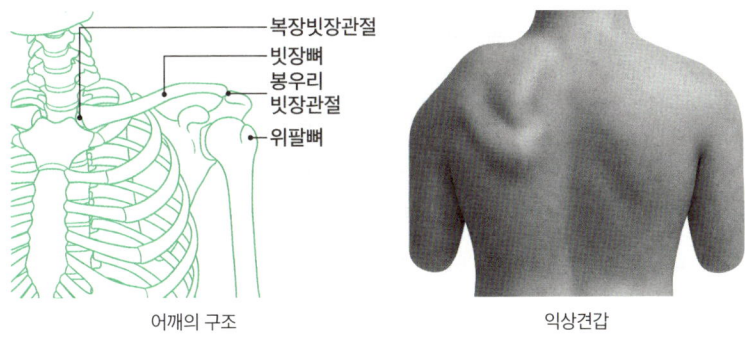

어깨의 구조　　　　　　　익상견갑

너무 빨리 움직이거나 너무 많이 돌아가면, 어깨뼈 안쪽 끝이 등과 갈비뼈에서 떨어져서 등 쪽으로 뾰족하게 튀어나오게 된다. 이러면 마치 등에 날개처럼 뼈가 튀어나온 것처럼 보인다. 이를 익상견갑이라고 한다.[16]

주변 근육이 불안정한 어깨뼈를 위해 보상 작용을 하면 근육의 피로와 경직이 발생한다. 이는 어깨와 등을 뻐근한 통증과 함께 뻣뻣하게 만든다. 따라서 안정적인 어깨의 움직임을 만들려면 어깨뼈의 위치와 움직임을 제어할 수 있어야 한다. 두 발이 정면을 향하도록 어깨너비로 벌려 선 후, 두 팔을 옆구리에 붙인 채로 어깨뼈를 위로 들어 올린다. 이것이 어깨뼈 거상 동작이다. 이어서 양쪽 어깨뼈를 척추 방향으로 모아 준다. 이것이 어깨뼈 후인 동작이다. 다음은 어깨뼈를 뒤쪽으로 떨어뜨린다. 이것이 어깨뼈 하강 동작이다. 마지막으로 양쪽 어깨뼈 사이를 서로 멀어지게 한다. 이것이 어깨뼈 전인 동작이다. 이 움직임을 연결해 보자. 쉽게 말해, 어깨뼈로 원을 그리면서 부드럽게 움직이는 것이다. 이 움직임이 익숙해지면 팔을 뻗은 상태로 손을 벽에 짚고 고정한 상태에서 훈련해 보자. 팔의 각도에 따라 달라지는 느낌에 집중하면서 훈련해도 좋다.

신체의 안정화에는 손도 중요한 역할을 한다. 손의 중요성은 펜필드의 호문쿨루스homunculus of Penfield를 통해 확인할 수 있다. 호문쿨루스는 우리 신체에서 감각과 운동 기능이 어떻게 분포하는지를 시각적으로 이해하는 데 도움을 주는 모형이다. 특히 손과 얼굴이 매우 큰 부분을 차지하는 것이 특징이며, 이는 우리의 뇌가 손과 입에 엄청난 신경을 할애하고 있음을 나타낸다.[17] 우리의 손은 바늘구멍

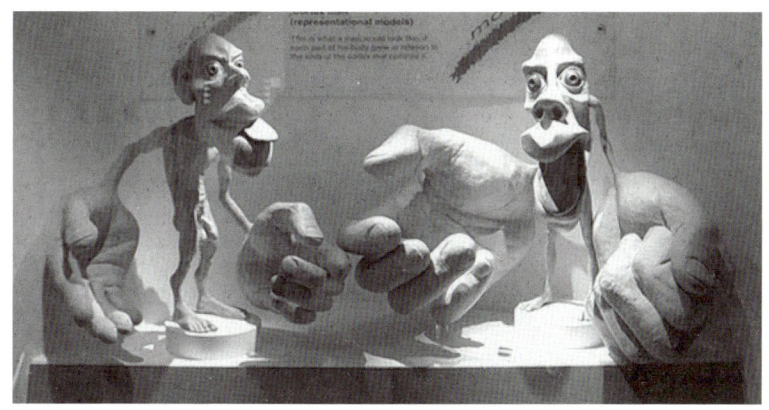

펜필드의 호문클루스
Dr. Joe Kiff, "Sensory and Motor Homunculi." Wikimedia Commons, https://commons.wikimedia.org/wiki/File:Sensory_and_motor_homunculi.jpg, CC BY-SA 3.0. (색상 일부 수정)

에 실을 꿸 수 있을 정도로 섬세한 작업을 하고, 우리 몸 전체를 지탱하여 매달릴 수 있을 만큼 강한 힘을 가지고 있다.

하지만 최근 우리는 자판을 두들기거나 화면을 넘기는 데 손을 많이 쓰고 있다. 그렇게 약해진 손가락과 손의 힘은 갑작스럽게 힘을 사용해야 하는 순간에 손목과 팔꿈치 그리고 어깨의 잘못된 개입을 초래해 부상 위험을 높인다. 따라서 손을 움켜쥐는 동작을 별로 하지 않거나 손가락의 유연성이 떨어진다고 생각된다면, 상체 운동에 앞서 손가락을 움켜쥐는 힘을 키워야 한다. 또한 손가락의 유연성을 향상하기 위해 손가락 사이에 고무줄을 끼고 손바닥을 벌리는 운동을 하는 것도 좋다.

지금까지 인체 움직임의 효율성을 향상하기 위해 신체의 안정화와 여러 안정성 운동을 소개했다. 이 책에서 소개한 안정성 운동은 정말 핵심적인 부분만 다룬 것이다. 단순해 보이는 이런 운동이 우리 몸을 실질적으로 바꾸려면 강한 집중력과 인내가 필요하다. 호흡에서부터 보행, 척추, 어깨에 이르기까지 모든 안정성 운동에는 공통점이 있다. 바로 느리게 천천히 실시하는 것이다. 안정성 운동의 핵심은 근육과 신체 부위의 제어 능력을 회복하는 데 있다. 따라서 운동할 때 몸의 움직임을 느끼고 정확하게 통제하기 위해 동작을 매우 천천히 실행하는 것이 중요하다. 동일한 동작이라도 빠르게 수행하면 움직임의 세부 과정이 생략되면서 근육과 신경의 개입이 줄어들 수 있다.

내 경험에 의하면 이러한 운동들을 복잡하고 막막하게 느끼는 사람이 있다. 호흡 훈련도 해야 하고, 발의 균형도 잡아야 하고, 종아리와 허벅지 근육도 활성화해야 하고, 엉덩이 움직임과 척추 주변 근육도 강화해야 하고, 어깨의 움직임부터 손의 쥐는 힘까지 신경 써야 한다. 차근차근히 해 나간다면 못 할 것도 없지만, '바쁘다 바빠 현대인'에게는 실제로 수행할 시간이 있을지언정, 마음의 여유가 없는 게 더 큰 문제가 아닐까 싶다. 그래서 나는 안정성 운동을 최대한 단순화하고자 노력해 왔고, 여러 가지 운동을 해야 느낄 수 있는 효과를 한 가지 운동으로 얻을 수 있도록 복합적인 자극을 주는 동작을 연구해 왔다. 덕분에 몇 가지 동작이 만들어졌고, 신체 교정과 안정화를 위한 효율적인 프로그램으로 활용하고 있다. 나는 이 운동을 안티에이징 모빌리티 트레이닝antiaging mobility training, 줄여서 'AMT'라고 부른다.

AMT의 핵심 동작 중 하나인 '초이스 굿모닝 엑서사이즈'는 스트레칭 보드 위에서 스틱에 의지하면서 굿모닝 엑서사이즈를 실시하는 것이다. 스트레칭 보드 위에 서면 종아리 근육이 신전*되면서 근육에 자극이 발생한다. 이때 발의 안정화가 떨어지는 사람은 바로 서기 위해 발의 위치와 중심 압력에 집중해야 한다. 다음은 스틱을 바닥에 세운 상태로 몸의 세로 중심(정중시상면)에 위치한 뒤, 팔을 쭉 뻗어서 스틱을 잡는다. 그리고 고개가 살짝 들릴 정도로 시선을 스틱의 상부에 고정한 상태로 엉덩이를 뒤로 움직이면서 상체를 숙인다. 이때 등이 굽어지지 않도록 가슴을 편 상태로 유지하면서 햄스트링의 자극과 척추 주변 근육에 느껴지는 힘에 집중한다. 동시에 허리 깊숙이 밀어 넣는다고 생각하면서 숨을 들이마신다. 햄스트링에 충분히 자극이 느껴지면, 서서히 엉덩이를 원래 위치대로 당기면서 상체를 세워 처음 동작으로 돌아온다. 이때 허리를 이용해서 상체를 들어 올리는 것이 아니라, 뒤로 움직인 엉덩이와 앞으로 숙여진 상체가 똑같은 비율만큼 동시에 움직이면서 무게 중심을 잡는다고 생각하면 된다. 그렇게 바로 서면 한 번의 동작이 완성된다. 익숙해지면 동작과 동시에 아래위 입술에 가벼운 압력을 주면서 입술 사이로 숨을 뱉으며 복부에 힘을 줄 수도 있다.^{Q9}

| Q9 |

내가 이 동작을 AMT의 핵심이라고 말한 이유는 호흡 훈련, 발 안정화, 하체 후면부 안정화, 골반과 척추 주변 근육의 안정화, 어깨 움직임 안정화, 손의 쥐는 힘 강화를 모두 기대할 수 있기 때문이다. 그뿐만 아니라 발에서부터 몸의 후면부로 연결되어 이마까지 이어지는 사슬을 안정화한다. 이는 바로 선 자세에서 무게 중심의 이탈

---

*   신전(extension)은 펴는 동작을 말하고, 굴곡(flexion)은 굽히는 동작을 말한다. 굴곡과 신전을 함께 일컬어, 굽혔다 펴는 동작을 굴신이라 한다.

을 복원하여 신체를 편안하게 해 준다. 다른 운동이 복잡하고 힘들다면, 초이스 굿모닝 엑서사이즈를 천천히 집중해서 실시해 보자. 신체 안정화에 많은 도움이 될 것이다.

안정성 운동은 본격적인 운동을 시작하기 전에 신체를 안정화하기 위해 실시할 뿐만 아니라, 저항성 운동이나 유산소성 운동을 하면서도 꾸준히 병행해야 하는 중요한 운동이라는 점을 명심하자. 다음은 운동이 근육과 신경 발달에 어떠한 영향을 미치는지 알아보자.

신체 발달의 인도자

"30일 만에 5센티미터 성장 보장!", "한국 평균 키보다 10센티미터 더 클 수 있다.", "과학적으로 입증된 성장 운동", "성장판이 닫히기 전 마지막 기회", "병원에서도 사용하는", "의사가 추천하는"…. 이런 식의 광고 글을 여러분도 한 번 정도는 보았을 것이다. 이런 광고는 대개 사용 전후 비교 사진이나 체험담을 제시한다. 하지만 대부분 조작되었거나, 자연 성장 또는 측정 오차 등 다른 요인을 무시한 경우가 많다. 실제로 아이들의 키 성장은 개인차가 크고 유전적 요인이 가장 중요하다. 유전적인 부분을 제외하면 영양, 수면, 운동, 스트레스 관리 등이 종합적으로 영향을 미치며, 단기간에 극적인 변화를 만들어 내는 방법은 존재하지 않는다. 부모의 마음을 이용한 이런 과대광고에 현혹되지 않으려면 성장 원리에 관하여 제대로 알아야 한다.

성장의 근본은 결국 뼈와 근육이 자라는 데 있다. 근골격계와 신경계 시스템은 유기적으로 연결되어 있으며, 성장과 발달 과정에서 상호 간에 중요한 역할을 한다. 근골격계는 뼈, 근육, 인대, 힘줄, 관절로 구성되며, 태아기부터 성인이 될 때까지 지속적으로 발달한다. 신경계의 발달은 움직임 능력과 밀접하게 연결되어 있다. 태아기부터 신경계가 성숙해 감에 따라 점진적으로 복잡하고 정교한 움직임이 가능해진다. 태아는 임신 초기부터 자발적인 움직임을 시작하며, 이러한 움직임은 신경계와 근골격계 발달을 촉진하는 능동적 요소로 작용한다. 운동 뉴런의 성숙과 함께 근육 섬유의 분화가 진행되고, 반복적인 수축과 이완을 통해 근육의 기능적 특성이 정립된다. 또한 신경계에서 전달되는 전기적 신호는 근육뿐만 아니라 뼈조직에도 영향을 미쳐 골밀도와 골 구조의 발달에 기여한다.

뼈는 배아가 태아가 되는 시기인 수정 후 6~8주 시기부터 형성을 시작하는데, 두개골과 같은 납작한 뼈를 형성하는 내막 골화와 팔이나 다리뼈처럼 연골이 먼저 형성된 후 뼈로 변화하는 연골 내 골화가 진행된다. 일부 연골 세포chondrocyte*는 신경 기원 세포에서 유래할 가능성이 있으며, 이는 골격 발달에 있어 신경계가 생각보다 중요한 역할을 할 수 있음을 시사한다.[18] 뼈의 성장은 길이 성장과 두께 성장으로 나뉜다. 길이 성장은 주로 뼈끝과 뼈몸통 사이에 있는 얇은 연골층인 골단판에서 일어난다. 이곳에서 연골 세포가 증식하

---

* 연골 조직을 만들고 유지하는 세포이다. 연골 안에서 콜라겐(collagen)과 프로테오글리칸(proteoglycan) 등을 분비하여 연골의 탄력성과 강도를 유지한다. 연골은 혈관이 없어 영양분을 확산으로 공급받으며, 연골 세포의 분열 능력이 제한적이라 손상 시 재생이 잘 되지 않는다.

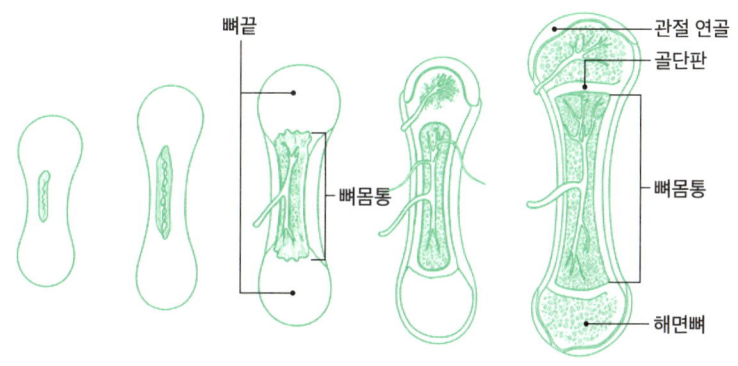

뼈의 성장

고 분화하면서 새로운 뼈조직을 형성한다.

이처럼 뼈와 연골을 만드는 데 도움을 주는 특별한 단백질이 있다. 바로 **뼈 형성 단백질**bone morphogenetic protein(이하 'BMP')이다. 1960년대, 과학자들이 쥐 실험을 하다가 우연히 뼛조각을 근육에 심었더니, 그 자리에 새로운 뼈가 자라는 신기한 현상을 보게 되었다. 이처럼 뼈를 만드는 힘을 가진 물질이 바로 BMP였다. BMP는 새로운 뼈를 만드는 역할을 담당하는 조골세포osteoblast를 활성화하고 연골 세포의 분화와 증식을 촉진하는 핵심 인자로, 중간엽 줄기세포mesenchymal stem cells, MSC*가 조골세포 계열의 세포로 분화하도록 유도하고, 조골세포의 분화된 기능을 향상해 골격 조직의 성장과 손상된 뼈조직을 재생하는 데 필수적인 역할을 한다.[19]

* 성인의 골수, 지방, 근육 등에 존재하는 줄기세포로 뼈, 연골, 지방, 근육, 힘줄 등 다양한 결합 조직으로 분화할 수 있다. 손상된 조직을 재생하는 능력뿐만 아니라 염증을 억제하고 면역 반응을 조절하는 기능도 가지고 있어, 연골 손상, 골절, 관절염, 심근 경색, 뇌졸중 등 다양한 질환의 치료에 활용되고 있다. 자가 줄기세포 치료라고 불리는 많은 시술이 이 세포를 이용한다.

BMP는 세포들에 "성장하라!" 또는 "이런 세포가 되어라!"라고 명령을 내리는 신호 물질로 작용한다. 세포 표면에는 Type Ⅰ과 Type Ⅱ, 두 종류의 문지기 같은 수용체가 있는데, BMP가 오면 문을 열듯 중요한 신호가 왔다고 인식하고, Smad라는 전달자를 깨워 활성화한다. 활성화된 Smad 경로를 통해 세포의 중심부인 핵에 "이런 명령이 왔어!"라고 알려 주면, 핵에서는 생장에 필요한 유전자들을 켜거나 끄게 된다.

BMP는 농도에 따라 다른 작업을 선택하는데, 농도가 진한 곳에서는 조골세포를 만들고, 농도가 연한 곳에서는 연골 세포나 근육 세포, 신경 세포 등 다른 세포를 만들도록 명령을 내린다. 또한 BMP는 세포 증식과 세포 사멸의 명령을 내려서 우리 몸이 적절한 크기로 자랄 수 있도록 돕는다. 이는 너무 많은 신호가 일으키는 문제를 막기 위해, 마치 에어컨이 온도를 감지해 자동으로 켜지거나 꺼지는 것처럼 우리 몸이 스스로 균형을 맞추는 과정이다. BMP의 신호가 활성화되어 새로운 뼈를 만들라는 명령이 전달되면, 이 명령을 받은 뼈세포는 더 활발하게 활동하기 시작하거나, 조골세포로 변하게 된다. 조골세포는 콜라겐이라는 단백질로 뼈의 기본 틀을 만들고, 칼슘이나 인 등의 무기질을 분비하여 뼈조직을 형성한다. 또한 BMP는 연골이 뼈로 바뀌는 과정을 촉진해 키가 자라는 데 도움을 주며, 특히 성장판에서 중요한 역할을 한다. 하지만 근육에서는 BMP가 조금 다른 방식으로 작동한다. 근육 세포가 받는 BMP 신호는 근육 성장을 멈추라는 브레이크 역할을 한다. 근육이 너무 크게 자라면 오히려 몸의 균형이 깨질 수 있기 때문이다. 또한 BMP는 근육의 질을 관리하는 역할도 한다. 손상된 근육 세포를 제거하고, 새롭고 건강한 근육 세포가 자라도록 돕는다.

우리 몸의 여러 장기도 BMP의 도움을 받아 자란다. 초기 심장 발생 과정에서 심장 세포의 형성을 촉진하고, 폐에서는 폐포가 적당한 수만큼 만들어지도록 조절하며, 폐혈관이 올바른 위치에서 자라도록 돕는 역할도 한다. 신장에서는 사구체, 세뇨관 등의 부분이 각자의 역할에 맞게 발달하도록 신호를 보내고, 위, 소장 대장 등의 소화 기관에서도 음식을 소화하고 영양분을 흡수하는 데 필요한 세포들이 적절한 위치에서 성장하도록 조절하는 역할을 한다. 이때 기관마다 필요한 BMP의 양과 타이밍이 다르다. 예를 들어 뼈는 BMP 신호가 강할 때 잘 자라지만, 신경계는 BMP 신호가 약할 때 더 잘 발달한다. 그래서 우리 몸은 부위마다 BMP의 양을 정교하게 조절하여 모든 장기가 조화롭게 자랄 수 있도록 유도한다.

근육 세포는 근조직에서 분화하는데, 태아기 동안 신경과 연결된다. 이후 관절이 형성되고 움직임이 가능해지면 태동을 시작하게 된다. 유아기에는 목을 가누고, 앉고, 서고, 걷는 등의 기본 운동 능력을 획득하면서 신경과 근육의 협응 능력이 급격히 발달한다. 소아기 및 청소년기에는 운동 기능이 발달하면서 근육량이 증가하고 골격이 급격하게 성장한다.[20] 근육의 성장은 근섬유 수의 증가와 기존 근섬유의 크기 증가로 이루어진다. 태아기와 영아기에는 주로 근섬유 수가 증가하고, 성장기 이후에는 근섬유의 크기가 커지는 방식으로 근육량이 증가한다. 위성 세포satellite cells라고 불리는 성체 줄기세포가 이 과정에서 핵심적인 역할을 한다. 근육 섬유를 위성처럼 둘러싸고 있어 위성 세포라는 이름이 붙었는데, 평상시에는 휴면 상태로 있다가 근육이 손상되거나 운동, 성장 호르몬 등으로 자극을 받으면 활성화되어 증식해 새로운 근육 세포로 분화한다. 이러한 근육 단백질 합성에서 가장 중요한 신호 전달 경로가 바로 mTOR_{mechanistic target of rapamycin} 경로다. 근육이 커지는 과정은 건축 현장에서 집을 짓는 것과 비슷하다. 근육은 대부분 단백질로 이루어져 있기 때문에, 근육 성장을 위해서는 새로운 단백질을 계속 만들어야 된다. 레고 블록으로 더 큰 집을 지으려면 더 많은 블록이 필요하듯, 근육 성장에도 더 많은 단백질 블록이 필요하다. mTOR는 우리 몸 안에서 근육 성장의 총감독 역할을 한다. 언제 새로운 단백질을 만들지 결정하고, 얼마나 많이 만들지 조절하는 등 근육 성장을 위한 모든 과정을 총괄 지휘한다.

근육 성장 과정은 크게 세 단계로 나눌 수 있다. 첫 번째 단계는 운동 자극을 감지하는 것이다. 무거운 것을 들거나 근육을 집중적으로 사용하면 근육 세포가 기계적 자극을 받게 된다. 이는 근육 세포에 성장해야 할 시점이라고 알리는 신호가 된다. 두 번째 단계에서는 근육 세포 내에서 이 신호를 받은 분자들이 작동을 시작한다. Akt라는 단백질이 스위치처럼 작동하여 포도당을 사용하고 세포 보호 및 분열, 성장, 이동 등 여러 중요한 세포 기능을 조절한다. 동시에 Rheb라는 단백질이 mTOR의 시동을 켜는 역할을 한다. Akt와 Rheb가 함께 작용하여 mTORC1이라는 mTOR 복합체를 활성화하면, 본격적인 단백질 제조 공정이 가동되기 시작한다. 세 번째 단계는 실제 단백질 제조가 이루어지는 과정이다. mTORC1이 활성화되면 리보솜이라는 세포 안의 단백질 제조 기계가 더 많이 만들어진다. 이는 공장에 기계를 더 많이 설치하는 것과 같은 효과로 근육 단백질 합성을 촉진하고, 근육이 성장하게 한다. 여기서 중요한 것은 운동 후 필수 아미노산 섭취가 4E-BP1과 S6K1이라는 특별한 단백질을 활성화한다는 점인데, 이들은 마치 터보 부스터처럼 작동해 리보솜에서 단백질을 번역하는 과정을 크게 늘려 더 빠른 근육 성장을 가능하게 한다. 이것이 바로 운동 후 단백질 섭취가 과학적으로 중요한 이유다.[21]

그렇다면 성장을 자극하는 것은 무엇일까? 무엇이 우리 아이들의 뼈와 근육이 자라는 데 실제로 도움을 줄까? 가장 좋은 방법은 운동이다. 운동은 앞서 설명한 기전들이 올바른 방향으로 이루어지도록 여러 가지 면에서 영향을 미친다.

운동을 하면 뼈에 기계적 스트레스라는 자극이 가해진다. 달리기를 하거나 점프를 하거나 무거운 것을 들 때, 뼈는 충격과 압력을 받게 된다. 마치 바람이 강하게 불면 나무가 뿌리를 더 튼튼히 하는 것처럼, 우리 뼈는 이러한 자극을 앞으로 더 강한 힘을 견딜 수 있도록 준비해야 한다는 신호로 받아들인다. 이때 뼈세포는 BMP 신호 체계를 작동해 뼈를 더 튼튼하게 만들기 시작한다.

운동을 통한 BMP 활성화가 우리에게 주는 실질적인 이득은 매우 크다. 가장 중요한 것은 뼈 밀도의 증가다. 규칙적인 운동을 통해 BMP 경로가 활성화되면 뼈가 더 조밀하고 단단해져서 골절 위험이 크게 줄어든다. 특히 성장기에는 최대 골량을 늘려 평생 사용할 뼈의 '저금통'을 크게 만들어 주고, 성인기에는 뼈 손실을 막아 주어 골다공중을 예방한다. 또한 BMP는 뼈가 부러졌을 때 회복하는 과정에서도 중요한 역할을 하며, 이는 운동 습관이 있는 사람이 부상 후 더 빠르게 회복하는 이유가 된다. 이러한 BMP 기전의 놀라운 점은 뼈가 운동 강도에 맞춰 적응한다는 것이다. 가벼운 운동을 하면 적당한 수준의 BMP 신호가 발생하고, 더 강한 운동을 하면 더 강력한 BMP 신호가 발생한다. 무거운 것을 들수록 근육이 더 커지는 것과 같은 원리로, 뼈도 더 강한 자극을 받을수록 더 튼튼해진다.

베이징 올림픽에서 금메달을 목에 건 배드민턴 선수 이용대는 〈미운 우리 새끼〉에 출연해 생애 첫 보디 프로필을 촬영하는 모습을 보여 줬다. 이날 이용대의 촬영 파트너는 개그맨 김준호였다. 김준호는 이용대의 상체 근육을 보고 상당히 놀랐다. 왼팔과 오른팔의 굵기가 현저히 달랐기 때문이다. 이용대 선수는 "한쪽 팔만 많이 써서 그런지, 그렇게 되더라고요."라고 말했다. 의도적 양손잡이를 제외하면, 우리 대다수는 한쪽 팔만 많이 쓴다. 하지만 그렇다고 해서 한쪽 팔이 눈에 띄게 굵어지진 않는다. 아마도 이용대 선수는 근육뿐만 아니라 뼈의 굵기나 밀도도 양팔에 차이가 날 것이다. 이런 현상은 한쪽 팔만 사용하는 운동선수나 수년간 한쪽 팔로 웍_{wok}을 다뤄 온 요리사에게서 주로 나타난다. 단순히 한쪽 팔만 많이 쓰는 것이 아니라, 그 팔로 강한 힘을 쓰는 것, 다시 말해 운동을 할 때 근육과 골의 성장이 일어난다. 연구자들은 이런 현상을 규명하기 위해 주로 테니스 선수를 대상으로 자주 쓰는 팔과 그렇지 않은 팔의 차이를 연구했다. 그 결과 자주 쓰는 팔의 골밀도와 골격의 두께가 유의미하게 높다는 것을 측정학적 분석과 영상 진단을 통해 증명했다. 따라서 젊었을 때부터 꾸준히 운동하여 BMP 경로를 활성화하면, 나이가 들어서도 튼튼한 뼈를 유지할 수 있고, 넘어져도 쉽게 부러지지 않는 강한 뼈를 만들 수 있다. 이러한 연구 결과는 운동이 평생에 걸친 뼈 건강을 위한 투자라는 사실을 보여 주는 과학적 근거라 할 수 있다.[22]

한편, BMP는 근육 성장에 브레이크를 거는 신호를 주는데, 운동 중에는 기계적 스트레스가 BMP 신호를 일시적으로 억제하고 mTOR 경로가 활성화되면서 근육 단백질 합성을 촉진한다. 운동을 하면 BMP 신호 체계가 작동한다고 했다가, 이번에는 억제한다고 하니 혼란스러울 수도 있겠다. BMP 신호가 조직별로 다른 역할을 하는 것뿐이니 혼란스러워하지 말자. 운동 시 발생하는 기계적 스트레스가 뼈에서는 BMP 신호 체계를 활성화하고, 근육에서는 일시적으로 억제하는 것이다.

운동은 근육에도 기계적 자극을 준다. 무거운 것을 들거나 달리기를 할 때, 근육 섬유가 늘어나고 수축하면서 물리적인 스트레스를 받게 된다. 이는 고무줄을 잡아당기는 것과 같은데, 이런 자극은 근육에 더 강해져야 한다는 성장 신호로 해석된다. 동시에 운동 중에는 에너지 소비가 급격히 증가하면서 ATP라는 에너지 화폐가 사용되고, 근육 내 산소와 영양소의 농도도 변화한다. 이 모든 변화가 mTOR 시스템에 '지금이 성장할 때'라는 강력한 신호를 보내게 된다.

운동 후 단백질이 풍부한 음식을 섭취하면 mTOR 시스템이 더 강력하게 작동한다. 류신leucine, 이소류신isoleucine, 발린valine으로 구성된 분지쇄 아미노산branched-chain amino acids, BCAA*은 mTOR의 직접적인 활성화제 역할을 한다. 분지쇄 아미노산이 세포에 들어오면 mTOR는 단백질 합성을 최대 속도로 진행함과 동시에, 인슐린insulin**이나 인슐린 유사 성장 인자insulin like growth factor-1***(이하 'IGF-1')와 같은 성장 호르몬도 분비되어 mTOR 경로를 더 강화하게 된다. 이는 건축 현장에 좋은 재료와 숙련된 인력이 동시에 투입되는 것과 같은 효과를 만들어 낸다.

mTOR 기전이 활성화되어 얻을 수 있는 실질적인 이득은 매우 다양하고 중요하다. 가장 눈에 띄는 변화는 근육량과 근력의 증가이다. 또한 mTOR는 근육뿐만 아니라 다른 조직의 회복과 재생에도 관여하여 운동 후 피로 회복을 빠르게 하고 부상 위험을 줄여 준다. BMP가 근육 형성에 관여하듯이, mTOR도 뼈 형성에 관여하여 골밀도 증가에 도움을 준다. 또한 면역 세포의 기능도 조절하여 감염에

---

* 분자 구조에 나뭇가지처럼 갈라져 나온 곁사슬을 가진 아미노산을 말한다. 류신, 이소류신, 발린 세 가지가 이에 해당하며, 대부분의 아미노산과 달리 간에서의 대사가 제한적이고, 대부분 근육으로 이동하여 에너지원으로 사용되거나 근육 단백질 합성에 활용된다.
** 췌장의 베타 세포에서 분비되는 호르몬으로, 혈당을 조절하는 역할을 한다. 식사 후 혈중 포도당 농도가 높아지면 분비되어 세포들이 포도당을 흡수하도록 돕고, 간에서는 포도당을 글리코겐으로 저장하게 하여 혈당을 낮춘다. 마치 세포의 문을 여는 열쇠 역할을 해서 포도당이 세포 안으로 들어갈 수 있도록 작용한다. 인슐린이 부족하거나 제대로 작동하지 않으면 당뇨병이 발생한다. 제1형 당뇨병은 인슐린이 거의 분비되지 않는 상태이고, 제2형 당뇨병은 인슐린이 분비되지만 세포가 반응하지 않는(인슐린 저항성) 상태이다. 혈당 조절 외에도 단백질 합성 촉진, 지방 저장 등 다양한 대사 과정에 관여하며, 당뇨병 치료용 주사제로도 널리 사용된다.
*** 인슐린과 구조가 비슷하지만, 주로 성장과 발달을 촉진하는 호르몬이다. 성장 호르몬의 자극을 받아 간에서 주로 분비되며, 뼈, 근육, 연골 등 거의 모든 조직의 성장을 촉진한다. 어린이와 청소년의 키 성장에서 핵심적인 역할을 하며, 성인에서는 근육량 증가, 뼈 밀도 유지, 상처 치유, 조직 재생 등을 담당한다. 성장 장애나 근육 소모성 질환의 치료제로 연구되고 있는 반면, 높은 IGF-1 수치는 일부 암 발생과 관련이 있는 것으로 보고되고 있다.

대한 저항력을 높이는 역할도 한다. 특히 나이가 들면서 자연스럽게 감소하는 근육량을 유지하는 데 mTOR 활성화가 매우 중요한 역할을 하므로, 어릴 때부터 규칙적인 운동 습관을 기르는 것이 좋다.

젊을 때는 BMP와 mTOR가 균형 잡힌 상태로 작동하여 성장과 유지 보수가 적절히 이루어지고, 손상된 것들이 빠르게 복구된다. 하지만 나이가 들면서 이러한 시스템에 문제가 생기기 시작한다. BMP 신호에 이상이 생기고, mTOR가 너무 활성화되거나, 반대로 반응이 둔해지면서 세포의 청소 기능이 떨어지게 된다. 이러한 변화는 노화 과정에서 여러 가지 문제를 일으키게 된다.

노화 과정에서 일어나는 중요한 변화 중 하나는 줄기세포의 기능 저하다. BMP 신호가 변하면서 줄기세포가 제대로 일하지 못하게 되어 새로운 세포를 만드는 능력이 떨어지고 상처 치료가 느려진다. 동시에 mTOR 조절이 잘못되면 세포의 청소 기능인 자가 포식autophagy이 제대로 이루어지지 않아 망가진 단백질이 세포 안에 쌓이게 된다. 이렇게 축적된 비정상적인 단백질은 알츠하이머병*과 같은 노화 관련 질병의 원인이 된다. 또한 BMP와 mTOR의 균형이 깨지면 만성 염증이 발생하여 다른 조직들까지 손상되는 악순환이 시작된다.

더욱 심각한 것은 노화와 함께 미토콘드리아 기능이 저하되면

---

* 치매의 가장 흔한 원인으로, 신경 세포와 시냅스가 점진적으로 손상·손실되는 퇴행성 뇌 질환이다. 초기에는 최근 기억을 잘 못하는 건망증으로 시작하여, 언어 능력 저하, 판단력 장애, 성격 변화 등으로 진행된다. 병이 악화되면 일상생활 수행 능력이 현저히 떨어져 타인의 도움 없이는 생활이 어려워진다. 병의 원인에 대해서는 아밀로이드 단백질, 타우 단백질, 염증 반응 등 여러 가설이 제기되고 있으며, 다양한 요인이 복합적으로 작용하는 것으로 여겨진다. 병의 진행을 멈추는 치료법은 없지만, 조기 발견과 적절한 치료를 통해 증상 진행을 늦추고 삶의 질을 유지하는 데 도움을 줄 수는 있다.

서 대사 유연성이 떨어진다는 점이다. 대사 유연성은 신체가 상황에 따라 탄수화물과 지방 두 연료를 효율적으로 활용하는 능력을 말한다. 젊을 때는 필요에 따라 포도당과 지방산을 자유자재로 전환하여 에너지로 사용할 수 있지만, 나이가 들면서 이러한 능력이 점점 떨어진다. 대사 유연성이 떨어지면 세포가 인슐린에 둔감해지면서 인슐린 저항성이 증가하고, 체지방이 축적되어 염증 반응을 유발해 대사 건강이 더 악화된다. 실제로 대사 증후군이 있는 사람은 운동 시 오로지 포도당만 연료로 사용하고 지방은 제대로 활용하지 못한다.

그런데 놀랍게도 노화로 인한 이러한 문제들을 근본적으로 해결할 수 있는 강력한 해법이 있다. 바로 규칙적인 운동이다. 운동이 BMP와 mTOR 시스템에 미치는 영향은 마치 정교한 시계를 다시 맞추는 것과 같다. 운동은 이 두 신호 체계를 시기별로 다르게 조절하여 세포의 균형을 회복한다. 특히 웨이트 트레이닝과 같은 저항성 운동에서 mTOR 활성화가 주로 증가한다. 운동 직후에는 일시적으로 mTORC1이 활성화되어 근육 단백질 합성을 촉진한다. 이는 운동으로 인한 근육 손상을 복구하고, 더 강한 근육을 만들기 위한 자연스러운 반응이다. 또한 저항성 운동 후에는 근육에 미세한 손상이 발생하는데, 이때 위성 세포가 활성화되어 근핵 myonuclei * 을 추가

---

* 근육 세포(근섬유) 안에 들어 있는 세포핵이다. 일반적인 세포와 달리 근육 세포는 매우 길고 굵은 다핵 세포로, 하나의 근섬유 안에 수백 개에서 수천 개의 핵이 들어 있다. 이는 근육이 발달 과정에서 여러 개의 근모 세포가 융합하여 만들어지기 때문이다. 각각의 근핵은 주변 일정 영역의 단백질 합성을 담당하며, 근육이 클수록 더 많은 근핵이 필요하다. 흥미롭게도 근육량이 줄어들어도 근핵은 오랫동안 남아 있어서, 이전에 운동했던 사람이 다시 운동을 시작하면 근육이 빠르게 회복되는 '근육 기억' 현상의 생물학적 기반이 된다.

로 제공한다. 이는 새로운 단백질 합성을 증가해 근육 크기를 확장하게 한다. 이 과정에서 흥미로운 것은 운동 중에 생성되는 활성 산소reactive oxygen species, ROS*의 역할이다. 일반적으로 활성 산소는 세포에 해롭다고 알려졌지만, 적절한 수준에서는 오히려 세포 신호로 작용하여 근육 성장을 촉진한다.

지구력 운동에서는 mTOR 활성화가 미미하지만, 대신 PGC-1α라는 유전자가 활성화되어 미토콘드리아 생합성이 크게 증가한다. PGC-1α는 외부 생리 자극과 미토콘드리아 생합성 조절 사이의 직접적인 연결 고리를 제공하며, 혈압 조절과 세포 콜레스테롤 항상성 조절 그리고 비만 예방에도 중요한 역할을 한다.[23] 미토콘드리아는 운동 수행 능력과 대사 건강의 핵심이다. 포도당은 세포질에서도 부분적으로 대사될 수 있지만, 지방산은 오직 미토콘드리아에서만 에너지로 전환될 수 있다. 따라서 미토콘드리아가 건강하고 효율적일수록 지방을 에너지로 활용하는 능력이 향상된다. 유산소성 운동을 꾸준히 하면 더 효율적인 미토콘드리아가 새롭게 생성되고, 제 기능을 못 하는 미토콘드리아는 자가 포식 과정을 통해 제거된다.[24] 비유하자면 공장에서 낡은 기계를 폐기하고 최신 장비로 교체하는 것과 같다. 세포 내 미토콘드리아가 증가하면 산화 대사가 증가하게

---

* 정상적인 산소보다 반응성이 높아진 불안정한 산소 분자와 유도체들을 총칭하는 용어이다. 미토콘드리아에서 산소를 사용해 에너지를 만드는 과정에서 자연스럽게 생성된다. 적당한 양은 세균을 죽이고 세포 신호를 전달하는 유익한 역할을 하지만, 너무 많이 생성되면 세포막, DNA, 단백질 등에 손상을 주어 세포 노화와 각종 질병의 원인이 된다. 우리 몸에는 활성 산소를 제거하는 항산화 시스템이 갖춰져 있지만, 활성 산소와 항산화 능력의 균형이 깨져 활성 산소가 우세해지는 상태를 '산화 스트레스'라고 하며, 이는 암, 심혈관 질환, 당뇨병, 치매 등과 밀접한 관련이 있다.

되고, 이는 근지구력 향상으로 이어진다. 더 중요한 것은 대사 유연성의 회복이다. 건강한 미토콘드리아가 많아지면 몸이 상황에 따라 탄수화물과 지방을 효율적으로 전환하여 사용할 수 있게 된다. 이는 에너지 공급이 안정화되어 운동 시 지구력이 향상되고, 일상생활에서도 피로감이 줄어드는 효과를 가져온다.

운동의 또 다른 중요한 효과는 자가 포식 기능의 복원이다. 노화로 인해 저하된 세포의 청소 능력이 운동을 통해 현저히 개선된다. 운동으로 활성화된 자가 포식은 집 안을 대청소하는 것 같은 역할을 한다. 손상된 단백질과 기능이 떨어진 세포 소기관을 효율적으로 제거하여 알츠하이머병과 같은 단백질 응집 질환의 위험을 낮춘다. 특히 기능이 저하된 미토콘드리아를 선별적으로 제거하고 동시에 새로운 미토콘드리아 생합성을 촉진하는데, 이를 미토파지mitophagy*라고 한다.

근육 생성 억제 단백질인 마이오스타틴myostatin도 단백질 합성을 억제하고 분해를 촉진하는 '근육 성장의 브레이크' 역할을 한다. 저항성 운동은 마이오스타틴 발현을 억제하여 단백질 합성을 촉진하고, 장시간의 유산소성 운동은 자가 포식을 촉진하여 단백질 분해를 촉진한다. 따라서 자신의 목적에 따라 운동의 종류, 빈도, 시간 등을

---

* 운동 후 회복 및 근육 적응 과정에서 불필요한 단백질은 유비퀴틴-프로테아솜 경로(ubiquitin-proteasome pathway)를 통해서 제거된다. 유비퀴틴의 주요 연결 효소인 MuRF1(muscle RING-finger protein-1), Atrogin-1, MAFbx가 발현되면서, 분해될 단백질에 결합하여 26S 프로테아솜에 의해 분해되는 것이다. 또한 손상된 단백질은 자가 포식-리소좀 경로(autophagy-lysosome pathway)를 통해서도 분해된다. 세포 내 단백질이나 소기관이 손상되면, 이를 오토파고솜(autophagosome)이 감싸고 리소좀(lysosome)과 융합하여 분해한다. 이런 자가 소화 작용과 비슷한 과정이 미토콘드리아에서도 일어나는데, 이를 미토파지라고 한다.

조절하면, 적절한 자가 포식 경로를 유지하여 근육 항상성을 조절하고 근육 성장을 촉진할 수 있다.[25]

결국 운동은 노화로 인해 균형을 잃은 BMP와 mTOR 신호 체계를 다시 조화롭게 만들어 세포 시계를 되돌리는 마스터키라고 할 수 있다. 그 결과 단백질 합성과 세포 청소 사이의 균형을 회복하고, 줄기세포를 재활성화하며, 염증을 억제한다. 동시에 미토콘드리아의 질과 양을 개선하여 대사 유연성을 회복하고 에너지 생산 효율을 높이게 된다.

그런데 BMP와 mTOR 기전을 활성화하는 또 다른 방법이 있다. 바로 약물이다. 아마 여러분도 운동하는 사람들이 근육 성장을 위해 약물을 사용한다는 이야기를 주변이나 미디어를 통해 들어 봤을 것이다. 그럼 굳이 힘들게 운동하지 말고, 약물의 힘을 빌리면 되지 않을까? 하지만 약물 사용에는 위험한 함정이 도사리고 있다.

의료계가 처음에 BMP에 주목하게 된 것은 골절 치료나 치아, 구강, 턱의 재건술 등에 활용하려는 목적이었다. 하지만 연구가 진행되면서 BMP가 단순히 뼈만 만드는 것이 아니라, 우리 몸에서 훨씬 더 많은 일을 한다는 것을 발견했다. 최근에는 여러 종류의 BMP가 서로 다른 역할을 한다는 것이 밝혀졌다.

BMP-2	뼈 및 신경 재생
BMP-4	심장 및 신경 형성 조절
BMP-7	뼈 및 신경 재생, 항염 효과(류머티즘 관절염*과 신장 질환 치료에 활용)
BMP-8	지방 대사 조절(비만 치료 가능성)
BMP-9	혈관 및 간세포 성장(심혈관 질환 치료 가능성)
BMP-12	힘줄 및 인대 재생(스포츠 의학, 관절염 치료 활용)
BMP-13	힘줄 및 인대 재생(스포츠 의학, 관절염 치료 활용)

BMP의 종류와 역할

    BMP와 mTOR가 팀워크를 발휘하면 상처 부위의 딱딱한 흉터를 줄이고, 새로운 근육 세포를 만들며, 근육 기능을 회복하는 데 도움이 된다. 이러한 기전을 이해하는 과정에서 아나볼릭 스테로이드anabolic steroid의 작용 원리도 함께 밝혀지고 있다. 아나볼릭 스테로이드는 테스토스테론testosterone**과 비슷한 효과를 얻기 위해 만든 약물로, 근육을 빠르게 키우는 효과가 있다. 일부 운동선수들이 이 약물을 불법적으로 사용하는 이유다. 아나볼릭 스테로이드와 테스토스테론은 모두 '스테로이드 호르몬'에 속하는데, 이들은 mTOR 경로를 강력하게 활성화하여 근육의 성장과 비대를 촉진한다. 이는 마치

---

*   우리 몸의 면역 체계가 자신의 관절을 공격하는 자가 면역 질환이다. 정상적으로는 외부 침입자를 막아야 할 면역 세포가 실수로 관절 활막(관절을 둘러싸는 막)을 적으로 인식하여 공격하면서 염증과 파괴를 일으킨다. 방치하면 관절이 변형되고 파괴되어 일상생활이 어려워질 수 있다. 단순한 관절 질환이 아니라 전신 질환으로, 심장, 폐, 혈관 등에도 영향을 줄 수 있다. 원인은 명확하지 않지만, 유전적 소인과 환경적 요인이 복합적으로 작용하는 것으로 여겨진다.

** 남성의 고환에서 분비되는 대표적인 남성 호르몬으로 여성에서도 난소와 부신에서 소량 분비된다. 태아기와 사춘기에 남성의 성기 발달, 목소리 변성, 수염과 체모 성장 등 2차 성징을 유발하는 핵심 호르몬이며, 성인이 된 후에도 근육량과 골밀도 유지, 적혈구 생산, 단백질 합성, 지방 분포 조절, 성욕과 성기능, 정자 생성, 기분과 인지 기능 등에 영향을 미친다.

자동차의 가속 페달을 끝까지 밟는 것과 같아서, 초기에는 빠른 효과를 보일 수 있지만, 제어가 어려워 심각한 부작용으로 이어질 수 있다. 또한 이 과정에서 근육의 성장과 소모의 균형을 결정하는 핵심 역할도 한다.

임상에서 이러한 상호작용은 암 치료, 대사성 질환, 염증성 질환 치료에 혁신적인 접근법을 제공한다. 그러나 BMP와 암의 관계는 매우 복잡하다. BMP는 형질 전환 생장 인자-β transforming growth factor-β*(이하 'TGF-β') 계열의 단백질로, 암에 대해 이중적인 역할을 한다. 어떤 경우에는 암을 억제하지만, 다른 경우에는 오히려 암을 촉진하기도 한다.

BMP 종류	암 억제 효과	암 촉진 효과
BMP-2	일부 암 억제	폐암, 위암, 대장암, 유방암 촉진
BMP-4	일부 암 억제	뇌종양, 위암 전이 촉진
BMP-6	골육종, 유방암 억제	전립선암 촉진
BMP-7	전립선암, 유방암 전이 억제	알려진 바 없음
BMP-8	간암 억제, 혈관 내피 조절	특정 조직에서 종양 성장 촉진
BMP-10	유방암 전이 억제	알려진 바 없음
BMP-11	알려진 바 없음	근육종, 대장암 촉진

암에 대한 BMP의 효과

* 세포의 성장, 분화, 사멸을 조절하는 다기능 성장 인자로, 거의 모든 세포에서 만들어지고 영향을 받는 중요한 신호 분자이다. 원래는 세포의 형질을 변환하는 인자로 발견되어 이런 이름이 붙었지만, 실제로는 상처 치유, 면역 반응, 염증 조절, 조직 재생 등 매우 광범위한 역할을 담당한다. 수용체와 결합해 Smad 단백질 경로를 통해 유전자 발현을 조절하며, 근육 성장 억제 인자인 마이오스타틴도 TGF-β 계열에 속한다.

암 치료 분야에서는 mTOR가 너무 활발해지면 암세포가 자랄 수 있기에 시롤리무스sirolimus, 에베롤리무스everolimus, 템시롤리무스temsirolimus와 같은 mTOR 억제제를 사용하여 신장암, 유방암, 신경 내분비 종양 등의 암세포 성장을 막고 있다. 동시에 BMP의 이중적 역할을 고려한 맞춤형 치료 전략도 개발되고 있는데, 각 환자와 암 종류에 따라 어떤 BMP가 억제 역할을 하고, 어떤 BMP가 촉진 역할을 하는지 분석해서 개별화된 치료에 활용하고 있다. 대사성 질환 치료에서도 BMP와 mTOR의 상호작용이 주목받고 있다. BMP-8은 지방 대사를 조절하는 역할을 하고, mTOR는 전체적인 대사를 관리한다. 따라서 이 둘을 함께 조절하면 비만이나 당뇨병 같은 대사 장애 치료에 새로운 가능성을 제시할 수 있다. 또한 BMP-7의 항염증 작용과 mTOR 억제제의 면역 조절 효과를 활용하여 류머티즘 관절염이나 만성 신장 질환과 같은 자가 면역 질환 치료에도 응용되고 있다.

그러나 이러한 치료법들을 잘못 활용할 경우 심각한 부작용이 발생할 수 있다. 특히 BMP를 실제 의료 현장에서 사용할 때 여러 문제점이 드러나고 있어 우려가 크다. 먼저 BMP 치료는 매우 비싸다. 실험실에서 만든 BMP는 생산 단가가 높아서 일반 환자들이 쉽게 접근하기가 어렵다. 또한 외부에서 만든 BMP를 몸에 주입할 때, 우리 몸의 면역 시스템이 외래 단백질인 BMP를 적으로 인식해서 과민 반응을 일으킬 수 있다. 이는 꽃가루 알레르기와 비슷한 현상으로, 심각한 경우에는 생명을 위협할 수도 있다. 고용량의 BMP는 연부 조직 부종soft tissue edema*이나 이소성 골화heterotopic ossification** 등 심각한 부작용을 일으켜 환자의 일상생활에 큰 지장을 초래할 수 있다. 또한 주입 부위 주변에 급성 염증 반응을 일으켜, 붓거나 통증과 열이 나는 증상이 나타날 수도 있다.

아나볼릭 스테로이드는 근육 성장과 조직 회복을 촉진하는 약물이지만, 의료진의 처방 없이 사용할 경우 심각한 대가를 지불해야 할 수도 있다. 간 손상, 간암 위험 증가, 저밀도 지단백low-density lipoprotein***(이하 'LDL') 증가와 고밀도 지단백high-density lipoprotein****(이하

---

* 근육, 힘줄, 인대, 지방, 피부 등 뼈를 제외한 부드러운 조직에 물이 고이면서 부어오르는 상태이다. 혈관에서 조직으로 체액이 과도하게 빠져나가거나, 림프 순환이 원활하지 않아 체액이 제대로 배출되지 않을 때 발생한다.

** 원래 뼈가 있어서는 안 되는 부위에 비정상적으로 뼈나 연골이 형성되는 현상이다. 주로 근육, 힘줄, 인대, 관절낭 등 연부 조직 내에서 뼈조직이 만들어지며, '엉뚱한 곳에서 뼈가 자라는' 상태라고 할 수 있다. 심한 외상, 화상, 수술, 척수 손상, 뇌 손상 등 후에 발생하기 쉽고, 특히 고관절이나 어깨 관절 주변에서 자주 관찰된다.

*** 혈액 속에서 콜레스테롤, 중성 지방, 인지질 등의 지질과 단백질(아포지단백)이 결합하여 형성된 지단백 입자이다. 주로 간에서 분비된 VLDL이 혈액 내에서 대사되어 LDL로 전환되고, LDL은 혈액을 통해 온몸의 세포에 콜레스테롤을 운반하는 주요 경로로 작용한다. LDL 입자가 혈관 벽에 침투해 산화되면 동맥 경화를 일으킬 수 있고, 혈중 농도가 높을수록 심장병과 뇌졸중 위험이 증가한다고 알려져 있다. 그래서 LDL이 운반하는 콜레스테롤을 'LDL 콜레스테롤(LDL-C)'이라고 하며, '나쁜 콜레스테롤'이라고 부르기도 한다. 하지만 건강에 영향을 미치는 것은 LDL 입자 자체이며, 임상에서는 이를 직접 측정하기 어렵기 때문에 LDL-C 수치를 통해 간접적으로 추정한다. 그래서 최근 연구에서는 LDL-C와 심혈관 질환 사이의 인과관계가 절대적이지 않다는 점을 지적하기도 한다. 자세한 내용은 '7장. 운동과 회복을 위한 영양의 비밀' 중 '건강한 삶을 위한 영양 가이드'를 참고하길 바란다

**** 혈액 속에서 콜레스테롤, 중성 지방, 인지질 등의 지질과 단백질(아포지단백)이 결합하여 형성된 지단백 입자이다. HDL은 간과 장에서 합성되며, 혈액 내에서 상대적으로 단백질 함량이 높아 밀도가 높다. 주요 기능은 말초 조직이나 혈관 벽에 남아 있는 과잉 콜레스테롤을 회수하여 간으로 되돌려 보내는 것으로, 이를 '콜레스테롤 역수송(reverse cholesterol transport)'이라고 한다. 이 과정은 동맥 경화를 예방하는 데 기여하기 때문에, HDL이 운반하는 콜레스테롤(HDL-C)은 흔히 '좋은 콜레스테롤'이라고 불린다. 다만 HDL-C가 무조건 높을수록 좋은 것은 아니며, HDL의 기능과 질적 특성이 건강에 중요한 영향을 미친다는 점이 최근 연구에서 강조되고 있다.

'HDL') 감소로 인한 심혈관 질환, 미토콘드리아의 호흡 기능 저하로 인한 세포 에너지 기능 손상 등이 12주 이내의 단기간에도 나타나며, 장기간 사용 시에는 암 발생 가능성까지 증가한다.

mTOR 억제제는 자가 포식을 유도하고 암세포 성장을 억제하는 긍정적 효과가 있지만, 면역 억제 작용으로 인한 부정적 효과도 존재한다. 감염 취약성 증가, 골수 억제로 인한 혈구 감소, 신장 기능 저하, 상처 치유 지연 등의 부작용이 발생할 수 있으며, 특히 시롤리무스는 안전 농도 범위가 좁아 정기적인 혈중 검사가 필수적이다. 이처럼 mTOR 억제제는 약물 상호작용으로 인한 독성 위험도 상당해 매우 신중한 관리가 요구된다.

반면 운동은 이러한 고위험성 치료법들이 갖는 한계와 달리, 자연스럽고 안전한 방식으로 BMP와 mTOR 기전을 조절함으로써 질병 예방과 건강한 노화에 기여할 수 있다.

BMP를 활성화하는 데는 체중 부하 운동, 고강도 저항성 운동, 가압 훈련 등 기계적 자극을 주는 운동이 효과적이며, 유산소성 운동과 마사지는 BMP의 활성을 유지하는 데 필수적인 산소와 영양분 공급을 원활하게 한다.[26] 흥미롭게도 우주 비행사를 대상으로 한 연구에 따르면 저주파 진동만으로도 무중력 상태에서 골 손실을 방지할 수 있다는 결과가 나왔으며,[27] 저강도 초음파나 미세 전류 자극도 BMP 발현을 증가해 골절 치유를 촉진하는 것으로 나타났다.[28] BMP의 효과적인 기능을 위해서는 칼슘, 단백질, 마그네슘, 아연, 비타민

K2, 비타민 C, 폴리페놀polyphenol*, 플라보노이드flavonoid** 등의 영양소와 비타민 D, 에스트로겐estrogen***, 글루코코르티코이드glucocorticoid**** 등의 호르몬이 중요한 역할을 한다.

    mTOR 경로에서는 운동이 조율의 역할을 하며, 특히 mTOR 경로와 자가 포식의 균형을 이루어 건강한 세포 환경을 유지한다. mTOR는 세포 성장과 단백질 합성을 촉진해 근육 발달과 조직 재생에 필수적이지만, 장기간 과활성화되면 노화 촉진, 대사 불균형, 암 발생 위험 증가와 같은 부정적 결과를 초래할 수 있다. 반면 자가 포식은 손상되거나 불필요해진 세포 구성 요소를 분해하거나 재활용하는 청소 과정을 통해 세포 환경을 정리하는 역할을 한다. 운동은 이 두 과정이 주기적으로 전환되도록 돕는다. 운동 자극 직후에는 에너지 수요와 대사 스트레스에 대응하기 위해 자가 포식이 촉진되어 세포 내 노폐물과 손상된 소기관이 제거된다. 이어서 회복 단계

---

*   식물이 자외선이나 병원균으로부터 자신을 보호하기 위해 만드는 천연 화합물로, 분자 구조에 여러 개의 페놀기(-OH)를 가지고 있어 폴리페놀이라고 불린다. 강력한 항산화 작용을 하며, 염증을 줄이고 혈관을 개선하는 등 다양한 건강상 이익을 제공한다

**   과일, 채소, 차, 와인 등에 널리 분포하는 폴리페놀계 2차 대사 산물로, 식물이 자외선이나 해충으로부터 자신을 보호하기 위해 만드는 화합물이다. 블루베리의 파란색, 포도의 보라색, 녹차의 떫은맛 등이 모두 플라보노이드에서 나온다. 강력한 항산화 작용으로 활성 산소를 제거하고, 염증을 억제하며, 혈관 건강을 개선하는 효과가 있다.

***   주로 여성의 난소에서 분비되는 대표적인 여성 호르몬으로, 남성에서도 고환과 부신에서 소량 생성된다. 사춘기에 유방 발달, 골반 확장, 월경 시작 등 여성의 2차 성징을 유발하고, 성인 여성에서는 월경 주기 조절, 임신 준비, 뼈 건강 유지 등의 역할을 담당한다. 에스트라디올(estradiol), 에스트론(estrone), 에스트리올(estriol) 등 여러 종류가 있으며, 이 중 에스트라디올이 가장 강력하고 중요하다.

****   부신 피질(adrenal cortex)에서 분비되는 스테로이드 호르몬으로, 대표적인 것이 코르티솔이다. '글루코(당)'라는 이름에서 알 수 있듯이 혈당 조절이 주요 기능이지만, 염증 억제, 면역 반응 조절, 스트레스 반응 등 매우 광범위한 역할을 수행한다.

로 접어들면 mTOR가 활성화되어 단백질 합성, 세포 성장, 근육 재생이 활발히 이루어진다. 이렇게 정리와 재건의 순환이 반복되면서 세포의 효율적인 유지·보수가 이루어진다. 더불어 이 균형은 충분한 수면, 적절한 단식 또는 식사 간격 조절, 스트레스 관리와 같은 생활 습관 요소가 함께할 때 더 최적화된다.

최신 생명과학 연구를 보면, 결국 부모님께서 늘 하시던 말씀이 떠오른다. "잘 먹고, 잘 놀고, 잘 자면, 그게 보약이다." 이 말은 실로 과학적 근거를 지닌 조언이었다. 야외에서 뛰어노는 활동은 기계적 부하를 주고, 비타민 D를 합성하며, 혈류를 증가시켜 BMP와 mTOR 모두를 자극한다. 다리가 아프다는 아이에게 해 주는 마사지는 혈류를 개선하여 성장에 도움을 준다. 균형 잡힌 식단과 충분한 수면은 호르몬 조절과 영양 공급을 돕고, 세포 내 항상성을 유지하게 한다.

따라서 위험성이 높은 약물 치료보다는, 개인의 체력과 건강 상태에 맞는 맞춤형 운동과 식단을 통해 BMP와 mTOR 경로를 안전하게 자극하고 자가 포식을 활성화하는 것이, 지금 당장 실천할 수 있는 최고의 건강 전략이라 할 수 있다. 앞으로 과학은 더 정밀해지고 개인화될 것이다. 어쩌면 건강을 추구하는 완전히 새로운 방식이 등장할지도 모른다. 하지만 그 이전에 우리 모두가 매일 실천할 수 있는 건강법이 이미 존재한다. 바로 운동이다. 운동은 가장 저렴하고, 가장 안전하며, 가장 과학적인 치료법이라는 점을 명심하길 바란다.

운동과 신체 에너지

"섭취한 칼로리보다 소비한 칼로리가 많으면 살이 빠진다." 누구나 이 단순한 공식을 한 번쯤 들어 봤을 것이다. 마치 은행 계좌처럼 들어온 에너지(입금)와 나간 에너지(출금)의 차이로 체중이 결정된다고 말이다. 하지만 정말로 우리 몸이 그렇게 단순하게 작동할까? 사실 우리 몸의 에너지 대사는 훨씬 더 복잡하고 정교하다. 왜 어떤 사람은 조금만 먹어도 살이 찌고, 어떤 사람은 많이 먹어도 마르기만 할까? 우리가 먹은 음식은 어떻게 에너지로 바뀌고, 운동할 때 근육은 어디에서 힘을 얻을까? 이 질문의 해답은 바로 우리 몸의 '에너지 대사 시스템'에 있다.

우리 몸은 에너지를 생산하고, 저장하며, 필요에 따라 소비한다. 특히 운동 중에는 강도와 지속 시간에 따라 서로 다른 에너지 시스템이 작동하게 된다. 이는 도시의 전력 공급 시스템과 비슷하다. 급할 때는 순간적으로 전력을 내는 '소형 발전기'가 작동하고, 장기적으로는 안정적인 공급을 책임지는 '대형 발전소'가 작동한다. 이처럼 우리 몸도 운동 상황에 따라 다양한 에너지 시스템을 효율적으로 가동한다.

첫 번째 에너지 시스템은 운동을 시작하면 가장 먼저 작동하는 **ATP-PC 시스템**이다. 근육이 수축하고 움직이기 위해서는 ATP가 필요한데, 근육 속에 저장된 ATP 양은 극히 적어 몇 초 안에 소진된다. 이때 필요한 것이 포스포크레아틴phosphocreatine(이하 'PCr')이다. ATP는 인산기가 떨어져 나가면서 에너지를 방출하고 아데노신이인산adenosine diphosphate(이하 'ADP')으로 바뀌는데, PCr이 ADP에 인산기를 다시 붙여 주면서 ATP를 재생성한다. 이 과정을 통해 에너지를 빠르게 보충할 수 있다. 하지만 문제는 PCr도 아주 제한된 양만 저장되어 있다는 점이다. 그래서 이 시스템은 100미터 전력 질주, 역도, 점프와 같은 짧고 강도가 높은 운동에서만 사용되며, 몇 초 이내에 에너지가 고갈된다.

두 번째 에너지 시스템은 **해당 작용**glycolytic system이다. 포도당이나 글리코겐을 분해하여 피루브산pyruvate을 생성하는 과정에서 ATP를 생성하는 시스템으로, 산소가 없어도 진행할 수 있다. 부산물인 피루브산은 산소가 부족할 경우 젖산 탈수소 효소lactate dehydrogenase, LDH에 의해 젖산으로 변환되는데, 이것이 운동 후 근육의 타는 듯한 느낌의 원인이 된다. 해당 작용을 통한 ATP 생성량은 포도당 한 분자에 2ATP, 글리코겐 한 분자에 3ATP로, 그 양이 충분하지는 않다. 따라서 사람에 따라 차이는 있지만, 대략 30초에서 2분 이내에 에너지가 고갈된다. 그래서 400미터나 800미터 달리기에서 사용되며, 농구나 축구와 같은 스포츠 경기에서는 단기 스프린트에 주로 쓰인다.

세 번째 에너지 시스템은 **유산소 시스템**aerobic system이다. 해당 작용에서 산소가 부족할 때는 피루브산이 젖산으로 변환되지만, 산소가 충분할 때는 피루브산이 근육 세포질에서 미토콘드리아로 보내진다. 그곳에서 아세틸-CoAacetyl-CoA*로 변환되어 TCA 회로tricarboxylic acid cycle**와 전자 전달계electron transport chain, ETC***를 거쳐 ATP를 생성하게 된다. 이 일련의 과정을 유산소 시스템이라고 한다. ATP를 장시간 공급할 수 있어 오랜 시간 지속하는 운동에서 주로 사용되며, 탄수화물, 지방, 단백질 등 열량을 지닌 영양소의 최종 분해 과정이 유산소 시스템에서 이뤄진다. 또한 산소가 필요해 유산소 호흡aerobic respiration이라고도 부른다. 앞서 설명했던 두 시스템과는 달리 대량의 ATP를 만들어 낸다. 과거에는 포도당 한 분자가 완전히 산화할 때 최대 38ATP가 생성된다고 알려졌으나, 최근 연구에 따르면 실제 세

---

* 세포 내 에너지 대사에서 중심적인 역할을 하는 고에너지 분자로, 아세틸기(-COCH3)와 조효소 A(coenzyme A, 이하 'CoA')가 결합된 대사 중간체이다. 해당 작용, 베타 산화, 아미노산 대사 등 다양한 경로에서 생성되며, TCA 회로에 진입하여 ATP 생성에 기여한다.

** 미토콘드리아에서 일어나는 에너지 생산의 핵심 과정으로, 시트르산 회로(citric acid cycle) 또는 크렙스 회로(Krebs cycle)라고도 불린다. 아세틸-CoA를 산화해 3NADH, 1FADH$_2$, 1GTP, 그리고 2CO$_2$를 생성한다. 여기서 NADH, FADH$_2$는 전자 전달계로 전해져 ATP를 대량으로 생산하는 데 사용된다. GTP는 구아노신삼인산(guanosine triphosphate)으로 ATP와 상호 전환이 가능하고, 같은 값어치를 가지기 때문에 일부 교재에서는 ATP로 표기하기도 한다.

*** 미토콘드리아 내막에 위치한 단백질 복합체I~IV와 ATP 합성 효소로 이루어진 전자 전달 경로다. NADH와 FADH$_2$가 전달한 전자가 유비퀴논(ubiquinone)과 사이토크롬 c(cytochrome c)를 거치면서 에너지를 방출하고, 이 에너지로 양성자(수소 이온)를 막간 공간으로 펌핑해 양성자를 한쪽에 축적하여 농도 구배를 형성한다. 양성자가 ATP 합성 효소를 통해 기질로 되돌아오면서 ADP가 ATP로 전환되며, 전자는 최종적으로 산소와 결합해 물이 된다.

포 내에서의 생성량은 30~32ATP로 추정된다고 한다. 이는 NADH와 FADH$_2$의 ATP 변환 효율 문제 때문인데, 과거에는 각각 3ATP와 2ATP로 계산했으나, 실제로는 미토콘드리아 내부 막 통과 시 효율성 저하로 인해 이보다 낮은 2.5ATP와 1.5ATP를 생성하는 것으로 계산된다. 이는 ATP를 생성하는 미토콘드리아가 신체의 어떤 기관에 있느냐에 따라 ATP 생성 효율이 달라지기 때문이다.* 지방은 대사될 때 베타 산화를 통해 TCA 회로와 전자 전달계를 거치며, 한 분자의 지방산에서 약 106ATP를 생성한다. 단백질은 아미노산으로 분해된 뒤 TCA 회로로 들어가며, 주로 보조적 역할을 하기 때문에 기아 상태와 같은 대사 장애 상태에서 에너지로 이용된다.[29]

지금까지의 설명을 보면 에너지 시스템이 ATP-PC 시스템 → 해당 작용 → 유산소 시스템의 차례로 이뤄지는 것이라 생각할 수 있다. 하지만 특정 에너지 시스템이 단독으로 작동하는 것은 아니다. 실제로는 세 시스템이 모두 운동 시작과 동시에 작동하며, 운동 강도나 조건에 따라 각 시스템의 기여 비율이 달라진다고 봐야 한다. 예를 들어 역도처럼 짧고 강한 운동을 할 때는 ATP-PC 시스템이 ATP 생성을 주도한다. 그렇다고 유산소 시스템이 작동을 멈추는 것이 아니다. 순간에 폭발적인 힘을 내기 위해 ATP-PC 시스템이 더 많은 에너지를 생산할 뿐이다.[30]

---

* 예를 들면 NADH를 세포질에서 미토콘드리아로 전달할 때, 간세포는 말산-아스파트산 왕복 통로(malate-aspartate shuttle, MAS)를 이용하고, 골격근에서는 삼인산 글리세롤 왕복 통로(glycerol 3-phosphate shuttle, GPS)를 이용한다. 그런데 GPS 경로에서는 ATP 생성량이 약간 낮아진다.

운동 강도	주요 에너지 시스템	지속 시간	연료원	산소 여부	예시 운동
고강도 (폭발적)	ATP-PC (인산계)	0~10초	ATP, 크레아틴인산	무산소	단거리 달리기, 역도
중강도 (고강도 반복)	해당 작용 (무산소 해당계)	10초~2분	글루코스 (탄수화물)	무산소	400m 달리기, 인터벌 트레이닝
중~저강도 (지속적)	유산소계	2분 이상~수 시간	탄수화물, 지방 등	산소	마라톤, 수영, 사이클링

운동 강도별 에너지 시스템 비교

에너지 시스템과 관련해 독자분들이 가장 궁금해하는 것은 역시 체중 감량일 것이다. 왜 운동을 하면 살이 빠지는 걸까? 왜 공복이나 단식이 체중 감량에 효과적이라고 하는 걸까? 이를 이해하려면 운동 중 에너지 소비가 증가할 때 에너지 시스템에 의해 체내 지방과 단백질이 어떻게 관리되는지, 그 기전을 이해할 필요가 있다.

운동을 하거나 오랜 시간 공복 상태가 되면, 우리 몸의 에너지 화폐인 ATP가 빠르게 소비된다. 이때 ATP가 에너지를 방출한 후 분해되면서 아데노신일인산adenosine monophosphate(이하 'AMP')이 생성되는데, AMP의 농도가 상대적으로 높아지면 마치 '연료 경고등'처럼 세포에 에너지가 부족하다는 신호로 작용하게 된다.[31]

이 신호를 받으면 AMP-활성 단백질 인산화 효소AMP-activated protein kinase*(이하 'AMPK')라는 에너지 관리자가 즉시 작동한다. AMPK는 에너지가 부족한 상황에서 두 가지 전략을 동시에 시행한다. 첫

---

* 세포의 에너지 상태를 감지하고 대사를 조절하는 효소이다. 대사, 세포 성장, 미토콘드리아 기능, 노화 등을 조절한다.

째, 에너지 소비가 많은 활동을 중단시킨다. 지방 저장, 단백질 합성, 콜레스테롤 생성과 같은 체내 '건설 작업'을 일시 중지하는 것이다.* 둘째, 저장된 에너지를 꺼내 쓰는 작업을 촉진한다. 체내 지방을 분해하고 포도당을 소비해 ATP를 만드는 경로를 활성화한다.

특히 근육 세포는 포도당을 더 효율적으로 받아들이기 위해 포도당 수송체 4_{glucose transporter type 4}**(이하 'GLUT4')라는 특별한 운반체를 세포막에 더 많이 배치한다. 마치 배달 트럭이 많아지면 물건이 빨리 도착하듯, GLUT4가 늘어나면 혈액 속 포도당이 근육으로 더 빠르게 들어온다. 동시에 포도당 분해 속도도 빨라지고***, 지방산도 미토콘드리아에서 활발히 연소되면서 더 많은 ATP를 생산하게 된다. 또한 지구력 운동을 꾸준히 하면 미토콘드리아 자체가 늘어나, 장기적으로 에너지 생산 능력이 향상된다.

이러한 AMPK 시스템은 운동뿐 아니라 단식이나 칼로리 제한 상태에서도 똑같이 작동한다. 체중 조절을 위해 공복 시간 연장이나 간헐적 단식을 권장하는 이유가 바로 여기에 있다. 이러한 방법은 모두 AMPK를 활성화해 지방 합성을 억제하고, 지방 분해를 촉진하는 동일한 생화학적 경로를 자극하기 때문이다.[32]

---

*   구체적으로는 AMPK가 지방산 합성의 핵심 효소인 ACC(acetyl-CoA carboxylase)와 FAS(fatty acid synthase), 근육 단백질 합성의 핵심인 mTORC1, 콜레스테롤 생합성의 핵심인 HMG-CoA 환원 효소(HMG-CoA reductase)를 차단한다.

**   근육 세포와 지방 세포의 세포막에 위치하여 포도당을 세포 내로 운반하는 단백질이다. 인슐린이 분비되거나 운동할 때 활성화되어 혈중 포도당의 세포 내 흡수를 촉진한다.

*** 구체적으로는 PFK-2(phosphofructokinase-2) 효소가 PFK-1(phosphofructokinase-1)을 활성화하여 포도당 분해 속도가 증가하고, 이를 통해 TCA 회로와 전자 전달계에서 더 많은 ATP가 생산된다.

그렇다면 칼로리를 제한하기만 하면 AMPK가 활성화되어 체중 감량에 성공할 수 있을까? 안타깝게도 현실은 그렇게 단순하지 않다. AMPK 활성화라는 단기 반응과 별개로, 우리 몸은 장기간의 칼로리 제한에 전혀 다른 방식으로 대응하기 때문이다. 칼로리를 제한하면 우리 몸은 에너지 소비를 줄이기 위해 근육 단백질을 분해하고, 안정된 상태에서의 대사율을 떨어뜨리게 된다. 단백질은 본래 에너지를 만드는 보조적 역할보다 우리 몸의 성장과 생명 유지에 더 중요한 역할을 하지만, 장기간의 단식이나 기아 상태에서는 단백질도 에너지원으로 사용된다.

이것이 정신력으로 장기간의 칼로리 제한 다이어트를 버텨내더라도 결국 실패하는 이유다. 칼로리를 제한하면서 단백질 섭취량을 의도적으로 늘리더라도 마찬가지다. 단백질을 섭취하지 않을 때보다는 근육 단백질 손실을 줄일 수 있겠지만, 몸이 에너지 부족 상태를 감지하고 대사 시스템을 그에 맞춰 작동하면, 단백질 섭취를 의도적으로 늘리고 운동까지 더해도, 안정 상태에서 대사율이 떨어지는 것을 피할 수 없다. 결국 "섭취한 칼로리보다 소비한 칼로리가 많으면 살이 빠진다."라는 명제를 실천하고자 하지만, 칼로리 섭취를 줄일수록 칼로리 소비도 줄어들어 아무런 효과도 거두지 못하는 안타까운 상황을 맞이하게 된다. 특히 근육량이 부족한 사람, 골밀도가 낮은 사람, 평상시에 낮은 칼로리 위주로 식사하는 사람, 음식을 잘 챙겨 먹지 못하는 사람은 더욱더 주의해야 한다. 이미 에너지 섭취가 충분하지 않은 상태에서 칼로리 제한이나 단식을 시도하면 근육 손실과 대사율 저하가 더 빠르게 진행되어 건강을 해칠 수 있기 때문이다.

이처럼 신체가 체중을 유지하려는 생리학적 반응을 대사 적응metabolic adaptation이라고 하며, 이는 체중 감량 속도를 늦추고 장기적으로 감량된 체중을 유지하는 것을 어렵게 만든다.[33] 반면 평소에 식사를 잘 챙기는 사람이 짧은 기간 동안 단식을 할 경우에는 안정 상태에서의 대사율이 저하되지 않는다. 몸이 단식을 눈치채지 못해 대사율이 유지된 상태에서 축적된 지방을 에너지원으로 활용하게 되고, 그 결과 대사 유연성이 향상되기 때문이다.[34]

대사 적응은 대표적으로 총 에너지 소비 감소, 호르몬 변화, 미토콘드리아 효율성 증가와 같은 생리학적 기전에 의해 설명된다. 체중 감량 시 신체는 열량 소비를 줄이는 방식으로 적응한다. 이는 기초대사율 감소와 신체 활동 시 소모되는 에너지 감소를 포함한다. 또한 체중 감량은 식욕과 에너지 균형을 조절하는 여러 호르몬의 변화를 유발한다. 예를 들어 식욕 억제 호르몬인 렙틴leptin* 의 수치는 감소하고, 식욕을 북돋는 호르몬인 그렐린ghrelin** 의 수치는 증가한다.

---

* 지방 세포에서 분비되는 호르몬으로, '포만감 호르몬'이라고도 불린다. 우리 몸의 지방량이 늘어나면 렙틴 분비가 증가하여 "배가 부르다."라는 신호를 보내고, 식욕을 억제하며, 에너지 소비를 늘리도록 유도한다. 반대로 지방량이 줄어들면 렙틴 분비가 감소하여 식욕이 증가한다. 이를 통해 우리 몸은 체중을 일정하게 유지하려고 한다. 다만 비만한 사람은 렙틴이 많이 분비되는데도 뇌가 이 신호를 제대로 받지 못하는 '렙틴 저항성'이 생겨 계속 배고픔을 느끼게 되는 경우가 있다.

** 주로 위에서 분비되는 호르몬으로, '배고픔 호르몬'이라고도 불린다. 식사 전이나 공복 상태일 때 그렐린 분비가 증가하여 뇌에 "배가 고프다."라는 신호를 보내 식욕을 자극한다. 음식을 먹으면 그렐린 수치가 떨어져 배고픔이 사라진다. 또한 성장 호르몬 분비를 촉진하고 위장 운동을 활발하게 하는 기능도 한다. 수면 부족이나 스트레스는 그렐린 분비를 늘려 과식을 유발할 수 있으며, 다이어트 중에도 그렐린 수치가 높아져 식욕 조절이 어려워지는 경우가 많다.

또한 체중 감량 과정에서는 미토콘드리아가 더 적은 에너지로 활동할 수 있도록 효율성이 증가한다. 이는 신체가 에너지를 더 효과적으로 보존하려는 적응 기전이며, 체중 감량을 어렵게 만드는 요인 중 하나다.

나는 20대 후반에 대학원을 다니면서 새벽에 피트니스 센터 트레이너로 근무했다. 퇴근 후에 센터에서 운동하고 있는데, 한눈에 봐도 상당히 마른 체형의 학생이 나에게 말을 걸었다. "코치님, 얼마 전까지 안 그랬던 것 같은데 갑자기 몸이 엄청 커지신 것 같아요. 어떻게 하신 거예요?" 나는 그날보다 이틀 전에 보디빌딩 시합에 나갔었다. 즉, 이 친구는 그동안 엄격하게 다이어트하던 내 모습을 보다가, 시합 후에 자율식을 하면서 부피가 커진 내 모습을 보고 놀랬던 것이다.

체중 증가가 최대 관심사였던 학생은 나에게 개인 레슨을 부탁했다. 안타깝게도 당시 근무하던 센터의 규정상 근무 시간에는 개인 레슨을 할 수 없었고, 퇴근 후에는 대학원 수업과 조교 활동 때문에 레슨할 시간이 일정하지 않았다. 하지만 그 친구는 진심이었다. 자신의 모든 일정을 수정하면서 내 일정에 맞춰 레슨을 진행하기로 했다. 후에 안 사실이지만, 그 친구는 당시 미국 유학 중이었고, 방학 동안 한국에 들어와 있던 중이라 일정이 빡빡한 상태였다. 그럼에도 180센티미터의 키에 51킬로그램의 마른 체형이 콤플렉스였고, 다른 중요한 일정을 미루더라도 이번 기회를 절대 놓치고 싶지 않았다. 결국 그는 미국으로 출국하기 전에 65킬로그램의 체중으로 생활 체육 보디빌딩 대회에 참가해 5위의 성적을 받았다. 현재는 75~80킬로그램의 체중을 유지하면서 건강한 체격으로 살아가고 있다.

체중 감량과 관련된 이야기를 하다가 갑자기 체중 증량 일화를 소개해서 이상하다고 생각할 수도 있겠다. 내가 체중 감량 시 발생하는 대사 적응을 알리는 시점에서 이 일화를 소개한 이유는 그의 체중을 증량하기 위해 바로 이 대사 적응을 활용했기 때문이다. 나는 다이어트 후 체중이 증가하는 원리를 그에게 설명했다. 레슨 초기에 엄격한 식단 관리로 원래도 마른 체형이었던 그를 3킬로그램이나 더 감량해 48킬로그램으로 만들었다. 그 후에 칼로리 섭취와 단백질 섭취량을 점진적으로 늘리면서 고강도 저항성 운동을 통해 성장을 자극했다. 그는 단기간에 55킬로그램까지 체중이 늘었고, 근육량과 근력이 증가하면서 운동량도 늘어났다. 그렇게 선순환이 시작됐다. 60킬로그램 근처에 다다랐을 때, 다시 엄격한 식단을 통해 감량을 시도했고, 두 번째 회복기에는 단기간에 64킬로그램까지 증량되었다. 그 학생은 친구들과 대화할 때면 자기 몸의 절반을 내가 만들었다고 한다. 그리고 과거 체중을 이야기하면 친구들이 믿지 않는다면서, 종종 나에게 확인을 요청하는 전화를 건다.

당시에는 나도 아직 과학적 근거를 기반으로 하는 지식을 갖추지 못했었다. 하지만 단기간의 식단 제한이 결국 체중을 늘린다는 사실은 알고 있었다. 나도 원래 학창 시절에는 마른 체형으로 체중이 쉽게 늘지 않았다. 대학교 1학년 때 58킬로그램이었던 체중이 군대에서 전역할 무렵에는 62킬로그램이 되었다. 복학 후 웨이트 트레이닝을 시작하면서 근육량이 증가하여 20대 중반에는 70킬로그램 전후가 되었다. 보디빌딩 시합에 나가기 시작하면서 무대에 오르기 직전까지 엄격한 다이어트를 실시하고, 시합 후에 참았던 식욕이 폭발하면 요요 현상과 함께 체중이 급격하게 늘어났다. 어느 순간 나의 비시즌 체중은 90킬로그램대에 육박했다. 75킬로그램까지 감량해서 시합을 나간 뒤 고작 하루 만에 10킬로그램이 늘어난 적도 있다. 체계적인 관리 없이 근력 운동만 하던 시기에는 최대 103킬로그램까지 나간 적도 있다. 혹시 체중 감량만을 목적으로 단기간의 개인 레슨을 생각하고 있다면, 생각을 수정하길 바란다. 장기적으로 보면 체중이 늘어나는 결과를 가져올지도 모르기 때문이다.

그럼 대사 적응을 통해 체중을 감량하려면 어떻게 해야 할까? 많은 사람이 대사 적응을 체중 감량의 방해 요소로만 생각한다. 하지만 방향을 잘 설정하면 대사 적응도 감량 도구로 활용할 수 있다. 핵심은 신체가 에너지를 소비하고 저장하는 방식을 우리가 원하는 방향으로 유도하는 것이다. 체중 감량을 위해서는 먼저 섭취 열량보다 소비 열량이 높아지는 상태, 즉 에너지 적자 상태를 만들어야 한다. 하지만 우리 몸은 에너지 적자 상태를 위기 상황으로 인식한다. 에너지를 절약해야 한다고 여기고 대사율을 떨어뜨리게 된다. 따라서 점진적인 칼로리 조절과 근육량 유지를 병행해, 대사 적응이 지방 연소 효율을 높이는 방향으로 작동하게 해야 한다.

가장 효율적인 전략은 근력 운동을 통해 근육량을 늘리거나 유지하는 것이다. 근육은 휴식 상태에서도 많은 에너지를 소모하는 조직이므로, 근육량이 유지되면 기초 대사량이 크게 감소하지 않아 장기적인 열량 소모가 가능하다. 동시에 유산소성 운동과 HIIT를 병행하면 더 효과적이지만, 자신의 능력에 맞게 점진적으로 운동의 질과 양을 높이는 것이 좋다.

　식단 조절도 중요하다. 이때 무조건 적게 먹는 게 능사가 아니다. 대개 다이어트 중에는 장기간 칼로리 섭취를 제한하게 되는데, 이러면 포만감을 느끼게 하는 호르몬인 렙틴의 분비가 급격히 감소하게 된다. 이로 인해 우리 몸은 현 상황을 '기아 상태'로 인식하게 되고, 이는 대사율의 감소로 이어지게 된다. 따라서 렙틴 수치를 회복해 신진대사를 활발히 하도록 유도해야 한다. 매일 똑같이 적게 먹기보다는 어떤 날은 조금 적게 먹고, 어떤 날은 조금 더 먹는 식으로 칼로리 사이클을 구성하는 게 좋다. 또는 일주일에 하루 정도 평소보다 탄수화물과 칼로리 섭취를 늘리는 리피드 데이 refeed day 방식을 활용하면 더 효과적이다. 이러면 다이어트 정체기를 극복하고, 체중 감량을 이어가는 데 도움이 된다.

　단백질을 충분히 먹는 것도 중요하다. 우선 단백질은 근육이 줄어드는 것을 막아준다. 앞서 말했듯이 근육량이 유지되면 장기적인 열량 소모에 도움이 된다. 또한 단백질은 탄수화물이나 지방에 비해 더 높은 식이성 열 효과 thermic effect of food, TEF를 보인다. 식이성 열 효과란 음식을 섭취한 후 소화, 흡수, 운반, 대사, 저장 과정에서 소모되는 추가적인 에너지를 말한다. 탄수화물은 섭취 칼로리의 약 5~10퍼센트, 지방은 섭취 칼로리의 약 0~5퍼센트가 소비되는 데 반해, 단백질은 섭취 칼로리의 약 20~30퍼센트가 소비된다고 한다. 다이어트 시 단백질 비중을 높이는 것이 권장되는 이유다.

　이러한 전략들을 통해 대사 적응이 에너지 절약 모드로만 작동하는 것이 아니라, 지방을 더 효율적으로 연소하고, 장기적으로 체중을 낮은 수준에서 안정화하는 방향으로 전환할 수 있다. 즉, 대사 적응의 메커니즘을 이해하고, 이를 바탕으로 전략을 설계하면, 일시적인 체중 감소가 아닌 지속 가능한 체중 감량과 유지가 가능해진다.

하지만 이 방법이 전부는 아니다. 나는 모든 사람에게 잘 맞는 단 하나의 다이어트 방법이 없다고 생각한다. 누군가에게는 도움이 되는 방법이 다른 누군가에게는 좋지 않을 수 있다. 극단적인 예를 들어 보자. 우리가 건강에 유용하다고 생각하는 단식 모방 다이어트는 식량이 부족한 지역의 사람에게는 그야말로 미친 짓이 될 것이다. 반면 우리가 몸에 해롭다고 생각하는 고열량 초코바, 사탕, 빵, 패스트푸드가 그들에게는 생명을 구할 약이 될 것이다. 대표적인 단식 모방 식단인 시간제한 식사(16시간 공복 유지, 8시간 내 식사) 방식은 대사 건강 개선에 긍정적인 영향을 줄 수 있지만, 심혈관 질환 고위험군에서는 위험한 선택이 될 수도 있다. 2024년 미국 심장협회는 대규모 인구 기반으로 연구를 진행했다가 충격적인 결과를 마주했다. 시간제한 식사를 하는 그룹에서 심혈관 질환 위험이 91퍼센트나 더 높게 나타난 것이다. 연구진은 이 충격적인 결과를 가지고 혈압, 혈당 조절, 염증 반응 등 심혈관 건강과 관련된 요소에 미치는 영향을 분석하며, 시간제한 식사 방식이 반드시 모든 사람에게 유익한 것은 아닐 수 있음을 시사했다.[35]

2013년에 미국 심장협회, 심장병학회, 비만협회에서 발행한 비만을 줄이는 법에 관한 보고서만 보더라도, 만인에게 통하는 한 가지 방법의 다이어트는 존재하지 않는다. 이 보고서의 대표 저자인 마이클 젠슨Michael Jensen은 이렇게 말했다. "우리가 어떤 다이어트가 더 좋은지를 놓고 처음에는 거의 종교적인 믿음을 가지고 시작하지만, 결국은 불가지론자가 되고 만다." 나도 이와 같은 견해를 가지고 있다. 왜냐하면 다이어트에 관한 연구가 진행될수록 특정한 다이어트 방식이 절대적으로 우월하다는 확실한 증거를 찾기가 어렵기 때문이다. 초기에는 저탄수화물, 저지방, 간헐적 단식 등 특정한 방식이 가장 효과적이라는 신념을 가질 수 있지만, 시간이 흘러 다양한 연구 결과를 접하다 보면 개인의 유전적 요소, 생활 환경, 습관, 대사 차이 등에 따라 최적의 다이어트 방식이 달라진다는 것을 깨닫게 된다. 결국 어느 한 가지 방법이 보편적으로 우월하다고 단정 짓기 어려워진다.[36]

많은 다이어트 연구가 몇 개월 단위로 진행되지만, 실제 비만 환자의 체중 감량 성공 여부는 지난 6개월 동안 어떤 다이어트를 했느냐보다, 지난 2년 동안 어떤 생활 습관을 유지했느냐에 따라 달라진다. 즉, 다이어트 방법 자체보다 얼마나 오랫동안 건강한 습관을 유지할 수 있는지가 핵심이다. 따라서 특정 다이어트 방법이 최고라고 믿는 것보다는 각자에게 적합한 방식으로 장기간 실천할 수 있는 방법을 찾아 습관화하는 것이 중요하다. 결국 데일리 매트릭스를 먼저 구축하고, 자신에게 적합한 다이어트 방법을 찾는 것이 효율적인 방법이 될 것이다. 운동도 마찬가지다. 많은 사람이 중~고강도 운동의 효과에 대해 알리면서 HIIT 같은 운동을 소개하는데, 운동 경험이 적거나 체력 수준이 낮은 사람 또는 관절이나 건강상에 문제가 있는 사람에게는 큰 부담이 될 수 있다. 따라서 극단적인 식단 조절이나 고강도 운동보다는 지속 가능한 작은 변화가 장기적인 건강 유지에 더 효과적이다. 고강도 운동의 실시 여부는 그다음 문제다.

운동은 체중 감량뿐만 아니라 체지방량, 근육량, 골밀도 등의 신체 구성에 변화를 주는 중요한 요소다. 같은 체중이라도 체지방 비율이 낮고 근육량이 많으면 더 건강하고 탄력 있는 몸을 가질 수 있다. 유산소성 운동은 지방 연소를 통해 체지방을 줄이고 심혈관을 강화해 전반적인 체력과 지구력을 높인다. 하지만 유산소성 운동만 하면 근육량이 줄어들 수 있다. 그래서 근력 운동도 적절하게 병행하는 것이 좋다. 근육량이 많아지면 기초 대사량도 증가하여 지방 감소 효과가 더 좋아진다. 결국 운동은 단순히 체중을 줄이는 것이 아니라 더 건강하고 균형 잡힌 몸을 만드는 과정이라는 점을 기억하자.

운동은 신체와 뇌를 연결하는 다리

미국 일리노이주에 있는 네이퍼빌 203 학군 Naperville Community Unit School District 203은 운동이 학업 성취도에 미치는 영향을 연구하고 적용한 사례로 널리 알려졌다. 이 학교는 1교시가 시작하기 전에 체육 수업을 하는데, 이를 0교시 체육 수업이라고 부른다. 0교시 체육 수업을 진행하는 이유는 단지 학생들의 체력을 기르기 위해서만이 아니다. 이 수업의 목적은 운동을 통해 다른 여러 과목의 학습 능력을 향상하는 데 있다. 어떻게 운동이 공부에 도움을 줄 수 있는 걸까? 연구에 따르면 운동 후에는 독해력이 향상되고 주의력과 기억력이 개선되어 학습 효율이 높아진다고 한다. 또한 스트레스가 감소하고 정서적으로 안정되어 시험에 대한 불안도 줄어든다. 이러한 운동의 효과는 1999년에 네이퍼빌 203 학군의 학생들이 전 세계 23만 명이 참석한 국제 수학·과학 성취도 평가 Trends in International Mathematics and Science Study, TIMSS에서 과학 과목 세계 1위, 수학 과목 세계 6위의 성적을 얻도록 해 주었다. 네이퍼빌 203 학군의 사례는 운동이 학습 능력을 극대화할 수 있다는 강력한 증거다.[37]

운동은 신체가 성장하고 체력을 키우는 데만 도움을 주는 것이 아니다. 신체와 뇌를 연결하는 중요한 역할을 한다. 신체 활동은 신경 전달 물질, 호르몬, 뇌 구조에 변화를 주어 인지 기능, 감정 조절, 집중력 향상 등에 영향을 미친다. 하버드대학교의 윌리엄 제임스 William James 교수는 행동이 감정을 따르는 것처럼 보이지만, 사실 행동과 감정은 함께 일어난다고 했다. 감정 조절이 어려울 때, 직접 통제할 수 있는 행동을 조절함으로써 감정을 간접적으로 조절할 수 있다는 주장이다. 행동이 감정을 조절할 수 있다니! 실제로 이는 신경과학적으로 뒷받침된다.

행동이 감정을 조절하는 핵심 메커니즘은 신체 되먹임 이론 body feedback theory 이다. 표정, 자세, 호흡과 같은 신체 움직임이 뇌의 변연계 limbic system 에 신호를 보내 감정을 형성하는 데 영향을 미친다는 것이다. 한편, 운동은 감정 조절에 직접적인 영향을 준다. 운동을 하면 신경 전달 물질이 분비되어 스트레스를 완화하고, 창의력을 증진하며, 집중력을 향상하는 등 감정에 변화를 줄 수 있다. 버락 오바마 Barack Obama 대통령은 중요한 협상이나 연설 전에 운동하는 습관이 있었다. 그는 신체 활동이 집중력을 높여 중요한 결정을 내리는 데 도움이 된다고 생각했다. 윈스턴 처칠 Winston Churchill 도 중요한 결정을 내리거나 협상을 진행할 때 산책하면서 생각을 정리했다고 한다. 이쯤 되면 신체 활동이 뇌신경에 어떤 영향을 미치는지 궁금하지 않은

가? 지금부터 운동이 뇌에 어떻게 영향을 미치는지 과학적 원리를 탐구해 보자.

뇌는 신경 세포 성장 인자neurotrophic growth factor(이하 'NGF') 없이는 새로운 정보를 효과적으로 습득할 수 없다. NGF는 두 신경 세포 사이에서 신호를 전달하는 연결 부위인 시냅스synapse 근처의 저장소에 머물다가 운동으로 혈액 순환이 활발해지면 방출된다. NGF가 방출되면 IGF-1, 혈관 내피세포 성장 인자vascular endothelial growth factor(이하 'VEGF'), 섬유 아세포 성장 인자fibroblast growth factor(이하 'FGF') 등 다양한 성장 인자와 호르몬이 신체 곳곳에서 분비된다. 이 물질들은 혈액-뇌 장벽blood-brain barrier, BBB*을 통과해 뇌로 유입되어 NGF와 함께 학습과 기억을 위한 생화학적 과정을 활성화하거나, 뇌에서 자체적으로 생성되어 신경 세포의 분열과 재생을 촉진한다. 즉, 뇌신경 활동은 운동을 통해 더욱 활발해지는 셈이다.

IGF-1은 인슐린과 함께 포도당을 세포로 운반하여 미토콘드리아에 연료를 공급하는 역할을 한다. 뇌에서도 신경 세포의 생존과 성장을 촉진하기도 하지만, 연료 공급보다는 학습과 더 많은 관련이 있는 것으로 보인다. 운동을 하면 NGF와 뇌 유래 신경 영양 인자brain-derived neurotrophic factor(이하 'BDNF')가 증가하여, 뇌가 IGF-1을 더욱 효과적으로 흡수하도록 돕는다. IGF-1은 신경 세포를 활성화해 신

---

* 뇌혈관의 내피세포가 매우 단단하게 결합되어 형성된 특수 장벽으로, 뇌를 유해 물질로부터 보호하는 역할을 한다. 산소, 포도당, 일부 아미노산처럼 뇌에 꼭 필요한 물질만 선택적으로 통과시키고, 세균, 바이러스, 독성 물질, 대부분의 약물 등은 차단한다. 뇌를 보호하는 역할을 하지만, 약물이 잘 들어가지 못하게 해 뇌 질환 치료제 개발에 어려움을 더하고 있다.

경 전달 물질인 세로토닌과 글루탐산glutamic acid*의 분비를 늘리며, 이는 시냅스 가소성을 향상해 신경 연결을 강화하는 역할을 한다. 그 결과 더 많은 NGF 수용체가 생성되면서, 기억 형성을 위한 신경망이 더 견고해진다. 특히 BDNF는 해마에서 장기 기억을 형성하는 데 중요한 역할을 하는 것으로 밝혀졌다. 신경 정신 과학자 존 레이티John Ratey는 이러한 과정이 인류가 생존을 위해 식량의 위치를 기억하도록 진화한 결과일 수도 있다고 설명한다. 생존에는 에너지가 필요하며, 그 에너지원이 되는 음식을 찾기 위해서는 학습 능력이 필수적이다. 신체에서 생성되는 다양한 신경 전달 물질은 학습 과정이 지속되도록 돕고, 이를 통해 인간이 환경에 적응하고 생존할 가능성을 높인다는 것이다.

VEGF는 신체와 뇌에서 새로운 모세 혈관 생성을 촉진하며, 혈액-뇌 장벽의 투과성을 조절하는 중요한 역할을 한다. 운동은 어떻게 VEGF 분비를 촉진할까? 새로운 세포에 충분한 연료를 공급하려면 혈류 공급을 담당하는 새로운 혈관이 필요하다. 그런데 운동으로 인해 근육이 수축하면 세포 내 산소 부족(저산소증)이 발생하며, 따라서 새로운 혈관이 필요해진다. 그리고 이에 반응하여 VEGF가 활성화되는 것이다. 최근 연구에 따르면 VEGF가 활성화되는 과정에서

---

* 20가지 아미노산 중 하나이자 뇌에서 가장 중요한 흥분성 신경 전달 물질로, 뇌 활동의 약 90퍼센트를 담당하는 '뇌의 주 연료'라고 할 수 있다. 학습, 기억, 인지 기능에서 핵심적인 역할을 하며, 신경 세포 간 신호 전달을 활발하게 한다. 적정량일 때는 뇌 기능을 향상하지만, 과도하면 신경 세포를 손상하는 흥분 독성을 일으켜 뇌졸중, 간질, 알츠하이머병의 원인이 될 수 있다. 음식에서는 MSG(글루탐산나트륨) 형태로 감칠맛을 내지만, 식이를 통한 글루탐산은 뇌-혈관 장벽을 통과하지 못하므로, MSG 섭취가 흥분 독성을 일으키지는 않는다.

PIEZO1 단백질 채널이 핵심적인 역할을 수행한다고 한다. PIEZO1은 세포막에서 기계적 자극, 예를 들어 혈류 증가, 근육 수축 등을 감지하여 칼슘 이온(Ca^{2+})의 흐름을 조절하며, VEGF의 신호 전달을 강화해 혈관 생성과 적응 반응을 유도하는 것으로 밝혀졌다. 따라서 PIEZO1은 운동이 혈관 형성과 뇌 기능이 미치는 영향을 매개하는 중요한 요소로 여겨지고 있다.[38]

FGF는 신체에서 생성되어 뇌로 들어가는 중요한 성장 인자로 IGF-1이나 VEGF와 마찬가지로 운동에 의해 분비가 촉진된다. 특히 FGF는 신경 재생과 시냅스 가소성을 조절하는 데 중요한 역할을 한다. 말초 신경계에서는 세포 조직과 혈관 생성을 촉진하고, 뇌에서는 시냅스 형성을 조절하며, 장기 강화long-term potentiation*에 필수적인 요소로 작용한다.

나이가 들면 IGF-1, VEGF, FGF, BDNF의 생성이 감소하면서 신경 재생과 가소성이 저하된다. 하지만 운동을 하면 근육과 간에서 IGF-1 분비가 증가하고, 혈관 내피세포에서 VEGF가 활성화되며, 신경 교세포**와 신경 세포에서 FGF와 BDNF가 증가하여 신경 세포 성

---

*   신경 세포 사이의 시냅스에 반복적으로 강한 자극이 가해질 때, 시냅스 연결이 강화되어 신호 전달이 지속적으로 향상되는 현상을 말한다. 장기 강화는 학습과 기억의 주요 세포학적 메커니즘으로 여겨지며, 특히 해마와 대뇌 피질(cerebral cortex)에서 주로 관찰된다.

**   뇌와 척수에서 신경 세포를 둘러싸고 있는 보조 세포들을 총칭하는 말이다. '교'는 '풀'이라는 뜻으로, 신경 세포들을 연결하고 지지하는 풀 같은 역할을 한다고 해서 붙여진 이름이다. 과거에는 단순히 신경 세포를 고정하는 역할만 한다고 여겨졌지만, 현재는 뇌 기능에 매우 중요한 역할을 하는 것으로 밝혀졌다. 주요 종류로는 미엘린을 만드는 희소 돌기 아교 세포, 신경 세포에 영양을 공급하고 독성 물질을 제거하며 혈액-뇌 장벽 유지와 시냅스 조절에도 관여하는 별 아교 세포, 뇌의 면역을 담당하는 미세 아교 세포, 뇌척수액의 순환을 돕는 뇌실막 세포 등이 있다. 신경 교세포는 뇌 전체 세포의 약 절반을 차지하며, 신경 세포의 생존과 기능 유지, 발달, 학습, 기억 등에 핵심적인 역할을 한다.

장과 회복을 촉진할 수 있다. 또한 운동을 하면 우리 몸속 세포들이 에너지가 얼마나 남아 있는지 느끼게 된다. 이때 PIEZO1과 AMPK 신호 경로를 통해 에너지가 줄었다는 것을 알게 되고, 이에 따라 VEGF 분비가 늘어나면서 새로운 혈관이 만들어지고, BDNF가 증가하면서 신경 가소성이 향상될 수 있다. 근육에서는 운동 시 이리신irisin과 같은 근육성 마이오카인myokine*이 생성되는데, 이것이 혈액-뇌 장벽을 통과하여 BDNF 발현을 늘리고 신경 세포 생성을 촉진하는 것으로 여겨진다.

즉, 신체 활동은 NGF와 대사 신호 경로를 조절하여 학습과 기억을 촉진하는 신경생물학적인 필수 요소라고 할 수 있다. 우리의 뇌는 인류가 생존을 위해 끊임없이 환경에 적응해 온 결과물이다. 그렇기에 움직임을 통해 최적의 기능을 유지하도록 설계되어 있다. 하지만 오늘날 많은 사람이 운동 부족에 처해 있으며, 이는 신경 가소성 저하와 학습 능력 감소로 이어질 수 있다. 결론적으로 운동은 신경 성장과 퇴행의 갈림길을 결정하는 중요한 요인인 셈이다. 그러면 어떤 운동이 뇌세포 형성에 가장 효과적일까?

한번 생각해 보자. 강도 높은 운동을 하는 동안에는 복잡한 생각을 하기가 어려운 것이 사실이다. 이는 운동 중 신체가 에너지를 근육 활동에 집중하면서, 전전두피질prefrontal cortex, PFC로 가는 혈류가 상대적으로 감소하기 때문이다. 전전두피질은 의사 결정, 논리적 사

---

* 골격근에서 분비되는 생리 활성 단백질로, 근육 수축이나 대사 활동 중에 방출되어 근육 자체뿐만 아니라 다른 장기와의 신호 전달을 매개하며, 대사 조절, 염증 반응, 면역 기능 등에 관여하는 근육 유래 사이토카인이다.

고, 문제 해결처럼 고차원적인 인지 기능을 담당한다. 격렬한 운동 중에는 소뇌cerebellum, 기저핵basal ganglia, 운동 피질motor cortex처럼 신체의 항상성을 유지하고 운동 수행을 최적화하는 데 필요한 영역이 더 활성화된다. 하지만 운동 직후에는 혈류가 정상으로 회복하면서 전전두피질의 기능이 향상되고, 도파민이나 노르에피네프린, 세로토닌과 같은 신경 전달 물질과 신경 성장 인자의 분비가 증가하여 집중력과 학습 능력이 향상된다. 또한 VEGF와 BDNF가 활성화되면서 시냅스 가소성이 증가하고 신경 회로가 강화되기 때문에 운동 직후는 복잡한 사고와 학습에 가장 적절한 시점이 된다.

실제로 강도 높은 유산소 운동은 혈류량을 늘리고 BDNF 발현을 촉진하여 신경 세포 생성을 유도한다. 무용, 체조, 요가, 격투기, 구기 종목 등 학습을 해야 익힐 수 있는 복잡한 운동은 소뇌, 기저핵, 전전두피질을 연결하는 신경 회로를 활성화하여 운동 학습과 인지 능력을 동시에 향상한다. 따라서 신경 가소성을 극대화하려면 강도 높은 유산소 운동과 기술 습득이 필요한 운동을 병행하는 것이 좋다.

특히 기술 습득이 필요한 운동의 경우 반복이 중요한 역할을 하는데, 이는 학습의 기본적인 원리에 해당한다. 운동 기술을 반복하면 신경 회로가 강화되면서 특정 동작이 점차 자동화되는데, 이 과정에서 수초화myelination가 중요한 역할을 한다. 수초화는 신경 섬유에서 축삭axon* 주변을 둘러싸는 미엘린myelin** 층이 두꺼워지는 과정

---

*　신경 세포에서 뻗어 나오는 돌기로, 신경 신호를 다른 신경 세포나 근육, 기관으로 전달하는 역할을 한다. 쉽게 말해, 신경 세포의 '전선'과 같은 역할을 한다. 축삭의 길이는 매우 다양해서 뇌 안에서는 1밀리미터 이하로 짧은 것도 있지만, 척수에서 발끝까지 이어지는 축삭은 1미터가 넘기도 한다.

으로, 신경 신호의 전달 속도와 신호의 정확성을 향상한다. 따라서 지속적인 연습을 통해 미엘린 층이 강화되면 운동 동작이 더 쉬워지고, 더 정교해진다. 그리고 이러한 과정은 신체 활동뿐만 아니라 인지적 과제 수행에서도 유사한 학습 효과를 촉진할 수 있다. 이러한 신경 가소성 증진 효과는 신경계와 정신계 질환 치료에도 중요한 역할을 한다. 이 외에도 운동은 다양한 질병의 회복 과정에서도 핵심적인 영향을 미친다. 다음 장에서는 운동이 어떻게 치유를 돕는지 알아보자.

** 축삭을 둘러싸고 있는 흰색의 절연성 물질로, '수초'라고도 불린다. 축삭에서 신경 신호가 빠르고 정확하게 전달되도록 도우며, 미엘린이 있는 신경에서는 신호 전달 속도가 최대 100배까지 빨라질 수 있다. 또한 신경 신호가 다른 곳으로 새어 나가는 것을 방지하고, 축삭으로의 영양 공급을 도와주는 역할도 한다. 뇌에서 미엘린이 많이 분포된 부위는 흰색으로 보여서 '백질'이라고 부르며, 미엘린이 적은 부위는 회색으로 보여서 '회질'이라고 한다.

CHAPTER

운동과
질병 치유

3

치유의 본질

어느 오후에 일정이 하나 취소되어 잠시 휴식을 취할 때였다. 문이 스르륵 열리더니 점잖아 보이는 신사 한 분이 잠시 상담이 가능하냐며 들어왔다. 원래는 예약을 해야 하지만, 마침 아무도 없는 상황이라 상담을 진행해 드렸다. 50대 중후반으로 보이는 신사분은 통증이 지속되지는 않지만, 오른쪽 골반과 무릎이 불편하다고 했다. 본인 표현을 그대로 옮기자면, 병원을 들락날락 한지 수년째 되었다고 한다. 병원에서 권하는 검사는 다 했는데, 큰 문제는 없다고 했다. 오랜 세월을 아플 때마다 병원에서 물리치료 받고 약 먹으며 지냈는데, 낫는 것도 없이 이 상태가 반복되니 답답하다고 하소연했다. 어떤 상황에서 가장 아프시냐고 여쭤보니, 딱히 그런 건 없는데, 스트레스를 많이 받거나, 많이 걷거나, 오래 서 있으면 어김없이 다음 날부터 통증이 지속된다고 했다. 병원 치료를 1~2주 받으면 괜찮다가 다시 재발하고, 본인은 안 괜찮은데 의사는 괜찮다고 하니 환장할 노릇이라는 것이다. 그날도 병원에 갈 예정이었는데, 지나는 길에 나를 보고 상담을 요청한 것이었다.

나는 이 신사분의 말을 계속 들어드렸다. 그리고 발목이나 허리, 목, 어깨 쪽은 불편하지 않은지 여쭤보았다. 그러자 아팠던 사례를 말하더니, 운동이 좋다고 해서 근력 운동과 걷기 운동을 열심히 해왔다고 쉼 없이 나에게 이야기했다. 그 후 간단히 살펴본 결과 양쪽 다리의 굵기가 눈에 띄게 차이가 나는 것을 발견했다. 측정해 보니 허벅지 둘레가 약 2.5센티미터, 종아리 둘레가 1센티미터 정도 차이가 났다. 그 결과 엎드렸을 때 양발의 뒤꿈치 높이가 3센티미터 정도 차이가 났는데, 이 사실을 말씀드렸더니 놀라는 눈치였다. 자세가 좀 안 좋을 것이라고 막연하게 추측했지만, 이 정도일 줄은 몰랐다고 했다. 불편함을 느끼는 쪽의 장경 인대 iliotibial band, ITB*를 간단하게 풀어드린 후 어떠냐고 여쭤보니, 몇 걸음 걸어보고 하나도 안 아프다며 흥분된 목소리로 대답했다. 나는 신사분께 지금은 일시적으로 조금 편할 수 있지만, 장기적인 관점에서 자세를 교정하는 운동을 하시는 게 좋겠다고 권유했다. 신사분은 상담만 받았는데 벌써 다 나은 것 같다며 흔쾌히 수락했다.

버나드 라운 Bernard Lown 박사는 저서 《잃어버린 치유의 본질에 대하여》에서 현대 의학이 기술 중심으로 변하면서 의사와 환자 사이에 인간적인 소통이 부족해지고 있다고 지적했다. 그는 책에서 한

---

* 허벅지 바깥쪽을 세로로 길게 뻗어 있는 강한 섬유 띠로, 골반 옆쪽(장골능)에서 시작하여 무릎 아래 정강이뼈까지 이어진다. 허벅지를 감싸며 다리의 안정성을 유지하는 역할을 한다.

노인을 진료하면서 겪은 이야기를 들려주었다. 그가 병세를 설명하고 치료 계획을 알려주었지만, 환자는 여전히 불안해했다. 그러자 라운 박사는 말 대신 조용히 환자의 손을 잡았다. 그러자 환자는 긴장된 얼굴이 풀리며 안도감을 보였다. 환자는 "당신이 내 손을 잡아준 순간, 내가 정말 보살핌을 받는다는 것을 느꼈습니다."라고 말했다. 라운 박사는 이 경험을 통해 때로는 기술적인 설명보다 인간적인 접촉과 공감이 환자의 불안을 해소하고 치료에 대한 신뢰를 형성하는 데 더 중요할 수 있음을 알렸다. 또한 의사들이 너무 바쁘거나 검사 결과와 의학적 데이터에 집중하느라 환자의 감정과 심리 상태를 놓치는 경우가 많다고 지적했다. 그는 의사가 질병을 치료할 뿐만 아니라, 환자의 두려움과 불안을 이해하고 위로하는 역할도 해야 한다고 강조했다.[1]

"나는 안 괜찮은데, 의사는 괜찮다고 하니 환장할 노릇."이라고 했던 신사분도 마찬가지였다. 그는 문을 나설 때 연신 미소를 지으면서 나에게 여러 번 감사를 표했다. 인상을 쓰면서 다리에 통증을 호소하던 사람이 어떻게 30분 만에 가벼운 발걸음으로 문을 나설 수 있었을까? 그 30분 동안 내가 말했던 시간은 5분 정도였고, 나머지 25분은 신사분께서 말씀하셨다. 후에 그는 내가 자신의 말을 귀 기울여 준 덕분에 신뢰감을 느꼈다고 말했다. 나는 상담할 때 최대한 경청하려 노력한다. 내담자 스스로 자신의 삶을 돌아보며 메타인지*를 강화할 수 있는 계기가 되기 때문이다. 이러한 과정은 내담자가

---

* '생각에 관한 생각' 또는 '인지에 대한 인지'를 의미하는 심리학 용어로, 1970년대에 존 H. 플라벨(John H. Flavell)이 제안한 개념이다. 자신이 무엇을 알고 모르는지를 인식하는 것뿐만 아니라, 학습과 사고 과정을 계획하고, 점검하고, 조절하는 능력까지 포함한다.

고민을 해결하는 데 큰 도움이 된다. 생활 습관에서 비롯된 질병을 그저 약이나 처치로 해결하려고 하니 병원을 계속 오가게 된다. 그러나 근본적인 문제를 인식하고 개선하는 것이야말로 건강한 삶을 유지하는 핵심이다. 하지만 우리나라 의료 시스템은 의사가 환자의 말에 귀 기울일 시간이 부족하다.

한국의 융 학파 분석가이자 서울대학교 의과대학 명예 교수인 이부영은 책 《예술 속의 의학》에서 건강을 생물학적, 심리적, 사회문화적, 그리고 영적인 안녕의 조화라고 정의했다. 그는 이러한 총체적인 안녕을 이루기 위해 치유 또한 총체적이어야 한다고 강조한다. 신체와 장기만을 치료하는 것이 아니라, 환자의 마음과 고통, 불안, 사회적 어려움, 문화적 소외감, 그리고 영혼까지 아우르는 전인적 접근이 필요하다고 말한다. 그러나 현실의 의료 현장은 짧은 진료 시간에 쫓겨 환자를 단 몇 분 만에 진료해야 하는 상황이다. 이부영 교수는 이러한 현실을 안타까워하며, 이 상황에서 어떻게 인간을 온전히 이해하고 치료할 수 있겠느냐고 반문한다. 치료가 의학적 개입이라면, 치유는 환자의 전인적 건강을 돌보는 과정이다. 따라서 첨단 의료 기술과 인간 중심 치료가 조화를 이루어야 진정한 치유가 가능해진다.[2]

안타깝게도 현대 의료 시스템에서 치유까지 바라는 것은 욕심인 듯하다. 의사 한 명이 치료해야 하는 사람이 너무 많기 때문이다. 라운 박사는 의사와 환자 사이를 신뢰로 묶어 주던 전통적 의술이 이제는 새로운 관계로 대체되었다고 한다. 현대 의료 시스템이 점점 기술 중심적으로 변하면서, 전통적인 환자 중심적 의료가 약화되고 있다는 것이다. 환자의 심리적 안정과 삶의 질을 고려하는 치유보다 의료 기술을 이용한 처치가 우선되고 있다. 고혈압, 당뇨, 심장병 등 완전한 치료가 어려운 질환은 약물을 통해 장기적으로 관리하며 지속적인 모니터링만을 강조한다. 환자의 병력 청취보다 영상 검사 결과나 혈액 검사 수치가 진단의 핵심이 된다. 이런 사정이다 보니 일부 의사는 환자와 대화하는 것보다 검사 결과를 보고 바로 진단을 내리는 방식에 익숙하다. 하지만 이런 방식에는 몇 가지 한계가 있다. 환자의 정서적, 심리적 상태가 치료에 상당한 영향을 미치는데도, 이 요소들이 배제될 가능성이 커진다. 더불어 아직도 영상 검사로 확인되지 않는 질병이 많다는 점도 있다. 이러한 한계로 인해 환자는 자신의 병이 어떻게 진행되는지 이해하기 어려워하고, 의료 시스템에 대한 불신이 커지게 된다.

치유를 위해서는 신뢰나 긍정적 태도와 같은 심리적인 요소가 중요하다. 그중에서 말은 환자에게 상당히 큰 의미가 있다. 특히 플라세보placebo 효과나 노세보nocebo 효과는 생각보다 강력한 힘을 지닌다. 플라세보 효과는 가짜 약을 진짜로 믿어 상태가 호전되는 것이고, 노세보 효과는 병이 있다는 부정적인 믿음에 실제로 상태가 악화되는 것이다.

2016년 3월에 AARP 불리틴AARP Bulletin에 기고된 존 위틀리John Whitley의 일화는 마음의 힘이 건강에 미치는 영향을 잘 보여 준다. 뉴욕주 나약Nyack 마을의 운전기사인 그는 2011년 췌장암 4기 판정을 받았다. 의사는 남은 시간을 1년 미만으로 보았고, 위틀리는 지푸라기라도 잡는 심정으로 아직 시판되지 않은 약을 시험하는 연구에 참여했다. 그는 매일 약을 먹으며 이것이 목숨을 구해줄 기적의 약이라고 자신을 세뇌했다. 그해 9월 담당 의사는 검사 결과 그의 종양이 사라졌다는 사실을 위틀리에게 전달했다. 신약은 위틀리에게 생명을 연장해 준 획기적인 약물이었고, 그 연구에 참여할 수 있었던 것은 정말 천운이었다. 하지만 여기에는 숨겨진 비밀이 있다. 사실 그가 실험 중에 복용한 것은 진짜 약이 아니라 플라세보(가짜 약)였다. 1년 미만의 시한부 판정을 받았던 위틀리는 플라세보 효과 덕분에 7년 만에 암으로부터 해방되었다.[3]

반면에 잘못된 진단으로 죽음에 이른 사람도 있다. 한 남성이 의사로부터 간암 말기로 몇 달밖에 살지 못한다는 말을 듣는다. 그는 이 말을 듣고 극도로 절망했고, 점점 건강이 악화되었다. 음식도 잘 먹지 못하고 급격하게 쇠약해지면서, 결국 몇 달 후에 사망하고 만다. 하지만 부검 결과 그는 간암이 아니었고, 생명을 위협할 만한 질병이 없었다는 사실이 밝혀졌다. 그가 죽은 이유는 암이 아니라 자신이 곧 죽을 것이라는 강한 믿음과 절망감 때문이었다.[4]

무작위 임상 시험에 참여하는 환자들은 부작용을 호소하며 약물 복용을 중단하는 경우가 많다. 하지만 이런 사람 중 일부는 플라세보 그룹에 속해 있어 진짜 약을 전혀 먹지 않은 경우도 있다. 이는 노세보 효과가 의학적 치료를 심각하게 방해하는 사례이다. 장기간의 약물 치료 시 부작용이 생길지도 모른다는 의심이 실제로 부작용을 만든 것이다.

또는 약의 가격과 같은 가치 정보도 치료 효과에 영향을 미칠 수 있다. 고가의 약물임에도 효과가 미미할 경우, 약물에 대한 불신이 커져 치료 효과가 약해질 수도 있다. 통증은 말초에서 시작된 신경 신호가 척수와 뇌간을 거쳐 대뇌 피질에 도달할 때 인지된다. 전전 두피질은 이러한 통증 신호를 해석하고, 때로는 하행성 경로를 통해 척수와 뇌간의 신경 활동을 조절한다. 즉, 믿음이나 기대 같은 심리적 요인이 전전두피질에서 시작되어 신경 감각 처리에 영향을 미칠 수 있다. 이는 마음 상태가 신체 건강에 영향을 줄 수 있음을 보여준다.[5]

병원에서 권유하는 고가의 검사와 비싼 치료를 지속적으로 하고 있음에도 나아진다고 느끼지 못한다면, 치료에 대한 불신이 병이 낫지 않을 거라는 믿음으로 확장될 수 있다. 우리는 이제 치료에 대한 불신이 실제로 통증을 더 심하게 느끼거나 증상을 지속할 수 있게 한다는 사실을 알고 있다. 예를 들어 고가의 검사와 치료는 심리적 부담을 높인다. 이는 불안과 우울을 유발하고, 면역 기능을 저하하거나, 통증 민감도를 높일 수 있다. 반복적으로 치료해도 낫지 않는다는 생각은 통증과 감정을 조절하는 영역인 편도체amygdala, 섬엽 insular cortex, 배측 전대상 피질dorsal anterior cingulate cortex, dACC을 활성화하여, 실제로 통증이 심해지거나 증상이 만성화될 수도 있다. 편도체는 두려움과 감정을 조절하는 뇌의 중심부로 통증 신호를 해석하고 스트레스 반응을 촉진한다. 따라서 두려움이 클수록 통증을 더 강하게 인식하게 된다. 섬엽은 신체 감각과 감정을 연결하는 역할을 한다. 통증을 느끼는 정도에 관여하고, 감정적인 해석을 부여한다. 고통이 얼마나 견디기 힘든지 판단하는 뇌 영역이라고 보면 된다. 전대상 피질은 사회적 고통과 신체적 통증을 연결하는 부분이다. 누군가가 의도적으로 고통을 가했다고 생각하면, 예를 들어 실수가 아니라 일부러 발을 밟았다고 생각하면 더 아프게 느껴지는 이유가 전대상 피질에 있다.[6]

    뇌는 단순히 부상을 파악하는 용도로 고통을 느끼는 것이 아니다. 지금 느끼는 고통이 어떤 의미인지까지 해석해서 통증을 조절한다. 따라서 고통을 효과적으로 다스리기 위해서는 지금 이 통증이 나에게 어떤 의미인지, 즉 현재 느끼고 있는 통증에 관한 메타인지가 필요하다. 따라서 치료에 효과가 없다고 생각된다면, 다른 치료 방법을 찾거나 고통의 원인을 찾을 수 있는 상담 또는 공부를 통해 메타인지를 강화해야 한다. 자신에 대한 메타인지가 강화되면, 지금 받는 치료가 왜 필요한지, 내 몸에 어떻게 작용하는지 제대로 이해하게 되면서 치료에 대한 불신이 줄어들게 된다. 치료 효과에 대해 긍정적인 기대를 하면 플라세보 효과까지 더해지면서 실제 회복 속도가 빨라질 수도 있다. 치료에 효과가 없다고 느껴질 때, 치료 방법만이 아니라 내가 이 치료를 어떻게 받아들이는지도 돌아볼 필요가 있는 것이다.

운동과 통증 감소

20여 년 전 어느 추운 겨울이었다. 여자 친구를 포함해 여러 일행과 스노보드를 타기 위해 스키장에 갔다. 여자 친구는 겨우 슬로프를 내려오는 수준이었고, 다른 일행도 다들 초보였다. 나는 한창 기술을 연습하던 시기라, 일행에게 멋진 모습을 보여 줄 생각이 가득했다. 첫 번째로 하강할 때 일행 앞에서 기술을 선보였더니, 모두가 멋있다고 칭찬해 주었다. 우쭐한 마음에 뒤늦게 내려온 여자 친구에게 봤냐고 물었더니, 넘어지지 않으려고 집중하다가 볼 여력이 없었다고 했다. 실망한 나는 두 번째로 하강할 때 모두가 볼 수 있는 슬로프 상단에서 기술을 펼치려 했다. 점프를 하려면 충분한 속도가 붙어야 해서, 활강으로 가속할 수밖에 없었다. 그래도 속도가 조금 부족하다고 생각했던 나는 평소보다 조금 더 힘껏 발을 찼다. 그리고 공중에서 몸이 회전하는 순간, 뭔가 잘못되었음을 직감했다. 내가 예상했던 착지 지점을 훨씬 지나쳤는데도 아직 공중에 몸이 떠 있었다. 몸이 바로 서지 못하고 점점 누운 형태가 되었고, 나는 그대로 등부터 땅에 떨어졌다. 다행히 헬멧과 보호대를 착용하고 있었기에 등이 살짝 뻐근했을 뿐 큰 부상은 없었다. 일행이 다가와 괜찮냐고 물을 때, 나는 창피함에 웃으면서 괜찮다고 했다.

시간이 지나 따뜻한 코코아를 마시며 쉬고 있는데, 여자 친구가 다시 한번 괜찮냐고 물으며 걱정스럽게 내 등을 어루만졌다. 별 신경 안 쓰고 있었는데, 갑자기 거짓말처럼 등이 뻐근해지기 시작했다. 파스라도 바르려고 의무실을 찾아 자초지종을 설명하고 옷을 벗었는데, 보건 선생님이 "골절 같은데요? 숨 쉴 때 안 아파요?"라고 물었다. 나는 "뭐, 근육통처럼 살짝 거슬리는 정도에요."라고 대수롭지 않게 대답했다. 선생님은 그래도 꼭 병원에 가서 엑스레이를 찍어 보라고 당부했지만, 나는 그 후에도 스노보드를 즐기고 집으로 돌아왔다.

다음 날, 병원에 가 보라는 여자 친구의 성화에 못 이겨 병원을 찾았다. 엑스레이 촬영을 하면서도 별로 아프지 않았기에 '설마'하는 마음이었다. "늑골 골절입니다." 의사 선생님 말씀에 화들짝 놀랐다. 병원에서 따로 해 줄 건 없고, 약을 처방해 줄 테니 뼈가 붙을 때까지 조심하라고 했다. 이 이야기를 여자 친구에게 해 줬더니 "어이구!" 하며 내 등을 '탁' 쳤다. 순간 번쩍하는 놀람과 함께 골절된 늑골 부위가 엄청나게 아팠다. 그런데 여자 친구는 힘도 약하고, 사실 때리는 시늉만 하면서 등을 툭 쳤을 뿐이다. 심지어 친 곳도 골절 부위인 왼쪽 등이 아니라 오른쪽 등이었다. 병원을 다녀오기 전까지는 그렇게 아프지 않았는데, 힘도 약한 여자 친구가 툭 건든 것은 왜 그렇게 아팠을까?

통증은 단순한 감각이 아니다. 신체적, 심리적, 사회적, 문화적 요소가 복합적으로 작용하는 개인적 경험이다. 이게 무슨 소리인지 의아할 수도 있다. 나는 앞서 두려움이 클수록 통증을 더 강하게 인식하고, 누군가가 의도적으로 고통을 가했을 때 더 아프게 느껴지는 이유를 설명했다. 즉, 통증이 전달되는 경로는 같지만, 통증을 인식하는 방식은 신체적, 심리적, 사회적, 문화적 요인에 따라 달라질 수 있다는 말이다. 신체적 요인의 예를 들면, 유전적으로 통증을 더 예민하게 느끼는 사람이 있다. SCN9A 유전자에 변이가 있는 사람은 신경이 더 쉽게 흥분하여 작은 자극에도 강한 통증을 느낀다. 반대로 이 유전자가 결손되면 통증을 거의 느끼지 않는 선천적 무통증 congenital insensitivity to pain 이 된다. 혹시 뜨겁거나 매운 음식을 먹을 때 극단적인 통증이 느껴진다면 TRPV1 유전자에 변이를 가졌을 확률이 높다. TRPV1은 통증과 온도 감각을 담당하는 이온 채널을 조절하는 유전자다.

나이대나 성별에 따라서도 통증 인식에 차이가 있다. 노화로 인해 말초 신경과 중추 신경 기능이 저하되면 통증 감각이 둔해진다. 그래서 노인은 젊은 사람보다 통증을 덜 느끼는 경향이 있다. 뜨거운 국그릇을 아무렇지도 않게 옮기는 어르신을 본 적이 있을 것이다. 또 여성이 남성보다 통증에 더 민감하다는 연구 결과도 있다. 이는 여성과 남성의 성역할 차이에서 비롯된 문화적 원인으로 추측된다.[7]

심리적 요인에 의해서도 통증에 예민해질 수 있다. 앞서 소개한 내 경험처럼 주의가 집중되고 통증을 예상하면 실제보다 통증을 더 강하게 느낄 수 있다. 일종의 노세보 효과다. 감정 상태도 통증에 영향을 미치는데, 스트레스나 불안, 우울 상태에서는 통증이 더 심하게 인식된다. 따라서 명상이나 운동처럼 감정 상태를 다스릴 수 있는 활동이나 종교적 신념이 통증을 극복하는 데 도움이 될 수 있다. 재밌게도 문화권에 따라서 통증 표현 방식에 차이를 보인다. 서양 문화권에서는 통증을 적극적으로 표현하는 반면, 동양 문화권에서는 통증을 참는 경향이 있다.

내 경험담이 말해 주듯이, 통증이 조직 손상 정도를 알려 주는 척도가 될 수는 없어 보인다. 나는 늑골이 골절되었음에도 처음에는 통증을 별로 느끼지 못했다. 반면 골절을 인지하고 나서는 조직 손상을 동반하지 않는 약한 충격에도 큰 통증을 느꼈다.

그러면 통증은 어떤 메커니즘으로 작동하는 것일까? 2020년 국제통증학회International Association for the Study of Pain, IASP는 통증의 정의를 '실제 또는 잠재적인 조직 손상과 관련된 불쾌한 감각적, 감정적 경험'으로 개정했다.[8] 이 정의를 보면 통증이 조직 손상을 의미하지 않는 것이 분명해 보인다. 실제가 아닌 잠재적인 손상과도 관련되어 있지 않은가? 그러면 직접적인 조직 손상이 발생하지 않았는데도 통증을 느끼는 이유는 무엇일까? 뇌가 우리 몸을 보호하기 위한 반응이 바로 통증이기 때문이다. 통증은 상처에 대한 반사적 반응이 아니라, 뇌가 몸이 위험하다고 판단하는 의식적 해석을 통해 발생한다.[9]

우리 뇌와 신경계는 다양한 영역이 협력하여 정보를 처리하는 방식으로 작동한다. 마치 회사의 여러 부서처럼 각 팀이 서로 다른 역할을 맡고 있지만, 끊임없이 정보를 주고받으며 통합적인 판단을 내리는 것과 같다. '감각 정보 수집팀'인 말초 신경, 척수, 감각 피질은 통각 수용기를 통해 물리적, 화학적, 열적 자극을 감지하고, 감지된 신호를 척수와 뇌로 전달해 통증 신호의 강도와 유형을 분석한다. '감정과 기억팀'인 변연계, 전두엽frontal lobe은 불안이나 두려움, 고통과 같은 통증에 대한 감정적 반응을 조절하고, 과거 경험을 기반으로 통증을 해석한다. '집중과 예측팀'인 전전두피질, 대상 피질 cingulate cortex은 통증이 얼마나 중요한지 판단하고, 기대와 신념을 반영하여 통증을 조절한다. 내가 경험한 것처럼 주의가 분산되면 통증이 줄어들고, 집중하면 통증이 강해지는 이유가 여기에 있다. 마지막으로 '의사 결정팀'인 대뇌 피질과 소뇌는 모든 정보를 종합하여 위험 여부를 최종적으로 판단하고, 움찔하거나 통증을 느끼는 등 신체 방어 반응을 결정한다.

각 팀이 정보를 끊임없이 주고받으며 통증 여부를 결정하는 과정은 매우 동적이다. 예를 들어 전투 중에는 부상을 입어도 아드레날린adrenaline(에피네프린) 분비로 인해 통증이 덜 느껴질 수 있다. 이는 '집중과 예측팀'의 영향이다. 내가 스노보드를 타면서 부상을 입었을 때 통증을 덜 느꼈던 것도 이 때문이다. 반면 똑같은 부상을 입어도 과거의 트라우마가 있으면 통증이 더 심하게 인식된다. 이는 '감정과 기억팀'의 영향이다. 여자 친구가 내 등을 툭 쳤을 때 통증을 심하게 느낀 것이 이에 해당한다. 한편, 손상이 다 나았는데도 통증이 지속되는 경우가 있다. 이는 신경계의 '의사 결정팀'이 여전히 통증이 필요하다고 판단했기 때문일 수 있다. 신경 신호를 증폭하여 통증 과민 반응을 일으키는 중추 신경 감작central sensitization*으로 인해 실제 손상 여부와 관계없이 뇌가 아직 위험이 남아있다고 해석하면서 만성 통증이 지속되는 것이다.

우리는 이제 통증이 신체적 문제뿐만 아니라 정신적, 감정적인 부분에서도 영향을 받는다는 사실을 알게 되었다. 따라서 통증을 가라앉히기 위해서는 신체적, 정신적, 감정적 회복을 바탕으로 접근해야 하며, 운동은 3가지 회복 모두에서 강력한 영향을 미친다. 적절한 운동이 면역 체계를 활성화하여 질병 회복 속도를 높이고, 심혈관 기능을 향상하며, 호르몬 균형과 신진대사를 원활하게 하여 건강을 증진한다는 점에는 이견이 없을 것이다. 또한 운동이 관절과 근육의 유연성을 높이고 혈류를 개선하여 염증을 줄이는 데 도움이 된다는 점도 누구나 동의할 것이다. 그런데 운동의 효과는 신체 건강에 그치지 않는다. 정신적, 감정적 회복에도 영향을 미친다. 운동은 스트레스를 해소하고, 불안과 우울감을 줄이며, 인지 기능을 향상하는 것은 물론, 자기 효능감을 높여 내면의 변화를 인식하게 하고, 자기 자신과 더 깊이 연결되도록 돕는다. 그럼 지금부터 운동이 어떤 기전을 통해 통증을 완화하고 몸과 마음을 치유하는지 알아보자.

운동을 하면 시상 하부와 뇌하수체가 자극받아 뇌와 척수에서 천연 진통 호르몬인 내인성 오피오이드endogenous opioid가 분비된다. 엔도르핀, 엔케팔린enkephalin, 다이놀핀dynorphin 등 내인성 오피오이드

---

* '감작'은 생체 반응이 민감한 상태가 되는 것을 뜻한다.

는 뮤-오피오이드 수용체μ-opioid receptors, MOR에 결합해 중추 신경계 central nervous system, CNS에서 통증 신호 전달을 차단한다. 결과적으로 통증 역치*가 상승하고, 동일한 자극도 덜 아프게 느껴진다.

내인성 칸나비노이드 시스템endocannabinoid system도 신경 조절 및 통증 조절에 중요한 역할을 한다. 앞서 언급했던 '러너스 하이'의 주요 원인이 바로 내인성 칸나비노이드 작용이다. 우리 몸에 염증, 신경 손상, 조직 손상 등 통증 자극이 발생하면, 세포막의 아라키돈산 arachidonic acid 유도체에서 아난다마이드, 2-아라키도노일글리세롤 2-arachidonoylglycerol(이하 '2-AG') 등의 내인성 칸나비노이드가 합성된다. 합성된 내인성 칸나비노이드는 신경 전달을 통해 시냅스 전 신경 세포 pre-synaptic neuron에 있는 칸나비노이드 수용체 1, 2(이하 'CB1, 2')에 결합된다.

주로 중추 신경계의 뇌, 척수, 말초 신경 말단에 존재하는 CB1이 활성화되면, 칼슘 이온 채널을 억제하면서 글루탐산 등의 신경 전달 물질 방출이 감소하고, 흥분 억제성 신경 전달 물질인 감마-아미노부티르산γ-aminobutyric acid(이하 'GABA')을 활성화해 통증 신호 전달을 차단한다. 그런데 이러한 통증 차단 작용이 운동할 때도 나타난다. 즉, 운동은 통증 신호를 전달하는 신경 전달 물질의 분비를 줄이고, 신경 활동을 억제하는 물질의 분비를 늘려, 결과적으로 통증을 느끼는 신호가 뇌에 전달되는 것을 막아 준다.[10]

---

* 생물체가 자극에 대한 반응을 일으키는 데 필요한 최소한의 자극 세기를 나타내는 수치를 말한다.

CB2는 주로 면역 세포인 대식 세포_{macrophage}*, T 세포**, 미세 아교 세포_{microglia}*** 등에 존재한다. 이 수용체가 활성화되면 염증 반응을 유발하고 조절하는 역할을 하는 염증성 사이토카인_{inflammatory cytokinea}****인 인터류킨-1β_{interleukin-1β}(이하 'IL-1β'), 인터류킨-6(이하 'IL-6'), 종양 괴사 인자-α_{tumor necrosis factor-α}(이하 'TNF-α')의 방출을 억제한다. 또한 염증 반응을 억제하고 조절하는 역할을 하는 항염증성 사이토카인인 인터류킨-10(이하 'IL-10')의 방출을 늘려 염증성 통증을 완화한다. 이 또한 운동을 통해 활성화될 수 있다.

또한 내인성 칸나비노이드 시스템은 HPA 축을 조절하여 스트레스 및 통증 반응을 억제하기도 한다. 스트레스가 증가하면 부신 축이 활성화되어 스트레스 호르몬인 코르티솔 분비가 증가하면서 통증 민감도가 증가한다. 하지만 이때 내인성 칸나비노이드인 아난다마이드, 2-AG가 분비되면 부신 축을 억제하고 코르티솔을 감소시켜 통증이 완화된다.[11]

이러한 기전을 이해하면 우리가 만성 통증에 고통받을 때 어

---

* 혈액, 림프, 결합 조직에 있는 백혈구의 하나. 둥글고 큰 한 개의 핵을 지닌 세포로, 침입한 병원균이나 손상된 세포를 포식하여 면역 기능 유지에 중요한 역할을 한다.
** 특정 항원을 인식하여 감염된 세포를 직접 공격하거나(세포 독성 T 세포), 다른 면역 세포의 활동을 조절하는(조력 T 세포) 적응 면역계의 핵심 세포로, 학습과 기억을 통해 정교하고 지속적인 면역 반응을 담당한다.
*** 중추 신경계에 있는 면역 세포로, 뇌와 척수에서 면역 감시 및 방어 기능을 담당한다.
**** 면역 세포가 염증 반응을 일으키기 위해 분비하는 신호 단백질로, 몸에 침입한 병원체나 손상을 알리는 역할을 한다. 감염이나 부상이 발생하면 즉시 분비되어 혈관을 확장하고 면역 세포를 손상 부위로 불러 모은다. 이로 인해 빨갛게 붓고, 열이 나며, 통증이 생기는 전형적인 염증 증상이 나타난다. 감염을 막고 치유를 돕는 유익한 역할을 하지만, 만성적으로 과도하게 분비되면 류머티즘 관절염, 염증성 장 질환, 심혈관 질환, 우울증 등 다양한 질병의 원인이 된다.

떤 전략을 세워야 하는지 알 수 있다. 바로 내인성 칸나비노이드 시스템을 활성화하는 것이다. 오메가-3, 다크 초콜릿, 프로바이오틱스probiotics는 내인성 칸나비노이드 시스템을 활성화하는 주요 식품이다. 반면 카페인은 CB1의 수를 줄이기 때문에, 결과적으로 내인성 칸나비노이드의 작용을 방해하므로 피하는 것이 좋다. 명상이나 숙면, 심호흡은 아난다마이드를 분해하는 지방산 아마이드 가수 분해 효소fatty acid amide hydrolase(이하 'FAAH')를 억제하여 아난다마이드 농도를 높인다.[12] 2-AG를 분해하는 모노아실글리세롤 리파아제monoacylglycerol lipase, MAGL를 억제하는 약이나, FAAH 억제제, 그리고 CB1과 CB2 작용제 등을 사용할 수도 있다. 하지만 자연적으로 내인성 칸나비노이드 시스템을 활성화하여 만성 통증을 완화하는 방법에 운동이 있다는 사실을 잊어서는 안 된다. 유산소성 운동인 달리기, 자전거 타기, 수영 등은 아난다마이드와 2-AG를 늘리고, 저항성 운동인 근력 운동은 CB2 수용체를 활성화하여 내인성 칸나비노이드 시스템을 활성화한다.[13]

신경 기능을 강화하는 것은 신경 퇴행성 질환을 예방해 만성 통증에 대처하는 수단이 될 수 있다. 운동 후에는 중요한 신경 영양 인자인 BDNF가 증가한다. 앞서서 학습과 관련하여 BDNF의 신경 가소성 역할에 관하여 설명하였는데, BDNF는 신경 세포 회복에서도 중요한 역할을 한다. BDNF의 증가는 해마에서 새로운 신경 세포의 생성을 촉진하고, 손상된 신경 세포를 복구하거나 축삭이 재생하도록 유도한다. 이에 따라 신경 퇴행성 질환을 예방하고 신경 기능을 향상하게 된다. 또한 항염증 사이토카인을 늘려 신경 염증을 줄이고, 신경 세포를 망가뜨리는 활성 산소를 감소시켜 알츠하이머병이나 파킨슨병과 같은 신경 질환을 예방한다.

그러면 운동은 어떻게 BDNF 증가에 기여하는 것일까? BDNF는 뇌뿐만 아니라 근육과 혈액에서도 분비된다. BDNF는 운동 중 신경 세포나 근육에서 다음 과정을 통해 생성된다.

칼슘 신호 증가
⬇
칼모듈린calmodulin, CaM(칼슘 결합 전령 단백질) 활성화
⬇
칼모듈린 인산화 효소calmodulin-dependent protein kinase, CaMK 활성화
⬇
고리형 AMP 반응 순서 결합 단백질cAMP response element-binding protein(이하 'CREB') 전사 인자 인산화
⬇
BDNF 유전자 발현 증가

대부분의 운동이 BDNF 증가에 기여하지만, 특히 유산소성 운동 후에 BDNF 발현이 뚜렷하게 증가하는 경향이 있다. 운동 후 근육에서 PGC-1α가 증가하면 FNDC5* 발현이 늘어나면서 이리신으로 변환되는데, 이리신은 뇌에서 BDNF 합성 증가를 유도한다. 또한 운동

---

* fibronectin type III domain-containing protein 5, 이리신의 전 단계 물질로 운동 시 골격근에서 PGC-1α에 의해 발현이 증가하며, 단백질 분해를 통해 112개 아미노산으로 구성된 호르몬인 이리신으로 절단되어 분비된다.

후에는 교감 신경이 활성화되면서 카테콜아민catecholamine*이 증가한다. 이는 β-아드레날린 수용체β-adrenergic receptor**를 자극하여 고리형 AMPcyclic AMP***(이하 'cAMP')에서 단백질 키나아제 Aprotein kinase A****(이하 'PKA')로 가는 신호 경로를 활성화해 BDNF 합성이 증가하게 된다.[14]

운동 중 칼슘 신호 증가로 활성화된 CREB는 BDNF뿐만 아니라 NGF의 증가도 유도한다. 운동은 산화 스트레스*****를 높이는데, 이는 NRF2******경로를 활성화한다. NRF2는 항산화 반응을 조절하면서 세포 생존 및 항염증 환경을 조성해 NGF 유전자 발현을 촉진하고, 그 효과를 강화한다. CREB - NRF2 - NGF 경로는 신경의 보호와 재생을 유도하는 중요한 기전 중 하나다.[15] NGF는 신경 세포의 생존과 회복을 돕는 인자이지만, 만성 통증 상태에서는 NGF의 증가가 신경 감작neural sensitization을 유발해 통증이 쉽게 사라지지 않게 한다. 중추 신경 감작은 척수나 뇌에서 통증 신호가 증폭되는 현상으로, 작

---

* 아드레날린, 노르에피네프린, 도파민을 포함하는 모노아민 신경 전달 물질로, 카테콜을 모체로 하여 아미노기를 가진 유기 화합물이다.
** 아드레날린과 노르아드레날린이 결합하는 수용체로, 교감 신경계의 투쟁-도피 반응을 매개하는 핵심 단백질이다. 이 수용체가 활성화되면 cAMP가 증가하여 PKA를 통해 다양한 대사 효소들이 활성화된다.
*** 세포 내에서 호르몬과 신경 전달 물질의 신호를 전달하는 2차 전령 분자로, 글루카곤, 아드레날린, 도파민 등의 호르몬이 세포 표면 수용체에 결합하면 아데닐릴 사이클라제(adenylyl cyclase)가 활성화되어 ATP에서 생성된다.
**** cAMP에 의해 활성화되는 효소로, cAMP의 신호를 실제 세포 반응으로 변환하는 '실행자' 역할을 한다.
***** 체내에서 활성 산소가 과도하게 생성되어 항산화 방어 체계의 능력을 초과하는 상태로, 암, 심혈관 질환, 당뇨병, 세포 손상, 노화 촉진의 원인이 될 수 있다.
****** nuclear factor erythroid 2-related factor 2, 세포 내 항산화 반응을 조절하는 주요 전사인자로, 산화 스트레스 조건에서 핵으로 이동하여 항산화 반응 요소에 결합한다.

은 자극에도 강한 통증 신호를 일으켜 통각 과민 상태를 만든다. 신경을 보호하고 재생을 촉진하는 NGF라는 물질이 통증 신호를 전달하는 신경 가소성을 촉진하여 만성 통증을 유발하는 것이다. 하지만 운동을 하면 마이오카인과의 상호작용을 통해 NGF 균형이 조절되면서, 신경 보호 효과를 유지하되 병리적인 통증 감작을 억제하는 효과가 나타난다. 한편, 고강도 운동으로 인한 과도한 산화 스트레스는 NGF 발현에 문제를 일으킬 수 있으며, 중강도 운동에서 NGF 발현이 가장 높고, 신경 가소성 촉진이 활발한 것으로 보인다.[16]

운동 후 척수와 중추 신경계에서는 신경 교세포주 유래 신경 영양 인자glial cell line-derived neurotrophic factor(이하 'GDNF') 분비가 증가하는데, 이 인자는 신경 세포를 보호하고, 재생을 촉진하는 역할을 한다. GDNF는 주로 도파민성 신경 세포나 운동 신경 세포에 강한 보호 효과를 가지는데, 세포막 수용체 복합체를 활성화함으로써 세포 내 신호 전달을 조절하여 신경 세포 생존, 축삭 재생, 항염증 효과, 시냅스 가소성을 유도한다. 이런 GDNF의 신경 세포 보호 및 신경 재생 효과는 파킨슨병, 근위축성 측삭 경화증(일명 루게릭병)amyotrophic lateral sclerosis, 척수 손상, 말초 신경 손상 등의 신경 질환에서 치료적 잠재력을 가지기 때문에, 운동과 관련된 연구에서 이에 관한 효과를 도출하고 있다.[17] 반면 치료제로서의 GDNF 임상 시험도 이어지고 있지만, 신경독성 동물 모델에서는 비교적 잘 작동하는 것에 반해, 임상에서는 큰 영향을 미치고 있지 못해 난항을 겪고 있는 것으로 보인다.[18]

운동은 감정과 인식에 변화를 주는 심리적 메커니즘을 통해서도 통증을 조절한다. 운동을 하면 '나는 내 몸을 조절할 수 있다.'라는 신념이 생기고, 이것이 통증 조절 능력 향상으로 이어지는 것이다. 실제로 만성 통증 환자의 경우 운동을 통해 자기 몸을 통제할 수 있다고 느끼는 것이 중요한 치료 요소가 된다. 또한 운동 중에는 뇌가 신체 활동에 집중하면서 통증에 대한 주의가 분산된다. 이는 놀이를 통해 아이들의 통증이 줄어드는 게이트 컨트롤 이론gate control theory과 맥을 같이 하는데, 통증 신호가 척수를 통해 뇌로 전달될 때 놀이로 인해 촉각, 시각, 청각 등의 감각 신호가 활성화되면서 상대적으로 통증 신호가 차단된다. 즉, 뇌가 통증보다 놀이에 집중해야 한다고 판단하면서 통증을 덜 느끼는 것이다. 이러한 메커니즘을 활용해 VR 프로그램이 치과 치료를 받는 아이들의 불안과 긴장을 완화하고 통증을 감소하는 데 효과적이라는 연구 결과도 있다.[19]

운동은 수면 효율성을 높여 심리적 안정을 유도하고, 스트레스를 감소해 통증 민감도를 줄이기도 한다. 또한 운동은 수면 유도 호르몬인 멜라토닌melatonin* 분비를 늘려 생체 리듬을 조절한다. 특히 햇빛에 노출되는 야외 운동은 하루 주기 리듬circadian rhythm을 조절하여 자연스럽게 수면 패턴을 개선한다. 운동 후에는 깊은 수면인 서파 수면slow-wave sleep**도 증가해 숙면 효과를 높인다. 깊은 수면 중에

---

* 뇌의 송과체에서 분비되는 호르몬으로, 우리 몸의 생체 시계와 수면-각성 주기를 조절하는 역할을 한다. 수면 조절 외에도 강력한 항산화 작용을 하여 활성 산소를 제거하고, 면역 기능 강화, 항염 효과, 일부 암의 성장 억제 등 다양한 생리적 기능을 가진다.

** 깊은 잠을 자는 수면 단계로, 뇌파가 매우 느리고 큰 파장(서파)을 보이는 것이 특징이다. 비렘수면의 3단계에 해당하며, 깊은 수면 또는 델타 수면이라고도 불린다. 이때는 깨우기가 매우 어렵고, 억지로 깨워도 한동안 멍한 상태가 지속된다. 성장 호르몬이 가장 많이 분비되어 신체 회복과 성장에 핵심적인 역할을 하며, 면역 기능 강화, 조직 재생, 기억 공고화 등이 활발하게 일어난다. 서파 수면이 부족하면 다음 날 피로감과 집중력 저하가 나타난다.

는 성장 호르몬이 분비되어 근육 회복과 면역 기능을 강화한다. 한편, 스트레스 호르몬인 코르티솔이 과도하게 분비되면 불면증을 유발할 수 있는데, 운동 후에는 코르티솔 수치가 낮아지면서 긴장과 불안이 완화되어 수면 유도 효과가 나타난다. 또한 신체 활동을 통해 근육에 피로가 쌓이면 자연스럽게 수면을 유도하는 효과가 있으며, 운동 후 체온이 상승했다가 이후 체온이 떨어지는 과정에서 수면이 더 깊어지는 효과도 있다. 이렇게 운동을 통해 수면이 개선되면 심리적 안정을 찾고 스트레스가 줄어들면서 통증 민감도가 감소하는 효과가 나타난다.

    지금까지 운동을 통해 통증이 감소하는 기전을 살펴보았다. 다음 장에서는 운동이 질병에 어떠한 영향을 미치는지 알아보도록 하자.

약물을 뛰어넘자

2016년 4월 28일, 당시 보디빌더였던 C 씨는 자신의 생일날 아침에 출근하던 중 응급실로 향하게 됐다. 그는 심한 어지러움과 처음 느끼는 신체 증상에 극도의 불안감을 느꼈고, 별로 춥지 않은 날씨에도 오한에 덜덜 떨었다. 병원 응급실에서 의료진은 예사롭지 않은 증상에 수액을 연결한 후 각종 검사를 진행하기로 했다. 혈액 검사와 심전도 검사를 마치고 전문의를 기다리는 동안, C 씨의 상태는 앞선 증상이 거짓말인 것처럼 안정되어 갔다. 그의 몸 상태를 살피던 전문의는 과로로 인한 일시적인 증상으로 보인다며, 안정을 취할 것을 당부하고 그에게 귀가하라고 했다.

집에 돌아온 그는 잠시 휴식을 취하다가 다시 일터로 갔다. 그는 상당히 바쁜 사람이었다. 체력 단련실을 운영하면서 보디빌딩 시합을 준비하는 선수였고, 인근 대학교에서 학생들을 가르치는 겸임 교수였다. 처음 느끼는 신체 반응에 살짝 놀라기는 했지만, 평소에 운동을 공부하고 가르치는 사람답게 건강에는 자신이 있었다. C 씨는 언제 그랬냐는 듯 평소처럼 일과에 매진했다. 보디빌딩 시합을 준비하기 위해 매일 엄격한 다이어트를 하면서, 오전과 오후로 나누어 하루에 약 5시간씩 고강도 트레이닝을 했다. 평소에 퍽퍽한 닭가슴살을 싫어하던 그에게 식사 시간은 곤욕이었다. 잘 넘어가지 않는 닭가슴살과 채소를 억지로 씹어 삼키기가 쉽지 않았다. 어느 순간부터 식사 시간이 부족해지기 시작했고, 그럴 때마다 간편한 단백질 셰이크로 끼니를 대체했다. 밥 먹을 시간도 부족한데, 휴식 시간이 있을 리 만무했다. 잠에서 깨기 위해, 그리고 운동 전 부스터 역할로, 또 체지방 제거에 도움이 된다는 생각에 카페인을 수차례 과량 섭취했다. 처음 이상 증상이 나타났던 그해에는 아직 돌도 되지 않은 예쁜 아기를 돌보느라 잠도 제대로 잘 수 없었다고 한다.

위기는 생각보다 빨리 찾아왔다. 이미 하루 일과표가 가득 차 있던 C 씨는 박사 학위 논문 발표를 앞두고 있었다. 지도 교수님의 퇴임이 임박한 시점이라 더 미룰 수 없었다. 퇴근 후에도 밤새 논문을 작성해야 했다. 후에 돌이켜보니 몇 개월간 하루 평균 고작 3시간 정도만 잤다. 피곤하다는 생각조차 못 했다고 한다. 논문 발표 이틀 전, 아직 준비가 부족했던 그는 밤새워 논문을 작성하다가 새벽 6시 무렵 해가 뜨는 것을 보다가 순간 어지러움을 느꼈다. 동시에 양팔과 다리가 저릿하게 떨리더니 마음대로 움직여지지 않아 그대로 바닥에 넘어졌다. C 씨는 그때 극도의 공포를 느꼈다. 잠에서 깬 그의 아내는 그 모습을 보고 소스라치게 놀라 119에 연락했고, 그는 곧

바로 응급실로 실려 갔다. 구급차를 타고 갈 때는 증상이 진정되어 사지를 어느 정도 움직일 수 있었다. 병원에 도착해서 수액을 맞으며 안정을 취하자, 이번에도 금방 증상이 사라졌다. 하지만 담당 의사는 퇴원을 허락하지 않았다. 신경계에 문제가 생겼을 수도 있다고 여겼기 때문이다. C 씨는 아내에게 부탁해 노트북과 자료를 전달받아 병원에 입원한 상태로 논문 작업을 진행했다. 그리고 다음 날 바로 논문을 발표하러 갔다.

여기까지 들었을 때 C 씨가 어떤 사람 같은가? 책임감이 강하고, 자신이 맡은 일에 최선을 다하는 사람일까? 나는 그가 참 무책임하다고 생각한다. 그의 몸은 살고 싶다고 끊임없이 아우성치고 있었고, 무의식은 살기 위해 수차례 경고를 보냈다. 그럼에도 자기가 하고 싶은 것을 하느라, 이를 무시하는 모습이 안타까웠다. 항상 건강에 자신이 있던 그는 몸에서 보내는 신호를 알아차리지 못했고, 신호가 잦아져도 무시해 버렸다. 지금 여기 그의 이야기를 적으면서도 몇 번이나 속으로 외쳤다. "지금이라도 멈추고, 잘못된 길에서 벗어나!" 하지만 과거의 그는 나의 목소리를 듣지 못했기에 더 깊은 수렁에 빠지고 말았다.

그 후로 이상한 증상은 점점 더 늘어났다. 점차 잠드는 것이 힘들어졌고, 자다가 이유 없이 깨면 심장을 쥐어짜는 것처럼 괴로웠다. 배는 가스가 찬 것처럼 불룩했고, 장기가 멈춰 버린 느낌이 들었다. 매일 체한 듯한 느낌에 커피라도 한 모금 마실라치면 세상이 빙글빙글 돌고 숨이 멎을 것만 같았다. 어떤 날은 힘들어서 3층에서 쉬려고 누웠는데, 1층에서 조용하게 대화하는 소리가 또렷하게 들렸다.

머릿속이 복잡해 혼자 있을 때면 내면의 다른 누군가가 욕설이 섞인 부정적인 말을 걸어오기도 했다. 무엇보다 괴로운 것은 가족을 돌봐야 할 자신이 가족들에게 짐이 되는 것 같다는 생각이었다. 설상가상으로 불안감이 절정에 달했을 무렵인 9월 12일, 경주에서 지진이 발생했다. 5.9 규모의 지진은 인근 지역에 있던 그의 집을 뒤흔들었고, 수차례의 여진으로 그의 불안감은 극에 달했다.

결국 C 씨는 대학 병원에 입원하기에 이른다. 위·대장 내시경, 복부 CT 촬영, 엑스레이 촬영, 각종 감염병 혈액 검사까지 진행했다. 하지만 소화기내과, 신경과, 감염내과까지 여러 교수가 협진하는 동안 증상은 다시 가라앉았고, 별다른 정보를 얻지 못한 채 퇴원하게 된다. 퇴원한 지 얼마 지나지 않아 다시 어지러움을 느낀 C 씨는 주변의 추천으로 지역에서 유명한 신경내과에서 경동맥 초음파 검사와 안진 검사*를 받은 후 이석증** 진단을 받았다. 이후 이석증 치료제를 한참 동안 복용했지만, 소화 기능이 좀 나아진 것 외에는 여전히 힘들었다고 한다. C 씨는 그렇게 일상이 무너져 버렸다. 그 후 2년이 넘도록 답답한 마음에 수소문해서 이 병원 저 병원을 찾아다녔다.

어느 날 한방 병원을 찾아간 그는 처음으로 자율 신경계 검사를 받은 후 공황 장애라는 진단을 받았다. 한방 병원에서 작성하라고 준 자가 진단 테스트에 적힌 증상 대부분이 그의 증상과 일치했다.

---

* 눈동자 떨림(안진)을 측정하여 어지럼증의 원인을 파악하는 검사이다. 이 검사를 통해 전정 기관의 이상 유무를 확인하고 중추성 어지럼증과 말초성 어지럼증을 구별할 수 있다.
** 귀 안의 작은 돌(이석)이 제 위치를 벗어나 반고리관으로 들어가면서 극심한 어지럼증을 유발하는 질환이다.

예를 들면 '가슴이 두근거린다. 심장 박동이 심하게 느껴진다. 메스껍거나 복부에 불편감이 있다. 죽을 것 같은 기분이 든다. 손발에 저릿한 느낌이 있다. 땀이 많이 난다. 가슴이 답답하거나 통증이 있다.' 등이다. 한방 병원에서는 주로 침 치료, 도수 치료, 물리 치료를 받았고, 공진단이나 조제 한약을 처방받았다. 큰 차도는 없었지만, 그래도 치료를 받은 날에는 몸이 조금 덜 괴로웠다. 하지만 치료 비용도 만만치 않았고, 거리가 멀어서 치료받기가 힘들었다.

C 씨는 거주지 인근 한의원으로 가서 그간의 치료 방법을 설명하고 유사 치료를 받았다. 하지만 그것도 잠시, 치료하던 한의사의 건강 악화로 병원이 문을 닫게 되었고, 새로운 한의원을 찾게 된다. 새로 방문한 곳에서는 사향이라는 약재를 써 보자고 제안했다. 스무 첩에 200만 원인 약을 백 첩만 쓰면 완쾌될 거라고 했다. '완쾌'라는 말에 뭔가 석연치 않은 느낌을 받은 그는 그냥 한의원을 나왔다. 집으로 돌아온 그는 구글에서 사향과 관련된 논문을 검색하다가 갑자기 자기 머리를 쥐어박았다. 왜 '자율 신경 실조증'이나 '공황 장애'와 관련된 논문을 찾아볼 생각은 하지 못했을까? 공황 장애로 고생한 지 3년의 기간이 흘렀을 무렵이었다. C 씨는 그날부터 공황 장애와 관련된 자료를 찾고, 공부를 시작했다.

어느 정도 데이터가 쌓이자 공황 장애 치료에 효과적인 약물, 인지 행동 치료, 이완 요법을 제대로 알게 되었다. 그리고 이석중 치료제가 왜 조금이나마 효과가 있었는지도 알게 되었다. 그때 받은 알약 3개는 바로 신경 안정제, 말초 혈관 확장제, 그리고 위장약이었다. C 씨는 자신의 병에 관해 제대로 공부하면서 자율 신경 불균형을 유발하는 요인을 제거하기로 했다. 술과 흡연은 원래 하지 않았기에 카페인 섭취만 조심하면 됐다. 가장 힘들었던 것은 수면 개선이었다. 밤에 일찍 잠자리에 들어도 좀처럼 잠들기가 어려웠다. 신경 안정제를 먹은 뒤에야 잠들 수 있었고, 간혹 잠이 들어도 중간에 깨기 일쑤였으며, 깊게 잠을 잔 적이 언제였는지 모를 정도로 힘들었다. 어느 순간 눈앞이 침침하더니 시력이 안 좋아졌고, 기억력도 저하되는 것을 느낄 수 있었다. 근육이 위축되면서 관절 주변마다 통증도 발생했다.

수면 개선을 위해 렘rapid eye movement, REM수면*과 서파 수면을 방해하는 벤조디아제핀benzodiazepine 계열의 신경 안정제를 끊었다. 공황 장애 초기에 불안과 교감 신경계 흥분을 완화하기 위해 처방받았던 약이 수면 장애를 유발했을 줄은 꿈에도 몰랐다. 그런데도 계속 다른 약을 찾아 헤맸던 자신이 원망스러웠다. 햇볕을 쬐며 가벼운 조깅을 시도했다. 하지만 몇 년 동안 운동을 하지 못했기에, 조깅은 기억 속에서처럼 가볍지가 않았다. 다시 어지러움과 불안 증세가 나타났고, 신경 안정제를 먹은 후에야 겨우 진정되었다. 다른 문제점도 있었다. 카페인을 성인 권장량의 2배 이상으로 섭취하다가 갑자기 끊게 되자, 마치 병든 닭처럼 무기력하게 지내게 되었다. 낮에는 꾸벅꾸벅 졸았고, 밤에는 제대로 잠들지 못하는 악순환이 반복되었

---

* 수면 중 안구가 빠르게 움직이는 단계로, 꿈을 가장 생생하게 꾸는 시기이다. 뇌파 활동이 깨어 있을 때와 비슷하게 활발하지만, 몸의 근육은 마비되어 움직일 수 없는 상태가 된다. 전체 수면의 약 20~25퍼센트를 차지하며, 주로 새벽 시간대에 많이 나타난다. 기억 정리, 학습 내용의 장기 기억 저장, 감정 조절, 창의적 사고 등에 중요한 역할을 한다. 렘수면이 부족하면 집중력 저하, 기억력 감퇴, 감정 불안정 등이 나타날 수 있다.

다. 운동을 시도한 날에는 근육에 경련이 일어났고, 뇌혈관에 경련이 일어나서 시야에 밝은 빛의 상흔이 맺혀 있기도 했다. 이런 날은 불안을 다스리며 30분 정도 안정을 취해야 괜찮아지곤 했다.

전략을 수정해야만 했다. 일광욕과 함께 산책부터 시작했다. 산책을 선택한 이유는 녹색 공간에서 시간을 보내는 것이 만성 질환의 위험을 낮춘다는 연구 결과가 있었기 때문이다.[20] 연구에 따르면 병실에 풍경이 보이는 창문만 있어도 치유 효과가 높아지고, 진통제 사용이 줄어들며, 수술 후 회복 속도가 빨라지는 것으로 나타났다.[21] 그러나 산책 중에도 통증이 발생했고, 경직된 근육이 쉽게 이완되지 않아 고통스러웠다. 고통을 참으며 자가 근막 이완을 시도했다. 이 시기에는 한의원에서 침을 맞아도 근육이 잘 이완되지 않아 한의사도 의아하게 생각하고 있었다. 통증이 너무 심하게 느껴질 때는 신경 안정제를 먹어야 통증이 좀 가라앉고 근육도 이완되는 것 같았다. 그러다가 우연히 돌파구를 찾았다. 가족들과 휴가차 방문한 호텔에서 아이와 물놀이를 한 후에 처음으로 약 없이 깊은 잠을 자게 된 것이다. 산책 덕분에 단단하게 뭉쳤던 근육이 부드럽게 풀려 있었고, 컨디션도 좋았다. 휴가를 다녀온 후 그는 운동과 이완 요법을 동시에 할 수 있는 프로그램을 계획했다.

잠자기 전에는 명상을 했다. 최상의 효과를 위해 자율 훈련법의 문장을 직접 육성으로 녹음해서 휴식 때마다 들으며 훈련했다. 스트레칭과 유산소성 운동을 병행했고, 운동을 마치면 항상 이완 요법을 했다. 기적처럼 수면이 회복되기 시작했다. 처음에는 일주일에 한두 번 손에 꼽을 정도였지만, 자고 난 다음에 신체와 정신이 회복되었다는 개운함을 느낄 수 있었다. 그 정도로도 너무나 감사했다. 수면이 조금씩 회복되자 머릿속에 끼어 있던 안개도 걷히기 시작했다. 탁하고 멍한 머릿속에 간헐적으로 편안한 순간이 찾아왔다. 처음으로 회복할 수 있겠다는 희망을 느꼈다. 그러나 희망에 부풀어 조금씩 회복하던 때에 또 한 번의 위기가 찾아왔다. 코로나19 팬데믹이 터진 것이다.

장기간의 사회적 거리 두기와 격리 조치는 멀쩡한 사람의 정신 건강에도 문제를 일으켰다. 재택근무나 사회적 활동 감소로 고립감을 느끼고 스트레스를 받는 사람이 많아진 것이다. C 씨도 자연스럽게 신체 활동이 줄어들고 수면 패턴이 다시 불규칙해졌다. 장거리를 이동할 때는 KF-94 마스크를 쓰고 좁은 KTX 좌석에 앉아 한참을 버텨야 했다. 질식할 것 같은 느낌을 받으면 속으로 '괜찮아. 이건 아무것도 아니야. 난 여전히 숨을 쉬고 있어.'라고 되뇌며 심호흡을 수백, 수천 번 반복해야 했다. 그 시기에는 먹지도 않을 신경 안정제를 가방 안에 넣고 다녔다. 도저히 못 참겠을 때 최후의 보루가 존재한다는 것만으로도 약간의 위안이 되었기 때문이다. 하지만 수면 장애를 유발할 수 있다는 사실을 알았기에 복용을 참아야 했다.

운동을 한 날과 그렇지 않은 날의 차이가 확연히 달랐기에, 환경이 허락되지 않아도 꾸준히 운동하려고 노력했다. 6개월 동안 신경 안정제를 먹지 않고 가방에 넣고만 다녔다. 몸이 조금씩 회복되고 있는 것을 느꼈다. 저항성 운동도 다시 시작했다. 처음에는 근육 경련이 일어나고 근육통이 심하게 오기도 했지만, 예전처럼 불안에 떨지는 않았다. 그런 날은 교감 신경계가 많이 흥분된 상태로 유지되었다. 안정 상태에서도 심박수가 높아졌고, 자연스럽게 잠들기가 어려웠다. 하지만 당황하진 않았다. 마음을 가라앉히고 명상을 하고 나면 자율 신경계가 안정되었다. 깊은 수면 후에는 에너지가 가득 차고 건강해지는 기분을 느꼈다. C 씨는 훗날 이사하면서 2년 동안 열지 않았던 신경 안정제 약병을 발견하고는, 알듯 모를듯한 애매한 미소를 지으며 약병을 폐기 봉투에 담았다.

  C 씨가 겪었던 공황 장애는 극심한 불안과 공포가 밀려오는 정신 질환이다. 심장이 두근거리고, 숨이 막히며, 죽을 것 같은 느낌이 든다. C 씨처럼 병원에 실려 갈 정도의 발작이 일어나기도 하는데, 이러한 공황 발작이 반복되면 발작이 올지도 모른다는 예기 불안이 생겨 일상생활이 힘들어진다. 공황 장애의 주요 원인은 크게 두 가지로 볼 수 있다. 하나는 자율 신경계의 과민 반응으로 인한 교감 신경계와 부교감 신경계의 불균형이고, 다른 하나는 뇌의 신경 전달 물질인 세로토닌, 노르에피네프린, GABA의 불균형에 있다. 이러한 생물학적 이상 증상은 단기적으로 극심한 스트레스에 노출되거나, 장기적으로 스트레스와 불안이 누적되거나, 수면 부족, 불규칙한 생활 습관, 카페인, 술, 흡연 등이 영향을 미친다. 어린 시절의 트라우마나 충격적인 경험 그리고 감정 조절 능력의 부족도 과민 반응을 유도할 수 있다.

  젊었을 때 건강에 관하여 큰 걱정 없이 살아온 C 씨 같은 사람은 자신이 스스로 질병을 얻기 위해 노력하고 있다는 진실을 잘 깨닫지 못한다. 몸에서 반응하는 이상 신호를 감지하지 못하고, 병원에서 치료받으면 금방 회복할 것으로 생각한다. 따라서 자신이 공황 장애임을 알게 된 후는 많이 늦은 상태가 된다. 고장 나 버린 자율 신경계는 쉽게 회복되지 않는다. 지금부터 자율 신경계가 어떻게 작동하는지, 회복하기가 힘든 이유가 무엇인지 함께 살펴보자.

자율 신경계는 우리가 의식적으로 조절할 수 없는 신체 기능을 자동으로 관리하는 신경계이다. 심장 박동, 호흡, 소화, 혈압, 체온, 호르몬 분비 등 생명 유지에 필수적인 기능을 쉬지 않고 조절한다. 자율 신경계는 교감 신경과 부교감 신경으로 나뉜다. 교감 신경은 주로 긴장하거나 위험한 상황에서 활성화된다. 투쟁-도피 반응을 담당하여 심장 박동을 빠르게 하고, 혈압을 올리며, 동공을 확대하고, 소화를 억제하는 등의 작용을 한다. 즉, 스트레스를 받거나 운동을 하거나 위급한 상황일 때 몸을 각성 상태로 만들어 즉각적인 반응을 가능하게 한다. 부교감 신경은 주로 휴식하거나 안정된 상태에서 활성화되며 휴식과 소화 반응을 담당한다. 심장 박동을 느리게 하고, 혈압을 낮추며, 소화를 촉진하고, 침 분비를 늘리는 등의 작용을 한다. 즉, 잠들 때나 식사한 후나 편안한 상태일 때 몸의 회복과 에너지 저장을 돕는다.

HPA 축은 교감 신경과 함께 스트레스 반응을 조절하는 중요한 시스템이다. 우리가 스트레스를 받으면, 예를 들어 갑자기 큰 소리가 나면 교감 신경이 반응해 심장 박동과 호흡이 빨라지고, 이어서 HPA 축에서는 코르티솔이 분비되어 에너지원(포도당)을 확보하고 면역 반응을 억제해 지속적인 스트레스에 대응하도록 한다. 또한 코르티솔은 교감 신경을 자극해 심박수 증가, 호흡 가속, 근육 긴장 등의 반응을 유도하여 우리가 긴장 상태를 유지할 수 있도록 한다. 그런데 공황 장애 환자들은 HPA 축이 과도하게 활성화되어 있다. 따라서 자율 신경계가 지속적으로 교감 신경이 우위인 상태에 놓이게 된다. 이로 인해 부교감 신경의 회복 기능이 저하되고, 자율 신경계의 균형이 무너진다. 이러한 반응이 만성적으로 이어지면 'HPA 축 과활성화 → 코르티솔 과다 분비 → 자율 신경계 불균형 심화 → 더 민감한 스트레스 반응 → HPA 축 추가 자극'이 반복되는 악순환으로 이어진다. 이렇게 한 번 시작된 악순환은 멈추기 어렵다는 특성이 있다. 반복적인 스트레스 반응으로 인해 각성과 불안을 담당하는 특정 신경 경로가 강화되기 때문이다. 이러한 고착화 현상은 마치 자주 사용하는 길이 더 뚜렷해지는 것과 비슷하다. 뇌가 스트레스 반응 모드에 학습되어 버린 상태라고 할 수 있다.

코르티솔 과다 분비가 장기간 지속되면, 뇌에는 더 심각한 변화가 일어나기 시작한다. 먼저 편도체의 변화를 살펴보자. 편도체는 뇌에서 경보 시스템 역할을 한다. 위험한 상황을 감지하면 즉시 공포나 불안 신호를 보낸다. 그런데 공황 장애 환자들의 편도체는 고장 난 경보기처럼 작동한다. 기능적 자기 공명 영상functional magnetic resonance imaging(이하 'fMRI')을 활용한 연구에 따르면, 공황 장애 환자는 위협과 관련 없는 자극에도 편도체가 과민하게 반응하는 경향이 있으며, 엘리베이터 문이 닫히는 소리나 심장이 조금 빨리 뛰는 것만으로도 심한 공포 반응을 유발한다고 한다.[22] 더욱 문제가 되는 것은 편도체의 과도한 활성화가 시간이 지나도 쉽게 정상화되지 않기 때문에 회복이 어렵다는 점이다.

동시에 감정 조절 능력도 크게 약화된다. 뇌의 앞쪽에 위치한 전전두피질은 마치 현명한 어른처럼 차분하게 감정을 조절하고 논리적으로 생각하도록 도와주는 역할을 한다. 평상시라면 편도체가 과도하게 반응할 때 "잠깐, 진정해. 실제로는 위험하지 않아."라고 억제하는 기능을 한다. 하지만 코르티솔에 지속적으로 노출된 뇌에서는 이런 브레이크 기능이 약해진다. 그래서 공황 장애 환자들은, 머리로는 '별일 아니야.'라고 알고 있어도, 신경학적 수준에서는 불안을 멈출 수 없게 된다.

기억을 담당하는 해마에도 심각한 손상이 발생한다. 해마는 우리의 기억을 저장하고 관리하는 뇌의 도서관 같은 곳이다. 코르티솔이 계속 과다 분비되면, 이 해마가 점점 작아지고 손상을 입게 된다. 마치 도서관이 망가져서 책들이 제대로 정리되지 않은 것처럼, 기억들이 뒤섞이고 왜곡되기 시작한다. 특히 무서운 기억이 더 선명하고 생생하게 남게 되어, 작은 자극에도 과거의 트라우마가 쉽게 떠오르게 된다. 해마의 위축으로 인해 공포 기억을 정상적으로 처리하지 못하게 되면서 공황 장애의 만성화가 촉진된다.[23]

이렇게 편도체가 예민해지고, 전전두피질의 조절 능력이 약해지며, 해마에서 공포 기억이 쉽게 떠오르는 상황이 만들어지면서 악순환이 완성된다. 뇌의 신경 연결이 이러한 패턴에 익숙해져 공포 반응의 고속도로가 만들어진 셈이다. 이렇게 신경 가소성을 통해 굳어진 공포 반응 회로는 스스로 벗어나기가 매우 어렵다. 또한 공황 장애 환자는 부정적인 신경 회로가 강화되는 경향이 있다. 지속적인 공황 발작 경험이 불안 관련 신경망을 강화하기 때문이다. 이는 안전한 환경에서 얻는 괜찮다는 경험이 기존의 강한 불안 회로를 덮어 쓰지 못하기 때문에 일어난다. 이것이 공황 장애가 만성화되고 치료가 어려워지는 근본적인 이유다.

약물 치료도 악순환에 영향을 미친다. 공황 장애 치료에는 항불안제와 항우울제를 주로 사용하는데, 항불안제로는 벤조디아제핀 계열의 약물*이 많이 쓰이고 있다. 현재도 많은 환자에게 처방되고 있고, 실제로 도움을 받는 경우가 많이 있지만, 모든 약물에는 부작용이 따른다는 점을 간과해서는 안 된다. 벤조디아제핀에는 렘수면과 서파 수면을 억제하여 수면의 질을 떨어뜨리는 부작용이 있고, 이로 인해 결과적으로 정신 회복을 방해하게 될 수도 있다.[24] 이를 제대로 이해하기 위해서는 먼저 렘수면과 서파 수면이 우리에게 어떤 역할을 하는지 살펴봐야 한다.

렘수면은 우리 뇌가 하루 종일 경험한 일을 정리하고 기억을 나지는 매우 중요한 수면 단계다. 마치 컴퓨터가 데이터를 정리하고 저장하는 것처럼 우리의 기억을 정리하고 저장하는 역할을 한다. 이 과정에서 감정을 담당하는 뇌 부위인 편도체, 해마, 대상 피질은 매우 활발하게 움직이는 반면, 논리적 사고와 충동 조절을 담당하는 전전두피질은 활동이 줄어든다. 엄격한 전전두피질이 잠시 자리를 비운 사이에, 기억과 감정이 자유롭게 재배치되고 정리될 수 있는 환경이 만들어지는 셈이다. 이때 해마는 대뇌 피질과 협력하여 새로운 기억들을 정리하는 역할을 한다. 과거의 기억과 새로운 기억을 연결하여 창의적 연결과 패턴을 발견하거나, 불필요한 기억을 삭제

---

* 대표적인 벤조디아제핀 계열의 약에는 디아제팜(Diazepam), 로라제팜(Lorazepam), 알프라졸람(Alprazolam) 등이 있다.

하고 중요한 기억만 남기는 작업을 한다. 동시에 뇌에서는 신경 연결을 강화하거나 약화하는 시냅스 가소성이 활발하게 일어나는데, 이를 통해 새로운 학습 내용이 정착되고, 불필요한 정보가 제거된다. 더 중요한 것은 렘수면 동안에 세로토닌과 노르에피네프린이라는 스트레스와 관련된 물질의 분비가 감소한다는 점이다. 이를 통해 하루 종일 긴장했던 마음을 풀어 주듯이, 뇌의 스트레스 반응을 재조정하여 감정적 안정을 되찾는 데 도움을 준다.

렘수면과 함께 우리의 정신 건강에 필수적인 수면 단계가 바로 서파 수면이다. 서파 수면은 비렘수면의 가장 깊은 단계로, 뇌파에서 매우 느린 파동인 서파가 주를 이루는 시기다. 서파 수면 동안에는 해마에서 대뇌 피질로 기억이 이동하면서 안정적으로 저장된다. 마치 임시 폴더에 있던 중요한 파일들을 영구 저장 폴더로 옮기는 것과 같다. 이 과정을 통해 단기 기억이 장기 기억으로 전환되고, 학습 능력과 기억력이 향상된다. 서파 수면 동안에는 '시냅스 가지치기'라는 흥미로운 과정도 일어난다. 깨어 있는 동안에는 뇌의 신경 연결이 계속해서 강화되지만, 서파 수면 동안에는 정원사가 불필요한 가지를 쳐내는 것처럼 필요 없는 신경 연결이 제거된다. 이를 통해 에너지를 절약하고 뇌 네트워크를 최적화하게 되므로, 서파 수면이 부족하면 장기 기억과 공간 기억이 저하될 수밖에 없다.

또한 서파 수면은 우리 뇌와 몸이 본격적으로 회복하는 골든 타임이라고 할 수 있다. 뇌에서는 청소부가 활동하기 시작한다. 뇌척수액이 평소보다 더 많이 순환하게 되고, 이 과정에서 아밀로이드 베타~amyloid β~*나 타우 단백질~tau protein~**과 같은 독성 단백질이 제거된다. 서파 수면이 부족하면 이러한 독성 단백질이 뇌에 축적되어 알츠하이머병 같은 치매 위험이 증가할 수 있다.[25] 몸에서는 하루의 피로를 회복하고 다음 날을 위한 에너지를 재충전한다. 서파 수면 동안에는 뇌하수체에서 성장 호르몬이 대량으로 분비되는데, 흔히 성장 호르몬이라고 하면 키가 자라는 것만 생각할 수 있지만, 실제로는 근육 회복과 세포 재생, 조직 복구, 골밀도 증가 등 우리 몸 전체의 회복과 재생에서 핵심적인 역할을 한다. 서파 수면 동안 성장 호르몬이라는 수리공이 우리 몸의 삐걱대는 부분을 열심히 손보는 셈이다.[26] 면역계에서는 염증 반응을 조절하는 사이토카인 분비가 증가하고, 자연 살해 세포~natural killer cell, NK cell~***나 T 세포와 같은 면역 세포의 활성도 높아진다. 이는 마치 우리 몸의 방어군이 밤새 무기를 점검하는 것과 같아서, 감염을 예방하고 면역 반응을 강화하는 데 도움을 준다.[27] 그리고 서파 수면 동안에는 스트레스 호르몬인 코르

---

* 뇌에서 자연스럽게 생성되는 단백질 조각(펩타이드)으로, 정상적인 상태에서는 뇌에서 제거된다. 하지만 나이가 들거나 유전적 영향으로 인해 이 단백질이 뇌에 쌓여 덩어리(플라크)를 형성하기도 하는데, 이는 알츠하이머병의 대표적 특징 중 하나로 알려져 있다. 아밀로이드 베타가 축적되면 뇌세포 간의 소통을 방해하고 염증을 일으켜 기억력 저하와 인지 기능 장애를 초래할 수 있다.

** 뇌세포 내부에서 세포 골격을 안정화하는 단백질이다. 정상적인 상태에서는 미세 소관(microtubule)이라는 세포 내 구조물을 지지하여 뇌세포가 제대로 기능할 수 있도록 돕지만, 알츠하이머병이나 다른 치매 관련 질환에서는 타우 단백질이 비정상적으로 변형되어 뇌세포 안에 엉겨 붙은 덩어리(신경 섬유 다발)를 형성한다. 이렇게 엉킨 타우 단백질은 뇌세포의 정상적인 기능을 방해하고, 결국 세포의 죽음을 초래한다. 그래서 타우 단백질의 축적 정도는 치매의 진행 정도를 가늠하는 중요한 지표로 여겨지고 있다.

*** 바이러스에 감염된 세포나 암세포를 직접 파괴하는 선천 면역계의 핵심 세포로, 별도의 항원 인식 없이 즉시 작동하여 1차 방어선 역할을 담당한다.

티솔과 부신 피질 자극 호르몬adrenocorticotropic hormone, ACTH*의 분비가 억제되어 자율 신경계의 균형이 회복된다. 부교감 신경계의 활성이 증가하면서 혈압과 심박수가 감소하여 혈관 건강에도 긍정적인 영향을 미치며, 불안과 우울 증상도 완화한다.[28]

그럼 이처럼 중요한 렘수면과 서파 수면에 벤조디아제핀이 어떤 영향을 미치는 것일까? 벤조디아제핀은 GABA_A 수용체GABA type A receptor에 결합하여 GABA의 작용을 강화하는 역할을 한다. GABA가 GABA_A 수용체에 결합하면 신경 세포의 흥분이 억제되어 뇌 활동이 진정되고, 이를 통해 불안감 감소, 근육 이완, 수면 유도 등의 효과가 나타난다. 벤조디아제핀은 GABA와 다른 부위에서 GABA_A 수용체와 결합하지만, 그로 인해 GABA에 대한 민감도가 높아지고 신경 세포 억제 작용이 강화된다. 마치 리모컨으로 TV를 조작하는 것처럼, 벤조디아제핀이 간접적으로 GABA의 작용을 강화하는 것이다.** 문제는 이 과정이 수면 구조에 복합적인 영향을 미친다는 점이다.

먼저 렘수면에 미치는 영향을 살펴보자. 렘수면은 주로 뇌간 부위의 특정 뉴런들이 아세틸콜린acetylcholine, Ach***이라는 물질을 분비

---

*   뇌하수체에서 분비되는 호르몬으로, 부신 피질을 자극해서 코르티솔과 같은 스트레스 호르몬을 분비하도록 명령하는 역할을 한다. HPA 축의 중간 단계에서 작동하는 '전령' 역할인 셈이다.

** 이처럼 단백질이나 효소의 활성 부위가 아닌 다른 부위에 결합해 기능을 조절하는 물질을 알로스테릭 조절자(allosteric modulator)라고 한다. 결합 시 단백질의 입체 구조가 바뀌어 원래 기능이 강화되거나(양성 조절자), 약화되기도 한다(음성 조절자).

*** 운동 신경 말단, 자율 신경절, 뇌의 여러 영역에서 분비되는 신경 전달 물질이다. 근육 수축, 자율 신경계 조절, 뇌에서의 학습, 기억, 주의 집중에 관여한다. 특히 뇌간의 콜린성 뉴런에서 분비되는 아세틸콜린은 렘수면을 시작하고 유지하는 핵심 물질이기도 하다.

하면서 시작되고 유지된다. 그런데 벤조디아제핀은 이 뉴런들의 활동을 억제하여 아세틸콜린 분비가 감소하게 된다. 그 결과 렘수면의 시간이 짧아지게 되고, 앞서 설명한 기억 정리와 감정 처리에 필요한 시간이 부족해진다. 서파 수면의 경우는 어떨까? 벤조디아제핀은 대뇌 피질이 깊은 서파를 만들어내는 능력을 떨어뜨린다. 깊은 잠에 빠져야 할 뇌가 얕은 잠에만 머물게 되는 것이다. 동시에 시상thalamus에서 시작되는 수면 방추sleep spindles*를 포함한 시그마 활동 sigma activity**이 증가해 2단계 비렘수면이라는 상대적으로 얕은 수면 단계가 증가하게 된다. (서파 수면은 3단계 비렘수면이다) 이러한 변화는 뇌의 시상과 대뇌 피질 사이의 신경 진동neural oscillations 패턴에 변화를 주기 때문에 일어나며, 결과적으로 깊은 서파 수면의 지속 시간이 짧아지고 전체적인 수면 구조가 변화하게 된다.

　이러한 수면 구조의 변화가 정신 건강에 미치는 영향은 생각보다 심각하다. 렘수면이 부족하면 감정 처리와 기억 통합이 제대로 이루어지지 않아, 스트레스가 누적되고 감정 조절이 어려워질 수 있다. 서파 수면 부족은 더 심각하다. 서파 수면이 감소하면 뇌척수액을 통한 독성 단백질 제거가 방해받아 알츠하이머병과 같은 치매 위험이 증가할 수 있다. 또한 성장 호르몬 분비가 감소하면서 근육 손

---

* 2단계 비렘수면에서 나타나는 대표적인 신호로, 뇌파 그래프가 방추(실을 감는 도구) 모양처럼 보여서 붙여진 이름이다. 시상의 망상핵에서 생성되어 대뇌 피질 전반으로 퍼지는데, 이는 뇌가 외부 자극을 차단하고 수면 상태를 유지하려는 신호로 해석된다. 이를 통해 외부 자극이 뇌로 전달되는 것을 차단하는 '문지기' 역할을 해서 비렘수면 단계에서 안정적인 수면을 유지하도록 돕는다. 또한 기억을 공고화하는 과정에서도 중요한 역할을 하는 것으로 알려져 있다.

** 2단계 비렘수면에서 나타나는 특징적인 뇌파로, 약 12~15헤르츠 대역의 뇌파를 말한다. 수면 방추는 시그마 활동의 대표적인 형태다.

상 회복이 지연되고, 피부 노화가 촉진되며, 골밀도가 감소할 수 있다. 면역 기능도 약화되어 감염과 염증성 질환에 더 취약해진다. 특히 주목할 점은 서파 수면 부족이 스트레스 호르몬에 미치는 영향이다. 서파 수면이 부족하면 코르티솔과 같은 스트레스 호르몬이 과도하게 분비되어 불안, 우울증, 감정 조절 문제가 악화된다. 동시에 자율 신경계의 균형이 깨져 혈압과 심박수가 증가하고, 이는 고혈압과 심혈관 질환의 위험을 높인다. 결국 벤조디아제핀은 단기적으로 불안과 불면을 완화하지만, 장기적으로는 뇌 건강, 신체 회복, 면역 기능, 심혈관 건강 등 전반적인 건강을 해치는 양날의 검과 같다.

공황 장애 치료제에는 또 다른 선택지가 있다. 바로 항우울제다. 벤조디아제핀이 양날의 검이라면, 항우울제는 뇌의 화학 물질 균형을 천천히 바꿔서 공황 발작의 근본 원인을 해결하려고 한다. 공황 장애 치료에 주로 사용되는 항우울제는 크게 세 종류로, 선택적 세로토닌 재흡수 억제제selective serotonin reuptake inhibitor[*](이하 'SSRI'), 세로토닌-노르에피네프린 재흡수 억제제serotonin and norepinephrine reuptake inhibitor[**](이하 'SNRI'), 삼환계 항우울제tricyclic antidepressant[***](이하 'TCA')가 있다. 이 약들은 모두 뇌에서 기분을 좋게 만드는 물질인 세로토닌과 노르에피네프린의 양을 늘려 준다.[29, 30] 그러면 감정을 조절하는 뇌

---

[*] 대표적인 SSRI 약으로는 플루옥세틴(fluoxetine) 성분의 프로작(Prozac), 파록세틴(paroxetine) 성분의 팍실(Paxil), 세르트랄린(sertraline) 성분의 졸로푸트(Zoloft), 에스시탈로프람(escitalopram) 성분의 렉사프로(Lexapro), 플루복사민(fluvoxamine) 성분의 루복스(Luvox) 등이 있다.

[**] 대표적인 SNRI 약으로는 벤라팍신(venlafaxine) 성분의 이펙사 XR(Effexor XR), 둘록세틴(duloxetine) 성분의 심발타(Cymbalta)가 있다.

[***] 대표적인 TCA 약으로는 이미프라민(imipramine) 성분의 토프라닐(Tofranil), 클로미프라민(clomipramine) 성분의 아나프라닐(Anafranil) 등이 있다.

부위가 더 잘 작동하게 되고, 공황 발작을 일으키는 뇌의 경보 시스템도 진정하게 된다. 항우울제는 벤조디아제핀과 달리 효과가 바로 나타나지 않는다. 특히 SSRI를 처음 먹기 시작하면 오히려 불안이 더 심해질 수도 있다. 이는 뇌가 갑자기 늘어난 세로토닌에 당황해서 일시적으로 세로토닌 생산을 줄이기 때문이다. 마치 갑자기 밝은 빛을 보면 눈을 감는 것과 비슷하다. 보통 2~4주가 지나면 뇌가 적응하면서 약의 효과가 나타나기 시작한다.[31]

의사들은 보통 부작용이 적다고 알려진 SSRI를 먼저 처방한다. 만약 SSRI로 효과를 보지 못하면 SNRI를 시도하고, 그것도 안 되면 마지막으로 TCA를 사용한다. 하지만 최근 연구 결과는 조금 다른 이야기를 들려준다. SSRI는 성생활에 문제를 일으킬 수 있고, 속이 메스껍거나 설사를 할 수 있으며, 체중이 늘거나 줄 수도 있다. 또한 잠을 잘 자지 못하거나 반대로 너무 졸릴 수도 있다. 심한 경우에는 세로토닌이 너무 많아져 열이 나고 땀을 흘리거나 경련을 일으킬 수도 있다. SNRI는 SSRI와 비슷한 부작용을 가지고 있고, 여기에 더해 땀을 아주 많이 흘리거나, 특정 약물의 경우 혈압이 올라갈 수도 있다. TCA는 여러 가지 뇌 수용체에 동시에 작용하기 때문에 부작용이 더 다양하다. 입이 마르고, 변비가 생기며, 시야가 흐려지고, 소변보기가 어려워질 수 있다. 졸음이 오고, 체중이 늘며, 갑자기 일어서면 어지러움을 느끼거나 심장 박동이 불규칙해질 수도 있다. 과거에는 SSRI와 SNRI가 TCA보다 안전하다고 여겨져 왔지만, 흥미롭게도 최근 연구들에 따르면 성기능 문제나 출혈, 혈액 내 나트륨 농도가 떨어지는 등의 문제는 오히려 SSRI와 SNRI에서 더 자주 나타나는

것으로 밝혀지고 있다.[32]

　이런 복잡한 부작용들을 보면 더 큰 문제가 하나 떠오른다. 공황 장애 치료제의 부작용 중 일부는 공황 장애 자체의 증상과 너무 비슷해서 구별하기가 매우 어렵다는 점이다. 예를 들어 공황 발작이 일어나면 심장이 빨리 뛰고, 어지럽고, 숨이 가빠진다. 그런데 항우울제의 부작용으로도 어지러움이나 불안감이 생길 수 있고, 일부 항우울제는 심장 박동에 문제를 일으킬 수도 있다. 벤조디아제핀도 마찬가지로 어지러움을 유발할 수 있다. 이렇게 되면 환자 입장에서는 지금 느끼는 증상이 공황 발작 때문인지, 아니면 약 때문인지 알 수가 없게 된다. 이런 상황은 환자에게 혼란을 준다. 치료를 위해 먹는 약이 오히려 자신을 더 괴롭게 만든다는 것을 모르고, 매 순간 느끼는 불편함을 병이 악화되고 있다는 신호라고 생각하면서 점점 더 무기력해진다.

　나도 그랬다. 이 모든 것이 내 잘못이고, 내 몸이 점점 병들어 간다고만 생각했다. 사실 C 씨의 사례는 바로 내 이야기다. 나는 공황 장애로 인해 먹던 모든 약을 끊고 나서야 비로소 완전히 회복될 수 있었다. 오히려 몸을 조절하는 능력을 업그레이드하고, 생활 습관을 개선했으며, 새로운 지식까지 얻었으니, 전화위복이라고 봐야 할 것이다. 하지만 오해하지 않길 바란다. 오로지 약 때문에 아팠다거나, 약을 끊어서 아프지 않게 되었다는 뜻은 아니다. 도저히 참을 수 없을 만큼 힘들 때는 약을 먹었고, 평상시에는 최대한 약 섭취를 자제했다. 1년 정도는 처방받은 약을 가지고 다니기만 했다. 그리고 약 대신 운동과 수면 회복에 집중했다. 이 두 가지 생활 습관이 치유에 결정적인 역할을 했다. 특히 데일리 매트릭스를 구축해서 운동의 치료 효과를 최대한 활용하고자 했다.

지금까지 운동의 효과에 관한 과학적 증거와 생리학적 기전을 설명했지만, 선뜻 믿음을 가지고 행동하기는 어려울 것이다. 운동과학을 공부한 나조차도 우연히 각성하지 않았다면 여전히 헤매고 있을지도 모른다. 중이 제 머리 못 깎는다고 하지 않던가. 심리적으로 흔들리고 신경계에 이상이 발생하면 의지할 수 있는 누군가의 도움이 절실히 필요하다. 다만 우리는 약을 통해 그 도움을 받는 것에 익숙하다. 그리고 부가적으로 발생하는 고통이 약에 의한 것이라고는 쉽게 생각하지 못한다. 우울증 치료 분야에는 운동이 약물만큼 효력이 있다는 연구 결과가 많다.[33] 하지만 우리는 운동보다 약물을 먼저 선택한다. 왜 그럴까? 물론 갑자기 문제가 발생했을 때, 운동을 권하는 의사보다는 약을 처방하는 사회적 시스템이 작동할 가능성이 높다. 가벼운 문제를 약으로 해결했던 경험도 이러한 결정에 한몫할 것이다. 우리 사회가 건강 문제에 있어 의식적, 무의식적으로 약물에 의존하고 있는 것은 분명한 사실이다.

나는 약물 의존의 원인이 약의 즉각적인 효과와 이에 대한 기대감 때문이라고 생각한다. 운동과 항우울제가 거의 비슷한 효과를 보이더라도, 약은 운동에 비해 즉각적인 효과가 나타난다. 반면 운동의 경우, 운동한 직후에는 기분이 개선되는 효과가 나타나지만, 시간이 지나면 상태가 원점으로 돌아간다. 따라서 치료 효력을 위해서는 오랫동안 규칙적으로 운동해야 한다. 이런 이유로 치료를 위한 기대 심리가 약물로 기울게 된다. 나의 경험을 말하자면, 운동 후에

피로도가 올라와 불안이 가중되었던 적도 있다. 그래서 실제로는 어떤 장기적인 부작용도 없지만, 너무 무리한 운동으로 인해 부작용이 생겼다고 의심하고는 했다. 하지만 약을 먹으면, 약물의 농도가 절반으로 줄어드는 반감기까지는 효과를 기대할 수 있다. 실제로는 약이 많은 부작용을 유발하지만, 나도 모르게 조용히 찾아오기 때문에 약 때문일 거라고는 의심하지 않게 된다.

우울증 치료 시 단기적이고 즉각적인 반응은 약이 효율적이지만, 장기적으로는 운동이 훨씬 더 좋은 결과를 불러온다. 우울증에서 운동이 약물만큼 효력이 있다는 사실을 입증한 연구에서, 연구진은 실험이 끝나고 6개월 뒤에 다시 환자들을 대상으로 설문 조사를 했다. 그 결과 운동을 한 집단에서는 30퍼센트가 우울증 증세를 보였지만, 약을 복용한 집단에서는 52퍼센트, 운동과 약물을 혼용한 집단에서는 55퍼센트가 우울증 증세를 보였다. 또한 실험 중 우울증 증세가 완전히 사라진 환자 가운데 약을 복용한 집단에서는 31퍼센트나 증세가 재발했지만, 운동을 한 집단에서는 8퍼센트만 증세가 재발하는 큰 차이를 보였다. 여기서 주목할 점은 약물과 운동을 혼용한 집단에서 우울증 재발률이 38퍼센트로 가장 높았다는 것이다. 연구진은 이와 관련하여 참여자들의 노세보 효과에 집중했다. 운동이 우울증에 미치는 영향을 실험하는 연구에 지원했기 때문에, 참여자들이 항우울제 복용을 달가워하지 않았다는 것이다. 약을 함께 먹는다는 사실에 실망하거나, 실험 중에 약이 운동의 효과를 방해한다고 말하는 사람도 있었다고 한다.[34]

나는 이 연구 결과가 단순히 노세보 효과 때문만은 아니라고 생각한다. 위 연구는 대표적인 SSRI 약물인 세르트랄린을 사용했는데, 앞서 설명했던 운동의 작용 기전과 약물의 작용 기전에 따른 여러 효과를 종합해 볼 때, 운동이 주는 치료 효과를 약이 상쇄할 수 있다는 여러 정황이 있다. 예를 들면 운동은 뇌에서 세로토닌, 노르에피네프린, 도파민의 분비를 촉진하고, BDNF의 수치를 높인다. 이는 신경 가소성과 뉴런 생존을 향상해 항우울 효과를 가져온다. 하지만 SSRI는 시냅스에서 세로토닌 농도를 지속적으로 높이므로, 세로토닌 수용체가 감소될 수 있다. 따라서 SSRI 복용에 세로토닌 시스템이 적응되었을 경우, 운동으로 추가적인 효과를 보기 어려울 수 있다. 또한 SSRI는 운동으로 인한 도파민 증가 효과도 약화할 수 있는데, 도파민이 부족하면 운동을 통한 보상 작용이 감소하여 운동하려는 동기가 줄어들 수도 있다. SNRI도 노르에피네프린 재흡수를 억제하므로, 운동 중 노르에피네프린 반응이 조절될 수 있다. 일반적으로 운동은 노르에피네프린 분비를 늘려 각성도와 활력을 높이지만, SNRI 복용자는 이미 노르에피네프린 재흡수가 차단된 상태이므로, 운동으로 인한 추가적인 노르에피네프린 상승효과가 둔화될 가능성이 있다.

운동은 단기적으로 신경 전달 물질과 호르몬 분비에 변화를 가져오며, 장기적으로는 정신적, 신체적 스트레스에 대한 반응과 적응 과정을 통해 체내 항상성을 조절하는 호르몬계, 신경계, 근골격계 등 주요 기관들의 기능을 점진적으로 향상한다. 반면 약물은 빠르게 작용하지만 오래 지속되지 않는 방식으로 특정 생화학적 경로를 조절한다. 그로 인해 일정한 기간에는 생화학적 변화를 유도하지만,

체내 반감기 경과 후에는 효과가 급속히 감소하며, 장기간 사용 시에는 내성 발생 가능성이 높다. 즉, 운동은 근본적인 신체 기능 향상을 유도하는 반면, 약물은 내성과 부작용의 위험이 있다. 약이 우리의 몸과 마음을 어떻게 바꾸는지 더 자세히 알고 싶다면, 35년간 정신과 약을 먹어 온 환자이자 심리학자인 로렌 슬레이터Lauren Slater의 저서《블루 드림스》를 읽어보길 권한다.

그렇다면 운동이 우리 몸을 치유하는 구체적인 방식은 무엇일까? 운동은 우리 몸에서 마치 대청소를 하는 것과 같은 효과를 만들어 낸다. 이를 '자가 포식'이라고 한다. 자가 포식은 우리 몸 안에서 손상되거나 더는 필요 없게 된 세포 부품들을 치워 버리고, 이를 재료로 삼아 새로운 세포 부품을 만드는 중요한 과정이다. 오래된 가구를 분해해서 새 가구를 만드는 재활용 과정인 셈이다. 운동을 하면 이러한 청소 과정이 활발해져서, 특히 우리 세포의 발전소 역할을 하는 미토콘드리아 중에서 고장 난 것들을 골라내어 제거하게 된다. 또한 세포 안에 쌓인 각종 찌꺼기도 효과적으로 분해한다. 이 과정을 통해 암, 신경 퇴행성 질환, 대사 질환에 걸릴 위험이 크게 줄어든다.

운동은 또한 '비접힘 단백질 반응'이라는 과정도 촉진한다. 이는 우리 몸의 단백질 품질 관리팀이 더 열심히 일하게 만드는 것과 같다. 우리 몸속 단백질은 정확한 모양으로 접혀야 제대로 일할 수 있다. 그런데 스트레스를 받거나 나이가 들면서 잘못 접히는 경우가 생긴다. 비접힘 단백질 반응은 이런 문제가 있는 단백질을 찾아 다시 올바르게 접거나, 아예 분해해 버리는 과정이다. 이 과정이 활발해지면 우리 몸의 항산화 시스템이 강화되어 세포 손상이 줄어들고, 특히 뇌세포에서는 알츠하이머병이나 파킨슨병과 같은 치매를 예방하거나 진행을 늦추는 효과를 가져온다.

만약 이런 세포 청소 과정이 제대로 이루어지지 않으면 어떻게 될까? 망가진 단백질과 미토콘드리아가 세포 안에 계속 쌓이게 되고, 이는 유전자에 변화를 일으켜 암세포가 생성될 가능성을 높인다. 하지만 규칙적인 운동은 정화 과정을 활성화해 손상된 세포를 빠르게 제거함으로써 유전자 변이와 암 발생 가능성을 크게 줄여 준다.

일반적으로 심장 세포는 한 번 손상되면 다시 재생되기 어렵다고 알려져 있었다. 그런데 최근 연구에서는 운동이 심장 안의 줄기세포를 깨워 심장 근육 세포의 재생을 도와준다는 사실이 밝혀졌다. 이 외에도 자가 포식이 활성화되어 손상된 심장 근육 세포가 제거되고, 동시에 새로운 세포가 만들어지며, 미토콘드리아의 기능이 강화되어 심장 근육 세포가 더 효율적으로 에너지를 만들어 사용할 수 있게 된다. 또한 새로운 혈관이 만들어져 심장 조직에 산소가 더 잘 공급되고, 항산화 시스템이 활성화되어 심장 근육 세포를 손상으로부터 보호하게 된다. 이런 모든 과정은 심근 경색이나 심부전과 같은 심장 질환에서 회복하는 데 도움을 주고, 전반적인 심장 기능을 최적화하는 데 크게 기여한다.[35]

운동은 우리가 치료를 넘어 치유에 이를 수 있도록 한다. 앞서 소개한 연구에서 약물의 노세보 효과에 집중했다면, 나는 운동의 플라세보 효과를 이야기하고 싶다. 보통 질병에 걸려서 병상에 누운 채 약에 의지하고 있으면, 자신이 스스로 할 수 있는 것이 없다는 두려움에 사로잡힌다. 이렇게 불안감에 사로잡힌 채 온종일 무기력하게 누워있으면, 신체와 함께 정신력도 약해질 수밖에 없다. 심리적으로 위축되어 회복이 더뎌지거나 악화되기도 한다. 하지만 운동은 이와 정반대의 효과를 보여 준다. 신체 활동을 통한 심리적 안정과 긍정적인 태도가 치료 효과를 극대화하고 회복 속도를 촉진하기 때문이다. 버나드 라운 박사의 저서 《잃어버린 치유의 본질에 대하여》에는 이에 관한 일화가 하나 등장한다.

심장 발작 환자는 보통 병상에서 절대 안정을 취하라는 말을 듣는다. 하지만 라운 박사는 심장 발작 환자를 병상에 눕히지 않고 의자에 앉아서 관리하도록 했다. 또 환자에게 치료 방법에 관하여 알려주고, 이 과정에 환자가 적극적으로 참여하도록 했다. 라운 박사는 환자의 참여가 불안감을 해소하는 데 중요한 역할을 한다고 생각했다. 결과는 놀라웠다. 환자들은 입원 후 며칠 만에 병색이 사라졌고, 생기에 차서 정상 생활로 돌아가기를 기대했다. 병상 위에서 절대 안정을 취하던 환자의 사망 원인 중 30퍼센트를 차지하던 폐색전증이 의자에 앉아서 관리받은 환자에게서는 전혀 발생하지 않았다. 또한 심장 발작은 대개 중대한 합병증을 초래하지만, 이들에게서는 어떠한 합병증도 발생하지 않았다. 라운 박사는 환자를 의자에 앉혀 두고 관리함으로써 얻을 수 있는 가장 큰 효과를 '환자가 편안함을 느끼고 자신감을 가지는 것'이라고 했다.[36]

심리학자 존 리치John Leach는 정신이 피폐해지는 위태로운 상황에서 자포자기 상태를 반전시키려면 자신이 어느 정도 상황을 통제할 수 있어야 한다고 했다. 자신이 상황을 바꿀 수 없다는 믿음이 커지면 도파민 시스템이 저하되면서 동기 부여가 사라지고 행동이 위축되기 때문이다. 그래서 신체 능력이 유지되고 있음에도 아무것도 시도하지 않게 되는 것이다. 자기 통제감을 상실하면 점점 더 무기력해지면서 생리 기능과 신경 기능에 저하가 발생한다. 정말 무서운 것은 생존 본능까지 사라질 수 있다는 점이다. 이런 상황에서 운동은 움직임을 만들어 내면서 무기력의 고리를 끊고 상황에 변화를 주는 계기가 될 수 있다. 가벼운 스트레칭이나 걷기 등 아주 작은 행동이라도 스스로 정한 시간에 실천한다면, 점차 행동을 확장할 가능성이 높아질 것이다.[37]

운동은 신체, 심리, 신경 측면에서 통제감을 회복하는 강력한 수단으로 작용할 수 있다. 우리는 이미 운동이 신경생리학적 측면에서 도파민 증가, 전두엽 기능 강화, 호르몬 조절에 도움이 된다는 사실을 배웠다. 이에 더해 운동을 통해 작은 목표를 성취하는 경험이 쌓이면 자기 효능감도 향상된다. 자기 효능감이란 내가 어떤 행동을 해서 결과를 바꿀 수 있다는 신념을 의미한다. 자기 효능감 향상은 전체적인 상황 통제력 회복으로 이어지게 된다. 예를 들면 내가 오늘 30분 걷기를 해냈다는 작은 목표 성취는 내 몸을 조절할 수 있다는 자기 효능감 향상으로 이어지고, 나아가 인생도 제어할 수 있다는 자기 통제력 회복으로 이어지는 것이다.[38]

자기 통제력은 면역에도 영향을 미친다. 감정을 조절하는 것은 자기 통제력의 중요한 요소인데, 감정을 잘 조절하는 사람은 스트레스 상황에서도 침착하게 대처하며 부정적인 감정을 과도하게 경험하지 않는다. 하지만 스트레스에 잘 대처하지 못하는 사람은 신체의 자율 신경계 중 교감 신경계가 과도하게 활성화되어 코르티솔과 같은 스트레스 호르몬이 과다 분비된다. 만성 스트레스가 지속되면 교감 신경이 과도하게 활성화되고 부교감 신경 기능이 저하되면서 자율 신경계의 균형이 무너지게 된다. 이는 다양한 신체적 정신적 질환을 유발할 수 있다.

어두운 골목길을 걸어가는데 누군가가 내 뒤를 쫓아온다고 상상해 보자. 시각, 청각, 촉각 등의 감각이 곤두서고, 이를 감지한 편도체는 위협을 즉각적으로 평가해 시상 하부에 신호를 보낸다. 시상 하부는 교감 신경을 활성화하고, 부신 수질adrenal medulla에서 에피네프린과 노르에피네프린이 급격하게 분비된다. 결과적으로 심장 박동이 빨라지고, 근육에 혈류가 증가하며, 신체가 즉각적인 행동을 준비하게 된다. 이때 맞서 싸우거나, 도망치거나, 어떤 선택을 하든 위협에 맞서는 것이 우리 신체에 도움이 될 것이다. 우리는 이것을 투쟁-도피 반응이라고 부른다. 한편, 부신 피질에서는 코르티솔이 분비되어 신체가 지속적으로 스트레스 상황에 적응하도록 돕는다. 스트레스 호르몬인 코르티솔이 우리를 돕는다고 하니 의아할 수도 있을 것이다. 하지만 코르티솔도 우리 몸에 꼭 필요한 호르몬으로, 신체의 항상성 유지와 에너지 대사, 면역 조절, 염증 반응 조절, 혈압 유지 등의 다양한 역할을 한다. 스트레스 상황에서 코르티솔은 지속적으로 에너지를 공급하기 위해 탄수화물이 아닌 다른 물질(단백질, 지방 등)로부터 새롭게 포도당을 만들어 내는 포도당 신생 합성gluconeogenesis을 촉진하여 혈당을 높이는 작용을 한다. 또한 코르티솔은 스트레스 상황이 끝날 때까지 신체를 투쟁-도피 반응에 최적화된 상태로 유지하기 위해 면역 세포 활성을 억제하여 단기적으로 과도한 염증 반응을 방지하고, 항이뇨 작용을 통해 탈수를 방지한다.

그런데 '용기를 내서 한번 싸워 볼까?' 마음먹고 뒤돌았는데, 웬 어린아이가 별꼴이라는 듯 쳐다보며 지나가 버린다고 상상해 보자. 우리는 안도의 한숨과 함께 멋쩍은 표정을 지으며 돌아설 것이다. 동시에 교감 신경 활성화는 감소하고, 부교감 신경이 활성화되면서 신체가 안정 상태로 돌아갈 것이다. 이처럼 투쟁-도피 반응은 위기 상황이 발생했을 때 우리의 목숨을 구하기 위해 작동하고, 그렇지 않을 때는 작동을 멈추는 일종의 생존 시스템이라 할 수 있다.

나도 투쟁-도피 반응 덕분에 큰 위기를 넘긴 적이 있다. 대학원 시절, 차를 타고 교통량이 적은 지역의 교차로를 지날 때였다. 서쪽으로 해가 기우는 시간이라 햇빛에 신호등 불빛이 제대로 식별되지 않는 상황이었다. 그런데 교차로를 통과하는 순간, 반대편 직진 차량이 갑자기 좌회전을 시도했다. 내 차를 향해 돌진하는 모습이 마치 영화 속 한 장면 같았다. 나는 무의식적으로 핸들을 왼쪽으로 꺾었다. 지금부터가 놀라운 이야기의 시작이다. 내 차는 이미 통제력을 잃었고, 반대편 차선 가드레일을 향해 스키드 마크를 남기며 미끄러지고 있었다. 지금도 "끼기기긱" 하는 소리가 귓가에 생생하다. 이때 본능적으로 브레이크에서 발을 떼고 반대 방향으로 핸들을 돌리며 가속 페달을 강하게 밟았다. 그전에는 그런 식으로 운전해 본 경험이 없었고, 누가 그런 방법을 알려 준 적도 없었다. 몇 번의 휘청임과 타이어 마찰음이 반복된 후 차가 통제력을 되찾았을 때, 내 눈에 세 대의 자동차가 나를 향해 달려오고 있는 것이 보였다. 찰나의 순간, 원래 차선으로 돌아가기에는 늦었다고 판단했다. 그리고 마주 오던 세 대의 차량이 아주 천천히 다가오는 것처럼 느껴졌다. 나는 2, 3차선 차량이 1차선 차량보다 속도가 느리다는 것을 감지했다. 지체 없이 역주행으로 가장 바깥쪽 차선까지 가속하여 주행했고, 동시에 나에게 다가오던 차들이 무사히 지나갔다. 생명이 걸려 있는 순간, 살아남기 위해 초인적인 집중력을 발휘한 일이었다.

집에 도착해서 혹시나 내가 신호를 위반한 것인지 확인하기 위해 블랙박스를 돌려 보았다. 나는 영상을 보던 내 눈을 의심할 수밖에 없었다. 상당히 길게 느껴졌던 그 상황은 불과 몇 초 동안 일어난 일이었다. 내가 '저렇게 해야지.'라고 판단해서 행동에 옮길 수 있는 일이 아니었다. 마치 미리 합을 맞춘 액션 영화의 한 장면처럼 순식간에 차들을 피해 역주행하고 있었다. 나는 이날 아무리 위험한 상황에서도 정신만 차리고 집중하면 극복할 수 있다는 믿음을 가지게 되었다. 하지만 그날은 이상할 정도로 극심한 피로를 느꼈고, 이른 시간부터 다음 날까지 15시간을 자 버렸다. 내 기억이 이렇게 또렷한 것도 평상시에 7~8시간을 자기 때문에, 그날이 상당히 특별한 날로 기억되기 때문이다.

이날 나의 자율 신경계는 정상적으로 작동했다. 내 목숨을 구하기 위해 교감 신경계는 심박수와 혈압을 높이고 소화 기능을 억제했다. 내 동공은 엄청 빠르게 움직였고, 모든 감각을 곤두세워 판단과 동시에 근육이 반응하도록 했다. 뇌는 생존을 위해 교감 신경을 활성화해 위기에서 벗어났다. 극한의 신체 활동을 경험한 후에, 뇌는 신체를 안정화하고 회복하기 위해 부교감 신경을 활성화해 수면 시간을 늘렸다. 만약 자율 신경계가 정상적으로 작동하지 않고, 교감 신경이 각성된 상태가 이어진다면 어떤 일이 일어날까? 심박수와 혈압이 상승하고, 혈당이 올라간 상태가 지속되어 혈관 수축과 혈류 감소로 조직에 손상이 발생할 수 있다. 만성 스트레스 상황에서는 인체가 지속적으로 공격받고 있다고 느끼기 때문에, 교감 신경계가 과도하게 활성화되고 부교감 신경 기능이 저하된다. 따라서 심박수 변동성이 감소하고, 소화 기능이 저하되며, 항염증 반응이 약화될 수 있다.

스트레스와 면역 기능 간의 관계를 다룬 연구에 따르면, 만성적인 스트레스에 노출된 사람은 코르티솔에 장기간 노출되어 T 세포, B 세포*, 자연 살해 세포와 같은 림프구 수치가 감소하였다. 또한 IL-1β, IL-6, TNF-α와 같은 염증성 사이토카인은 증가하고, IL-10과 같은 항염증성 사이토카인은 감소하여 면역 기능이 저하되었다. 이런 반응은 감염 및 질병 발생 위험을 높일 수 있다. 연구진들이 밝혀낸 바에 따르면, 운동과 같은 단기 스트레스에서는 경미한 면역 촉진 효과가 관찰되지만, 몇 주 이상 지속되는 중기적 스트레스에서는 심각한 면역 억제를 초래할 수 있다고 한다. 이는 장내 미생물 불균형을 유발하여 장내 염증과 면역 이상을 초래할 수도 있다.[39]

그렇다면 스트레스가 우리 장에 구체적으로 어떤 영향을 주는지 알아보자. 이를 이해하기 위해서는 우리 장에서 '보안 담당자' 역할을 하는 특별한 세포에 관해 알아야 한다. 파네스 세포Paneth cell는 우

---

* 특정 항원을 인식하여 항체를 생산하는 적응 면역계의 핵심 세포로, 병원체를 중화하고 다른 면역 세포의 공격을 돕는 체액성 면역 반응을 담당하며, 면역 기억을 통해 재감염 시 신속하게 반응하도록 돕는다.

리 소장에 있는 아주 특별한 세포다. 마치 성의 보안 담당자처럼 나쁜 세균이 우리 몸에 침입하지 못하도록 막는 역할을 한다.[40] 이 작은 세포는 소장의 크립트crypt라는 움푹 파인 곳의 맨 아래쪽에 살고 있다. 이곳에서 파네스 세포는 항균 펩타이드antimicrobial peptide, AMP라는 특별한 무기를 만든다. 이는 세균을 죽이거나 약하게 하는 천연 항생제 같은 것으로, 작은 주머니 같은 곳에 저장되어 있다가 필요할 때 밖으로 나와 나쁜 세균과 싸운다. 이렇게 해서 장내 세균의 균형을 맞추고, 우리 몸의 정상적인 장 기능을 유지하는 데 중요한 역할을 한다.

항균 펩타이드 중에 대표적인 것이 바로 α-디펜신α-defensin이다. 사람에게는 HD5와 HD6이라는 두 종류가 있는데, HD5는 세균의 껍질인 세포막을 직접 부숴서 세균을 죽이고, HD6은 마치 그물로 잡는 것처럼 세균을 잡아서 확산을 차단하는 독특한 방어 기전을 가지고 있다.[41] 또 다른 주요 항균 물질로는 라이소자임lysozyme이 있다. 라이소자임은 주로 그람 양성균gram-positive bacterium이라는 특정한 종류의 세균 벽을 부수는 효소로, 파네스 세포에서 많은 양이 분비된다. 이는 장 상피의 첫 번째 방어선 역할을 하여 나쁜 세균이 처음 침입했을 때 효과적으로 막는 역할을 한다.[42] 이 외에도 C형 렉틴C-type lectin* 계열의 단백질인 Reg3α, PLA2G2A 등의 인지질 분해 효소도 장내 미생물 균형 유지, 병원균 억제, 장 점막 보호에서 중요한 역할을 한다.[43,44]

---

* 칼슘 이온(Ca^{2+})이 있어야만 당 분자에 결합할 수 있는 특별한 단백질 계열로, 주로 면역계에서 병원체를 인식하고 방어하는 역할을 담당한다. 'C형'이라는 이름은 칼슘 의존성에서 유래했다.

그런데 여기서도 스트레스가 문제를 일으킨다. 스트레스를 받으면 우리 장에 있는 교감 신경이 활성화되고, 그러면 노르에피네프린과 코르티솔과 같은 스트레스 호르몬이 증가한다. 이때 파네스 세포의 α-디펜신이 과도하게 발현되는데, 이는 특정 장내 세균을 억제하거나 장내 미생물 불균형을 유발할 수 있다. 좋은 세균까지도 억제해 버려서 결과적으로 장내 세균의 균형이 깨지게 된다. 또한 코르티솔은 장 점막의 점액 분비를 줄여 병원균이 장 상피 세포에 더 쉽게 달라붙을 수 있는 환경을 조성하게 되고, 이는 감염의 위험을 높이게 된다.

반면 운동은 장내 미생물군의 유전체에 변화를 주어 면역 체계에 긍정적인 영향을 미친다. 최근 연구에 따르면, 규칙적인 신체 활동은 장내 미생물의 다양성을 높이고, 유익균이 자리를 잘 잡도록 도와준다. 이는 장 건강을 개선할 뿐만 아니라 전신의 면역 조절에도 중요한 역할을 한다. 특히 운동은 박테로이데스bacteroidetes[*]의 비율을 높여 장내 염증을 억제하고 퍼미쿠테스firmicutes[**]의 균형을 조절해 몸

---

[*] 건강한 성인 장내에서 약 30퍼센트 정도를 차지하는 중요한 세균군으로, 박테로이데스(bacteroides), 프레보텔라(prevotella) 등을 포함한다. 이들은 식이 섬유 같은 복합 탄수화물을 발효해 아세테이트, 부티레이트 등의 단쇄 지방산을 생산하여 숙주에게 에너지를 공급하며, 면역 조절과 병원균에 대한 저항성을 제공한다. 박테로이데스의 감소는 비만, 당뇨병, 염증성 장 질환 등과 연관되어 있어 키스톤 분류군(keystone taxon)으로 불리며, 장내 미생물 균형의 지표로 활용된다.

[**] 장내 미생물 중 가장 다양한 종류를 포함하는 분류로 락토바실러스, 클로스트리디움(clostridium), 엔테로코커스(enterococcus), 루미노코커스(ruminococcus) 등 200개 이상의 속으로 구성된다. 주로 단순당과 전분을 발효하여 에너지를 생산하며, 일부는 프로바이오틱스로 활용되어 장 건강에 도움을 준다. 퍼미쿠테스와 박테로이데스의 비율(F/B ratio)은 장 건강의 중요한 지표로 사용되며, 이 비율의 불균형은 비만, 대사 증후군, 염증성 장 질환 등과 관련이 있다.

의 에너지 사용을 더 효율적으로 만들어 준다.[45] 또한 락토바실러스lactobacillus와 비피도박테리움bifidobacterium과 같은 유익균이 늘어나는 데 도움을 주어 장 점막이 보호되고 면역력이 강화되도록 한다.[46]

이와 함께 운동은 장내에서 단쇄 지방산short chain fatty acid, SCFA을 만들어 내는 박테리아의 활동을 촉진한다. 단쇄 지방산은 장 세포의 에너지원이 되고, 장 점막을 튼튼하게 만들어 병원균이 침입하지 못하게 막아 준다. 또한 면역 세포가 과하게 반응하지 않도록 조절해서, 몸 안에서 생길 수 있는 염증을 줄여 준다.[47] 운동을 통해 증가하는 단쇄 지방산 중에서도 부티르산butyric acid은 면역 조절에 있어 가장 주목할 만한 성분이다. 부티르산은 장내 세포의 주요 에너지원으로 작용하며, 장 점막을 보호하고 염증을 억제하는 기능을 한다. 또한 T 세포의 활성을 높여 면역 균형을 유지하고 과도한 면역 반응을 억제함으로써 자가 면역 질환의 위험을 낮출 수도 있다. 뿐만 아니라 장-뇌 축gut-brain axis*을 조절하여 신경계 염증을 줄이고 인지 기능을 보호하는 역할을 한다. 더불어 부티르산은 항균 펩타이드의 일종인 디펜신defensin의 분비를 촉진하여 유해균의 증식을 억제하고, 장내 미생물 생태계를 더욱 건강한 방향으로 조성하는 데 기여한다.[48]

신체나 정신이 병에 걸렸을 때, 우리에게는 약물의 도움이 필요하다. 이를 부정하자는 게 아니다. 하지만 약물은 단기적인 효과만 거두거나 부작용과 내성을 불러올 수도 있다. 그래서 우리는 약물을

---

* 미주 신경, 장 신경계, HPA 축, 그리고 장내 미생물로 구성된다. 장내 미생물은 세로토닌(체내 세로토닌의 95퍼센트가 장에서 생산), 단쇄 지방산, 신경 전달 물질을 생산하여 뇌 기능과 감정 조절에 직접 영향을 미친다. 이 축의 불균형은 과민 대장 증후군(iIrritable bowel syndrome), 우울증, 불안 장애, 자폐증, 파킨슨병과 관련이 있다.

뛰어 넘어야 한다. 근본적인 건강을 위한 행동에 나서야 한다. 그 해답이 바로 운동이다. 운동은 신체, 심리, 신경, 심지어 장내 미생물까지 모든 측면에서 긍정적인 영향을 미친다. 게다가 약물은 악순환으로 이어질 수도 있지만, 운동은 우리에게 선순환을 선사한다. 혹시 병이 있어 약을 먹고 있다면, 약에만 의존하지 말고 운동도 병행해 보자. 당장 며칠만에 눈에 띄는 효과가 나타나진 않겠지만, 몇 개월만 지나도 운동을 시작한 선택에 감사하게 될 것이다. 그리고 언젠가 약을 끊고, 약을 뛰어넘은 자신을 발견하게 될 것이다.

CHAPTER

운동과 노화

4

온전한 나로 늙어가는 것

노화는 세포와 분자 수준에서 점진적으로 발생하는 복잡한 생물학적 과정으로 다양한 기전이 이에 관여한다. 대표적으로 텔로미어telomere 단축, DNA 손상, 단백질 항상성의 붕괴, 미토콘드리아 기능 저하, 산화 스트레스, 세포 노화, 조직 재생 능력 감소, 영양소 신호 전달 변화 등이 주요 원인으로 꼽힌다. 텔로미어는 염색체 말단을 보호하는 반복적인 DNA 서열로, 세포가 분열할 때마다 텔로미어가 점점 짧아진다. 일정 길이 이하로 짧아지면 세포는 더 이상 분열하지 못하고 노화 상태에 들어가는데, 이를 헤이플릭 한계Hayflick limit라고 한다. 텔로머레이스telomerase라는 효소가 줄기세포나 암세포에서 활성화되어 텔로미어를 연장하는 역할을 하지만, 일반 체세포에서는 거의 발현되지 않는다. 그래서 텔로미어 단축은 노화의 핵심 원인 중 하나로 여겨진다.[1]

세포는 정상적인 대사 과정과 외부 환경의 영향으로 지속적인 DNA 손상을 겪는다. 특히 산화 스트레스로 인해 생성되는 활성 산소종은 DNA 손상의 주요 요인이다. 이 외에도 자외선, 방사선, 환경 독소 등 다양한 외부 자극이 DNA 손상을 유발할 수 있다. 손상된 DNA가 제대로 복구되지 않으면 세포 기능이 저하되거나, 암세포로 변형되거나, 노화를 촉진할 가능성이 높아진다. 세포 내 단백질은 정상적인 기능을 위해 특정한 3차원 구조를 유지해야 한다. 그러나 노화가 진행되면서 단백질 변형과 응집이 증가하고, 이를 해결하는 단백질 품질 관리 시스템protein quality control이 점차 약화된다. 이러한 시스템에는 샤페론chaperone 단백질, 프로테아솜proteasome, 그리고 자가 포식 등이 포함된다. 샤페론 단백질은 단백질 접힘을 돕고, 프로테아솜은 손상된 단백질을 분해하며, 자가 포식은 세포 내 불필요한 단백질과 손상된 소기관을 제거하는 역할을 한다. 하지만 노화로 인해 이 시스템이 제대로 작동하지 않으면 알츠하이머병, 파킨슨병 등의 퇴행성 질환이 발생할 위험이 커진다.

미토콘드리아는 세포에 필요한 에너지를 생산하는 핵심 기관이지만, 노화가 진행됨에 따라 기능이 저하되고 활성 산소종이 과도하게 생성된다. 이로 인해 DNA 및 단백질 손상이 가속화되고, 산화 스트레스가 증가하면서 노화와 관련된 다양한 질환이 발생할 가능성이 높아진다. 이렇게 손상된 세포가 더는 분열하지 못하는 상태에 접어드는 것이 세포 노화라 할 수 있다. 세포 분열 과정은 자동차 공장의 생산 라인에 비유하면 이해하기 쉽다. 정상적인 세포는 잘 돌아가는 자동차 공장처럼 계속해서 새로운 세포를 만들어 성장과 재생을 담당한다. 하지만 세포에 손상이 생기거나 문제가 발생하면 품질 관리 담당자 역할을 하는 p53, p21, p16 등의 '세포 주기 조절 유전자'가 이를 민감하게 감지한다. 그리고는 전원을 내리듯 생산 라인을 즉시 중단시킨다. 손상된 세포가 계속 분열하면 더 큰 문제가 될 수 있기 때문이다. 고장 난 생산 라인이 가동되어봤자 결함이 있는 자동차만 대량 생산되는 것처럼, 손상된 세포가 분열하면 문제가 있는 세포들이 계속 만들어질 위험이 있다.

p53 유전자는 "일단 생산을 멈추고 수리부터 하자."라는 명령을 내린다. 이때 세포는 분열을 일시적으로 멈추고 손상된 DNA나 단백질을 고치려고 노력한다. 하지만 손상이 너무 심하거나 수리가 불가능하다고 판단되면, p21과 p16 유전자가 "이 세포는 더 이상 안전하게 작동할 수 없다."라고 최종 판단을 내린다. 그러면 세포 주기 조절 유전자들은 세포 분열을 영구적으로 중단시킨다. 이것이 바로 세포 노화 상태이며, 해당 세포는 더 이상 분열하지 않고 기능만 유지하며 살아가게 된다. 노화된 세포는 주변 조직에 악영향을 미칠 수 있는 염증성 사이토카인을 분비하며, 줄기세포의 감소로 인해 조직 재생 능력도 저하된다. 그 결과 근육 감소증, 당뇨, 암 등 만성 질환의 위험이 증가한다.

노화와 관련된 중요한 신호 전달 경로에는 mTOR, AMPK, 인슐린, IGF-1 경로 등이 있다. mTOR 활성 증가는 세포 성장과 단백질 합성을 촉진하지만, 동시에 자가 포식을 억제하여 손상된 세포를 제거하는 기능을 떨어뜨려 노화를 가속한다.[2] IGF-1 신호 활성화는 세포 성장과 대사를 촉진하지만, 장기적으로는 세포 손상 축적과 연관될 수 있다. IGF-1이 활성화된 세포는 엑셀을 끝까지 밟고 달리는 스포츠카와 같다. 처음에는 빠르고 힘차게 달리지만, 계속 달리면 엔진에 무리가 가고 부품들이 빨리 닳게 된다. 세포도 마찬가지로 IGF-1 신호로 인해 빠르게 성장하고 활발하게 활동하면, 그 과정에서 더 많은 활성 산소가 생성되어 DNA나 단백질에 손상이 누적되기 쉽다. 또한 빠른 대사 과정에서 생기는 부산물들이 세포에 스트레스를 주어 결국 세포의 수명도 단축하게 한다. 반대로 IGF-1 신호가 감소하면, 세포 성장 속도가 느려지고 손상 축적이 줄어들어 수명 연장에 긍정적인 영향을 미칠 가능성이 있다. 비유하자면 에코모드로 운전하는 것과 같다. 속도는 느리지만, 연료(에너지)를 적게 쓰고, 엔진 부품(DNA, 단백질)도 오래 사용할 수 있게 된다.[3]

이러한 원리를 바탕으로 미국의 억만장자 브라이언 존슨Bryan Johnson은 라파마이신rapamycin과 같은 mTOR 억제제를 현대판 불로초로 소개하며 장기간 복용했으나, 최근 심각한 부작용이 의심되어 복용을 중단한 사례가 있다. 우리가 약을 통해 혜택을 얻고자 할 때 좀 더 신중해야 하는 이유다. 결과적으로 노화는 그저 시간이 흐르는 과정이 아니라, 세포와 분자 수준에서 다양한 요인들이 얽혀 작용하는 복잡한 생물학적 현상이다. 현대 의학과 생명 공학이 발전하면서 노화를 늦추는 방법에 관한 연구가 활발히 이루어지고 있지만, 과학의 발전만을 맹신하고 무작정 위험을 감수해서는 안 된다. 과학적 연구의 결과를 비판적으로 받아들이고, 자신의 신체적, 정서적 상태를 면밀히 살피며, 궁극적으로 자신의 건강에 대한 통제권을 스스로 쥐는 것이 중요하다.

자기 통제력만큼 중요한 것이 열린 마음과 소통이다. "어릴 때는 부모님 말씀을 따르고, 나이가 들면 자식의 말을 들어야 한다."라는 말이 있다. 어린 시절에는 세상을 이해하는 경험이 부족하다. 올바른 가치관과 생활 습관을 형성하려면 인생의 선배인 부모님으로부터, 살면서 필요한 지혜와 지식을 전달받아야 한다. 그렇게 부모님 말씀을 잘 듣고 따르는 것은 안정된 성장과 성숙한 인격 형성에 중요한 역할을 한다. 반면 세월이 흘러 나이를 먹으면 신체적으로나 정신적으로 점차 쇠약해지게 된다. 또한 시대가 빠르게 변화하면서 과거의 경험만으로는 새로운 환경에 적응하는 것이 어려울 수도 있다. 이때는 자녀로부터 보살핌과 도움을 받고, 자녀의 조언을 경청할 줄 알아야 한다. 이 격언은 그저 권위의 이동만을 말하는 것이 아니다. 세대 간의 조화로운 관계와 자연스러운 역할 변화에 관한 지혜를 담고 있다. 부모는 자녀를 보호하고 이끌어주며, 자녀는 성장 후 부모를 공경하고 돌보는 것이 인간 사회의 자연스러운 순환이라는 의미다. 이를 통해 가족 간의 유대가 깊어지고, 서로의 입장을 존중하는 건강한 관계가 형성될 수 있다.

다만 이 말이 무조건 적용되는 것은 아니다. 부모의 말이라고 해서 항상 옳은 것은 아니며, 자식의 조언이 반드시 정답인 것도 아니다. 중요한 것은 서로를 존중하고 열린 마음으로 소통하는 태도를 유지하는 것이다. 부모는 자녀의 의견을 경청해야 하고, 자녀는 부모의 경험을 가볍게 여기지 말아야 한다. 우리는 이러한 소통의 중요성을 알고 있음에도, 오래도록 익숙하게 지내온 탓에 일을 그르칠 때도 있다. 이것이 단순한 의견 충돌일 경우에는 크게 문제가 되지 않을 수 있다. 하지만 건강과 관련된, 그것도 시간을 다투는 문제일 때는 사안이 심각해진다.

2년 전 아침에 있었던 일이다. 출근 준비로 한창일 때 장모님과 통화 중인 아내의 목소리가 들렸다. 얼핏 듣기로 전날 동네 병원에 다녀왔는데, 약을 먹었더니 부작용으로 입이 한쪽으로 돌아가서 병원 문 열면 가 본다고 하시는 것 같았다. 장모님께서는 과거에도 약 부작용으로 몇 차례 곤욕을 치른 적이 있었다. 하지만 이번에는 뭔가 달랐다. 통화 발음도 조금 어눌하고 연세도 있으셨기에, 단순한 약 부작용이 아닌 것 같으니 바로 응급실로 가시라고 했다.

그런데 출근 후 아내에게 전화해서 확인해 보니 장인어른과 함께 동네 병원에 방문 중이시라고 했다. 답답한 마음에 왜 응급실로 바로 안 가셨냐고 다그쳤다. 그랬더니 장인어른께서 입이 돌아간 증상은 침 맞으면 된다고 하시면서 약 먹고 나타난 증상이니까, 약을 처방한 병원에 가서 물어보겠다고 했다는 것이다. 나는 마음이 급해서 아내에게 뇌혈관 문제일 수 있으니 빨리 응급실로 가시라고 말했다.

오전 일과를 마치고 점심시간이 되자 아내로부터 전화가 왔다. 동네 병원에서 약 부작용이 아니라 다른 문제인 것 같으니, 종합 병원으로 가서 검사를 받아보라며 소견서를 써 줬다고 한다. 멀리 돌아가긴 했지만, 그래도 다행이라 생각하고 전화를 끊었다.

시간이 지나 오후 일과를 보다가 잠시 시간이 나서 장모님께 전화를 드렸다. 발음이 어눌하신 게 마음에 걸리셨는지, 장인어른께서 대신 전화를 받았다. 치료는 어떻게 하고 계시냐고 여쭸는데, 검사가 밀려서 집에 가 있으면 연락을 주겠다고 해, 댁에서 텃밭을 가꾸는 중이라고 하셨다. 나는 내 귀를 의심했다. 이대로는 정말 큰일 나겠다 싶어서 아내에게 바로 KTX 타고 가 보는 게 좋겠다고 했다. 그리고 119에 전화해서 처가댁 주소와 장모님 증상을 알려드리고, 두 어르신께서 무슨 말씀을 하시던 대학병원 응급실로 모셔다 달라고 부탁드렸다. 이때가 오후 3시가 넘어가는 시간이었다. 300킬로미터 떨어진 거리에서 애가 타는 내 마음과 달리, 두 분은 그때까지도 별일 아니라고 생각하셨던 것 같다.

병원에서 장인어른께 다시 전화가 왔다. 응급실 의료진이 너무 불친절하고, 비싼 검사가 필요하니 서명하라고 해서 그냥 집으로 돌아가시겠다고 말씀하셨다. 어떻게든 말려야 한다는 심정이었다. 장인어른께 검사하고 계시면 곧 아내가 도착할 테니 기다리시라고 설득했다. 아내가 도착해서도 실랑이는 계속되었다. 계속해서 응급실 의료진이 불친절하다며 다른 병원으로 가시겠다고 하셨다. 응급실 의료진이 친절하기까지 하면 더할 나위 없겠지만, 그곳은 응급실이다. 잠깐의 시간 동안 사람이 죽을 수도 있고, 의료진은 응급 상황에 대처하기 위해 교감 신경계가 과도하게 활성화되어 있을 수밖에 없다. 그야말로 만성 스트레스 상태에 노출되어 있음에도 본분에 충실하기 위해 버티고 있는 사람들이다. 전쟁터에서 친절을 기대하는 것은 무리가 있지 않은가? 이번에도 겨우 설득해서 검사를 진행했다. 그리고 그날 밤 장모님은 뇌경색을 진단받았다. 바로 혈전을 녹이는 약물을 처치하고, 다음 날 바로 혈전 제거 시술을 하셨다.

뇌경색은 뇌로 가는 혈관이 막혀 산소와 영양 공급이 중단되는 질환이다. 뇌세포는 산소 공급이 끊기면 몇 분 만에 손상되기 시작하고, 시간이 지날수록 손상 범위가 넓어져 회복이 어려워진다. 증상 발생 후 4, 5시간 이내에 정맥 혈전 용해제를 투여하면 혈전을 녹여 막힌 혈관을 뚫을 수 있다. 그래서 이 시간을 뇌경색 골든 타임이라고 부른다. 빠른 치료를 받지 못하면 마비, 언어 장애, 인지 기능 저하, 심한 경우 사망까지 이를 수 있다. 뇌경색 후유증은 매우 심각하며, 치료가 늦어질수록 정상적인 생활이 어려워진다. 그래서 미국 심장뇌졸중학회에서는 'FAST 법칙'을 제시했다. face, arm, speech, time의 약자로, 한쪽 얼굴이 처지고, 팔 힘이 빠지고, 발음이 어눌하고, 말이 잘 안 나오면, 즉시 119에 신고하고 병원으로 이동하라는 뜻이다. 내가 발을 동동 굴렀던 이유이기도 하다.

나의 불안은 현실이 되었다. 장모님은 처치가 늦어져 뇌세포에 손상을 입었다. 병원에서는 뇌에 손상이 있어 바로 회복하기는 힘들고, 재활 치료를 하면서 시간이 지나면 한쪽으로 처진 입과 다른 증상들이 서서히 회복될 거라고 했다. 그런데 퇴원 후 며칠 만에 장인어른으로부터 연락이 왔다. 아무래도 장모님께서 어딘가 이상하다는 거였다. 아내와의 통화에서도 이상기류가 감지되었다. 거의 모든 통화가 신경질적이고 울다시피 하는 말투였다. 장인어른은 장모님을 관리하시기 어려울 거라 판단하고, 내가 직접 관리해 드려야 회복하실 것 같으니 잠시만 모시자고 아내를 설득했다. 당시에 둘째가 젖먹이여서 아내도 여유로운 상황이 아니었다. 그래도 가족의 더 시급한 문제에 그 정도는 감수하는 게 당연하지 않은가! 하지만 아내는 남편과 아이 생각에 부탁도 못 하고 걱정만 하고 있었을 것이다. 아내는 그런 사람이다.

장모님을 모신 첫날, 자세히 관찰하니 언어 장애로 인해 발음이 어눌하셨고, 우울증으로 인한 대인 기피증과 무력감이 심해 보였다. 장모님을 모시고 식당에 갔는데, 입맛이 없고, 먹고 싶은 것도 없고, 배도 안 고프시다고 했다. 다행히 말씀하신 것에 비해 식사량은 나쁘지 않았다. 다만 자력으로 무언가를 하려는 의지가 없으셨다. 차 문도 열어달라고 하셨고, 손을 잡아드리기 전에는 발을 떼려고 하지도 않으셨다. 수시로 눈물을 보이셨고, 멍하니 한 곳을 응시하는 모습도 자주 관찰되었다. 밤에는 무섭다며 밤새 불을 켜둔 상태로 누워 계셨다. 그러다가도 거실 소파로 나와 TV를 켜 두시고는 멍하니 다른 곳을 바라보고 계셨다. 가장 특이한 것은 장인어른을 거의 경멸하다시피 할 정도로 반응하신 것이다. 잘 도착하셨다고 연락드리는 것도 못 하게 하셨으니 말이다.

다음 날, 아내에게 장모님의 상태가 생각보다 더 심각하다는 걸 알렸다. 장모님께도 조심스럽게 현재 상태에 대해 말씀드리고, 인근 보건소로 인지 장애 검사를 받으러 갔다. 점수는 24점으로 정상 범위가 나왔다. 하지만 보건소에서는 곧 인지 장애로 진행될 것 같으니, 2~3주 지켜보다가 다시 검사를 받으러 오라고 했다. 23점부터는 경도 인지 장애로 특화 프로그램에 참여할 수 있다는 말도 전했다. 보건소에서 돌아온 뒤로 장모님은 살짝 충격을 받은 듯 보였다. 그리고 무섭다고 하셨다. 나는 장모님께 지금부터 장모님의 회복을 위해 도움을 드릴 거라고, 그리고 회복하시려면 내 의지보다 장모님의 의지가 더 중요하다고 부드럽게 말씀드렸다. 장모님은 다행히 의지가 있으셨다. 무엇보다도 원래의 자신을 잃어버리는 것이 두려우셨다.

　장모님의 회복을 위해 제일 먼저 신경 쓴 부분은 수면 습관을 바로잡는 것이었다. 뇌경색 이후 잠을 깊이 주무시지 못한 듯했다. 나는 수면의 중요성을 설명하며, 지속적인 수면 장애가 뇌세포 회복을 방해해 기억력과 집중력이 저하될 수 있다고 말씀드렸다. 그리고 방의 불을 끄고 편안하게 누운 채 수면 유도 명상을 들으시도록 권했다. 잠들지 않아도 괜찮으니 절대 일어나지 마시고, 온몸의 힘을 빼고 편안하게 듣고만 있으시라고 했다. 그렇게 하면 실제로 잠들지 않더라도 잠을 자는 것과 똑같은 효과가 있다고 거짓말을 했다. 장모님께서는 마치 동아줄을 잡은 듯 처음으로 희망적인 표정을 지으셨다. 그리고 조용히 들어가 불을 끄고 누우셨다. 다음 날 장모님은 씻으러 가는 나를 붙잡고, 중간에 진짜 잠들었다며, 한껏 고무된 목소리로 말씀하셨다.

　뜨거운 모래바람 속에서 타는 목마름에 물을 찾아 헤매지만, 가도 가도 끝이 없는 길에 물이라고는 한 방울도 찾을 수 없다면, 게다가 점차 기력이 빠지고 있다고 느껴진다면 어떻게 하겠는가? 기어서라도 물을 찾아 헤매겠는가, 아니면 누군가가 쓰러진 당신을 발견하길 기도하며 수명을 연장하고 있을 것인가? 이 말에 잠시라도 고민했다면 당신은 정신이 건강한 사람이다. 자신의 능력으로 상황을 개선할 수 없는 무기력한 상황에 자주 노출되면 쉽게 포기하게 되고 점점 우울해지게 된다. 이런 상태에서는 능동적인 선택은커녕 체력을 아껴서 생명을 연장하겠다는 계산적인 사고도 할 수 없다. 그냥 부정적인 생각에 사로잡혀 웅크리고 있을 뿐이다. 이들의 평소와 다른 이상 행동은 도움이 필요하다는 절규이자 구조 요청인 셈이다.

　수면 시스템이 고장 난 사람은 사막에 버려진 상태와 같다. 몸은 쉬고 싶지만, 의식은 계속 깨어 있고, 갈증처럼 쏟아지는 피로를 해소할 길이 없다. 마치 끝없는 모래벌판을 걷는 것처럼 고통스럽다. 그들은 오아시스를 찾아 헤매는 방랑자처럼, 한순간의 깊은 잠을 갈망하게 된다. 장모님은 사막에 쓰러져 있다가 사위로부터 물을 한 모금 얻어 드신 셈이었다. 아직 갈증은 해소되지 않았지만, '이제, 살았다.' 하는 안도의 한숨을 내쉬었을 것이다. 그 후로 장모님은 의지를 다지셨다. 내가 하자고 하는 것은 다 하겠다고 하셨다. 센터로 모시고 가서 굳어 버린 근육을 부드럽게 마사지해서 풀어드렸다. 특히 한쪽 어깨가 통증과 함께 힘이 잘 들어가지 않는다고 하셔서, 가시위근(극상근), 가시 아래근(극하근), 작은원근(소원근), 어깨밑근(견갑하근) 등 회전근개의 움직임을 회복해 드리면서 목 주변 근육들과 뒤통수

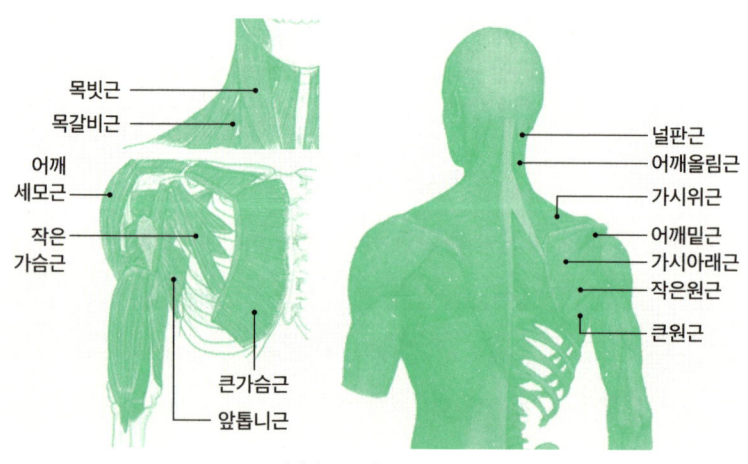

어깨와 목 주변 근육의 구조

아래근(후두하근)을 활성화할 수 있도록 도와드렸다.

　뇌경색으로 인해 신경이 마비되면 근육의 움직임이 제한되면서 한쪽 팔이 처지게 된다. 이로 인해 팔을 지탱하는 근육들이 제 역할을 못 하게 되고, 시간이 지나면서 회전근개가 점차 약해질 수 있다. 특히 팔이 지속적으로 처지면서 어깨에 부담이 가중되면 회전근개에 염증이 생기거나 힘줄이 찢어지는 손상이 발생할 위험이 커진다. 그중에서도 가시 위근은 가장 취약한 부위로, 힘줄이 약해지면서 파열될 가능성이 높다. 또한 어깨 관절이 점차 굳어 가는 오십견(동결견)이나 관절이 일부 빠지는 어깨 부분 탈구가 동반될 수도 있다. 이러한 변화는 어깨에만 영향을 미치는 것이 아니라, 등과 목 주변의 근육에도 과도한 긴장을 유발하여 통증, 두통, 어깨 결림 등의 증상이 일어날 수 있다. 따라서 어깨뿐만 아니라 목과 등 주변의 근육 상태도 면밀히 살펴봐야 한다. 목을 돌리고 숙이는 역할을 하는 목빗근(흉쇄유돌근), 목을 옆으로 기울이고 호흡을 돕는 앞 목갈비근(사각근), 머리와 목을 뒤로 젖히고 돌리는 널판근(판상근), 머리의 정밀한 움직임을 조절하는 뒤통수 아래근(후두하근), 어깨와 목을 움직이고 지지하는 등세모근(승모근), 척추를 지지하고 세우는 척추 세움근(척추 기립근), 견갑골을 척추 쪽으로 당기는 마름근(능형근), 견갑골을 앞으로 당기고 안정화하는 앞톱니근(전거근), 견갑골을 아래쪽으로 움직이는 작은가슴근(소흉근), 팔을 들어 올리는 어깨세모근(삼각근), 팔을 안쪽으로 돌리고 당기는 큰원근(대원근), 팔을 뒤로 당기고 안으로 돌리는 넓은등근(광배근), 팔을 안으로 모으고 들어 올리는 큰가슴근(대흉근) 등의 근육이 이에 해당한다. 이를 통해 어깨와 팔의 움직임을 개선하고 통증을 완화하는 데 도움을 줄 수 있다.

이런 근육들의 초기 관리는 근육의 기능을 살리는 것 이상의 효과가 있다. 통증이 완화되고 심리적으로 편안해지면서, 이어지는 트레이닝의 참여 태도와 효과를 개선하게 된다. 장모님은 이러한 관리를 상당히 마음에 들어 하셨고, 트레이닝에 적극적으로 임하셨다. 처음에는 작은 보폭으로 느리게 질질 끌다시피 하는 걸음걸이부터 교정해 드렸다. 나는 장모님께 지금 몸 상태에서 아무리 효과적인 운동을 해도 한 시간 정도일 뿐이고, 열 시간 동안 이렇게 걸어 다니시면 다시 안 좋은 영향을 미칠 수 있다고 설명해 드렸다. 그런 다음 2장에서 설명했던 발 안정화 훈련과 함께 보행 교정을 시작했다. 하지만 장모님은 인지 기능과 함께 신체 조정 능력도 떨어져 있었다. 엄지발가락을 들어 올리거나 한 발로 균형을 잡기 위해 반대쪽 발을 들어 올리는 것을 힘들어하셨다.

뇌는 운동 조절과 인지 기능을 함께 조율하는 역할을 한다. 따라서 인지 기능이 저하되면 신체를 효율적으로 동작하는 능력도 감소할 가능성이 크다. 균형 감각이 떨어지면서 걸음걸이가 불안정해지고, 쉽게 넘어질 수 있으며, 협응력이 약해져 정밀한 동작이 어려워지기도 한다. 이를테면 단추를 잠그거나 글씨를 쓰는 것이 힘들어질 수 있다. 또한 보폭이 작아지고, 걸음이 느려지며, 불안정한 보행 패턴을 보이게 된다. 특정 동작을 수행할 때 근육들이 원활하게 협력하지 못해 소극적으로 움직이게 되고, 반응 속도가 느려져 갑작스러운 돌발 상황에서 몸이 빠르게 반응하기 어려워진다. 이런 상황에서는 쉬운 과제를 통해 작은 승리를 맛보도록 해 성취감을 북돋우고,

점차 난도를 높여가며 기능성 트레이닝에 참여하게 해야 한다. 나는 이런 기능성 트레이닝을 건강한 사람도 힘들어한다는 점을 강조했고, 장모님은 내 말을 듣고는 번번이 실패하면서도 좌절하지 않고 다시 도전하셨다.

수면 유도 명상 덕분에 장모님의 수면이 조금씩 회복되고 있었다. 그러던 어느 날 밤, 장모님은 수면 유도 명상 앱을 플레이하기 힘드셨는지, 나에게 스마트폰을 가지고 오셨다. 그때 옆에 있던 큰딸이 할머니를 돕고 싶었는지 "제가 할 수 있어요."라며 장모님의 스마트폰을 잡았다. 그 순간 장모님께서 "놔봐!"라고 하시며 손녀의 손을 뿌리치셨다. 아이는 놀라고 서운한 마음을 감추지 못하고 울음을 터뜨리며 엄마에게 가 버렸고, 장모님은 감정을 조절하지 못한 본인을 원망하며 괴로워하셨다. 자신이 그렇게 예뻐하고 아꼈던 손녀에게 그렇게 반응했다는 사실에 당혹스러워했고, 감정 조절이 안 되는 자신을 어쩌면 좋냐며 눈시울을 붉히셨다.

나는 장모님께 "아이의 울음소리를 들으면 어떤 기분이 드세요?"라고 여쭈었다. 장모님은 대답을 망설이셨다. 그런 모습을 바라보며 나는 "기분이 썩 좋지는 않으시죠?"라고 다시 여쭈었다. 그러자 장모님은 조용히 고대를 끄덕이셨다. 이어서 나는 "그럼 아이의 웃음소리를 들으면 어떠실 것 같으세요?"라고 물었다. 그러자 장모님의 표정이 밝아지며, 너무 좋을 것 같다고 말씀하셨다. 나는 "실제로 아이가 웃지 않았는데도, 이렇게 상상만으로도 기분이 좋아지지 않으세요?"라고 덧붙였다. 장모님께서 긍정하는 태도를 보이시자, 나는 언어가 회복 과정에서 얼마나 중요한 역할을 하는지 말씀드렸다. 자신이 하는 말은 다른 사람에게도 들리지만, 본인이 가장 잘 듣는 법이다. 따라서 무심코 내뱉은 말이 자신에게 큰 영향을 미치고 있을 수 있다. 나는 장모님께서 현재 가지고 계신 잘못된 습관을 함께 이야기한 뒤, 이를 개선하는 방법으로 매일 아침 가족들에게 전화해 안부를 묻고 감사의 말을 전하시라고 권유해 드렸다.

감사하는 마음과 이를 표현하는 태도는 우리의 정신적, 감정적 건강에 긍정적인 영향을 미치고 심리적으로 많은 이로움을 준다. 자신의 행복감을 높이고, 주변 사람에 대한 태도를 긍정적으로 바꾸며, 그들과의 인간관계를 깊고 의미 있게 만든다. 상대방에게 인정받고 있다는 느낌을 주어 더 나은 사회적 관계를 형성하는 데 기여하며, 궁극적으로 사람들 사이의 유대감을 강화한다. 뿐만 아니라 자신이 가진 것의 소중함을 깨닫게 함으로써 자아 존중감을 높이는 데도 중요한 역할을 한다. 감사는 우리의 사고방식에도 영향을 준다. 부정적인 생각을 줄이고, 삶의 긍정적인 측면을 더 많이 발견하도록 도와주며, 이를 통해 일상의 작은 순간까지도 긍정적으로 받아들이게 한다. 이러한 태도는 심리적 회복력을 높이는 데 도움이 되며, 어려운 상황에서도 유연하고 건강한 방식으로 대처할 수 있도록 한다.

장모님은 가족들과 통화할 때 부정적인 말을 습관처럼 하셨다. 그렇게 자신을 아픈 사람, 불쌍한 사람, 짜증 난 사람으로 만드셨다. 예를 들면 나보다 더 빠르게 밥 한 그릇을 뚝딱 비우시고는 처형과 통화하면서 요즘 입맛이 없고 기운도 없다는 식으로 말씀하셨다. 거의 모든 대화가 그런 식이셨다. 자신이나 상황에 대해 부정적인 말을 많이 한다면, 그 부정적인 예상을 실제로 경험하게 될 확률이 높아진다. "나는 실패할 거야."라고 반복해서 말하면, 뇌는 그 말을 무의식적으로 믿고 그것에 맞게 행동하게 되어, 결국 실제로 실패를 경험할 수 있다. 반대로 긍정적인 말을 할 경우, 뇌는 그것을 믿고 긍정적인 결과를 만들어 가려는 경향을 보인다. 그래서 우리가 도전적인 과제를 앞두고 "할 수 있다."라는 말을 큰 소리로 외치는 것이다.

"나는 잘할 수 있어."라고 말하며 똑바로 서서 자신감 넘치는 표정을 짓는다면, 뇌는 그 신체 언어와 말에 따라 긍정적인 감정을 높이는 도파민, 세로토닌 등의 화학 물질을 방출한다. 이 과정에서 뇌는 우리 말을 진지하게 받아들이고, 그것을 실제로 느끼도록 돕는다. 예를 들어 거울을 바라보며 오늘 정말 기쁘다고 말하면서 행복한 표정을 지으면, 뇌는 그 표현을 실제로 기쁨을 느끼는 신호로 받아들이고 기분을 긍정적으로 바꿀 수 있다. 반대로 부정적인 말을 자주 하면, 뇌는 부정적인 감정을 강화할 것이다. 이처럼 감정적인 상태는 언어와 밀접한 관계가 있다. 이를 근거로 나는 장모님께 부정적인 말을 줄이고, 긍정적인 표현을 늘리기 위해, 매일 감사 표현을 하시도록 권유한 것이다.

장모님은 감사 표현을 한 첫날에 가족들이 자신을 대하는 태도와 자신의 기분에서 긍정적인 변화를 바로 느끼실 수 있었다. 가족들이 많이 좋아진 것 같다며 기뻐했기 때문이다. 장모님은 자신도 모르게 많이 좋아지고 있고, 그 또한 너무 감사하다고 말씀하셨다. 장모님이 오신 지 한 달 정도 지났을 때, 장모님은 놀랄 정도로 많이 회복되셨다. 처음에는 혼자서 아무것도 못 하셨지만, 이제는 인지 능력과 기억력이 몰라보게 좋아지셔서, 혼자 산책을 다녀오실 정도가 되었다. 하지만 그 외의 활동은 너무 무료해 보이셨다. 익숙하지 않은 공간에서 딱히 할 일이 없으셨을 것이다. 나는 장모님과 상의 후에 가장 익숙한 공간인 댁으로 복귀하실 준비를 했다. 장모님 댁 근처에서 훈련을 이어갈 수 있도록 개인 트레이너를 찾아 스케줄을 잡았다. 또한 매일 연락하며 댁에서 하실 신체 안정화 훈련 숙제를 알려드렸다. 그리고 익숙한 공간에서 실내외 가리지 말고 활동을 많이 하시라고, 더불어 사람들도 많이 만나시라고 말씀드렸다. 장모님은 댁으로 돌아가신 초반에 잠시 위축된 듯한 모습을 보이셨지만, 이내 곧 적응하시면서 회복세가 빨라지셨다.

인지 기능이 떨어진 사람의 회복을 위해서는 익숙한 공간에서 지내는 것이 매우 중요하다. 인지 기능이 저하되면 새로운 환경에서 쉽게 불안해하고 혼란을 느낄 수 있다. 이는 배회, 초조한 움직임 등의 행동 문제로 이어질 수 있다. 반면 오랫동안 생활해 온 공간에서는 친숙한 물건과 구조 덕분에 예측 가능성이 높아 심리적 안정감을 느끼게 된다. 이는 불안 증상을 완화하는 데 도움이 되고, 초조함이나 공격성 등 인지 기능 저하로 인한 정서적 변화를 완화하는 데도 도움이 된다. 또한 익숙한 환경은 기억을 회상하고 유지하는 데도 도움이 된다. 과거의 경험과 연관된 물건이 많기 때문에 자연스럽게 기억을 떠올릴 기회가 많아진다. 예를 들어 가족사진, 자주 사용하던 가구나 물건, 익숙한 향기나 소리 등이 장기 기억을 자극하여 인지 기능 유지에 긍정적인 영향을 미친다. 익숙한 환경에서는 기존의 생활 패턴을 유지하기 쉬워, 혼자서도 비교적 자립적인 생활을 할 수 있다. 따라서 갑작스러운 환경 변화는 가급적 피하고, 필요한 경우 익숙한 물건을 배치하거나 점진적으로 환경에 변화를 주는 것이 중요하다.

장모님이 댁으로 복귀하신 후, 초기에는 매일 수차례 전화를 하셨다. 트레이너가 나처럼 관리해 주지 않는 게 불만이었고, 누군가가 본인에게 어디 갔었냐고 물어보는 게 신경 쓰인다고 하셨다. 어떤 날은 산책길에 만난 이웃이 아파 보인다고 한 것에 심리적으로 불안한 기색을 보이셨다. 그럴 때마다 나는 전담 트레이너이자 심리상담사가 되어 드렸다. 우리는 조바심 내지 않고 하루하루 회복할 수 있음에 감사했다. 몇 개월이 지나 한가위 때 처가를 방문했는데, 장모님은 뇌경색으로 아프기 전보다 더 건강한 모습으로 우리를 맞이하셨다. 걱정하는 우리에게 건강한 모습을 보여 주고 싶으셨는지, 조수석에 타서서 사위가 좋아하는 꼬막 맛집으로 가자며 직접 길 안내를 해 주셨다.

나는 장모님의 회복을 위해 수면을 가장 중요하게 생각했다. 수면 부족과 관련해서는 3장에서도 설명했지만, 노년 생활에도 중요한 부분이라 다시 한번 짚고 넘어가겠다. 장모님처럼 특별한 경우가 아니더라도, 나이가 들면 수면의 질이 저하되면서 전체 수면 시간이 줄어드는 경우가 많다. 특히 깊은 수면의 비율이 감소하면서 푹 자는 게 어려워진다. 또한 밤중에 자주 깨거나, 새벽에 일찍 일어나 다시 잠들기 어려운 경우도 많다. 이는 신체적인 변화뿐만 아니라 배뇨 문제, 통증, 스트레스 등과도 관련이 있다. 노년층은 멜라토닌 분비 감소 등의 영향으로 저녁에 일찍 졸리지만, 새벽에 일찍 깨어나는 경향이 있다. 이는 생체 리듬의 변화 때문인데, 밤에 충분히 자지 못하면 낮 동안 졸음이 오고, 자연스럽게 낮잠을 자는 경우가 많으며, 너무 긴 낮잠은 야간 수면의 질을 떨어뜨리는 악순환이 될 수 있다.

수면은 신경 세포 회복, 기억 정리, 신경 가소성 조절에 중요한 역할을 한다. 반면 수면 장애가 지속되면, 중요 신경 전달 물질의 균형이 무너져 뇌 기능이 저하되고 인지 기능이 손상될 수 있다. 기억력과 학습 능력에 관련된 아세틸콜린이 감소하면서 기억력이 저하되고, 집중력과 동기 부여에 영향을 주는 도파민이 감소해 주의력이 저하되며, 세로토닌이 감소하면서 우울과 불안이 증가하고, 노르에피네프린이 증가하면서 과도한 각성과 불안이 증가한다. 또한 신경 안정과 긴장 완화에 주로 기여하는 GABA가 감소하면서 신경과민과 스트레스가 증가하고, 염증성 사이토카인 분비를 촉진해 해마 위축과 만성 염증 상태를 유도해 신경 세포를 손상시키고 인지 기능 저하를 초래할 수 있다. 이 외에도 수면 부족은 스트레스 호르몬인 코르티솔의 생리적 리듬을 교란하는데, 특히 급성 수면 부족 시 저녁 시간대의 코르티솔 분비를 늘리는 경향이 있다고 한다. 이는 수면 패턴을 악화해 더 심한 수면 부족을 부르는 악순환으로 이어질 수 있다.

수면 부족은 BDNF 수치도 떨어뜨린다. BDNF는 신경 세포 생장과 연결을 돕는 중요한 단백질이다. 그리고 특히 해마에서 기억을 형성하는 데 중요한 역할을 한다. 해마는 알츠하이머병이나 노화로 인해 위축되기 쉬운 영역이다. 따라서 수면 부족은 BDNF 수치를 떨어뜨려 신경 세포 간 연결을 약화하고, 결과적으로 기억력과 학습 능력을 떨어뜨리게 된다.

수면 부족은 장모님께서 가장 걱정하셨던 인지 기능의 저하, 즉 우리가 흔히 치매라고 말하는 증상과도 밀접한 관련이 있다. 그리고 이 과정에는 아밀로이드 베타라는 물질이 영향을 주는 것으로 여겨진다. 아밀로이드 베타는 정상적인 뇌 대사 과정에서 자연스럽게 생성되고 제거되지만, 필요 이상으로 축적되면 뇌세포에 손상을 준다. 아밀로이드 베타는 뉴런 시냅스에 정상적으로 있는 막 단백질인 아밀로이드 전구체* 단백질amyloid precursor protein(이하 'APP')이 쪼개질 때 생긴다.

정상적인 상황에서는 APP가 비아밀로이드성 경로를 통해 두 조각으로 쪼개진다. 이 경로에서는 α-세크레타제secretase와 γ-세크레타제가 APP를 절단한다. α-세크레타제는 APP를 절단하여 sAPPα와 C83이라는 단백질 조각을 생성하는데, sAPPα는 신경 세포 보호 및 시냅스 가소성 향상에 기여한다. γ-세크레타제는 C83을 절단하여 p3 펩타이드와 AICDAPP intracellular domain를 생성한다. p3 펩타이드는 신경 세포에 독성이 없으며, AICD는 핵 내 신호 전달에 관여한다. 즉, 이 경로는 신경 세포 보호에 유익한 역할을 하며, α-세크레타제의 활성이 높을수록 알츠하이머병 위험이 낮아진다.[4,5]

그러나 APP가 아밀로이드성 경로를 통해 쪼개지면 신경 독성을 가진 아밀로이드 베타가 생성된다. 아밀로이드성 경로에서는 β-세

---

* 특정 물질이 합성되기 전 단계의 물질로, 체내에서 효소의 작용을 받아 최종 산물로 변환된다. 쉽게 말해, 화학 반응 경로에서 다음 단계 물질을 만들어 내는 중간물질에 해당한다. 우리 몸에서 대부분의 중요한 화합물은 여러 단계를 거쳐 순차적으로 합성되는데, 각 단계의 산물은 다음 단계 화합물의 전구체로 작용한다.

크레타제가 APP를 절단하여 sAPPβ와 C99를 생성한다. sAPPβ는 신경 보호 효과가 없으며, C99는 아밀로이드 베타 생성의 핵심 전구체다. 여기서 γ-세크레타제는 C99를 절단하여 아밀로이드 베타와 AICD를 생성한다. 아밀로이드 베타는 40개 또는 42개의 아미노산으로 구성되며, 특히 42개로 구성된 '아밀로이드 베타 42'는 응집성이 강해 비정상적인 단백질 침착물인 플라크plaque를 형성하여 신경 세포 독성을 유발한다. 즉, 이 경로는 신경 세포에 악영향을 주며, β-세크레타제의 활성이 높아지면 알츠하이머병 위험이 커진다.[6]

수면 부족, 산화 스트레스, 염증 반응 등이 β-세크레타제의 활성을 높이는 것으로 알려졌다. 그리고 이는 아밀로이드 베타 생성으로 이어지게 된다. 깊은 수면 중에는 뇌척수액 순환이 증가하여 아밀로이드 베타를 제거하는 작용을 하게 된다. 하지만 수면 부족이 지속되면 아밀로이드 베타가 축적되어 신경 세포를 파괴하고, 결국 알츠하이머병에 걸릴 위험이 증가하게 된다. 한편, 아밀로이드는 타우 단백질도 쌓이게 한다. 정상적인 상황에서 타우 단백질은 신경 세포 내부의 미세 소관을 안정화하는 역할을 하지만, 수면이 부족해지면 타우 단백질의 과인산화가 유도되어 뇌세포 내부에서 신경 세포 엉킴neurofibrillary tangles이 발생해 신경 세포를 파괴하게 된다.

이처럼 아밀로이드 베타가 주요 원인으로 지목받는 '아밀로이드 가설'이 알츠하이머병의 중심 이론으로 오랜 기간 여겨져 왔다. 그러나 최근 연구자들은 이 가설에 의문을 제기하고 있다. 수십 가지 약물이 아밀로이드 베타를 제거하거나 생성을 억제하는 목표로 개발되었지만, 인지 기능을 개선하거나 병 진행 속도를 늦추는 데 성공한 사례가 없었기 때문이다.[7] 또한 캘리포니아대학교 연구진의 발표에 따르면, 약하거나 중등도인 치매 환자 중 약 3분의 1은 PET* 영상에서 아밀로이드 베타 축적이 전혀 발견되지 않았다고 한다.[8] 이러한 증거들은 아밀로이드가 알츠하이머병의 직접적인 원인이 아닐 가능성을 시사하며, 타우 단백질 병리, 염증 반응, 미토콘드리아 기능 저하, 혈관성 인자 등 복합적인 요인이 알츠하이머병 발병에 중요한 역할을 할 수 있음을 암시한다. 또한 특정한 유전적 요인이 아밀로이드와 별개로 다양한 신경 퇴행성 질환의 공통적인 위험 요소가 될 수 있다는 주장도 있다. 아포지단백 E(이하 'ApoE')는 알츠하이머병 발병 위험을 조절하는 대표적인 유전자다. ApoE에 e4 변이체를 가진 사람은 알츠하이머병 위험이 증가할 뿐만 아니라, 루이소체 치매Lewy body dementia**와 파킨슨병 치매 위험도 증가한다는 연구 결과가 있다.[9] 이러한 연구들과 기존 치료제들의 실패는 퇴행성 뇌 질환에 대한 관점을 치료에서 예방으로 옮기고 있다. 질병이 시작되기 전에 예방에 초점을 맞춰야 한다는 것이다. 이에 따라 식습관, 운동, 수면, 사회적 활동에 관심이 커지고 있다.

운동은 수면을 개선하는 데 큰 도움이 되고, 이는 인지 기능 저하 문제를 회복하는 것으로 이어진다. 나의 공황 장애 회복 경험을 통

---

* 양전자 방출 단층 촬영(positron emission tomography)의 줄임말로, 방사성 동위 원소를 이용해 신체 내부의 생화학적 과정을 영상화하는 의료 진단 기술이다.

** 신경 세포 안에 알파-시누클레인(α-synuclein)이라는 단백질이 비정상적으로 뭉쳐 형성되는 '루이소체'라는 구조물이 축적되면서 신경 기능이 손상되어 발생하는 치매이다. 알츠하이머병 다음으로 흔한 치매 유형으로, 파킨슨병처럼 알파-시누클레인 단백질 문제로 발생하지만, 뇌의 더 광범위한 부위에 영향을 미친다. 증상으로는 인지 기능의 심한 변동, 생생한 환시, 수면 중 이상 행동, 떨림, 근육 경직 등이 나타난다.

해서도 알 수 있었지만, 운동은 멜라토닌의 전구체인 세로토닌 합성을 늘리고, 야간에 멜라토닌 분비가 촉진되면 수면 시작과 유지 능력이 개선된다. 운동 후에는 뇌에 아데노신adenosine이 축적되는데, 이는 신경 세포의 활동을 억제하여 졸음을 유발하고, 깊은 수면(서파 수면)을 늘려 아밀로이드 베타를 제거해 뇌세포 손상을 억제한다. 또한 운동은 코르티솔 수치를 조절하여 수면 중 뇌의 회복 과정을 방해하는 요인을 줄인다. 특히 낮 시간대에 하는 운동은 체온 조절과 부교감 신경 활성화를 촉진하여 몸을 이완하고 수면을 더 쉽게 유도하는 효과가 있다.

이처럼 운동은 수면을 개선해 인지 기능 회복을 돕기도 하지만, 운동 그 자체로 수면 부족에 따른 인지 기능 저하를 직접 완화하기도 한다. 운동은 BDNF 분비를 촉진해 수면 부족으로 인한 해마와 신경 세포 손상을 보완한다. 또한 운동을 하면 뇌로 가는 혈류량과 산소 공급이 증가하여 신경 세포 에너지 대사가 원활해지면서 인지 기능 저하로 인해 손상된 해마나 전두엽 등의 뇌 영역 회복을 촉진한다. 그 외에도 운동은 수면 부족으로 인해 무너진 신경 전달 물질의 균형을 조절해 인지 기능과 기분을 개선하고, 항산화 효소superoxide dismutase, SOD 활성화와 염증성 사이토카인 수치 감소를 통해 신경 세포 손상을 예방하기도 한다. 이렇듯 운동은 수면을 개선하고, 수면은 다시 인지 기능 회복을 촉진하는 선순환을 형성한다. 따라서 운동은 인지 기능 회복에서 가장 중요한 요소라 할 수 있다.

나는 장모님의 회복을 위해 유산소성 운동, 근력 운동, 균형 운동, 기능성 운동을 함께 구성하여 단계별로 적용했다. 유산소성 운동은 매일 30분 이상, 본인이 할 수 있는 최대한 빠른 걸음으로 걸으시게 했다. 이는 뇌 혈류를 늘리고 신경 가소성을 촉진해 기억력을 개선하는 데 도움을 준다. 근력 운동은 약해진 부위의 근육 기능을 개선하기 위해 실시했다. 근력 운동은 근육량을 늘리고, 신경 전달 물질을 조절하는 데 유리하며, 혈당을 조절하는 효과도 거둘 수 있다. 균형 운동은 초반에 주로 한 발로 서서 균형 잡기처럼 기본적인 운동으로 시작했다. 이후 밸런스 패드 위에서 균형 잡기, 까치발로 걷기, 발뒤꿈치로 걷기 등 과제 수행 난도를 높이면서 훈련했다. 이는 전정계*와 소뇌 기능을 향상해 자세 조절과 공간 인지 능력을 개선하는 효과를 가진다. 기능성 운동은 인지 훈련과 혼합해 실시했다. 예를 들면 시각이나 청각 신호에 맞춰 걸음을 옮기거나, 짐볼에 앉았다 서면서 제시하는 시간을 양팔로 표현하는 훈련을 실시했다. 이는 전두엽을 활성화해 집중력과 주의력을 기르고, 실행 기능을 개선하는 효과를 가진다. 또한 재미 요소로 정서적 안정 효과도 얻을 수 있다.

    운동은 예방법으로서도 가치가 높다. 중년기에 건강한 체중과 활발한 신체 활동을 유지하는 것은 노년기에 알츠하이머병에 걸릴 확률을 현저히 낮추고 생존 확률을 높이는 방법이라는 연구 결과가 있다.[10] 특히 적절한 운동과 균형 잡힌 식습관은 알츠하이머병을 예

---

*   우리 몸의 균형을 유지하고 공간에서의 위치를 파악하는 전체 시스템이다. 귓속의 전정 기관에서 시작하여, 균형 정보를 뇌로 전달하는 신경, 그 정보를 처리하는 뇌간과 소뇌, 최종 판단을 내리는 대뇌까지 모두 포함한다. 눈의 시각 정보, 근육과 관절의 고유 감각 정보와도 연결되어 종합적으로 몸의 균형을 조절한다. 예를 들어 걸을 때 넘어지지 않고, 고개를 돌려도 시야가 안정적으로 유지되는 것은 모두 전정계가 제대로 작동하기 때문이다.

방하기 위한 가장 효과적인 방법으로 꼽힌다.

운동을 일찍 시작하는 것이 예방 차원에서 더 효율적인 것으로 보이지만, 노년기의 신체 활동으로도 충분한 예방 효과를 볼 수 있다. 실제로 평균 연령이 78세인 성인 299명을 대상으로 한 연구에 따르면, 일주일 동안 걷는 거리에 따라 9년 후 인지 장애의 위험이 2배나 차이가 났다고 한다. 연구자들은 노인 참가자의 일주일 보행량을 조사한 후 9년 후에 고해상도 뇌 스캔을 촬영했다. 보행량은 0에서 30킬로미터까지 다양했는데, 대략 5.8~7.2킬로미터 이상을 걸은 사람부터 회백질 부피 증가가 관찰됐다. 이는 인지 장애 위험 감소와 관련이 있다.[11]

알츠하이머병 예방을 위한 식습관도 뇌 건강을 보호하고 신경 퇴행을 늦추는 데 영향을 미친다. 우리가 함께 살펴보았듯이, 항산화 작용, 항염 효과, 혈관 건강 개선, 인슐린 저항성 조절 등이 뇌 건강 유지에 중요한 역할을 하는 것으로 보인다. 이러한 기능을 돕는 것으로 알려진 대표적인 영양소가 바로 오메가-3이다. 오메가-3는 뇌세포의 벽인 세포막을 튼튼하게 구성하고, 뇌에서 염증을 줄이고, 뇌세포들이 소통하는 통로인 시냅스의 기능을 향상한다고 알려졌다. 오메가-3 중에서 자주 추천되는 영양소로는 식물에서 나오는 ALA_{alpha-linolenic acid}, 주로 염증을 줄이는 역할을 하는 EPA_{eicosapentaenoic acid}, 그리고 뇌 건강의 핵심인 DHA_{docosahexaenoic acid}가 있다.

이 중에서 특히 DHA의 섭취가 중요하다. DHA는 집을 지을 때 쓰는 벽돌 같은 존재로, 우리 뇌세포 벽의 약 30~40퍼센트를 차지하고 있다. 또한 뇌세포들이 소통하는 연결점인 시냅스와 기억을 만들고 저장하는 해마에 특히 풍부하게 존재한다. DHA가 충분하면 뇌세포의 벽이 말랑말랑하고 유연해져 뇌세포 간 신호 전달을 원활하게 하고, 뇌가 새로운 것을 배우고 변화할 수 있는 능력인 신경 가소성을 높이는 역할도 한다.

또한 DHA는 우리 몸에서 NPD1(neuroprotectin D1)이라는 특별한 물질로 변환된다. NPD1은 뇌세포를 보호하고 염증 반응을 줄이는 역할을 해, 뇌세포를 지키는 방패라고 할 수 있다. DHA는 미세 아교 세포의 과도한 활성을 억제하는 역할도 한다. 미세 아교 세포는 평소에 뇌에서 청소부 역할을 하지만, 때로는 너무 흥분해서 건강한 뇌세포까지 공격하기도 한다. DHA는 이런 불상사가 일어나지 않도록 막고, 이로 인해 유발되는 염증성 사이토카인의 분비를 줄여주어 뇌를 보호한다. 또한 DHA는 타우 단백질의 과인산화도 억제하여 타우 단백질에 의한 신경 세포 손상도 줄일 수 있는 것으로 보인다.

연구에 따르면 DHA를 충분히 섭취한 사람은 아밀로이드 플라크 축적이 감소하고, 인지 기능이 더 잘 유지된다고 한다. 이 연구에서는 평균 연령이 54세인 참가자 1490명을 약 10년간 추적 관찰했는데, 적혈구 DHA 수치가 높은 그룹은 낮은 그룹에 비해 알츠하이머병 발생 위험이 49퍼센트나 감소한 것으로 나타났다.[12] 뿐만 아니라 모든 원인에 의한 치매 발생 위험도 47퍼센트 감소하는 경향을 보였다. DHA가 풍부한 식품으로는 연어, 고등어, 정어리, 참치, 청어 등의 생선과 김, 미역, 다시마 등의 해조류, 그리고 호두, 치아시드,

아마 씨 등의 견과류가 있다. 활성 산소로 인한 뇌세포 손상을 막기 위한 취지로 폴리페놀, 플라보노이드, 비타민 C, 비타민 E 등의 항산화제도 함께 권유된다. 이는 블루베리, 녹차, 다크 초콜릿(카카오 함량 70퍼센트 이상), 토마토, 녹색 잎채소에 많이 함유되어 있다.

비타민 B군도 호모시스테인homocysteine* 수치를 낮춰 신경 세포 손상을 예방하는데, 주로 B6, B12, 엽산과 관련이 있다. 이는 달걀, 닭고기, 시금치, 브로콜리, 통곡물 등으로부터 섭취할 수 있다. 최근에는 장-뇌 축 건강과 관련하여 프로바이오틱스와 프리바이오틱스prebiotics도 중요하게 여겨진다. 프로바이오틱스는 우리 몸에 사는 유익균으로, 유산균이나 비피더스균 등이 대표적이다. 주로 장내 유해균을 억제해 장 건강을 돕고, 면역력을 높이며, 염증 조절에도 도움을 준다. 김치, 된장, 청국장, 요구르트 등의 발효 식품이나 콤부차 등의 발효 음료로 섭취할 수 있다. 프리바이오틱스는 프로바이오틱스의 성장을 돕는 식이 섬유나 올리고당 등의 영양소를 말한다. 대표적으로 이눌린inulin, 프럭토올리고당fructooligosaccharide, FOS, 갈락토올리고당galactooligosaccharide, GOS이 있으며, 채소류나 과일류 그리고 통곡물에 풍부하다. 프로바이오틱스와 프리바이오틱스는 함께 섭취하는 것이 효과적이다.

치매와 관련된 예방 식단으로는 지중해식 식단과 고혈압 예방 식단을 결합한 MINDMediterranean-DASH diet for neurodegenerative delay 식단이 대표적이다. MIND 식단은 앞서 언급한 뇌 건강에 좋은 음식을 주로

---

* 아미노산 대사 과정에서 생성되는 중간 산물로, 혈중 농도가 높아지면 심혈관 질환과 뇌졸중 위험을 높이는 것으로 알려져 있다. 최근에는 알츠하이머병과의 연관성도 제기되고 있다.

섭취하고, 붉은 고기나 버터, 마가린, 치즈, 패스트푸드, 튀김, 정제당이 많은 음식 섭취를 제한한다. 평균 연령 84.2세의 참가자 581명을 대상으로 약 6.8년간 추적 관찰한 연구에 따르면, MIND 식단을 충실히 따른 그룹은 아밀로이드 베타 축적이 적었으며 알츠하이머병 병리도 낮게 나타났다. 이는 특히 녹색 잎채소가 알츠하이머병 예방에 중요한 역할을 할 수 있음을 시사한다.[13]

건강한 생활 습관은 알츠하이머병에 걸릴 위험을 높이는 대표적 유전자인 ApoE e4 변이체를 지닌 사람에게도 긍정적인 효과를 가져온다. ApoE e4 변이체를 보유한 1269명과 보유하지 않은 2617명을 20년 동안 추적 관찰한 연구에 따르면, 예상대로 ApoE e4 변이체를 지닌 사람은 기억력과 사고력이 저하되는 속도가 더 빨랐다. 하지만 여기서 중요한 발견이 있었다. 이러한 결과는 건강하지 않은 생활을 했을 때만 나타난다는 점이었다.[14] 건강한 생활 습관을 지킨 사람은 상황이 완전히 달랐다. 규칙적인 운동을 하고, 좋은 음식을 먹고, 잠을 충분히 자는 사람은 기억력과 사고력이 저하되는 속도가 훨씬 느렸다. 그런데 놀랍게도 이런 효과가 ApoE e4 변이체를 지닌 사람에게서도 똑같이 나타났다. 마치 타고난 체질이 약해도 꾸준한 운동과 좋은 식단으로 건강을 지키는 것처럼, 뇌 건강에 불리한 조건을 타고났음에도 총명함을 잃지 않았던 것이다. 이를 더 확실히 하기 위해 영국에서는 훨씬 더 큰 규모의 연구를 진행했다. 영국 바이오뱅크에서는 19만 6383명이라는 엄청난 수의 사람으로부터 데이터를 모아 분석했다. 그 결과 앞선 연구와 같은 결론에 도달했다. 부모로부터 물려받은 유전적 위험이 크든 작든 상관

없이, 개인의 생활 방식이 치매에 걸릴 위험과 깊은 관련이 있다는 사실이 확인되었다.[15]

타고난 유전자가 우리에게 미치는 영향은 분명 존재한다. 하지만 연구 결과에서 보듯이 유전자만큼 환경이 미치는 영향도 적지 않다. 아니, 오히려 환경의 영향이 더 크게 나타나는 경우도 많다. 따라서 우리가 바꿀 수 없는 것에 신경 쓰기보다는, 우리가 바꿀 수 있는 것에 집중할 필요가 있다. 운동, 수면, 식습관은 노력하면 충분히 바꿀 수 있다. 이러한 것들을 건강하게 가꿔 나가는 것이 질병을 예방하는 가장 강력한 백신이라는 점을, 이 책을 읽는 독자들이 꼭 기억했으면 한다.

몸에서 힘이 빠져나갈 때

노년기에는 인지 기능뿐만 아니라 신체의 쇠퇴도 서서히 찾아온다. 어느 순간 다리에 힘이 빠지고, 계단을 오르는 일이 버거워지며, 손에 힘이 들어가지 않는 순간을 마주하게 된다. 거동이 불편해질수록 세상은 점점 멀어지고, 몸이 자신을 가두는 감옥이 된다. 그러나 마음은 여전히 젊은 시절의 나를 기억한다. 로널드 블리스 하코트 Ronald Blyth Harcourt 는 이를 '아직 젊은 정신과 늙어가는 육체 사이에 존재하는 커다란 모순'이라고 표현했다. 사람들은 자신이 늙어가고 있음을 실감하지 못하다가, 어느 날 문득 거울 속에서 낯선 얼굴을 마주하고, 삐거덕거리며 자신의 의지를 수반하지 않는 움직임에 당황한다. 그렇게 노년의 변화를 미리 준비하지 못한 것에 뒤늦은 후회가 따른다.

근육은 우리 몸을 지탱하는 마지막 기둥이다. 하지만 노화와 함께 서서히 그 힘을 잃어간다. 근육 감소증은 노년기에 근육량과 근력이 줄어들면서 일상생활이 어려워지는 질환이다. 단지 신체의 쇠약에 그치는 것이 아니라 삶의 질을 결정하는 중요한 요소라 할 수 있다. 근육이 줄어들면 걸음걸이가 느려지고, 작은 충격에도 쉽게 넘어지며, 한 번의 낙상이 치명적인 부상으로 이어질 수 있다. 이로 인해 활동이 줄어들고, 이는 근육을 더욱 빠르게 소멸하게 하며, 그럴수록 거동의 불편함이 더해지는 악순환이 이어진다. 우리는 이 과정을 당연한 노화의 일부로 받아들여야만 할까? 앞서 살펴본 인지 기능을 붙잡기 위한 노력처럼, 신체 건강을 붙잡기 위해서도 노력해야 한다. 적절한 영양 섭취, 근력 운동, 꾸준한 신체 활동을 데일리 매트릭스에 포함하는 것은 근육이 우리 곁을 오래 머물게 하는 가장 강력한 방법이다. 나이가 들수록 무력하게 스러지는 존재가 아니라, 삶을 주체적으로 살아갈 수 있는 존재가 되어야 한다.

근육량이 감소하면 거동이 불편해지는 걸 넘어 대사 장애, 심혈관 질환, 인슐린 저항성 증가와 같은 여러 대사성 질환이 동반될 위험이 커진다. 특히 근육 감소증이 있는 사람은 심혈관 질환으로 인한 사망률이 현저하게 높아진다. 근육 감소증은 심근 경색, 심부전, 고혈압 등 심장 관련 질환과 직접적으로 연결되어 있으며, 근육량 감소로 인한 심장 자체의 근육 기능 저하로 이어져 심장 건강에 치명적인 영향을 미칠 수 있다.

이와 관련하여 근육에서 분비되는 머스클린musclin이라는 단백질이 주목받고 있다. 머스클린은 운동을 통해 활성화된 근육에서 분비되는 마이오카인으로, 근육과 심장 사이에서 중요한 소통 역할을 하고, 심장 근육의 대사 기능을 개선하며, 심장의 구조적, 기능적 회복을 도와 심장을 보호하는 역할을 한다. 또한 심근 세포 내 미토콘드리아의 기능을 강화하여 심장이 더 많은 에너지를 효율적으로 생성할 수 있도록 돕고, 심장 세포의 산화 스트레스를 줄이며, 세포 자가 사멸apoptosis을 억제함으로써 심장 세포의 생존율을 높인다.[16] 결국 근육이 건강할수록 머스클린 분비가 활발해지고, 심장 질환의 위험을 낮출 수 있다.

머스클린은 골격근에서 생성되지만, 심장 근육에서는 생성되지 않는다. 연구에 따르면 근육 감소증으로 인해 근육량이 줄어들면 머스클린 분비 또한 감소하고, 이로 인해 심장 보호 효과가 상실되며, 심장 질환 위험이 커질 수 있다고 한다. 한편, 머스클린은 암에 의한 악액질cachexias*에서도 근육을 보호하는 중요한 역할을 수행한다. 연구 결과에 따르면 암에 의해 유도된 근육 위축 모델의 쥐에게 머스클린을 투여할 경우 근육 손실이 현저히 감소하였으며, 이는 근섬유의 크기 유지, 단백질 분해 경로 억제, 단백질 합성 촉진, 항염증, 항산화 효과를 통해 이루어졌다. 특히 운동 후 머스클린이 증가하는 현상을 통해 운동이 근육 감소증 예방에 기여하는 분자적 기전이 될 수 있음이 밝혀졌다. 이는 암에 의한 악액질이나 노화와 같이 근육 감소증과 유사한 근육 감소 상태에 있어 머스클린이 근육 보존과 유지에 중요한 역할을 한다는 것을 보여 주는 강력한 근

---

* 암, 만성 심부전, 만성 신부전 등의 질환에서 나타나는 병적인 체중 감소 증후군으로, 단순한 영양 부족과 달리 염증성 사이토카인에 의해 근육량과 지방량이 동시에 급격히 감소하며 식욕 부진, 전신 쇠약, 대사 이상을 동반하는 상태이다.

거가 될 수 있다.[17]

　이처럼 머스클린은 근육과 심장 모두를 보호하는 중요한 생리적 조절 인자라 할 수 있다. 따라서 운동을 통해 근육량을 보존하고 머스클린을 활성화하는 것은 근육 감소증 예방, 심장 질환 사망률 감소, 대사 건강 유지에 필수적인 전략으로 보인다. 더불어 운동은 심혈관계 순환을 개선하여 심장의 부담을 줄이고 혈압을 안정화한다. 또한 운동은 강력한 항염증 효과를 발휘하여 염증, 산화 스트레스 등 심장 질환의 주요 위험 인자를 억제하고, 미토콘드리아의 활성을 통해 심장 근육으로의 에너지 공급을 최적화한다. 특히 유산소성 운동과 저항성 운동을 병행하는 복합 운동 프로그램이 머스클린 분비를 가장 효과적으로 늘리는 것으로 나타났다. 이러한 형태의 운동이 고령자, 심장 질환 위험군, 암 환자, 근육 감소증 환자 모두에게 도움이 될 것으로 보인다.

　과거에는 근육 감소증이 단순한 노화 현상으로 간주되어 질병으로 분류되지 않았지만, 근육 감소증이 노인 건강과 밀접한 관련이 있음이 밝혀지면서 국제적으로 질병 코드가 부여되었다. 이에 따라 진단과 치료를 위한 시스템도 발전하고 있으며, 대한민국도 2021년부터 근육 감소증을 질병 코드에 등재해 관리하고 있다. 연구에 따르면 2019년 기준 한국의 70세 이상 노인의 약 20퍼센트, 80세 이상 노인의 30퍼센트 이상이 근육 감소증을 겪고 있는 것으로 나타났다. 특히 85세 이상 초고령자 그룹에서는 매우 높은 비율로 나타나며, 남성보다 여성에서 유병률이 높다고 한다.[18]

　근육 감소증은 개인 건강 문제를 넘어 사회적으로도 여러 문제를 야기한다. 근육 감소증으로 인해 신체 기능이 저하되면 낙상이나 골절 위험이 증가한다. 이는 입원, 수술, 장기 재활 치료로 이어질 가능성이 높고, 이에 따라 사회 전체의 의료비 부담이 증가할 수 있다. 고령화 사회가 진행됨에 따라 노동 인구의 연령대가 높아지고 있지만, 근육 감소증이 진행되면 신체 활동이 필수적인 직종에서 생산성이 저하될 수 있다. 이는 고령 근로자의 경쟁력을 떨어뜨리고, 나아가 사회 경제 전반에 부정적인 영향을 미칠 가능성이 크다. 또한 근력이 저하되면서 독립적인 생활이 어려워지면, 가족 구성원의 돌봄 부담이 커질 수밖에 없다. 이는 요양 병원이나 장기 요양 서비스 수요 증가로 이어지고, 국가적인 복지 비용 부담 역시 증가하게 된다.

근육 감소증으로 인한 신체 기능 저하는 정신 건강 문제로까지 이어질 수 있다. 일상생활이 점점 불편해지면서 우울증, 사회적 고립, 자존감 저하 등의 문제가 발생할 가능성이 높아지는 것이다. 특히 혼자 생활하는 노인의 경우 활동 범위가 줄어들면서 외로움과 무력감을 깊이 느낄 위험이 크다. 이러한 문제를 해결하기 위해서는 근육 감소증 예방과 관리를 위한 개인적인 노력에 더해 사회적인 인식 개선과 정책적 지원이 확대되어야 한다.

그렇다면 근육 감소증은 왜 일어나는 걸까? 이를 이해하려면 우리 몸에서 근육이 어떻게 만들어지고 유지되는지를 먼저 알아야 한다. 근육량은 마치 건물을 지었다 허물었다 하는 과정처럼, 새로운 단백질을 만드는 과정과 낡은 단백질을 분해하는 과정의 균형에 의해 유지된다. 그런데 근육 감소증일 경우 단백질 합성을 촉진하는 중요 신호 전달 경로인 mTOR의 활성이 감소하고, 불필요한 단백질을 제거하는 유비퀴틴-프로테아솜 경로나 자가 포식 경로의 활성이 증가하여 근육 단백질이 과도하게 분해된다. 또한 골격근은 운동 신경과 연결되어야 정상적으로 기능할 수 있는데, 나이가 들면서 나타나는 신경계의 변화는 근육 감소증을 악화하는 주요 원인이 된다. 노화로 인해 운동 신경 세포가 손실되면 근육으로의 신호 전달이 감소한다. 이에 따라 근섬유가 위축되는데, 특히 속근섬유인 2형 근섬유가 위축되면서 근력이 저하된다. 이는 신경과 근육 접합부의 저하로 이어지면서 신경 자극 전달을 약화해 근육 수축 능력도 감소하게 된다.

노화와 관련된 만성 염증 상태는 근육 감소증의 중요한 원인 중 하나다. 나이가 들면 IL-6, TNF-α, C-반응성 단백질(C-reactive protein)*(이하 'CRP')과 같은 염증성 사이토카인이 증가한다. 이는 근육 내 단백질 분해를 촉진하고, 근육 위성 세포의 재생 능력을 떨어뜨린다. 또한 산화 스트레스를 높이는 노화와 환경적 요인은 활성 산소종의 생성도 촉진하는데, 이로 인해 근육 세포 손상이 가속화된다. 엎친 데 덮친 격으로 항산화 효소의 기능도 저하되면서 근육의 회복 능력은 더 약화된다. 호르몬의 변화도 근육 감소증을 가속한다. 테스토스테론, 성장 호르몬, IGF-1의 감소는 근육의 생성, 성장, 재생 능력을 떨어뜨린다. 또한 인슐린 민감도가 감소하면서 근육 세포에 포도당이

---

* 체내에 염증이 발생했을 때 간에서 분비되는 단백질로, 1930년에 폐렴균의 C 다당류와 반응한다고 해서 'C 반응성'이라는 이름이 붙었다. 평상시에는 혈중 농도가 매우 낮지만, 감염이나 외상, 수술, 심근 경색 등으로 염증이 생기면 6~8시간 이내에 급격히 증가하여 수백 배까지 올라갈 수 있다. CRP는 염증을 직접 치료하지는 않지만, 몸의 염증 상태를 객관적으로 보여 주는 중요한 지표 역할을 한다.

나 아미노산 공급이 줄어들어 근육 합성이 저하된다. 근육 세포의 에너지원인 미토콘드리아 기능의 저하도 근육 감소증을 심화하는 요인이다. PGC-1α와 같은 미토콘드리아 생성을 촉진하는 단백질이 감소하면, 미토콘드리아 생합성이 줄어들게 된다. 이로 인해 미토콘드리아 기능이 저하되면 근육이 에너지를 효율적으로 사용하지 못해 쉽게 피로해진다. 이는 근육 세포 내 ATP 생산량을 줄여 근력과 지구력 저하를 초래한다.

지금까지 설명한 운동 뉴런의 손실과 신체 활동 감소 외에도 노화와 관련해 주목해야 할 또 다른 요인이 있다. 세포 분열이 멈추었지만, 제거되지 않고 체내에 남아 조직과 장기에 축적되는 이상한 유형의 세포가 있다. 일명 '좀비 세포'라고 불리는 노화 세포senescent cells다. 노화 세포는 원래 암세포나 손상된 세포가 무한 증식하는 것을 방지하는 방어 기작으로 작용하지만, 축적되면 염증을 유발하고 노화 관련 질환을 촉진할 수 있다. 그러면 노화 세포는 어떻게 발생할까? 세포가 분열할 때마다 염색체 끝의 텔로미어가 점점 짧아진다. 텔로미어가 일정 길이 이하로 단축되면 세포가 더는 분열하지 못하고 면역 세포에 의해 제거된다. 하지만 조직 손상이나 질병으로 인해 손상된 세포 중 일부는 노화 세포로 체내에 남아 유지된다. 그리고 이것이 우리가 영화에서 보던 좀비처럼 행동하기 시작한다. 주변 조직에 상처를 입히고, 주변의 건강한 세포가 정상적으로 작동하지 못하도록 신호 전달 물질을 방출한다. 노화 세포는 염증성 사이토 카인, 단백질 분해 효소, 성장 인자 등을 분비하는데, 이를 노화 연관 분비 표현형senescence-associated secretory phenotype(이하 'SASP')이라고 한다. SASP는 주변 정상 세포에 손상을 주고 만성 염증과 조직 노화를 유발한다. 이는 근육 감소증, 골다공증, 치매, 심혈관 질환 등의 노화 관련 질환을 가속하고, 암세포의 성장을 직접적으로 촉진할 수 있으며, 주변 조직의 돌연변이를 늘려 발암 위험을 높인다. 또한 SASP로 인해 콜라겐 분해, 세포 외 기질extracellular matrix, ECM* 변형이 일어나면 피부 노화, 관절염, 폐 섬유화, 간 섬유화 등의 문제가 발생할 수 있다.[19]

노화 세포 제거 및 치료 전략으로는 노화 세포 제거제, 노화 세포 억제제, 그리고 노화 세포 제거 촉진을 위한 면역 활성화 등이 있다. 세놀리틱스는 노화 세포를 선택적으로 제거하는 약물군으로, 고장 난 기계를 골라내 치우는 청소부와 같은 역할을 한다. 대표적인 후보 약물로는 피세틴fisetin, 나비토클락스navitoclax, ABT-263, 그리고 다사티닙dasatinib과 케르세틴quercetin 병용 요법 등이 있다. 다사티닙과 케르세틴을 병용하는 요법은 p16 경로와 BCL-2 경로를 조절하여 노화 세포를 제거하는 효과를 보인다. P16 경로는 노화 세포가 더 이상 분열하지 않도록 정지 신호를 보내고, BCL-2 경로는 세포가 스스로 죽는 것을 막는 안전장치 역할을 한다. 이 두 경로를 조절하면, 멈춰 있던 세포를 제거 모드로 전환할 수 있다.[20, 21] 세노모픽스senomorphics는 노화 세포를 직접 제거하지 않고, 이들이 분비하는 해로운 물질인 SASP를 줄여 주어 주변 세포의 피해를 완화하는 약물

---

* 세포들 사이의 공간을 채우고 있는 구조적 지지체로, 콜라겐, 엘라스틴(elastin) 등의 섬유성 단백질과 각종 당단백질로 구성되어 세포에 구조적 지지를 제공하고 세포 간 신호 전달을 매개한다.

군이다. 고장 난 기계를 당장 치우지는 않지만, 그 기계에서 나오는 소음과 먼지를 줄이는 것과 같다. 대표적으로 앞서 설명한 라파마이신과 당뇨 치료제로 쓰이는 메트포르민metfromin이 이에 해당한다.

후보 물질이 활발히 연구되고 있음에도, 현재까지 근육 감소증을 치료할 수 있도록 승인된 약물은 없다. 근육 감소증은 근육 자체만의 문제가 아니라 호르몬 변화, 염증, 신경계 기능 저하, 미토콘드리아 기능 장애 등 여러 요인이 복합적으로 작용하는 질환이다. 따라서 특정한 단일 기전을 표적으로 삼는 약물로는 충분한 치료 효과를 얻기 어렵다. 또한 근육 감소증 치료제의 효과를 평가할 때 근육량 증가만으로는 부족하며, 근력과 신체 기능 개선까지 입증해야 한다. 하지만 이런 지표는 임상 시험에서 측정하기 어려우며, 개인차도 크기 때문에 일관된 데이터를 확보하기가 어렵다. 또한 약물 사용은 부작용 문제도 심각하다. 근육 성장을 촉진하는 일부 아나볼릭 스테로이드나 마이오스타틴 억제제 등은 장기간 사용 시 심혈관 질환, 호르몬 불균형, 간 기능 장애 등의 심각한 부작용을 유발할 수 있다. 마이오스타틴 억제제의 경우 근육량 증가 효과로 많은 기대를 받았으나, 부작용에 더해 실제 임상 시험에서 근력 및 근기능 개선 효과가 미미하여 승인에 실패하였다.

현재까지의 연구에 따르면 저항성 운동과 적절한 영양 섭취가 근육 감소증을 예방하고 치료하는 가장 효과적인 방법으로 입증되었다. 저항성 운동은 근육 내 단백질 합성을 늘려 근육량 감소를 막고, 오히려 근육량을 늘릴 수도 있다. 운동은 신경근 연결을 강화하고, 신경 가소성을 늘려 근력과 균형 능력을 향상하는 데에도 기여한다. 이는 기존의 근육 감소증 치료제로 기대받았던 약물들과 상반되는 중요한 차이점이다. 어찌 보면 당연한 결과일 수 있다. 단순히 근육 단백질 합성이나 근육이 물을 머금어 일시적으로 부풀어 오르는 현상으로 근육량을 늘릴 수는 있겠지만, 신경근 연결을 강화하거나 신경 가소성을 향상하기는 어렵다. 우리가 이미 살펴보았듯이 신경근 연결과 가소성의 증가는 반복적인 움직임과 의식적인 연습을 통해 이루어진다. 이것이 약물보다 운동이 근육 감소증 개선에 더 효과적인 이유이며, 실제로 많은 비교 연구에서 후보 약물들이 운동의 효과를 뛰어넘지 못하고 있다.

그렇다면 영양 섭취는 어떻게 해야 할까? 균형 잡힌 다양한 영양소를 섭취하는 것이 가장 중요하지만, 근육 합성과 관련해서는 단백질 섭취에 주목해야 한다. 연구에 따르면 근육 감소증이 있는 노인은 그렇지 않은 노인과 비교했을 때 단백질 섭취량이 현저히 적은 것으로 나타났다. 이는 노인들의 부족한 단백질 섭취가 근육 감소증과 관련이 있을 수 있음을 시사한다. 왜 노인층에서 단백질 섭취량 부족 현상이 벌어지는 것일까? 우리 식단의 대표적인 단백질 공급원은 고기다. 하지만 노인들은 나이가 들수록 고기 섭취를 자연스럽게 줄이는 경우가 많다. 흔히 "고기가 당기지 않는다."라고 표현하는데, 이는 단순한 기호의 변화뿐 아니라 생리적, 심리적 이유가 복합적으로 작용한 결과일 수 있다.[22]

감각 기능의 저하는 노인들의 단백질 섭취 감소에 영향을 미치는 주요 요인이다. 노화가 진행됨에 따라 미각과 후각이 둔화되면서 음식의 맛과 향에 대한 흥미가 감소하고, 이는 식욕 저하로 이어진다. 특히 고기, 생선, 유제품과 같은 고단백 식품의 맛이나 향에서 매력을 덜 느끼게 되어 자연스럽게 섭취량이 줄어드는 문제가 나타난다. 치아 건강 악화와 씹거나 삼키기 곤란해지는 상황 역시 단백질 섭취를 어렵게 만드는 중요한 이유다. 노인들은 치아 손실이나 틀니 사용, 구강 건조 등으로 인해 육류, 견과류, 콩류와 같이 단단하거나 질긴 고단백 식품을 씹고 삼키는 데 어려움을 겪는다. 사회적 고립과 식사 준비의 부담도 중요한 문제다. 혼자 거주하는 노인의 경우 식사를 준비하는 것이 귀찮거나 번거롭게 느껴지기 때문에 식사를 거르거나 간편한 탄수화물 위주의 식사로 대체하는 경향이 강하다. 이로 인해 자연스럽게 고단백 식품 섭취가 감소하게 된다. 경제적 제약 역시 무시할 수 없다. 일반적으로 고단백 식품은 다른 식품보다 가격이 높기 때문에 경제적 여건이 열악한 노인은 충분한 단백질 섭취가 어려운 상황에 놓이게 된다. 특히 고기, 생선, 달걀, 유제품 등 주요 단백질 공급원은 지속적으로 구매하기 부담스러운 경우가 많다. 마지막으로 고단백 식품의 특성과 조리의 어려움도 섭취 감소에 영향을 준다. 고단백 식품은 조직이 단단하거나, 쉽게 상하거나, 조리가 복잡할 수 있어, 요리가 어려운 노인들에게 접근하기 힘든 식품군이 될 수 있다. 이러한 복합적인 이유로 노인들의 단백질 섭취가 충분히 이루어지지 않으며, 이는 근육 감소증을 비롯한 다양한 건강 문제를 악화하는 원인이 된다.[23]

일반적인 성인의 단백질 섭취 권장량은 하루에 체중 1킬로그램당 0.8그램이다. 노인의 경우 이보다 더 많은 단백질이 필요하다. 근육 감소증을 예방하고 질병이나 스트레스를 받는 상황에서도 근육을 유지하기 위해서는 최소 하루에 체중 1킬로그램당 1.0~1.2그램의 단백질 섭취가 권장되며, 질병이 있거나 입원 중인 경우에는 1.2~1.5그램까지 필요할 수 있다. 이는 나이가 들수록 단백질을 흡수하는 대사 능력이 떨어지기 때문이다. 따라서 충분한 양을 지속적으로 공급해 주어야 근육 단백질 합성이 촉진될 수 있다. 또한 노인이 만성 질환, 감염, 염증성 질환 등 스트레스 상태에 놓이게 되면, 단백질 분해는 증가하고 합성은 억제되어 단백질 요구량이 더 증가한다. 단백질 섭취는 하루 전체 섭취량뿐만 아니라 식사별 섭취량도 중요하다. 근육 단백질 합성을 최대화하기 위해서는 한 끼에 약 25~30그램의 고품질 단백질 섭취가 필요하며, 이를 세끼 이상에 걸쳐 고르게 분산 섭취하는 것이 근육 감소증 예방에 더 효과적이다.[24]

단백질의 질과 소화 속도도 중요하다. 연구에 따르면 소화 기능이 좋은 젊은 사람은 카제인$_{casein}$*처럼 느리게 소화되는 단백질이 근육 단백질 합성에 더 효율적인 반면, 노인은 유청 단백질$_{whey\ protein}$**처럼 빠르게 소화되고 흡수되는 단백질이 근육 단백질 합성에 더 유리하다는 결과가 나타났다. 즉, 노인의 경우 식사 후 단백질 합성 반응이 약하기 때문에 흡수가 빠른 고품질 단백질 섭취가 반드시

---

* 우유 단백질의 약 80퍼센트를 차지하는 주요 단백질로, 우유의 하얀 색깔과 불투명함을 만드는 성분이다. 소화 흡수가 천천히 이루어져 '서방형 단백질'이라고도 불린다. 필수 아미노산이 모두 포함된 완전 단백질이지만, 유청 단백질에 비해 근육 합성을 촉진하는 류신 함량이 상대적으로 적다. 유당이 거의 없어 유당불내증이 있는 사람도 비교적 안전하게 섭취할 수 있지만, 우유 알레르기가 있다면 피해야 한다.

** 우유에서 치즈를 만들 때 생기는 부산물인 유청에서 추출한 단백질이다. 우유 단백질의 20퍼센트를 차지하며, 필수 아미노산이 모두 포함된 완전 단백질로 생물학적 가치가 매우 높다. 특히 근육 합성에 중요한 분지쇄 아미노산이 풍부하고, 소화 흡수가 빠르다는 특징이 있다. 유당불내증이 있는 사람은 섭취 시 주의가 필요하다.

필요하다.

　사실 근육 단백질 합성을 자극하는 주요 요인은 전체 단백질 공급량이 아니라 필수 아미노산의 공급에 있다. 단백질에는 필수 아미노산과 비필수 아미노산이 모두 포함되어 있는데, 필수 아미노산은 체내에서 합성할 수 없어 반드시 외부(음식)로부터 공급받아야 하고, 비필수 아미노산은 다른 아미노산이나 질소 화합물을 통해 체내에서 충분히 합성할 수 있다. 이중 비필수 아미노산은 근육 단백질 합성 자극에 큰 기여를 하지 못한다는 것이 연구를 통해 밝혀졌다. 필수 아미노산은 mTOR 신호 경로를 통해 단백질 합성을 직접 활성화하는 역할을 한다.[25] 유청 단백질이 다른 단백질 공급원과 비교할 때 근육 단백질 합성에 효율적인 이유가 바로 필수 아미노산의 함량이 높기 때문이다. 즉, 단백질 보충제나 식사에서 비필수 아미노산의 비율이 높을 경우, 실제로 기대하는 근육 합성 효과는 제한적일 수 있다. 특히 노인의 경우에는 단백질 대사의 민감도가 감소되어 있어, 필수 아미노산의 섭취가 더 중요하다.

　일부에서는 분지쇄 아미노산 섭취를 강조하고, 특히 근육 단백질 합성에 가장 효과적이라는 류신 중심 보충을 선호하기도 한다. 하지만 연구에 따르면 분지쇄 아미노산 단독 섭취는 근육 단백질 합성에 한계가 있는 것으로 드러났다. 예를 들어 아르기닌arginine은 인슐린 분비를 자극하는 아미노산으로 근육 단백질 합성에 중요한 인슐린 신호 활성화에 관여한다. 따라서 분지쇄 아미노산만 섭취하면 아르기닌 부족으로 인슐린 반응이 충분히 활성화되지 않아 근육 단백질 합성 효과가 감소할 수 있다. 고령자가 비필수 아미노산을 섭취하거나, 필수 아미노산이라도 분지쇄 아미노산 위주의 비효율적인 방식으로 단백질을 섭취할 경우, 기대하는 근육 합성 효과가 낮아지게 된다. 게다가 신장에 부담을 줄 수 있는 암모니아나 요소$_{urea}$와 같은 대사성 부산물이 증가하기 때문에 부작용이 나타날 가능성도 있다.[26] 반면 균형 잡힌 필수 아미노산 섭취는 적은 양으로도 효율적인 근육 단백질 합성을 촉진하면서, 불필요한 대사 부산물 발생을 억제하여 신장 부담을 최소화하고 대사 효율성을 극대화할 수 있다. 같은 양의 유청 단백질과 필수 아미노산을 섭취할 때 근육 단백질 합성률의 차이를 알아본 연구에 따르면, 필수 아미노산은 유청 단백질에 비해 약 6배 더 많은 근육 단백질을 합성하는 효과가 있는 것으로 나타났다.[27]

    단백질 섭취 시 불필요한 비필수 아미노산과 지방, 탄수화물 등을 함께 섭취하면 불가피하게 높은 칼로리를 섭취하게 된다. 추가적인 칼로리 섭취는 포만감을 불러 다른 중요한 영양소의 섭취를 제한하거나, 비만을 부르는 원인이 될 수 있다. 노인의 비만을 개선하기 위해 칼로리 제한 다이어트를 시행하면, 일반적으로 체지방 감소는 성공적으로 일어나지만, 동시에 근육량도 함께 감소하는 문제가 발생한다. 이런 문제 때문에 다이어트 전문가들은 노인이나 성장기 아이에게 장기간의 단식 모방 다이어트를 권하지 않는다. 아이의 경우에는 성장 장애를 유발할 수 있고, 노인의 경우에는 근육 감소성 비만을 더 악화해 기능 저하, 낙상 위험, 대사 장애로 이어질 수 있기 때문이다. 고령 비만 환자를 대상으로 한 연구에 따르면 칼로리 제한과 함께 필수 아미노산을 보충하는 것이 근육 단백질 합성 증가와

지방 감소에 효과가 있는 것으로 나타났다.[28]

필수 아미노산의 섭취는 장내 미생물에도 영향을 미친다. 노화, 근육 감소증, 비만 등은 모두 장내 미생물과 관련이 있다. 장내 미생물군은 단백질의 소화와 대사에 영향을 미치고, 단백질 섭취 패턴에 따라 장내 환경이 달라지게 된다. 필수 아미노산을 충분히 섭취하면 장내 미생물의 다양성이 증가하고, 유익균의 증가로 염증성 미생물이 감소하게 된다. 이는 근육 대사 개선, 염증 완화, 대사 건강 증진에 기여할 수 있다. 연구에 따르면 염증성 장내 환경이 근육 합성을 억제하고 인슐린 저항성을 심화하기 때문에, 필수 아미노산 섭취로 장내 미생물군을 개선하는 전략이 필요하다고 한다.[29]

필수 아미노산의 섭취가 노인 건강에 중요하다는 증거가 이렇게 많음에도, 한국인의 전통적인 식단 특성상 노인의 단백질 섭취가 권장량에 미치지 못하는 경우가 많다는 사실이 많은 연구에서 확인되고 있다. 따라서 두부, 달걀, 요구르트, 균형 잡힌 필수 아미노산 보충제 등 소화가 잘되고 먹기 쉬운 단백질을 섭취해야 한다. 특히 한 번에 많이 먹기보다 작게 나눠서 섭취하는 것이 좋다. 또한 저항성 운동을 하면서 필수 아미노산을 섭취하면 근육 합성과 건강 유지에 더 효과적이다.[30]

젊은 노인:
액티브 시니어 active senior

"나태함만큼 노화를 재촉하는 것은 없다." 이는 16세기 프랑스 의사인 앙드레 뒤 로랑스André du Laurens가 남긴 말이다. 그는 나이가 들어서도 쓸모 있는 사람으로 남기 위해서는 육체적 노화에 굴복하지 말고 지속적으로 삶의 목적을 찾아야 한다고 강조했다. 실제로 많은 사람이 노년에 접어들어 피로를 이유로 스스로 은퇴를 준비하거나, 후대를 위해 물러서야 한다는 사회적 압박감에 따라 은퇴를 받아들이기도 한다. 하지만 이후에 기다리는 것은 경제적 여유도, 뚜렷한 삶의 목적도 없이 소외된 채 살아가는 나날인 경우가 많다. 그런데 일본의 사례는 이러한 통념에 반하는 모습을 보여 준다. 일본 정부의 통계에 따르면 70~74세 남성의 약 3분의 1이 여전히 일을 하고 있으며, 심지어 85세 이상 노인의 8퍼센트도 여전히 경제 활동에 참여하고 있다고 한다. 이들은 은퇴 대신 기존보다 덜 부담스럽

고 더 편안한 일자리로 전환할 뿐 계속해서 사회와의 관계를 유지하고 있다.[31]

노년의 일은 생계를 위한 수단을 넘어 건강 유지에도 중요한 역할을 한다. 1998년부터 진행된 한 연구에서는 보수를 받고 연간 100시간 이상 일한 75세 이상 노인을 2년간 추적 관찰했는데, 여전히 일을 유지한 사람은 일을 그만둔 사람보다 생존율이 높았고 건강 상태도 양호했다는 결과가 나왔다. 이처럼 노년기의 활동적인 삶이 건강에 긍정적인 영향을 미치는 이유는 신체 활동이 지속될 뿐만 아니라, 새로운 것을 배우고, 사회적 관계를 맺으며, 자신이 여전히 쓸모 있는 존재임을 자각하는 데 있다.[32]

특히 일본에서 강조하는 이키가이生き甲斐라는 개념은 노년 건강의 중요한 요인으로 주목받고 있다. 이키가이란 '살 만한 가치' 또는 '삶의 목적'을 의미하는데, 65세 이상 일본인의 약 88퍼센트가 자신만의 이키가이를 갖고 있다고 답했다. 건강한 노인의 이키가이는 대체로 이타적인 성향을 띠며, '다른 사람을 돕는 것', '사람들을 웃게 하는 것', '아이를 돌보는 것' 등 공동체 안에서 의미를 찾는 경우가 많다. 꼭 이타적이지 않더라도 이키가이를 지닌 삶이 신체 건강을 개선하고 장수를 가져온다는 점이 여러 연구를 통해 입증되고 있다. 7년에 걸쳐 4만 명이 넘는 일본인을 추적 관찰한 연구에 따르면, 처음부터 이키가이를 가진 사람 중에서는 12퍼센트만이 시간이 지난 후 건강이 나빠졌다고 평가했다. 하지만 이키가이가 없었던 사람 중에서는 무려 46퍼센트가 건강 악화를 경험했다고 답했다.[33] 결국 노년의 삶에서 중요한 것은 단순한 생존이 아니라 '살아가는

이유'를 찾는 것이다. 나이가 들수록 '몸과 마음이 늙지 않기' 위해 필요한 것은 꾸준한 활동과 삶의 목적을 갖는 일이며, 이는 곧 신체적 건강과 정신적 안녕, 더 나아가 장수와 직결되는 중요한 요소라 할 수 있다. 앙드레 뒤 로랑스의 말처럼 나태함에 굴복하지 않고 삶을 주체적으로 꾸려가는 것이야말로 진정으로 건강한 노년을 만드는 길이다.

이때 중요하게 작용하는 것이 바로 운동이다. 운동은 나이가 들수록 더 중요해진다. 우리가 나이를 먹으면서 신체 능력과 건강이 서서히 저하되는 것은 피할 수 없는 사실이지만, 이를 늦추거나 개선할 방법이 있다. 그중 하나가 바로 최대 산소 섭취량을 높이는 것이다. 최대 산소 섭취량은 신체가 운동 중에 사용할 수 있는 산소의 최대량을 뜻하며, 이것이 높을수록 심장, 폐, 근육의 효율적인 기능을 유지할 수 있다. 그래서 신체 능력을 대변하는 중요한 척도로 활용되고 있다. 최대 산소 섭취량은 나이가 들수록 급격히 감소하는 경향이 있는데, 연구에 따르면 대개 10년마다 약 10퍼센트씩 감소한다고 한다. 이러한 감소는 신체 능력 저하에 그치지 않고, 활동할 수 있는 범위와 질에도 영향을 미친다. 즉, 최대 산소 섭취량이 줄어들면 할 수 있는 일도 줄어들게 된다. 이는 활동량의 감소, 근육량의 감소, 체력 저하와 직접적으로 연결된다.[34]

중요한 사실은 최대 산소 섭취량을 개선하는 일이 언제 시작되어도 결코 늦지 않다는 점이다. 로베르 마르샹Robert Marchand이라는 놀라운 액티브 시니어의 이야기를 살펴보자. 그는 2012년 101세의 나이에 1시간 동안 자전거로 24.25킬로미터를 달렸다. 그 후 최고 수준의 훈련 프로그램을 통해 자신의 최대 산소 섭취량을 더 끌어올렸다. 그 결과 103세에 기록을 경신하며 1시간 동안 27킬로미터를 달렸다.[35] 이는 나이가 들어서도 꾸준한 운동을 통해 신체 능력을 향상할 수 있다는 강력한 증거다. 이처럼 운동은 단지 현재의 건강을 유지하는 수단을 넘어 미래의 건강을 준비하는 중요한 투자이다. 나이가 들어서도 활기차고 건강하게 살기를 원한다면, 그 목표를 실현하기 위해 지금부터 운동을 시작하는 것이 중요하다.

어떻게 하면 꾸준한 운동을 시작할 수 있을까? 목표를 설정할 때 자신이 즐기고 싶은 활동을 우선순위로 두는 것이 핵심이다. 수십 년 뒤에도 하고 싶은 활동이 있다면, 지금부터 체력을 키우는 것이 그 목표를 달성하는 열쇠가 될 것이다. 결국 중요한 것은 '얼마나 오래 사는가?'가 아니라, '어떻게 잘 살 것인가?'이다. 이 관점에서 보면 최대 산소 섭취량을 높이는 일은 삶의 질을 개선하고, 나이가 들어서도 건강하고 활기찬 삶을 살아가는 데 큰 영향을 미친다. 로베르 마르샹은 2021년 109세의 나이로 세상을 떠났다. 그때까지 체력과 정신력 모두를 유지하기 위해 자전거 타기 외에도 사회적 활동과 건강 관리에 신경 썼다고 전해진다. 그는 생애 마지막 몇 년 동안에도 여전히 독립적인 생활을 할 수 있었으며, 거동에 큰 불편함이 없었다고 보고되었다.

노년의 활동은 단지 개인의 건강에 그치지 않는다. 나는 노인의 풍부한 경험이 사회에 긍정적인 영향을 줄 수 있다고 생각한다. 이를 잘 보여 주는 예로 영화 〈인턴〉을 소개하고 싶다. 로버트 드 니로 Robert De Niro가 연기한 벤은 70세의 나이에 한 온라인 쇼핑몰 기업의 인턴으로 취직하게 된다. 처음에는 젊은 사람들이 정장도 입지 않고 자유분방하게 근무하는 환경이 어색하기만 했다. 그리고 동료들도 벤이 회사에 잘 적응할 거라는 기대를 별로 하지 않았다. 하지만 그는 묵묵히 자기 할 일을 완수했으며, 나아가 고민에 빠진 동료들에게 풍부한 경험에서 우러난 조언을 해 주기 시작했다. 그렇게 나이든 인턴으로서 회사에 없어서는 안 될 소중한 동료로 거듭나게 된다. 이러한 모습이 영화가 아니라 현실에서 이뤄진다면, 우리는 액티브 시니어의 모범적인 사례를 갖게 될 것이다.

최근 한국 사회는 빠르게 고령화되고 있다. 통계청에 따르면 2024년 기준 65세 이상 고령 인구가 전체 인구의 약 18.4퍼센트에 이르렀고, 2025년에는 초고령 사회(65세 이상 인구가 20퍼센트 이상) 진입이 확실시되고 있다.[36] 하지만 주목해야 할 점은 고령 인구가 증가할 뿐만 아니라 노년의 삶이 변화하고 있다는 것이다. 과거 수동적이고 보호가 필요한 존재로 여겨졌던 노년층이 이제는 스스로 삶을 주도하는 액티브 시니어로 거듭나고 있다. 이들의 등장은 웰에이징well-aging, 즉 '건강하고 의미 있는 노년'이라는 새로운 가치를 사회에 제시하고 있다. 노년기 건강 관리는 웰에이징의 핵심이다. 과거 노년의 삶이 질병과 의존의 시기로 인식되던 것과 달리, 요즘 액티브 시니어들은 운동, 식습관, 정신 건강 관리에 적극적으로 나서고 있다.

국민건강보험공단의 2023년 자료에 따르면 65세 이상 노인의 41퍼센트가 규칙적인 운동을 하고 있으며, 헬스나 요가, 수영 등 본인 주도적 운동 프로그램에 참여하는 비율도 매년 증가하고 있다. 특히 단백질 섭취의 중요성이 강조되면서 고령층 대상 단백질 보충제와 맞춤형 건강 기능 식품 시장도 연간 15퍼센트 이상 성장하고 있다.[37] 서울의 한 복합 문화 센터에서는 시니어 요가, 밴드 근력 운동, 라인 댄스 등 다양한 프로그램이 마련되어 매달 수백 명의 노인이 참여하고 있다. 운동을 하면 몸도 좋아지지만, 함께 운동하는 친구들이 생겨 외롭지 않다고 참여자는 말한다. 이처럼 운동은 신체 건강을 넘어 사회적 관계 맺기의 계기가 되고 있다. 고령화 시대에 가장 심각한 문제로 떠오른 것이 노인의 사회적 고립이다. 하지만 액티브 시니어들은 지역 사회와 적극적으로 연결함으로써 이러한 문제를 극복하고 있다.

한국노인인력개발원의 2023년 자료에 따르면 65세 이상 고령자의 30퍼센트가 자원봉사, 동호회, 평생 학습 등 사회적 활동에 참여하고 있다.[38] 특히 시니어 멘토링 프로그램이 최근 주목받고 있는데, 은퇴한 전문가가 청년 창업자나 사회 초년생에게 조언과 경험을 나누는 활동이다. 영화 〈인턴〉의 장면이 자연스럽게 떠오르는 프로그램이다. 실제로 서울시는 '서울런 시니어 멘토링'을 운영하며, 교사, 경영인, 공무원 등 다양한 경력을 지닌 시니어 멘토들이 청년과 청소년을 대상으로 학습 지도, 진로 상담, 창업 조언 등을 제공하고 있다. 이들은 단순한 조언을 넘어, 면접 준비, 사업 계획서 검토, 현장 네트워크 연결까지 실질적인 도움을 준다.

이러한 세대 간 소통 프로그램은 서로를 존중하고 지혜를 나누는 장이 된다. 예를 들어 한국노인인력개발원의 '시니어 인턴십' 사업에서는 대기업과 중소기업에서 정년퇴직한 숙련된 인력을 재고용해 청년 직원들의 현장 적응과 기술 습득을 돕도록 하고 있다. 현대삼호중공업의 경우 40여 명의 전직 기술자를 안전관리·기술 멘토로 배치해 안전 수준과 생산성을 동시에 높였다.

지역 사회 돌봄 체계인 '커뮤니티 케어'나 '디지털 소통 교육' 사업은 시니어의 사회적 고립을 완화하고 정신 건강을 증진하는 성과를 내고 있다. 일부 지자체에서는 독거 어르신에게 스마트폰, 화상 회의, SNS 사용법을 가르쳐 가족, 지인, 지역 사회와의 연결을 돕고, 이를 통해 우울감과 고립감이 줄어드는 효과를 보고했다.

과거 노년기는 경제 활동에서 물러나는 시기로 여겨졌지만, 이제는 액티브 시니어가 새로운 경제 주체로 떠오르고 있다. 고용노동부 통계에 따르면 2023년 기준 65세 이상 고령층 취업자 수는 165만 명으로 전체 취업자의 약 7퍼센트에 달하며, 특히 자영업, 프리랜서, 교육 컨설팅 분야로 활발히 진출하고 있다고 한다.[39] 이들은 자신의 경험과 역량을 살린 일에 참여하며, 자기실현과 경제적 독립을 추구하고 있다. 또한 소비 시장에서도 액티브 시니어는 중요한 위치를 차지한다. 한국보건산업진흥원의 2023년 자료에 따르면 국내 실버 산업 시장 규모는 약 91조 원으로, 특히 건강, 여행, 문화, 교육, 미용 분야의 소비가 두드러진다. 최근 인기를 끌고 있는 시니어 맞춤형 해외여행, 웰니스 관광, 실버 전용 문화 공연 등은 액티브 시니어의 고급 소비 욕구를 반영하며, 이들은 '건강하고, 품위 있으며, 의미 있는 소비'를 통해 삶의 질을 높이고 있다.[40]

노인들의 디지털 격차 문제에서도 최근에 변화의 조짐이 뚜렷이 나타나고 있다. 2023년 한국인터넷진흥원의 조사에 따르면 60세 이상 고령자의 76퍼센트가 스마트폰을 소유하고 있으며, 온라인 쇼핑,

금융 서비스, 건강 앱, SNS 활용률도 꾸준히 증가 중이다. 특히 스마트 워치, 건강 관리 앱, 원격 진료 서비스 등을 적극적으로 이용하면서 자기 건강을 주도적으로 관리하고, 자녀와의 소통이나 취미 공유 등 다양한 디지털 경험을 통해 사회 연결망 유지에 성공하고 있다. 이처럼 액티브 시니어의 삶은 생존을 넘어 풍요롭고 주체적인 방향으로 나아가고 있다.[41]

액티브 시니어는 건강을 지키고, 사회와 연결되며, 경제 활동을 통해 자기 가치를 실현하고 있다. 이는 웰에이징의 실제적 모델을 만들어 나가는 과정이라 할 수 있다. 또한 이들의 활약은 고령화 사회가 안고 있는 여러 문제(고립, 빈곤, 건강)의 해결책이 될 수 있다. 앞으로 한국 사회가 액티브 시니어의 잠재력을 어떻게 활용하고 지원할 것인지가 초고령 사회의 미래를 결정할 것이다. 웰에이징은 개인의 과제가 아니라 우리 사회 전체가 함께 만들어 나가야 할 가치임을 명심해야 한다.

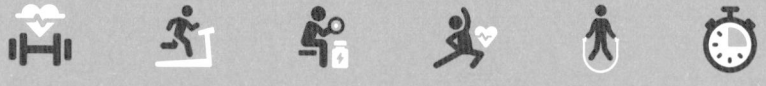

PART

2

내 삶을 위한
운동

FITNESS REVOLUTION

아침 햇살이 거실 창을 타고 부드럽게 내려앉았다. 시계는 오전 7시. 아직 세상은 졸린 기지개를 켜는 시간이었다. 거실 창에 희미하게 비친 내 모습을 바라보며 나는 조용히 숨을 들이마시고 내쉬었다. 창에 비친 늘어진 뱃살과 둥그런 나의 모습이 어색했지만, 그날은 기분이 달랐다. 오랜만에 나를 웃으며 바라볼 수 있는 날이었으니까. 마음의 병은 자신을 바라보지 못하게 했고, 움직임을 통해 살고자 했던 열망의 불꽃이 보일세라 멀리 그리고 깊숙이 가두어 버렸다. 내 안의 불꽃이 사그라져 갈 때, 강렬한 아침 햇살은 여전히 누군가를 위해 빛을 비추었다. 나를 위한 빛은 아닐 것이라 지레짐작하고 자신에게 짐을 지웠던 나는, 속박에서 벗어나기 위해 햇살을 마주 보고 섰다. 마치 내 마음처럼 돌돌 말린 요가 매트를 펴고 조심스레 몸을 굽혔다. 나는 공황 장애로 고통받기 직전에 보디빌딩 대회에 참가했다. 그리고 장기간 운동하지 못하다가 이날 처음으로 극복의 의지를 다졌다.

유연하지 않은 허벅지가 금방이라도 비명을 지를 것 같았지만, 나는 서두르지 않았다. 한 번, 두 번, 호흡을 따라 천천히. 손끝이 목표 지점에 닿지 않아도 괜찮았다. 중요한 것은 어제보다 오늘 조금 더 움직이는 것이었다. 산책을 위해 찾은 아파트 옆 공원에는 매일 공원을 걷는 노부부가 보였다. 손을 꼭 잡고 보폭을 맞추어 걷는 두 사람. 남자는 한쪽 다리가 조금 불편한지 약간씩 절뚝였지만, 그의 표정에는 고통이 아닌 담담한 미소가 어렸다. 남편의 느린 걸음을 기다리는 시간마저 소중한 듯, 아내는 그 속도를 절대 앞서지 않았다. 나는 다짐했다. '나는 예전의 내가 아니다. 오늘이 처음이고, 오늘 내 몸이 할 수 있는 만큼 해내자. 그게 현재의 나에게 최고의 운동이다.' 하지만 그렇게 다짐하면서도 참담한 마음에 운동을 그만두고 싶은 마음도 들었다. '열심히 살아왔던 내가 왜 이렇게 되어버린 걸까? 왜 내 몸은 예전 같지 않은가?' 창에 비친 내 모습이 너무나도 부끄럽고 화가 났다.

그러다 우연히 보게 된 다큐멘터리의 한 장면이 떠올랐다. 80세 할머니가 매일 동네 공원을 도는 장면이었다. 누군가는 빠르게 지나쳤고, 누군가는 조깅을 했지만, 그 할머니는 자신의 보폭, 자신의 리듬으로 걷고 또 걸었다. 카메라가 다가가 묻자, 할머니는 주름진 얼굴로 웃으며 말했다. "이걸 시작한 지 10년이 넘었어요. 처음엔 저도 너무 느려서 남들이 이상하게 쳐다봤죠. 하지만 이렇게라도 매일 걷다 보니, 이젠 나한테 꼭 맞는 삶이 됐어요. 나만의 속도로 가는 거죠." 그 장면이 마음에 박혀 떠나지 않았다. 그리고 거울 앞에 서서 내 뇌가 들을 수 있도록 거울에 비친 나에게 조용히 속삭였다. "그래, 나만의 속도로 가는 거야. 천천히 그리고 꾸준히. 부끄러운 게 아니라, 아름다운 거야." 시일이 흘러 내가 공원을 달리기 시작했을 때, 노부부가 또 눈에 들어왔다. 노부부는 작은 벤치에 나란히 앉아 있었다. 그리고 마치 오래된 약속처럼 두 손을 꼭 잡고 있었다.

매일 걷는 할머니와 매일 공원을 찾는 노부부는 근육에 관한 중요한 진실을 하나 알려 준다. 근육은 쓰지 않으면 잃는다. 우리가 근육을 더 많이 사용하고, 특히 저항력이 필요한 수축을 요구할 때, 근섬유는 크기가 증가하고, 근육 세포를 보수하고 유지하는 유전자는 활성화된다. 반면 근육을 사용하지 않으면 근육은 빠르게 줄어들기 시작한다. 특히 나이가 들수록 근육량은 자연스럽게 감소하며, 이는 호르몬 수치 변화와 신경 기능 저하로 인해 근력 약화로 이어진다. 하지만 규칙적인 신체 활동과 근력 운동을 꾸준히 한다면, 이러한 감소를 늦추거나 예방할 수 있다. 즉, 근육을 유지하고 건강한 삶을 지속하려면 적극적으로 몸을 움직이고 근력을 키우는 노력이 필요하다. 운동은 나 자신을 돌보고, 한계를 극복하며, 삶의 질을 높이는 중요한 요소다.

우리는 바쁜 일상에서 건강을 종종 뒤로 미루곤 한다. 하지만 건강한 몸과 마음이 없다면 원하는 삶을 온전히 살아갈 수 없다. 운동은 나를 더 나은 방향으로 이끄는 동반자이며, 개인적인 성장뿐만 아니라 사회적인 성장에도 기여하는 필수적인 과정이다. 노자는 "천리 길도 한 걸음부터 시작된다."라고 말했다. 운동도 마찬가지다. 처음에는 힘들고 어려울 수 있지만, 작은 변화가 쌓이면 몸과 마음이 점차 강해지고 건강해진다. 하루 10분의 스트레칭, 짧은 산책, 가벼운 근력 운동도 지속적으로 실천하면 점점 더 큰 변화를 경험할 수 있다. 중요한 것은 꾸준함이다. 운동을 통해 우리는 신체적인 힘뿐만 아니라 정신적인 강인함도 함께 키울 수 있다. "우리가 반복적으로 하는 것이 우리를 만든다. 그러므로 탁월함은 행위가 아니라 습관이다." 아리스토텔레스Aristoteles의 이 명언은 습관, 즉 꾸준함이 얼마나 중요한지를 잘 알려 준다.

운동은 우리의 몸과 정신을 단련하는 과정이다. 처음에는 무거운 무게를 들지 못하거나, 오래 달리지 못할 수도 있다. 하지만 꾸준한 연습과 노력이 쌓이면 불가능해 보였던 일도 가능해진다. 이러한 경험은 운동을 넘어 다른 삶의 영역에도 도움이 될 수 있다. 삶의 모든 영역에서 지속적인 노력과 인내가 중요하다는 것을 몸소 체험하고, 삶을 대하는 태도를 바꿀 수 있다. 목표를 세우고 이를 달성하는 과정에서 자기 자신을 돌아볼 수 있으며, 도전과 실패를 경험하면서 더 강한 의지를 기를 수 있다. 빅토르 위고Victor Hugo는 "넘어지면 일어나라. 이것이 인생의 본질이다."라고 하였다. 운동을 하면서 우리는 여러 번의 실패와 좌절을 경험할 수 있지만, 중요한 것은 다시 도전하는 것이다. 포기하지 않고 계속 나아가는 과정에서 우리는 더 강하고 더 나은 사람이 된다.

벤저민 프랭클린Benjamin Franklin은 "고통 없이는 얻는 것도 없다."라고 하였다. 운동하는 사람에게 너무나 익숙한 문구인 "No pain, no gain."은 운동을 하면서 느끼는 고통과 운동 후 찾아오는 근육통

~pain~이 근육 성장~gain~과 비례한다는 의미로 다가온다. 이런 생각을 지니고 운동을 제대로 한 날이면, "근육이 자극을 잘 먹었다."라고 표현하는 사람도 있다. 하지만 벤저민 프랭클린의 명언에 담긴 의미는 여기서 그치지 않는다. 그는 "There are no gains without pains."라고 썼다. 여기서 pains는 단순히 고통만 의미하는 게 아니라, 수고와 노력의 의미까지 포함한다. 프랭클린은 게으름의 위험을 소리 높여 경고했고, 사람들에게 근면 성실을 강조했다. 이는 운동의 원리를 넘어서, 노력 없이는 성취도 없다는 인생의 원리를 보여 준다. 또한 운동을 바라보는 관점에도 적용할 수 있다. 운동을 고통이나 의무라고 생각하기보다는 자신을 위한 투자나 노력이라고 인식하는 것이 중요하다. 운동은 일시적인 프로젝트가 아니라, 평생 함께해야 할 동반자다. 젊었을 때부터 꾸준한 운동 습관을 지니면 노년기에도 활력 있는 생활을 유지할 수 있으며, 건강한 신체는 삶의 질을 높이는 중요한 요소가 된다. 운동은 단순한 선택이 아니다. 더 나은 삶을 위한 필수 요소다. 오늘도 그리고 내일도 운동과 함께 성장하는 삶을 살아가길 바란다.

CHAPTER

나에게 맞는
운동의 중요성

5

나를 위한 트레이닝 방법

젊은 여성분이 상담을 받으러 온 적이 있다. 그 여성은 한눈에 보기에도 마른 체형에 등이 구부정해 보였다. 꽤 먼 거리에서 찾아온 그녀는 개인 트레이닝을 몇 달째 꾸준히 하고 있는데, 몸이 아픈 곳이 많아서 상담을 받으러 왔다고 했다. 그녀와의 상담을 진행하면서 나는 상당히 놀랐다. 몇 달째 개인 트레이닝을 받은 사람이라기에는 신체의 안정화가 너무 부족해 보였다. 그래서 나에게 오기 직전에 어떤 트레이닝을 받았는지 질문했다. 그녀의 설명으로 유추해 봤을 때 아마도 웨이트 머신을 이용한 체스트 프레스를 한 것 같았다. 운동을 시작한 후로 아픈 곳이 많아지지 않았냐고 질문했더니, 고개를 끄덕이며 어깨가 아파서 팔을 들어 올리기가 어렵다고 했다. 팔을 드는데 겨우 어깨높이 정도에서 그 이상 들어 올리기를 포기했었다. 그녀는 대충 봐도 어깨가 심하게 말려 있었고, 코어가 약해 보였다.

짐작했던 것처럼, 그녀는 운동 시 어깨 충돌이 심하게 일어났다. 왜 이런 상태로 근력 운동을 분할로 진행하고 있냐고 물으니, 트레이너가 운동하다 보면 좋아질 거라고 했다는 것이다. 어깨뼈(견갑골)의 움직임에 문제가 있음을 알려주고, 먼저 안정화 트레이닝을 통해 코어를 강화하고 정상적인 움직임을 회복하는 게 좋겠다고 조언했다. 그리고 이미 신체 여러 부위에 통증을 느끼고 있으니, 가벼운 유산소성 운동이 도움이 될 것이라고 했다. 유산소성 운동을 하면 관절과 근육에 무리를 주지 않으면서도, 혈액 순환을 촉진해 회복을 돕고, 근육과 결합 조직의 유연성을 높여 통증 완화에 기여할 수 있기 때문이다. 몇 주 후 다시 나를 찾은 그녀는 많이 힘들어 보였다. 이번에는 다리에 힘도 잘 안 들어갈 만큼 허리도 불편하고, 어깨랑 목도 불편하다고 했다. 이번에도 운동이 문제였다. 나에게 상담받은 후에 트레이너에게 그대로 전했는데, 유산소성 운동을 한답시고 버피burpee를 했다는 것이다. '맙소사⋯.' 겉으로는 내색하지 않았지만, 속으로는 경악을 금치 못했다. 내가 도와드릴 테니 당분간 그곳을 조금 쉬는 게 어떻겠냐고 권유할 수밖에 없었다.

이 여성분처럼 신체 안정화가 좋지 않은 상태에서는 유산소성 운동도 저강도로 신중하게 접근하는 것이 좋다. 또한 근력 운동이나 고중량 운동은 심각한 부상으로 진행될 수도 있으니 주의해야 한다. 특히 햄스트링과 넓은등근이 짧아진 상태에서 무리하게 허리를 접었다 펴는 동작은 허리 주변 근육에 염증을 일으킬 수 있으며, 추간판 손상이나 심하게는 척수 손상까지 발생할 수 있다. 앞서 언급했던 '파도타기 증후군'을 떠올려 보자. 서프보드에서 일어서는 동작과 버피 동작을 비교해 보면 이해하기 쉬울 것이다. 파도타기 증후군은 갑작스럽고 무리한 허리 굴신, 특히 준비되지 않은 상태에서의 폭발적인 신전이 급성 척수 손상으로 이어지는 사례다. 그럼 버피 동작에서는 어떨까? 특히 여성분은 짧아진 햄스트링이 골반을 뒤로 기울게 하고, 넓은등근이 단축되어 상체와 팔의 움직임이 제한된 상태였다. 이러한 상태로 허리를 굴곡-신전하는 과정을 반복하면 허리에 집중적인 스트레스가 가해질 수 있다. 버피 자체가 위험한 운동은 아니다. 다만 신체 안정화가 준비되지 않은 상태에서 행하는 것이 문제다. 이를 개선하기 위한 운동이 바로 신체 안정화 트레이닝이다. (신체 안정화는 앞서 2장에서 상세하게 다루었으니 참고하길 바란다. 중요한 부분이라 여기서 다시 한번 간단히 설명하겠다)

신체 안정화 트레이닝의 기본 목적은 근육-신경 조절을 통해 적절한 관절 정렬과 움직임을 만드는 것이다. 신체 안정화 트레이닝의 종류에는 호흡 및 정렬, 정적 안정화, 동적 안정화, 기능적 안정화 등이 있다. 호흡 및 정렬 트레이닝은 심부 근육 활성화, 올바른 자세, 신체의 정렬을 위해 실시한다. 대표 운동으로는 횡격막 호흡과 척추 정렬 훈련이 있다. 정적 안정화 트레이닝은 움직임이 없는 상태에서 몸통과 관절의 안정성을 유지하기 위한 목적으로 한다. 흔히 우리가 코어 운동이라 부르는 플랭크plank나 버드 독bird dog, 데드 버그dead Bug 등이 있다. 동적 안정화 운동은 움직임이 있는 상태에서 안정성을 유지하기 위한 훈련이다. 스쾃이나 런지lunge 등의 운동을 자세에 집중해서 서서히 실시하는 것이 좋다. 기능적 안정화 운동은 일상생활이나 스포츠 동작에서 안정성, 근력, 민첩성을 통합해 역동적인 움직임을 만들기 위한 훈련이다. 점프 스쾃이나 스텝업step up, 메디신 볼medicine ball 던지기 등의 운동이 대표적이며, 보수 볼이나 밸런스 패드와 같은 불안정한 표면에서의 운동으로 기능적 안정화를 극대화할 수 있다. 안정화 트레이닝은 기초 단계인 호흡 및 정렬부터 시작해 정적 안정화, 동적 안정화, 기능적 안정화 순서대로 단계별로 실시하되, 개인 목표에 따라 섞어서 지속하는 것을 추천한다. 나도 별반 다를 바 없었지만, 운동을 수년간 지속해 온 숙련자에게서 안정화가 부족한 상태를 자주 관찰한다. 운동에 익숙해져 방심한 것일 수도 있고, 몸이 부족한 부분을 무의식적으로 피하느라 자세가 망가졌을 수도 있다.

 퇴근하면 매일 크로스핏 운동을 규칙적으로 하는 30대 초반의 건장한 청년이 있었다. 그가 처음에 나에게 상담하러 왔을 때, 슬럼프가 와서 운동 수행 능력을 개선하기 위해 온 것이라 착각했다. 그만큼 겉으로 보기에는 멀쩡해 보이는 상태였다. 하지만 그는 허리와 목 그리고 어깨 통증을 느끼고 있었고, 병원에서 치료를 받는 중이라고 했다. 상담을 통해 분석해 보니 호흡 및 정렬이 결핍되어 있었고, 코어가 약한 상태로 척추가 비틀려 있는데도 고강도 굴신 운동을 반복하고 있었다. 바벨을 두 팔로 들어 올린 상태에서도 척추 회전이 발생했고, 자연스레 한쪽 팔에 부하가 커진 상태로 장기간 운동한 것이다. "병원에서 어깨와 허리 통증을 치료하면 뭐 합니까? 운동으로 통증을 또 만들고 계시는걸요." 그는 나의 말에 침울해진 표정으로 "운동을 쉬어야 할까요?"라며 내 눈을 바라보았다. 나는 운동을 쉬지 말고 안정화 운동에 집중하자고 했다. 그리고 호흡 및 정렬과 코어 훈련부터 재교육했다. 또한 통증이 발생하지 않는 범위에서 원래의 훈련을 서서히 섞어줄 것을 권유했다.

그가 재방문했을 때, 마치 아빠에게 학교에서 있었던 자랑거리를 말하고 싶어 안달 난 내 딸의 표정을 보는 듯했다. 통증이 사라졌을 뿐만 아니라, 한동안 정체기였던 운동 수행력이 좋아졌다는 것이다. 운동하는 사람들이 집착하는 그놈의 무게가 늘었다는 말을 한참 동안 이야기하며 미소를 짓고 있었다. 나는 절대 무리하지 않고 당분간 안정화 운동을 지속하겠다는 다짐을 받으며 그를 배웅했다.

트레이닝에서 신체 안정성stability과 가동성mobility은 상호보완적 관계로, 운동 수행의 효율성과 부상 방지를 위한 핵심 요소이다. 안정화 트레이닝의 목적은 근육과 관절의 동적 안정성을 증진하여 다양한 움직임에서 신체 중심 유지와 정렬을 가능하게 하는 데 있다. 그러나 충분한 가동성 없이는 안정적인 움직임 자체가 불가능하다. 오히려 제한된 가동 범위range of motion, ROM로 인한 보상 움직임 때문에 부상을 유발할 수 있다. 가동성이란 관절의 가동 범위 내에서 능동적이고 자유로운 움직임이 가능하고, 근육과 관절 그리고 신경계가 통합적으로 협응하여 부드럽고 정확한 움직임을 할 수 있는 상태를 뜻한다. 관절의 윤활액 분비를 촉진하고, 연부 조직 유연성을 향상해 관절 기능을 최적화하며, 근육과 힘줄 그리고 신경의 통합적 협응을 이루면 부드럽고 안전한 움직임이 가능해진다. 충분한 가동 범위를 확보하면 앞선 청년의 사례처럼 운동 수행 능력을 향상할 수 있다.[1]

스포츠 활동이나 일상에서는 몸이 자유롭게 움직이면서도 안정적인 동작이 나와야 한다. 그런데 근육이 충분히 늘어나지 못하고 뻣뻣한 상태가 남아 있으면, 신경과 근육이 제대로 협응하지 못해 코어가 무너지고 관절에 통증이 생길 수 있다. 따라서 안정화 트레이닝을 위해 가동성 운동을 기반으로 하는 안정성 운동이 동반되어야 한다. 특정 관절의 움직임이 제한되면 인접 관절이 이를 보상하여 움직임을 만들어 낸다. 예를 들면 엉덩 관절 가동성이 부족하면, 스쾃을 할 때 허리가 보상 움직임을 하여 요추 염좌나 추간판 손상 등의 부상 위험이 증가한다. 또한 흉추 회전 제한은 골프, 테니스 등의 스포츠에서 요추의 과잉 회전을 유발해 척추 관절에 스트레스를 줄 수 있다. 척추 분절에 불필요한 스트레스가 반복적으로 가해지면 추간판 손상, 관절 염증, 신경 압박으로 발전할 수 있다. 따라서 허리 통증 재활과 예방을 위해서는 코어 강화뿐만 아니라 근본적인 움직임 패턴 교정과 가동성 회복이 반드시 선행되어야 한다. 특히 엉덩 관절과 흉추의 가동성이 충분히 확보되지 않으면 어떠한 안정화 트레이닝도 완전할 수 없다.[2]

신체의 안정화를 이뤘다면 다음은 근육에 주목해 보자. **근력 트레이닝**은 근육의 힘과 크기를 향상하기 위한 신체 훈련으로, 오늘날 중요성이 강조되고 있다. 특히 고령화 사회로 접어들면서 근육량 감소와 관련된 질환이 사회적 문제로 부각됨에 따라 필요성이 더 확대되고 있다. 근력 트레이닝은 근육의 크기를 키우는 것을 넘어 신체 기능 향상, 심리적 자신감 증진, 스트레스 감소 등 정신적 건강과 질병 예방 및 재활에도 도움이 된다. 근력 트레이닝의 주된 목적은 근육의 힘과 근육의 양을 증가함으로써 근골격계의 건강을 유지하는 데 있다. 또한 근력 및 근육량 증가는 신체의 기초 대사량을 늘려 체중 관리와 비만 예방에도 효과적이며, 골밀도를 높여 골다공증의 발병 위험을 낮추는 효과도 있다.

근력 트레이닝은 근육의 수축을 통해 이루어진다. 근육이 어떤 방식으로 수축하느냐에 따라 운동의 형태와 효과가 달라지기 때문에, 운동 생리학에서는 이를 중요한 분류 기준으로 삼는다. 특히 근육의 길이 변화와 수축 속도에 따라 운동을 세 가지로 나눌 수 있는데, 각각 등장성 운동isotonic exercise, 등척성 운동isometric exercise, 등속성 운동isokinetic exercise이라고 한다.

등장성 운동은 우리가 보편적으로 널리 사용하는 방법으로, 근육의 길이를 늘이거나 줄이면서 관절 각에 변화를 주는 것이다. 즉, 관절을 움직이는 근수축을 통해 장력이 발생하는 운동을 말하며, 운동 중 근육의 장력은 일정하지 않고 관절의 움직임이나 각도에 따라 변화한다. 스쾃, 벤치 프레스bench press, 데드 리프트, 바벨 컬barbell curl 등이 모두 등장성 운동이다. 등장성 운동은 근육이 짧아지며 힘을 발휘하는 단축성 수축concentric contraction과 근육이 늘어나며 힘을 발휘하는 신장성 수축eccentric contraction을 통해 수행된다.

등장성 운동을 하면 운동 단위motor unit*의 동원이 활발히 이루어지며, 근육의 길이 변화에 따라 액틴actin과 미오신myosin 사이에서 교차 작용이 활발히 일어난다. 액틴과 미오신은 근육의 수축을 담당

---

* 하나의 운동 신경 세포와 그것이 지배하는 모든 근섬유들로 구성된 기능적 단위로, 근육 수축의 가장 기본적인 조절 단위이다. 운동 신경이 활성화되면 해당 운동 단위의 모든 근섬유가 동시에 수축한다.

하는 주요 단백질로, 마치 양쪽에서 밧줄을 잡아당기는 것처럼 서로를 끌어당겨 근육을 짧게 만들거나 길게 늘이는 역할을 한다. 미오신이 '손'처럼 액틴을 붙잡아 당기면 근육이 수축하고, 놓아주면 다시 길어지는 식이다. 특히 신장성 수축 시 근육이 늘어나면서 장력을 유지하게 되어 근섬유 손상이 상대적으로 심하고, 이로 인해 근육 단백질 합성이 촉진되는데, 이는 주로 속근섬유를 강화해 힘이 더 강해지게 된다. 등장성 운동은 실제 일상 동작이나 스포츠 상황과 유사하고, 근력과 근육의 크기를 키우고 기능성을 향상해 운동 수행 능력을 높이는 데 도움이 된다. 하지만 불안정한 자세나 무리한 동작 시 부상이 발생할 위험이 있어 정확한 운동 자세가 요구된다. 등장성 운동은 보통 '내가 한 번만 들 수 있는 최대 무게1 repetition maximum, 1RM'의 약 60퍼센트에서 85퍼센트 정도 되는 무게로 수행하는 것이 좋다. 예를 들어 한 번만 들 수 있는 무게가 50킬로그램이라면, 운동할 때는 30~42.5킬로그램 정도의 무게를 드는 것이다. 통계적으로 60퍼센트의 무게는 약 12~15회, 85퍼센트의 무게는 약 5~6회 반복할 수 있다. 이렇게 하면 근육에 충분한 자극을 주면서도 부상의 위험을 줄일 수 있다. 운동 빈도는 보통 일주일에 2~5회 정도 실시하는 경우가 많다.[3]

　등척성 운동은 근육의 길이에 변화를 주지 않고 특정 위치에서 고정된 장력을 발휘하는 운동이다. 즉, 관절의 움직임이나 관절 각의 변화를 만들지 않고 근육의 장력을 사용한다. 플랭크, 벽에 기대어 앉기wall sit 등의 운동이 이에 해당한다. 요즘은 사라졌지만, 국민학교 시절을 기억하는 세대라면 선생님께 등척성 운동을 많이 배웠을 것이다. 일명 '투명 의자'라고 불리던 정적 스쾃 운동이나, 양손을 머리 위로 올리고 버티는 동작이 모두 등척성 운동에 해당한다. 근육 길이에는 변화가 없지만, 내부적으로는 액틴과 미오신의 교차 작용을 통해 힘이 만들어진다. 이때 미오신이 액틴을 당기려 하지만 외부 저항 때문에 근육의 길이는 변하지 않는다. 마치 줄다리기에서 양쪽이 최대한 힘을 주고 있지만, 움직임이 없는 것과 비슷한 상태라고 할 수 있다.

등척성 운동 시에는 관절 각의 변화 없이 근육의 장력을 일으켜 포기 시점까지 버티기 때문에, 특정 관절 각에서의 최대 근력 발휘가 가능해진다. 이는 신경계 적응을 빠르게 만들어 운동 단위의 효율성을 높인다. 또한 혈류의 제한으로 인해 대사 스트레스가 가해져 근육 내 환경 변화가 일어난다. 이는 근비대 및 근지구력 향상과 같은 자극으로 작용한다. 관절에 무리가 적고, 특정 각도에서 강한 근력을 향상하는 특성이 있어, 재활과 안정성 강화에 적합한 트레이닝이다. 하지만 특정 자세에서만 근력이 향상돼 전 범위에 걸친 근력 향상이 제한된다는 단점이 있다. 또한 동적 움직임 향상에도 한계가 있으며, 과도한 긴장 유지로 인해 혈압 상승의 우려가 있다고 알려져 있다.

다만 최근의 연구 결과들을 보면 등척성 운동이 혈압 상승을 유발한다는 우려에는 논란의 여지가 있다. 영국 스포츠 의학 저널에 게재된 대규모 임상 연구 결과를 보면, 동적 저항 훈련은 중~고강도 유산소 활동에 비해 혈압 감소 효과가 작을 수 있으나, 등척성 운동은 유산소 활동과 비슷한 크기로 혈압이 감소했다고 한다.[4] 이와 관련하여 서울대학교 연구팀에서도 비슷한 연구 결과를 발표했다. 고혈압 전 단계와 고혈압인 성인과 노인을 대상으로 한 실험에 따르면, 등척성 운동을 장기간 했을 때뿐만 아니라 일회성으로 적용했을 때도 혈압 감소 효과가 나타났다. 많은 근육 부위가 동원될수록 혈압 감소 효과가 더 크게 나타났으며, 기존에 권고되던 유산소성 운동과 비교해도 짧은 시간 내에 효과적으로 혈압을 낮추는 것으로 밝혀졌다.[5]

그러면 등척성 운동은 어떤 기전으로 혈압을 안정화하는 것일까? 등척성 운동을 하면 근육의 길이 변화 없이 힘주어 버티는 동안 혈관 내피세포가 자극을 받는다. 이때 근육 수축으로 혈액이 빠르게 흐르면서 전단 응력(shear stress), 즉 혈액이 벽을 스치는 힘이 생기는데, 이 힘이 내피세포 산화질소 합성 효소(endothelial nitric oxide synthase, eNOS)를 깨워 더 많은 산화질소를 만들게 한다.[6] 산화질소는 혈관 벽의 근육층을 이완해 혈관을 넓히라는 신호를 보낸다. 혈관이 넓어지면 혈액이 혈관 벽에 미치는 압력(말초 저항)이 줄어들고, 말초 저항이 줄어들면 심장이 피를 내보낼 때 힘이 덜 들기 때문에 결과적으로 혈압이 낮아진다.[7] 이렇게 산화질소가 꾸준히 분비되면 혈관이 딱딱해지는 것을 막아 탄성이 유지되고 산화 스트레스도 줄어들게 된다.

등척성 운동은 자율 신경계에 영향을 주어 혈압을 낮추기도 한다. 등척성 운동을 장기적으로 꾸준히 하면 몸이 '긴장 모드'인 교감 신경의 활동은 줄어들고, '휴식과 회복 모드'인 부교감 신경의 활동이 늘어난다.[8] 등척성 운동은 강한 힘을 쓰지만 몸의 움직임이 크지 않아, 운동 후 회복 과정에서 심장이 안정되고 호흡이 깊어지면서 부교감 신경이 활성화되기 때문이다. 부교감 신경이 활성화되면 심박수가 내려가고 혈관이 더 이완된다. 혈관 이완은 혈관 확장과 마찬가지로 혈액이 흐르는 길을 넓혀 주기 때문에, 혈압을 낮추는 데 도움이 된다. 또한 등척성 운동은 심박 변이도heart rate variability를 높이는 효과도 있다. 심박 변이도는 심장 박동 간격의 변화를 말하는데, 이 값이 높을수록 자율 신경계가 상황에 맞게 심장 박동을 잘 조절하고 있음을 반영하기 때문에, 자율 신경계 조절 능력 개선의 지표로 활용된다.[9,10]

이 외에도 등척성 운동이 혈압 조절에 기여하는 것으로 여겨지는 기전이 더 있다. 등척성 운동은 고혈압 조절의 핵심 경로 중 하나인 레닌-안지오텐신-알도스테론renin- angiotensin-aldosterone, RAA 시스템에도 영향을 미친다. 이 시스템은 몸속에서 혈압을 올리는 '스위치' 같은 역할을 한다. 꾸준히 등척성 운동을 하면 안지오텐신 II, 알도스테론 등의 혈관 수축 호르몬의 분비가 줄어드는데, 혈관이 덜 수축하면 혈액이 흐르는 길이 넓어지고, 심장이 피를 내보낼 때 힘이 덜 들어가기 때문에 혈압이 줄어들게 된다. 또 알도스테론 분비가 줄어들면 몸속에 나트륨과 물을 필요 이상으로 붙잡아 두는 현상(수분 저류)이 덜 일어나게 된다. 이는 혈액의 양을 적당히 유지하게 하고, 따라서 혈관 벽에 가하는 압력이 줄어 혈압이 내려가게 된다.

등척성 운동은 근육 속의 모세 혈관 수를 늘리는 데도 도움을 준다. 이렇게 혈관이 많아지면 근육과 손, 발 같은 말초 부위까지 피가 더 잘 돌게 된다. 이러한 변화를 혈관 재형성vascular remodeling이라고

하는데, 이는 혈액이 흐르는 길을 넓히고 부드럽게 만들어 혈압을 안정시키는 데 도움이 된다.[11,12] 또한 등척성 운동은 산화 스트레스를 줄이고, 염증 반응을 완화하는데, 이는 녹슬고 딱딱해진 수도관을 청소하고 부드럽게 만들어, 물이 잘 흐르게 하는 것과 비슷하다. 실제로 운동 후에는 CRP, TNF-α, IL-6 등의 염증 신호 물질이 줄어드는 것으로 보고되었는데, 이는 혈관 내피세포를 보호하고 혈관이 더 잘 이완하도록 돕는다.[13]

근육 수축과 관련된 칼슘 이온 대사도 혈압 조절에 기여하는 기전으로 고려된다. 등척성 운동은 근육 내 칼슘 조절을 통해 근육 수축력 유지와 이완의 효율성을 높이며, 이러한 과정에서 혈관 평활근*의 긴장을 완화하는 역할을 할 수 있다. 이러한 기전의 복합적 작용은 고혈압 환자의 비약물적 치료 전략으로서 등척성 운동에 주목하게 한다.[14]

등속성 운동은 속도가 일정하게 유지되는 특별한 방식의 운동이다. 이 운동을 하려면 사이벡스Cybex나 바이오덱스Biodex와 같은 특수한 기계가 필요하다. 이 기계는 운동하는 사람이 얼마나 힘을 주는지에 따라 자동으로 저항을 조절해 준다. 따라서 속도는 변하지 않지만, 힘의 크기는 계속 달라진다. 마치 자전거를 일정한 속도로 타기 위해, 오르막에서는 페달을 세게 밟고, 내리막에서는 살살 밟는 것과 비슷하다. 이 운동의 장점은 관절이 움직이는 전 구간에서 근육이 최대한 힘을 낼 수 있도록 도와준다는 점이다. 덕분에 근육의

---

* 혈관 벽의 중간층을 구성하는 근육 조직으로, 자율 신경계의 조절을 받아 수축과 이완을 통해 혈관의 지름을 조절하여 혈압과 혈류량을 조절하는 역할을 한다.

앞, 뒤, 옆 부분까지 골고루 발달할 수 있다. 또한 뇌와 근육이 서로 신호를 주고받는 능력이 향상되어, 움직임이 더 정확하고 부드러워진다.

등속성 운동은 여러 운동 관련 지표를 측정할 수 있다는 장점도 있다. 가장 세게 낸 순간의 힘인 '최대 우력', 관절을 가장 강하게 돌렸을 때의 힘인 '최대 토크', 운동 전체 동안 평균적으로 낸 힘인 '평균 파워', 움직임을 만드는 근육과 반대 방향으로 잡아 주는 근육의 균형을 나타내는 '주동근과 길항근의 비율' 등을 알 수 있으며, 좌우 관절 차이를 측정하면 왼쪽과 오른쪽 힘의 불균형 정도에 대해서도 알 수 있다. 이렇게 얻은 데이터를 바탕으로 몸의 약한 부분이나 불균형을 파악할 수 있고, 일정한 간격으로 측정하면(시기별 평가) 이전보다 얼마나 좋아졌는지도 확인할 수 있다.

이러한 특성 덕분에 등속성 운동은 재활 과정에서 관절 각도별 근력 회복에 매우 효과적이다. 예를 들어 무릎 부상 후 특정 각도에서 힘이 약해진 경우, 그 각도에서의 근력을 집중적으로 회복하는 데 활용할 수 있다. 또한 운동선수의 경우 특정 관절 각도에서 힘이 떨어지는 패턴을 분석해 부상 위험을 예측하고, 이를 예방하는 맞춤형 훈련을 설계하는 것도 가능하다. 하지만 등속성 운동에도 한계는 있다. 우선 장비 가격이 매우 비싸서 일반적인 헬스장이나 개인 운동 프로그램에 포함하기가 어렵다. 또 기계가 정해준 방향으로만 관절을 움직일 수 있어 일상생활이나 스포츠에서 사용하는 복합적인 움직임을 그대로 재현하기는 힘들다. 예를 들어 계단을 오를 때는 무릎과 엉덩이를 함께 펴면서 발목도 움직이지만, 등속성 운동 장비에서는 주로 무릎만 펴거나 접는 단순한 동작만 가능하다.

이처럼 다양한 방식의 근수축은 힘이 세지는 과정, 즉 근력이 발달하는 과정으로 연결된다. 근력 향상 과정은 크게 신경학적 적응과 형태학적 적응으로 나눌 수 있다. 훈련 초기에는 뇌와 신경이 근육을 더 효율적으로 조종하게 되는 신경학적 변화가 근력 향상의 주된 원인이 된다. 이 시기에는 더 많은 근섬유를 동시에 사용하고, 근섬유를 더 빠르게 활성화하며, 움직임을 방해하는 반대 근육의 불필요한 힘을 줄이는 변화가 나타난다. 한쪽 팔만 운동했는데, 반대쪽 팔의 힘도 조금 세지는 '전이 효과'나, 실제로 움직이지 않고 머릿속으로만 운동을 상상해도 근력이 향상되는 '심상 수축'이 이러한 신경 적응의 예다.

훈련이 지속되면 근육 자체가 커지고 근력이 강해지는 형태학적 변화가 근력 향상의 주된 원인이 된다. 이 과정에서는 근육 속 단백질이 더 많이 만들어져 근섬유의 횡 단면적(cross-sectional area, CSA)이 넓어지고, 위성 세포가 활성화되어 기존 근섬유와 합쳐지며 근육을 키우게 된다. 또한 mTOR 경로가 활성화되어 단백질 합성이 촉진되고, 테스토스테론, 성장 호르몬, IGF-1 등의 호르몬이 분비되어 근육 성장 속도가 빨라진다. 장기적인 근력 훈련은 짧은 시간에 폭발적인 힘을 내는 속근섬유의 발달을 촉진하고, 힘을 더 효율적으로 전달하도록 근섬유 배율에 변화를 주며, 근육과 힘줄이 연결된 부위를 단단하게 만든다. 그 결과 근육을 지지하는 결합 조직과 힘줄도 강해져 부상 위험이 줄어든다.

결론적으로, 훈련 초기에는 '신경이 근육을 더 잘 쓰게 되는 것'이 힘 향상의 핵심이고, 시간이 지나면 '근육이 실제로 커지고 강해지는 것'이 더 큰 영향을 미친다. 즉, 처음에는 뇌와 신경이 운동을 배우는 시기이고, 이후에는 근육이 몸 자체를 바꾸는 시기라고 할 수 있다.[15]

근력 향상의 기초 원리를 이해했다면, 이제 그 원리를 실제 훈련에 어떻게 적용할지 구체적으로 살펴보자. 신경학적 적응과 형태학적 적응이 서로 다른 시기에 주도적인 역할을 한다는 점은, 곧 훈련 방법과 강도를 어떻게 설정하느냐에 따라 결과가 달라진다는 것을 의미한다. 다시 말해, 같은 근육을 대상으로 훈련하더라도 반복 횟수, 무게, 휴식 시간 등의 변수를 조절하면 근육의 크기, 힘, 지구력 중 어느 것이 더 발달할지가 달라지게 된다. 이러한 개념은 모든 운동 계획의 기초가 되는 **트레이닝 원리**와 직결된다. 이제부터는 이 원리를 바탕으로 목적에 따라 훈련하는 방법에 대해 구체적으로 알아보자.

한 세트당 반복 횟수는 운동의 목적에 따라 달라진다. 근비대, 즉 근육의 크기를 키우기 위해서는 8~12회 정도 반복할 수 있는 중량으로 진행하고, 최대 근력 증진을 위해서는 1~6회 반복할 수 있는 중량, 근지구력 향상을 위해서는 15회 이상 반복할 수 있는 중량을 선택해서 훈련하여야 한다.[16] 이렇게 하는 이유는 트레이닝 방법에 따라 신체의 외적인 형태와 기능적인 측면이 다르게 변화하기 때문이다. 이러한 원리를 특이성의 원리 principle of specificity라고 한다.[17] 이는 훈련의 형태와 자극이 목표로 하는 능력과 유사할수록, 그 능력이 더 효과적으로 발달한다는 뜻이다. 예를 들어 최대 근력을 키우고 싶다면 무거운 중량을 사용해 3회 정도만 반복하는 훈련이 효과적이다. 이는 짧은 시간에 큰 힘을 내는 능력을 길러 주기 때문이다. 반면 근지구력을 향상하려면 가벼운 중량을 사용해 20회 이상 반복하는 훈련이 적합하다. 이렇게 하면 근육이 오랫동안 힘을 내는 능력이 발달한다. 즉, 무거운 역기를 몇 번만 드는 훈련과 가벼운 아령을 여러 번 드는 훈련은 모두 근육을 쓰지만, 이를 통해 발달하는 능력은 서로 다르다. 다만 근비대에 있어서는 앞서 언급한 중량과 횟수가 꼭 절대적이지 않다. 최근 연구에 따르면 낮은 부하(중량, 횟수 등)에서도 더는 들어 올리지 못할 때까지 세트를 수행하면, 높은 부하와 유사하게 근비대 향상이 나타날 수 있다고 한다. 따라서 8~12회라는 횟수는 절대적인 기준이 아니라 많은 사람이 활용하는 실용적인 기준이라고 봐야 한다. 핵심은 무게나 횟수가 아니라, 얼마나 열심히 그리고 충분히 운동했는지에 달려있다. 즉, 전체 운동량(총 볼륨)을 충분히 확보하는 것이 중요하다. 무거운 무게는 적은 횟수만 들어도 힘이 들지만, 가벼운 무게라도 계속 들다 보면 결국 지치게 되는 이치다. 따라서 근육이 '이건 힘들다.'라고 느낄 만큼 충분히 자극을 주는 것이 중요하다.[18]

근육이 성장하려면 평소보다 더 큰 저항을 줘야 한다. 매일 같은 무게로만 운동하면 몸은 변화를 만들 필요를 느끼지 않는다. 현재의 적응 수준을 넘어서는 부하를 주어야 근육이 '더 강해져야겠다.'라고 반응한다.[19] 이를 과부하의 원리 principle of overload라고 한다. 하지만 처음부터 너무 무거운 무게를 들면 부상 위험이 커진다. 그래서 몸이 적응할 시간을 주면서 무게, 반복 횟수, 세트 수, 운동 밀도 등을 조금씩 높여야 한다.[20] 이를 점진성의 원리 principle of progressive load 라고 한다. 그리고 이 두 원리를 합쳐서 점진적 과부하의 원리 principle of progressive overload 라고 부른다. 이 원리는 근육의 성장 그리고 근육과 신경의 적응을 지속하는 핵심 전략이며, 이에 따라 주당 훈련 빈도와 총 볼륨을 적절히 조절하는 것이 중요하다.[21]

기술이나 전술을 잘 구사하려면 뇌가 해당 동작을 자동으로 수행할 수 있을 만큼 반복할 필요가 있다. 이를 반복성의 원리 principle of repetition 라고 한다. 이 원리는 신경 가소성에 기반을 두고 있다.[22] 예를 들어 농구 드리블을 처음 배울 때는 손과 눈, 발이 따로 놀지만, 매일 반복하면 생각하지 않아도 자연스럽게 할 수 있게 된다. 반복 연습은 뇌 속 신경 회로를 강화해 동작의 정확성과 효율성을 높여 준다.

사람마다 체력, 신체 구조, 환경이 다르기 때문에 같은 운동이라도 모두에게 똑같이 적용할 수는 없다. 이를 개별성의 원리 principle of individualization 라고 한다. 이는 개인의 목표, 체력 수준, 신체적 특성, 심리적 특성, 생활 환경 등을 고려한 맞춤형 운동 프로그램이 필요하다는 점을 시사한다.[23] 특히 부상 이력이나 약점이 있는 경우, 안전한 부하 설정과 동작 선택이 필수적이다.

운동만큼 휴식도 중요하다. 근육은 운동 중이 아니라 회복 과정에서 성장한다.[24] 또한 충분한 회복은 신경계와 결합 조직의 회복에도 필수적이다. 이를 회복과 적응의 원리 principle of recovery and adaptation 라고 하며, 회복 없이 계속 운동하면 오히려 힘이 떨어지고 부상 위험이 커지며, 이러한 상태를 오버 트레이닝이라고 한다.

보통 규칙적으로 근력 운동을 하는 사람은 신체 부위를 나누어 특정 부위에 집중하는 분할 운동 방식을 선호한다. 각자의 목적에 따라 매일 운동하는 부위를 다르게 하여 순환하는 것인데, 이를 분할 운동의 원리split system training principle라고 한다.[25] 예를 들어 큰 근육군을 기준으로 월요일은 가슴, 화요일은 등, 수요일은 하체, 목요일은 어깨와 같이 운동 부위를 나눠서 운동하면 4분할 운동법이 된다. 만약 오늘은 상체 운동, 내일은 하체 운동, 이런 식으로 나누면 2분할 운동법이 된다. 분할 운동의 장점으로는 목표 근육군에 자극을 집중할 수 있다는 점, 순서가 돌아가는 동안 충분한 회복 시간을 확보할 수 있다는 점, 다양한 볼륨과 강도 조절로 수준별, 단계별로 효율적인 성장이 가능하다는 점 등이 있다.[26]

분할 운동 방식을 통해 한 근육 부위를 집중적으로 훈련할 때는 자신의 신체 조건에 맞춰 한 가지 운동 당 3~4세트씩 실시하는 게 보통이다. 이처럼 반복과 세트를 체계적으로 구성해 운동하는 것을 세트 시스템의 원리principle of set system라고 한다.[27] 이는 해당 부위를 지치게만 하는 것이 아니라, 반복적인 자극을 통해 근육의 힘(근력)과 크기(근비대)를 향상하는 효과가 있다.[28] 공부할 때도 한 번만 복습하는 것보다 여러 번 복습하는 것이 더 오래 기억하게 하듯이, 같은 근육을 여러 번 자극하면 근섬유가 회복 과정에서 더 두꺼워지고 강해진다.

하지만 같은 운동을 계속 반복하면 몸이 그 자극에 적응해 성장 속도가 느려지게 된다. 따라서 새로운 자극을 주기 위해 운동 종류, 세트 수, 반복 횟수, 속도 등을 주기적으로 바꿔야 한다. 이를 근육

혼동의 원리 principle of muscle confusion 라고 한다.[29] 이 원리는 훈련 자극의 다양성이 근육 성장에 중요한 이유를 설명해 준다.

세트를 구성하는 방식에 관해서도 알아보자. 자신의 목적에 따라 세트를 다양하게 구성할 수 있다. 어센딩 세트 ascending set 는 세트마다 점진적으로 중량을 증가해 피로도를 높이는 방법이다. 중량의 증가와 함께 반복 횟수를 줄이면서 훈련하기 때문에 피라미드 세트라고 불리기도 한다. 반대로 디센딩 세트 descending set 는 점진적으로 중량을 감소하면서 반복 횟수를 유지하거나 늘리는 방식이다. 드롭 세트 drop set 는 즉시 중량을 감소하여 반복 운동을 지속하는 방식을 말한다. 힘이 다 빠져 현재 들고 있는 중량으로는 더 이상 운동이 불가능한 상황이더라도, 중량을 조금 낮추면 운동을 지속할 정도로 여분의 근육 에너지가 남아 있는 경우가 있다. 이때 활용하는 것이 드롭 세트 방식이다. 슈퍼 세트 super set 는 주로 반대되는 근육군(길항근)의 두 가지 운동을 휴식 없이 연속으로 수행하는 것을 말한다. 예를 들면 팔 뒤쪽의 상완 삼두근을 사용하는 운동 직후에 팔 앞쪽의 상완 이두근을 사용하는 운동을 바로 이어서 실시하는 식이다. 이렇게 하면 근육간 균형을 맞추면서도 운동 효율을 높일 수 있다. 컴파운드 세트 compound set 는 슈퍼 세트와 반대로 동일 근육군에 자극을 주는 두 가지 운동을 연속으로 실시하는 방식이다. 세 가지 운동을 연속으로 하면 트라이세트 tri set, 네 가지 운동을 연속으로 하면 자이언트 세트 giant set 라고 부른다. 레스트-포즈 세트 rest-pause set 는 운동을 한계까지 수행한 뒤 10~15초의 짧은 휴식을 갖고 다시 한계까지 수행하는 것을 반복하는 방식이다. 이러면 근육 자극을 극대화할 수 있다.[30]

이러한 훈련 세트 외에도 **근육의 자극을 끌어올리는 여러 기술**이 있어 소개하고자 한다. 강제 반복forced reps은 보조자의 도움으로 추가적인 반복 수행을 강제하여 자극을 높이는 방식이다. 보조자가 없는 상태라면 추가적인 근육 자극을 위해 반동을 주는 치팅cheating 동작을 활용할 수도 있다. 근육을 쥐어짜는 수축 상태의 정점을 유지하는 절정 수축peak contraction 방식이나, 운동 시 수축과 이완에 따라 근육의 긴장을 죄거나 풀지 않고 운동 내내 긴장을 유지하는 연속적 긴장continuous tension 방식도 있다. 보디빌딩 선수들은 목표 근육의 크기를 키우기 위해 가동 범위의 일부 구간만 움직이기도 하는데, 이를 부분 반복partial reps 훈련이라고 한다.[31] 또한 전문적인 운동선수나 운동 수행력이 뛰어난 사람은 하루에 두 번 분할 훈련을 수행하기도 하는데, 이를 이중 분할double split 훈련이라고 한다.[32] 예를 들어 오전에 가슴을 운동한 후, 오후에 등을 운동하는 식이다. 근육에 높은 기계적 스트레스를 주어 근육 손상을 유도해 지연성 근육통delayed onset muscle soreness, DOMS*과 근비대를 효과적으로 이뤄내는 방법도 있다. 이를 네거티브negative 훈련법이라고 하는데, 근육의 신장성 수축에 중점을 두는 방식이다. 예를 들면 풀업pull up 시 철봉을 당겨서 신체를 올린 후, 내려올 때 힘을 빼고 툭 떨어져 내려오는 것이 아니라 최대한 버티면서 천천히 내려오는 것이다. 운동 처음부터 끝까지 이런 방식으로 내려오기보다는 세트 후반부에 강제 반복이나 치팅을

---

* 주로 신장성 수축을 포함한 격렬한 운동이나 익숙하지 않은 운동을 한 후 12~72시간 뒤에 나타나는 근육의 통증과 뻣뻣한 증상을 말한다. 운동 중 발생한 미세한 근섬유 손상과 그에 따른 염증 반응으로 인해 발생하며, 이러한 손상과 회복 과정에서 근육이 이전보다 더 강하고 크게 재생되어 근육 성장으로 이어질 수 있다.

이용해서 실시하는 것이 효과적이다.[33]

　트레이닝을 처음 접하는 사람이라면 다양한 훈련 방식이 생소할 수 있다. 하지만 우리가 운동을 통해 원하는 목표를 달성하기 위해서는 각각의 운동 방식이 어떤 원리로 작용하는지 이해하는 것이 중요하다. 운동의 목적에 따라 트레이닝 방식은 크게 달라지며, 이는 신체가 적응하는 방식의 차이에서 비롯된다. 근력을 키우고, 체력을 늘리고, 체지방을 감량하기 위한 트레이닝 방법과 특정 스포츠 종목을 잘하기 위한 트레이닝 방법에는 분명한 차이가 있다. 예를 들면 보디빌딩은 신체의 형태 변화를 주목적으로 하기에 근육의 크기와 대칭성을 극대화하는 데 중점을 둔다. 이를 위해 근비대를 유도하는 중량 훈련, 부위별 집중 훈련, 근육 한계 지점까지의 고강도 세트 훈련, 천천히 통제된 동작으로 근육에 최대 자극을 주는 방식을 사용한다. 반면 크로스핏은 기록 단축, 즉 운동 수행을 목적으로 다양한 운동 요소를 결합하여 종합적인 체력 향상에 초점을 맞춘다. 시간 기반 운동, 높은 강도의 기능적 움직임, 역도·체조·유산소 운동의 결합을 통해 지구력·파워·스피드·협응력을 동시에 개발하는 것이 특징이다.

　건강을 위한다면 단순히 신체 구성 및 건강과 관련된 지표들의 변화와 힘의 증가가 목적일 수 있다. 이 경우 심혈관 건강을 위한 중강도 지속 유산소 운동, 근력 향상을 위한 기본적인 저항 훈련, 유연성과 균형 향상을 위한 운동이 포함된다. 또한 일상생활의 질을 높이기 위한 기능적 체력 향상에는 복합 관절 운동, 코어 안정성 향상 운동, 실생활 동작 패턴을 모방한 운동이 효과적이다.

운동 수행 능력을 높이기 위해서라면 단순히 근육을 키우는 것만으로는 충분하지 않다. 트레이닝이란 특정한 목표를 달성하기 위해 계획적으로 반복하는 신체 활동을 말하며, 근력, 지구력, 속도, 민첩성, 균형 감각 등 다양한 요소를 종합적으로 향상하는 과정을 포함한다. 이러한 요소들은 독립적으로 작용하지 않고, 마치 톱니바퀴처럼 맞물려 돌아간다. 예를 들어 축구 선수가 공을 빠르게 몰고 가려면 근력과 속도뿐 아니라, 균형 감각, 협응력, 반응 속도까지 함께 작용해야 한다. 따라서 효과적인 트레이닝은 한 가지 능력만을 단독으로 키우는 것이 아니라 여러 능력이 조화롭게 발전하는 것을 목표로 한다.

이러한 관점에서 스포츠 특화 트레이닝은 특정 종목에서 요구되는 움직임 패턴과 에너지 시스템을 중심으로 설계된다. 농구 선수는 점프와 방향 전환 능력을, 수영 선수는 전신 근력과 심폐 지구력을 중점적으로 훈련한다. 이러한 훈련은 선수뿐 아니라 일반인에게도 맞춤 적용이 가능하다. 예를 들어 플라이오메트릭plyometric이라는 훈련은 일상생활에서의 순간적인 반응 능력과 하체 힘을 키우는 데 도움이 될 수 있다. (뒤에서 자세히 설명하겠다)

이제 운동 수행 능력을 구성하는 요소를 실제로 향상하기 위한 **구체적인 훈련 방법**을 알아보자. 먼저 근파워 운동은 짧은 시간에 강한 힘을 내는 능력을 키우는 훈련이다. 파워는 '힘×속도'로 계산되며, 무거운 것을 천천히 드는 것만으로는 향상되지 않는다. 무거운 물체를 빠르게 움직이는 것이 핵심이다. 예를 들어 점핑 스쿼트는 일반 스쿼트와 달리 일어설 때 전력으로 점프해 지면으로부터 몸을 강하게 밀어 올린다. 또 다른 예로 클린 앤 저크clean and jerk라는 역도 동작이 있다. 바벨을 땅에서 어깨까지 빠르게 당긴 뒤 머리 위로 들어 올리는 것으로, 전신 근력과 근파워를 동시에 향상한다. 근파워 운동은 폭죽이 터질 때처럼 짧고 강하게 힘을 쓰는 것이 중요하며, 3~6회 정도 강한 힘을 내고 세트 사이에 충분한 휴식을 취하는 것이 좋다.

플라이오메트릭 트레이닝은 근파워와 관련이 있지만 조금 다른 원리를 가진다. 이 훈련은 신전-수축 주기stretch-shortening cycle, SSC를 활용해 근육이 빠르게 힘을 내도록 만든다. 쉽게 말해, 근육의 탄성을 이용한 폭발적인 움직임을 훈련하는 것이다. 대표적인 운동으로는 높은 곳에서 뛰어내린 후 착지와 동시에 최대한 높이 점프하는 뎁스 점프depth jump, 푸시업에서 몸을 올릴 때 한껏 밀어 공중에서 손뼉을 치는 클랩 푸시업clap push up 등이 있다. 다만 플라이오메트릭은 착지 시 관절에 큰 충격이 가해질 수 있으므로, 충분한 준비 운동과 올바른 착지 기술이 필요하다.

근파워 훈련과 플라이오메트릭 훈련이 특정 능력을 집중적으로 향상하는 방법이라면, 이제 소개할 서킷 트레이닝circuit training은 심폐 지구력, 근지구력, 근력을 한 번에 단련할 수 있는 종합적인 훈련 방식이다. 한 가지 운동을 오래 하는 것이 아니라, 여러 동작을 빠르게 바꾸면서 수행하는 것이 특징이다. 예를 들어 하나의 루틴을 구성한다고 하면, 버피 30초 → 푸시업 30초 → 스쾃 30초 → 플랭크 30초 → 줄넘기 30초, 이렇게 연속으로 진행하게 된다. 중간에 쉬는 시간이 거의 없어서 체력 소모가 크지만, 그만큼 운동 효과도 높다. 보통 6~10가지 동작을 하나의 루틴으로 구성하고, 이를 3~4라운드 반복하는 방식으로 진행한다. 서킷 트레이닝은 운동 초보자라면 강도를 조절하여 시작해야 하며, 점진적으로 운동량을 늘리는 것이 중요하다.

서킷 트레이닝이 운동의 다양성 변화에 초점을 둔다면, 인터벌 트레이닝interval training은 운동의 강도 변화에 초점을 둔다. 강한 운동과 회복을 반복하는 방식으로, 심장, 폐, 에너지 시스템을 집중적으로 단련할 수 있다. 대표적으로 HIIT가 있는데, 지방을 태우고 심폐 능력을 향상하는 데 탁월한 효과를 보인다. 기본적인 방식으로는 스프린트 인터벌 훈련이 있다. 운동장 트랙에서 30초 동안 전력 질주한 뒤, 1~2분 동안 천천히 걸으며 심박수를 낮추고, 다시 30초 전력 질주를 반복한다. 이 과정을 15~30분 동안 지속하면 단순한 유산소 운동보다 훨씬 높은 운동 효과를 얻을 수 있다. 또 다른 예로 타바타Tabata 운동이 있다. 타바타 방식은 20초 동안 강한 운동을 한 후, 10초 쉬고, 다시 반복하는 방식이다. 예를 들어 점핑 스쾃 20초 → 10초 휴식 → 푸쉬업 20초 → 10초 휴식, 이런 식으로 진행하게 된다. 인터벌 트레이닝은 심장과 폐에 부담을 줄 수 있으므로, 초보자는 강도를 조절하며 진행하는 것이 좋다.

좀 더 자유로운 방식의 훈련으로 파틀렉 트레이닝fartlek training이 있다. 주로 달리기 훈련에서 활용되며 일정한 페이스를 유지하지 않고 상황에 따라 속도를 조절하면서 진행하게 된다. 예를 들어 공원에서 가볍게 조깅하다가 언덕이 나오면 속도를 올려 힘차게 뛰고, 다시 평지를 만나면 천천히 달리는 방식으로 전환하는 식이다. 이러한 방식은 지루하지 않고 자연스럽게 체력을 향상하는 데 효과적이다. 파틀렉 트레이닝의 핵심적인 철학은 자연환경 그대로의 조건에서 운동한다는 개념이다. 인위적으로 조성된 트랙이나 일정한 경사의 러닝머신과 달리, 실제 자연이 만들어낸 지형과 환경을 그대로 활용하는 것이 특징이다. 이는 인체가 본래 자연환경에 적응하도록 설계되었다는 사실에 기반하며, 자연의 불규칙성과 다양성이 신체에 더 종합적이고 기능적인 자극을 제공한다는 관점을 반영한다. 숲길의 울퉁불퉁한 지형, 모래사장의 부드러운 저항감, 도시공원의 다양한 경사도 등 자연이 제공하는 모든 요소가 훈련의 일부가 된다. 파틀렉 트레이닝의 핵심은 신체가 다양한 강도의 자극에 적응하는 것이다. 이는 실제 스포츠 상황이나 일상생활에서의 활동 패턴과 유사하기 때문에 기능적 체력 향상에 도움이 된다.

또한 파틀렉 트레이닝은 심박수의 변화를 통해 심혈관계에 다양한 자극을 주어 심폐 지구력을 향상하는 데 효과적이다. 강도 높은 구간에서는 무산소 역치를 높이는 효과가 있고, 저강도 구간에서는 회복을 촉진하여 유산소 능력을 향상하는 효과가 있다. 사이클에서도 활용할 수 있는데, 예를 들어 자전거를 타면서 평지에서는 천천히 페달을 밟다가, 오르막길에서는 강하게 페달을 밟는 방식이 이에 해당한다. 이 외에도 수영에서는 자연 호수나 바다의 파도와 조류를 느끼며 상황에 맞게 페이스를 조절하는 것, 하이킹 중에는 산의 자연 지형(바위, 급경사, 자갈길 등)에 따라 걷는 속도와 자세를 조절하는 것도 파틀렉 트레이닝의 본질을 잘 보여 주는 사례다.

파틀렉 트레이닝은 정해진 규칙 없이 본인의 체력 상태와 환경에 맞춰 운동 강도를 조절할 수 있기 때문에 부담 없이 시작할 수 있다는 장점이 있다. 특히 초보자는 자신의 체력 수준에 맞춰 운동함으로써 부상 위험을 줄이면서 점진적으로 체력을 기를 수 있다. 또한 자연환경의 다양한 지형을 활용할 수 있어 특별한 장비나 시설 없이도 효과적인 훈련이 가능하다. 자연환경에서의 훈련은 체력 향상을 넘어 감각적 측면에서도 이점이 있다. 자연 속에서 운동하며 계절의 변화, 날씨의 다양성, 지형의 차이를 몸으로 직접 경험하는 것은 감각을 예민하게 하고 환경 적응력을 높여 준다. 이는 인공적인 환경에 익숙해진 현대인에게 특히 더 도움이 된다. 파틀렉 트레이닝은 심리적 측면에서도 이점이 있다. 정해진 페이스나 시간에 구애받지 않고 자유롭게 운동할 수 있어, 운동에 대한 부담이 줄어들고, 자연스럽게 신체의 신호에 귀를 기울이며 직관적으로 운동할 수 있다. 또한 자연환경에서의 운동은 스트레스 감소와 정신적 회복에도 효과적이어서 운동의 지속성과 즐거움을 높여 준다. 따라서 효과적인 파틀렉 트레이닝을 위해서는 자신의 신체 감각에 집중하고, 운동 중 느끼는 피로도나 호흡 변화를 인지하는 것이 중요하다. 자연환경과 하나가 되어 움직이는 경험을 통해 기계적인 운동에서 벗어나 유기적이고 총체적인 체력 향상을 도모할 수 있다.

    이처럼 트레이닝에는 다양한 방식이 있으며, 각각의 운동법이 추구하는 목표와 효과가 다르다. 트레이닝을 하는 사람은 무엇보다 먼저 명확한 목표를 설정하고, 모든 목표에 필요한 기본 체력을 구축하는 것이 중요하다. 또한 부상 예방과 효과적인 트레이닝을 위해 올바른 동작과 기술을 습득하고, 시간이 지남에 따라 운동 강도, 빈도, 시간을 점진적으로 향상해야 한다. 규칙적인 운동 습관을 형성하고 유지하는 일관성과 함께 충분한 휴식과 영양 섭취로 트레이닝 효과를 최대화하는 회복의 중요성도 간과해서는 안 된다. 트레이닝은 과학적 원리에 기반한 체계적인 접근이다. 자신의 목표가 무엇인지 정확히 파악하고, 그 목표에 맞는 트레이닝 방법을 선택하고 실행함으로써 더 효과적인 결과를 얻을 수 있다. 근력 향상, 체형 변화, 건강 증진, 운동 수행력 향상 등 어떤 목표를 가지고 있든, 그에 맞는 적절한 트레이닝 원리를 이해하고 적용하는 것이 바로 성공적인 운동의 핵심이다.

달리기를 제대로 배워 본 적이 있었던가?

나는 어린 시절 달리기를 좋아했다. 그때 그 시절 가을 운동회는 나에게 있어 일 년 중 가장 큰 행사였다. 놀이와 축제가 넉넉하지 않았던 탓에 학생은 물론이고 모든 가족이 함께 즐기는 축제였다. 높고 푸른 하늘 아래 만국기가 펼쳐지면 곧 운동회가 임박했음을 알 수 있었다. "따르릉. 따르릉. 전화 왔어요. 청군이 이겼다고 전화 왔어요. 아니야. 아니야. 그건 거짓말. 백군이 이겼다고 전화 왔어요."를 흥얼거리며 돌아다녔다. 빨간 확성기에서 "애앵~"하는 시끄러운 소리가 들린 후 내 이름이 호명되면 출발선에 서서 모든 신경을 곤두세워 귀에 집중했다. "탕!" 하고 총소리가 울리면 온 힘을 다해 도착지점으로 달렸다. 옆에서 나란히 달리던 친구들이 시야에서 사라지고 결승 테이프가 내 가슴에 감기면 선생님이 손목에 1등이라는 도장을 찍어 주셨다. 점심시간에는 그늘진 곳에 돗자리를 깔고 앉아 친구네 가족까지 모여 함께 김밥과 치킨을 먹었다. 아니, 그때는 치킨이 아니라 '양념통닭'이었다. 청군 백군의 줄다리기와 계주까지 끝나고 나면 마지막으로 운동회의 하이라이트인 박 터뜨리기를 했다. 운동장에 떨어진 콩주머니로 높이 매달린 큰 박을 열심히 맞추면 박이 터지면서 색종이 꽃가루와 함께 메시지가 적힌 긴 현수막이 내려왔다. 나는 우리 반 대표로 계주까지 모두 참가했다. 시상식 때는 손목에 찍힌 몇 개의 도장을 자랑스럽게 보여 주며 상장, 공책, 연필, 지우개 등의 학용품을 부상으로 받았다.

군 생활을 할 때까지만 해도 최상위 체력을 자랑하던 내가 전역 후에는 어느 순간부터 달리지 않고 주로 앉아만 있었다. 열심히 달리던 두 발 대신 네 바퀴가 굴러다녔고, 열정으로 뛰던 심장 대신 엔진 소리만 귓가에 맴돌았다. 보디빌딩을 통해 다시 운동하는 삶을 살았지만, 이번에는 '공황 장애'라는 위기 속에 운동을 멈추게 되었다.

공황 장애를 극복하기 위해 다시 공원을 다시 달리기 시작했을 때, 나는 무릎 근처에서 느껴지는 낯선 통증에 궁금증이 생겼다. '그렇게 무리하지도 않았는데, 단지 몸이 기억하는 그대로 가볍게 달렸을 뿐인데, 왜 이런 통증이 느껴지는 거지?' 그 당시 나의 감정을 표현하자면, 통증에 대한 두려움이나 고통보다는 말 그대로 순수한 호기심이 들었다. 그다지 무리하지 않았기에 관절 부위의 손상이 의심되지는 않았다. 그러나 걸을 때도 불편한 통증이 느껴졌다. 정확한 통증 부위를 찾아서 소염 진통제를 바르고 얼음찜질을 했다. 며칠이 지나자 조금 좋아지는 듯한 느낌에 다시 가볍게 달려 보니 통증이 훨씬 심해졌다. 내가 놓치고 있는 게 있음이 분명했다. 신경 해부학과 기능 해부학 관련 책들을 꺼내 들었다. 골반과 무릎 그리고 발목을 연결하는 정렬과 근육을 다시 꼼꼼하게 살펴보며 통증 부위를 되짚어 보니, 전형적인 러너스 니runner's knee에 해당하는 통증이었다.

러너스 니는 달리기처럼 반복적인 운동을 수행하는 사람에게 흔히 발생하는 무릎 통증 질환이다. 이 질환은 무릎 주변의 근육 불균형, 관절 정렬 이상, 반복적인 스트레스와 관련이 있다. 특히 엉덩 관절, 무릎 관절, 발목 관절의 정렬 상태와 요족이나 평발과 같은 족부 구조적 이상이 러너스 니의 주요한 원인이 될 수 있다. 엉덩 관절의 정렬 상태는 무릎의 안정성과 직결된다. 큰볼기근, 중간볼기근과 같은 엉덩 관절 외전근이 약화될 경우 넙다리뼈가 내회전하면서 내반슬genu varum이 나타나는 경향을 보인다. 이러한 상태가 지속되면 무릎뼈에 가해지는 압력이 증가하여 러너스 니를 유발할 가능성이 커진다. 또한 넙다리 네 갈래근의 불균형, 그중에서도 특히 안쪽 넓은근과 가쪽 넓은근의 불균형은 무릎뼈가 넙다리뼈 내에서 비정상적으로 이동하게 하여 통증을 유발할 수 있다.[34,35]

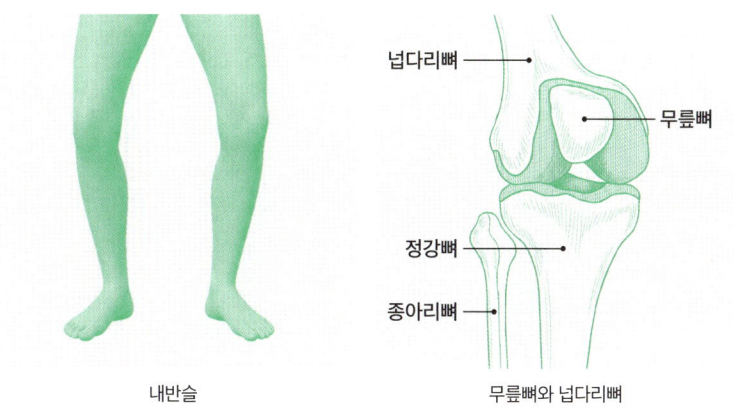

내반슬 　　　　　　　무릎뼈와 넙다리뼈

걸을 때 발목이 과도하게 안쪽으로 꺾이는 현상을 과회내over pronation라고 하는데, 무릎에 안 좋은 영향을 미친다. 이는 타이어의 공기압이 부족해서 한쪽으로 기울어진 자전거를 타는 것과 같다. 자전거가 기울면 균형을 잡으려고 몸 전체가 비뚤어지는 것처럼, 발목이 안쪽으로 기울면 다리 전체의 정렬이 틀어져 무릎도 부자연스러운 위치에 놓이게 된다.

평발도 무릎과 관련되어 있다. 평발은 발바닥이 평평해서 발가락과 뒤꿈치를 연결하는 아치가 거의 없는 상태이다. 평발을 가진 사람이 걸을 때는 발바닥 근육과 정강이 근육에 과부하가 걸린다. 이는 약한 고무줄로 무거운 물건을 계속 당기는 것과 같은 상황으로, 근육과 인대가 쉽게 피로해진다. 또한 발이 과도하게 안쪽으로 기울면서 무릎이 내측으로 밀리게 되어 다리가 X자 모양을 보이는 외반슬genu valgum이 나타나기 쉽다. 이러한 정렬 이상은 무릎뼈에 부담을 주어 러너스 니와 같은 무릎 통증이 발생할 위험을 높인다.

반대로 요족은 발등이 높고 발바닥의 아치가 너무 깊은 상태다.

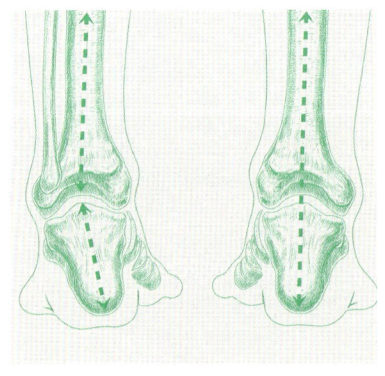

과회내

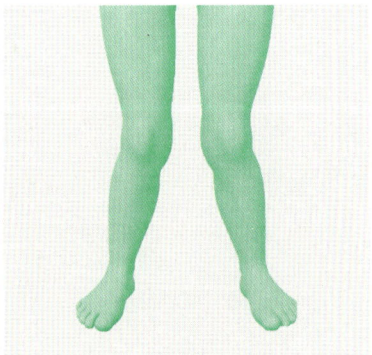

외반슬

요족을 가진 사람은 충격 흡수 능력이 부족하여 땅에서 오는 충격이 그대로 무릎까지 전달된다. 딱딱한 콘크리트 위에서 맨발로 뛰는 것과 같은 상황이다. 또한 체중이 발의 바깥쪽으로 집중되면서 무릎 안쪽 부분인 거위발pes anserinus*과 내측 측부 인대에 추가적인 스트레스가 가해진다. 특히 종아리 안쪽 근육이 과도하게 긴장하면서 무릎 안쪽에 통증이 생기고, 이 통증이 신경을 따라 다른 부위로 퍼져 나가는 방사통을 유발할 가능성도 있다.[36,37]

이처럼 발의 구조와 움직임이 무릎 정렬에 변화를 주면, 무릎뼈나 관절면뿐 아니라 무릎 주변을 지지하는 인대와 힘줄에도 연쇄적인 부담이 생긴다. 그중에서도 장경 인대와 거위발 부위는 평발이나 요족에서 특히 민감하게 반응하는 대표적인 구조물이다.

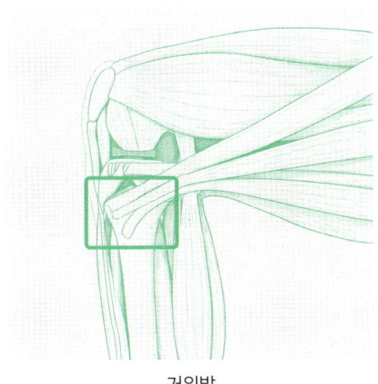
거위발

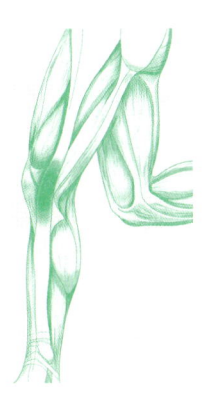
장경 인대

---

* 넙다리 빗근(sartorius), 두덩 정강근(gracilis), 반힘줄근(semitendinosus)의 힘줄이 모여 정강이 내측에 부착되는 부위이다. 거위 발가락 모양과 유사하여 거위발이라 불리며, 무릎의 안정성과 굴곡 동작에 관여한다.

장경 인대는 허벅지 바깥쪽을 따라 골반에서 시작해 정강이뼈에 붙는 강한 결합 조직이다. 이 인대가 과도하게 긴장하면 허벅지뼈 바깥쪽과 마찰을 일으켜 무릎 바깥쪽에 통증을 유발할 수 있다. 특히 평발이나 요족으로 인해 걷거나 달릴 때 무릎 정렬이 변형되면 장경 인대에 가해지는 장력이 커져 통증이 악화될 가능성이 높다. IT 밴드 증후군iliotibial band syndrome, ITBS은 장경 인대가 비정상적인 장력을 받을 때 발생하며, 특히 무릎이 약 30도 굽혀질 때 통증이 심해지는 특징을 보인다.

거위발은 허벅지 안쪽에서 내려오는 세 개의 힘줄이 정강이뼈 안쪽에 모여 붙는 부위로, 힘줄과 뼈 사이에는 마찰을 줄이는 점액낭bursa이 있다. 하지만 반복적인 마찰과 압박이 가해지면 점액낭에 염증이 생겨 거위발 건염이 발생한다. 요족의 경우 발이 딱딱해 충격이 그대로 무릎 안쪽으로 전달되고 체중이 발 바깥쪽에 쏠리면서, 거위발 부위가 더 당겨진다. 평발의 경우에도 과도한 회내로 인해 무릎 안쪽에 반복적인 부하가 걸리면서 거위발 건염이 생길 수 있다.[38,39]

내 경우도 거위발로부터의 통증이었다. '내가 요족이라고? 그러고 보니 이상하게 종아리에 근육통이 많이 생겼어. 그런데 왜 예전에는 전혀 못 느끼다가 나이가 들어서 느껴지는 거지?' 많은 사람이 젊을 때는 요족으로 인한 불편함을 전혀 느끼지 못해서 자신이 요족인 줄 모르고 살다가, 어느 날 갑자기 통증을 느끼고 나서야 자신이 요족임을 알게 된다. 이는 우리 몸이 마치 오래된 자동차와 같기 때문이다. 새 차일 때는 엔진이 좋고 서스펜션이 탄탄해서 험한 길을 달려도 문제가 없지만, 시간이 지나면서 부품이 닳고 성능이 떨어지면 작은 충격에도 고장이 나기 시작한다. 젊을 때는 근육과 힘줄이 고무줄처럼 탄력이 뛰어나고, 신경과 근육이 잘 협응해서 다리에 가해지는 부담을 효과적으로 분산할 수 있다.

하지만 나이가 들면서 몇 가지 중요한 변화가 일어난다. 첫째, 근력과 신경근 조절력이 점차 감소한다. 이는 오케스트라 지휘자의 통솔력이 약해져 연주가 이상해지는 것과 같다. 무릎 안쪽의 안정성을 담당하는 중요한 근육인 넙다리 빗근, 두덩 정강근, 반힘줄근이 약해지면서, 바깥쪽 구조물인 장경 인대가 이를 대신하려고 더 열심히 일하게 된다. 이 과정에서 거위발 부위에 부하가 늘어나면서 미세한 손상과 염증이 조금씩 쌓이게 된다. 둘째, 노화로 인해 근육과 인대의 탄성이 감소하고 관절이 움직이는 범위도 제한된다. 오래된 고무줄이 늘어나지 않고 뻣뻣해지는 것을 떠올리면 비슷하다. 이러한 변화는 우리가 눈치채지 못하게 서서히 진행되기 때문에 더 위험하다.

요족의 경우 발목을 위로 젖히는 동작이 제한되면서 걸을 때 무릎이 과도하게 안쪽으로 기울어지거나 안쪽 회전이 억제된다. 이때 종아리 근육인 장딴지근과 가자미근의 긴장이 증가하여 발목과 무릎 주변 근육 사이의 팀워크가 무너진다. 결국 넙다리 빗근, 두덩 정강근, 반힘줄근이 과로에 시달리면서 거위발 부위에서 반복적인 미세 손상이 발생하게 된다. 근본적으로 요족은 발의 아치가 너무 높아서 체중이 실릴 때 발의 충격 흡수 기능이 떨어지는 상태이다. 요족인 발은 발바닥이 바깥쪽으로 향하는 움직임이 잘 되지 않아 딱딱하게 굳은 상태가 되고, 이로 인해 걸을 때도 거위발에 연결된 근육이 과도하게 긴장하게 된다. 따라서 근육을 강화해 발의 안정성을 확보하고, 관절의 움직임을 늘려 무릎에 가해지는 불필요한 부하를 줄이는 것이 중요하다.

따라서 요족으로 인한 무릎 부담을 줄이기 위해서는 단순히 발 모양만 교정하는 것이 아니라, 전신의 움직임과 근육 균형을 함께 다루는 접근이 필요하다. 특히 문제 부위의 긴장을 풀고 약해진 근육을 강화하는 운동이 병행되어야 한다. 신체 전반의 가동성을 높이는 것은 모든 관절 건강의 기본이다. 하지만 무릎이나 발처럼 이미 문제가 생기기 쉬운 부위가 있다면, 그 부위에 적합한 맞춤 스트레칭과 근력 운동이 특히 중요하다. 예를 들어 무릎 안쪽의 거위발 부위에 통증이 있다면, 그 부위에 연결된 허벅지 뒤 근육과 허벅지 안쪽 근육을 스트레칭해 긴장을 풀어 주는 것이 좋다. 마치 오래 사용해 뻣뻣해진 고무줄을 살짝 늘려 주어 다시 부드럽게 만드는 것과 같다. 또한 엉덩 관절 외전근을 강화하는 운동도 필요하다. 대표적으로 힙 브리지나 클램셸(clamshell) 등의 볼기근 운동이 있다. 이 근육들이 강해지면 넙다리뼈가 올바른 위치를 유지해 무릎이 안쪽이나 바깥쪽으로 쏠리지 않게 도와준다. 쉽게 말해, 건물의 기둥이 곧게 서 있어야 지붕이 안정되는 것처럼, 엉덩이 근육이 무릎의 기둥 역할을 해 주는 셈이다.

발의 안정성을 위해서는 뒤정강근과 종아리 근육을 강화하는 것이 좋다. 이 근육이 발 아치를 지탱해 주면, 걸을 때 발이 흔들리지 않고 무릎에 가해지는 불필요한 충격이 줄어든다. 만약 발 정렬에 문제가 있다면 깔창(인솔)을 사용해 발 모양을 교정하고, 달릴 때 충격을 흡수하는 방법도 도움이 된다. 추가로 달리기 전에 무릎 보호대나 테이핑을 활용하면 무릎 안쪽의 안정성을 높일 수 있다. 이는 경기 전에 선수들이 손목이나 어깨를 테이핑으로 고정해 부상을 예방하는 것과 같은 원리다.

그러면 부상을 방지하고 운동 효과를 높이려면 어떻게 달리는 것이 좋을까? 달리기는 가장 기본적인 유산소성 운동으로 심폐 기능 향상과 근력 강화에 기여한다. 그러나 잘못된 자세나 부적절한 방법으로 훈련하면 부상을 초래하거나 기록 향상에 방해가 될 수 있다. 따라서 안전하고 효율적인 달리기를 위해 자세, 착지, 케이던스cadence, 보폭strides, 주요 관절(무릎, 엉덩 관절, 발목)의 움직임에 관하여 알아야 한다.

자세는 달리기에서 상당히 중요하다. 초보자 중에는 달리기가 다리 운동이라 상체 자세를 중요하게 생각하지 않는 사람도 있는데, 상체 균형은 달리기의 효율성과 부상 예방에서 중요한 역할을 한다. 시선은 10~15m 앞을 바라보도록 유지하는 것이 좋으며, 고개를 지나치게 숙이면 경추의 부담이 증가하고 상체 균형이 무너질 수 있다. 어깨는 힘을 빼고 자연스럽게 뒤로 당겨야 하며, 팔은 90도 정도 구부린 상태에서 앞뒤로 움직이는 것이 이상적이다.[40]

엉덩 관절과 무릎 그리고 발목은 연결된 체인처럼 함께 움직인다. 달리기에서 엉덩 관절은 추진력의 엔진 역할을 하고, 착지 순간에는 몸통과 골반을 곧게 세우기 위해 적절한 신전이 필요하다. 엉덩 관절이 과도하게 굽혀진 채로 버티면 골반이 기울어 중심이 흐트러지고, 그 보상을 무릎이 떠안으면서 부상 위험이 커진다. 쉽게 말해, 엉덩이가 틀어지면 무릎과 발목까지 삐걱거리게 된다.

무릎은 착지할 때 살짝 굽혀져 스프링처럼 충격을 흡수해야 한다. 하지만 무릎이 발보다 너무 앞으로 나가면 지면에서 올라오는 힘이 무릎 앞쪽에 집중되어 슬개대퇴 통증 증후군patellofemoral pain syndrome(이하 'PFPS')이 생기기 쉽다. PFPS는 무릎 앞이나 무릎뼈 뒤쪽이 아픈 증상으로, 계단을 오르내리거나, 쪼그려 앉거나, 오래 앉았다 일어설 때 통증이 심해질 수 있다. 가벼울 때는 뻐근함 정도지만, 심해지면 꽉 쥐어짜는 듯한 통증이 느껴지고, 무릎에서 사각거리는 소리가 느껴질 수 있다.

발목의 움직임은 지면 반발력을 낭비 없이 되받아 앞으로 나아가게 해 주는 핵심 역할을 한다. 착지 직후에는 발목이 위로 부드럽게 젖혀지는(배측굴곡) 여유가 있어야 종아리 근육이 천천히 버티며 충격을 흡수한다. 이 여유가 부족하면 발뒤꿈치가 빨리 들리고 보폭이 어색해져 무릎이 안쪽으로 무너지거나(외반슬) 엉덩이가 틀어지는 보상이 따라온다. 또한 발은 안쪽과 바깥쪽으로 살짝 꺾일 수 있어야(적절한 회내와 회외) 충격을 흘려보내는데, 이 타이밍이 망가지면 충격이 곧장 무릎으로 치고 올라간다.

엉덩 관절은 기둥, 무릎은 스프링, 발목은 충격 흡수 장치라고 생각해 보자. 기둥이 흔들리면 스프링이 비틀리고, 충격 흡수 장치가 뻣뻣하면 차체가 그대로 충격을 받는다. 이처럼 어느 한 곳의 문제는 바로 나머지 두 관절에 부담을 전한다. 따라서 달릴 때는 엉덩이를 뒤로 뻗어 주는 추진력, 무릎의 부드러운 굽힘, 발목의 탄력 있는 젖힘이 한 세트로 맞아야 한다. 만약 엉덩이가 과도하게 굽혀지고 골반이 앞쪽으로 접히는 자세가 습관이라면, 착지 때 상체가 숙어지고 무릎이 앞질러 나가 PFPS 위험이 커진다. 이때는 엉덩이를 살짝 뒤로 빼고, 무릎을 발 위에 두며, 발목이 자연스럽게 위로 접히도록 착지하는 감각을 기억하면 좋다. 발목이 너무 뻣뻣하다면 종아리가 과하게 버티며 엉덩이와 무릎의 스프링 작동을 망가뜨리게 된다. 따라서 달리기 전 가벼운 발목 펌프와 종아리 늘림으로 유연성을 높여주는 것이 좋다.

착지는 달리기에서 발이 땅에 닿는 순간을 일컫는다. 이 짧은 순간, 우리 몸은 체중의 2~3배에 해당하는 힘을 받는다.[41] 예를 들어 체중이 50킬로그램인 사람이 달릴 때 발에는 100~150킬로그램의 압력이 순간적으로 가해진다. 이 충격이 1분에 170~180번 반복되니, 착지 방법이 부상 예방과 효율적인 달리기에 얼마나 중요한지 짐작할 수 있다.

착지 방식은 크게 세 가지로 나눌 수 있다. 첫째, 뒤꿈치 착지rearfoot strike는 뒤꿈치가 먼저 닿고 발바닥 전체로 체중이 이동하는 방식이다. 계단을 내려갈 때 뒤꿈치부터 디디는 느낌과 비슷하다. 이 방식은 편안하고 적응이 쉬워 초보자나 장거리 러너에게 흔히 나타난다. 하지만 착지 순간 무릎과 엉덩이에 충격이 집중되고, 브레이크가 걸리듯 속도가 줄어드는 단점이 있다.[42]

둘째, 중족 착지midfoot strike는 발 중앙이 먼저 닿고 뒤꿈치와 앞꿈치가 거의 동시에 닿는다. 맨발로 모래사장을 달릴 때 자연스럽게 나타나는 패턴과 유사하다. 연구에 따르면 중족 착지는 뒤꿈치 착지에 비해 착지 시 수직 부하율이 낮다고 한다.[43] 수직 부하율이란 발이 땅에 닿는 순간 위쪽으로 전달되는 충격이 얼마나 빠르게 커지는지를 나타내는 값이다. 쉽게 말해, 달리면서 발을 땅에 '툭'하고 살짝 올려놓는 것과 '쿵'하고 세게 찍는 것의 차이라고 생각하면 된다. '툭'은 부하율이 낮아 관절에 부담이 적고, '쿵'은 부하율이 높아 순간적으로 큰 힘이 무릎과 고관절에 전달된다. 중족 착지는 이 부하율이 낮아 무릎과 고관절에 가해지는 순간 충격을 줄일 수 있다. 또한 발목과 종아리 근육이 스프링처럼 작용해 튕겨 오르는 듯이 탄성 에너지를 저장했다가 다음 발걸음에 활용할 수 있다. 이에 따라 추진력을 높이고 에너지 손실을 줄이는 데 유리하다.[44] 다만 종아리와 아킬레스건에 더 많은 부하가 걸리므로 충분한 적응 기간이 필요하다.

셋째, 앞발 착지forefoot strike는 발가락 쪽이 먼저 닿고, 이후 뒤꿈치가 살짝 닿는다. 발레리나가 발끝으로 착지한 뒤 뒤꿈치를 내리는 모습과 비슷하다. 이 방식은 충격 흡수 능력이 뛰어나고 추진력이 좋아 속도 향상에 유리하다.[45] 하지만 종아리와 아킬레스건에 큰 부담이 가해져 충분한 근력과 기술이 필요하다.

착지 방식은 케이던스와 보폭과도 밀접하게 연관된다. 케이던스는 1분 동안 발이 땅에 닿는 횟수로, 이를 높이면 보폭이 짧아지고 발이 몸 중심 가까이에서 착지해 충격이 줄어들게 된다.[46] 따라서 보폭이 길면 뒤꿈치 착지가, 짧으면 중족·앞발 착지가 자연스럽게 나타나는 경향이 있다.

이러한 이유로 착지 방식에 따라 훈련법도 달라진다. 뒤꿈치 착지를 개선하려면 보폭을 줄이고 발이 몸 중심선 아래에 닿도록 연습하는 것이 좋다. 스쾃, 런지 등의 하체 근력 운동이 충격 완화에 도움이 된다. 중족 착지는 잔디나 트랙에서 맨발로 짧게 달리며 패턴을 익히고, 스키핑skipping, 버트 킥butt kick 등의 운동으로 보강한다. 앞발 착지는 줄넘기, 짧은 스프린트, 카프 레이즈로 종아리와 발목 근력을 충분히 키운 뒤 시도하는 것이 안전하다.

신발 선택도 착지에 있어 중요하다. 뒤꿈치 쿠션이 두꺼운 신발(8밀리미터 이상)은 뒤꿈치 착지를 더 편안하게 하고, 뒤꿈치 쿠션이 낮은(4밀리미터 이하) 신발은 발을 앞으로 밀어내어 앞발 및 중족 착지를 촉진할 수 있다. 밑창이 얇고 유연하며 발가락 공간이 넓은 미니멀 디자인의 신발은 앞발 착지 경향을 늘리고, 지면 접촉 시간을 단축할 수 있다. 하지만 신발은 쿠셔닝, 무게, 유연성 등 다양한 요소들이 상호작용하여 복합적인 사용감을 선사하기 때문에, 단순히 쿠션의 두께만으로 신발을 선택하기보다는 개인의 달리기 경험과 빈도를 종합적으로 고려해야 한다.[47,48,49]

어떤 착지 방식이 정답이라고 단정할 수는 없다. 개인의 체형, 근력, 달리기 경험, 목표에 따라 최적의 방식은 달라진다. 중요한 것은 부상 없이 꾸준히 달릴 수 있는 자신만의 착지 패턴을 찾는 것이다. 만약 현재 달리기 착지 동작이 몸에 무리를 주거나 편하게 느껴지지 않는다면 방식을 바꿔 보는 것도 좋다. 다만 착지 방식을 바꾸는 것은 악기를 새로 배우는 것처럼 점진적으로 해야 한다. 착지 방식이 달라지면 무릎, 발목, 종아리 등 몸의 여러 부위에 걸리는 힘의 방향과 크기가 바뀌고, 그에 따라 부상 위험도 달라질 수 있다. 그래서 전문가들은 착지 방식을 한 번에 확 바꾸기보다, 천천히 단계를 밟아 가며 적응할 것을 권한다. 연구에 따르면 안전하게 착지 방식을 전환하는 데 보통 4~8주 이상의 시간 동안 조금씩 새로운 착지 비율을 늘리는 과정이 필요하다고 한다. 예를 들어 처음 1~2주는 전체 달리기 거리의 10~20퍼센트만 새로운 착지 방식으로 달리고, 나머지는 기존 방식을 유지한다. 이후 1~2주마다 5~10퍼센트씩 새로운 착지 비율을 늘려 가면, 종아리와 발목 근육이 점점 강해지면서 새로운 움직임에 적응해 갈 수 있다.[50]

케이던스와 **보폭**의 조절도 중요하다. 케이던스는 일반적으로 170~180이 최적의 범위로 제시된다. 낮은 케이던스(160 이하)는 보폭을 길게 만들어 착지 시 충격이 커지고, 넓은 보폭으로 뛰면 신체의 무게 중심보다 앞서서 발뒤꿈치로 착지하는 오버 스트라이딩 overstriding을 초래할 수 있다. 반대로 케이던스가 높으면 지면에 닿는 시간이 짧아지고 반발력을 잘 활용할 수 있어 에너지 효율성이 높아진다. 또한 보폭이 짧아지면서 착지할 때 관절에 가해지는 충격이 줄어들어 발목 및 무릎 부상의 위험을 낮출 수 있다. 연구에 따르면 보폭을 짧게 하고, 착지할 때 체중 중심에 가깝게 발을 내딛는 것이 안전한 달리기 방법으로 권장된다.[51]

보폭을 크게 늘리지 않은 상태에서 케이던스를 높이는 연습을 하면, 점차 더 빠른 속도를 내는 주법을 익힐 수 있다. 하지만 자신의 체력과 근력에 비해 너무 높은 케이던스를 유지하면 금방 지칠 수 있으며, 무리해서 케이던스를 높이면 자세가 이상해질 수도 있다. 또한 훈련이 안 되어 있으면 일정한 케이던스를 유지하는 것이 힘들 수 있으므로, 자연스러운 범위에서 점진적으로 케이던스를 높이는 것이 좋다. 웨어러블 기계를 이용해 케이던스를 측정해 보고, 자신의 케이던스가 160 이하라면 조금씩 높이는 것이 부상 예방과 에너지 효율성에 도움이 될 수 있다.

나에게도 여러 가지 문제가 있었다. 나도 모르게 서서히 근육의 기능이 쇠퇴하면서 운동 자세가 틀어졌다. 하지만 마음만은 예전과 같아서 낮은 케이던스와 오버 스트라이딩이라는 문제가 발생했다. 그야말로 몸과 마음이 따로 움직이는 상태였다. 나는 달리기 전에 항상 엉덩 관절, 무릎 관절, 발목 관절의 움직임이 유연해지도록 허벅지 바깥쪽 부위인 장경 인대 라인과 안쪽 부위인 넙다리 빗근, 두덩 정강근, 내전근을 마사지하고, 볼기근과 햄스트링, 넙다리 네 갈래근, 장딴지근, 가자미근, 앞정강근 등을 꼼꼼하게 스트레칭 했다. 주로 오전 시간에 달렸기 때문에 정적 스트레칭으로 굳은 몸을 풀었고, 달리기 직전에는 동적 스트레칭을 하면서 웜업을 했다. 스트레칭에 걸리는 시간, 준비 운동에 걸리는 시간, 달리기에 걸리는 시간을 거의 비슷하게 배분할 정도로 신경 썼다.

케이던스를 높이기 위해 같은 박자로 발을 지면에 착지하는 훈련도 했다. 메트로놈 앱을 이용해 원하는 BPM~beats per minute~을 설정하면, 그 박자에 맞게 "똑딱, 똑딱" 소리가 반복된다. 나는 180 BPM으로 설정했다. 처음에는 박자를 자주 놓치기도 하고, 발이 꼬이기도 했다. 보폭이 눈에 띄게 줄어들면서 원래보다 훨씬 느려진 느낌도 들었다. 하지만 확실히 무릎 주변부의 부하가 줄어들었고, 호흡도 편해졌다.

처음에는 2킬로미터 정도를 달리면서 훈련했다. 통증을 느끼기 전에는 5킬로미터를 억지로 달렸기 때문에, 무리하지 않는 거리로 2

킬로미터를 설정했다. 가볍게 달릴 수 있는 거리였다. 나는 초보자를 훈련한다는 생각으로 자신을 대했다. 처음에는 중족으로 착지하려고 연습했지만, 뒤꿈치 착지와 구분하기 힘들어서 감이 잡히질 않았다. 그래서 앞발 착지를 연습했다. 뒤꿈치를 너무 높게 들지 않으려고 신경 쓰면서 달렸음에도 금방 종아리와 발바닥에 무리가 왔다. 한번은 종아리 근육이 피로하다고 느꼈음에도 참고 달리다가 종아리 근육에 경련이 발생했다. 큰 부상으로 이어질 것이 우려되어 그 자리에 털썩 주저앉았다. 영하의 날씨에 차가운 바닥에 앉아서 휴식한 탓인지, 좀처럼 회복될 기미가 없어서 주변 벤치로 이동했다. 열심히 마사지하고 스트레칭을 한 후 조심스레 걸어 보았다. 완벽하지는 않았지만, 다행히 집까지 걸어서 이동할 수는 있었다. 땀으로 빠져나간 몸속 전해질을 보충하기 위해 이온 음료를 마시고 따뜻한 공간에서 부드럽게 마사지하니 한결 좋아졌다.

추운 환경에서는 근육과 인대가 수축하여 유연성이 감소한다. 따라서 갑작스러운 움직임이나 강한 힘을 받을 때 쉽게 찢어질 수 있다. 또한 혈관이 수축하여 혈액 순환이 줄어들어 근육으로 가는 산소와 영양 공급이 원활하지 않게 되면서 피로도가 증가한다. 근육이 피로한 상태에서 운동을 지속하면 종아리 근육에 미세한 손상이 쌓이면서 근육 파열로 이어질 위험성도 있다. 대표적인 사례로 배우 박신양이 겪은 일이 있다. 2011년 1월, 일본에서 드라마 〈싸인〉을 촬영하고 있을 때였다. 연일 밤샘 촬영으로 인한 피로와 차가운 공기가 몸을 움츠러들게 하는 상황이었다. 그리고 달리는 장면을 촬영하던 중, 그는 종아리에서 느껴지는 극심한 통증에 소리를 지르며 쓰러지게 된다. 남은 촬영을 목발 투혼으로 보낸 뒤, 결국 휠체어를 타고 귀국했다고 한다. 내가 종아리에서 통증을 느꼈던 그날도 갑작스럽게 기온이 많이 내려간 날이었다.[52]

종아리가 회복되고 난 후, 나는 몸이 보내는 신호에 신경 쓰면서 훈련에 집중했다. 달리는 거리를 3킬로미터, 4킬로미터, 5킬로미터까지 점진적으로 늘려 나갔다. 거리를 단기간에 많이 늘리면 부상 위험이 증가한다. 특히 정강이뼈 피로 골절, 아킬레스건염, 러너스 니 등 과도한 사용에 따른 부상 위험이 증가하므로, 거리는 점진적으로 늘려야 한다. 나아가 신체 신호를 주의 깊게 관찰하고, 적절한 회복을 병행하는 전략이 필요하다. 연구에 따르면 주간 달리기 거리를 이전 주보다 10퍼센트 이상 늘리지 않는 것이 부상 위험을 낮추는 데 효과적이라고 한다. 또한 훈련 강도와 휴식일을 적절히 배치하는 것도 중요하다. 달리기를 할 때는 짧은 거리를 목적에 맞게 훈련하고, 수영이나 자전거, 근력 운동 등을 병행하면서 크로스 트레이닝을 하면, 특정 근육과 관절에 가해지는 부담을 줄이면서 체력을 균형 있게 향상할 수 있다.[53]

내가 5킬로미터를 매일 달릴 무렵에는 180 BPM이 익숙해졌고, 소리를 듣지 않고 달려도 평균 케이던스가 178~183 사이로 측정되었다. 무릎 주변에 통증이 발생하지 않는 것은 물론이고, 더 놀라운 사실도 깨닫게 되었다. 우선, 호흡이 편해졌다. 주변에서 달리는 사람들의 거친 숨소리나 괴로운 표정과 달리, 내 호흡은 너무나 자연스러웠고 통제되고 있다는 느낌이 들었다. 더 놀라운 점은 내가 무릎에 충격을 주며 힘을 짜내지 않았는데도 예전과 비슷하거나 오히려 더 좋은 기록이 나왔다는 점이다. 예전에는 기록을 위해 한계까지 몰아붙였지만, 이제는 여유롭게 그 기록을 낼 수 있었다. 이것이 케이던스 훈련의 가장 큰 성과였다.

운동은 건강을 증진하고 체력을 향상하는 중요한 활동이지만, 무리한 운동은 오히려 부상을 초래하고 장기적인 신체 손상을 유발할 수 있다. 특히 신체 내부에서 보내는 감각 신호인 내수용 감각을 인지하고 적절히 반응하는 것이 운동 수행과 부상 예방에 중요한 역할을 한다. 내수용 감각은 근육, 관절, 인대에서 발생하는 신체 내부의 정보로, 뇌가 현재 신체 상태를 파악하고 조정할 수 있도록 돕는다. 운동 중에는 근육 피로, 통증, 관절의 불안정성 등 다양한 신호가 내수용 감각으로부터 전해지며, 이러한 감각을 무시하면 신체가 한계점을 넘어 부상을 입을 가능성이 높아진다. 따라서 자기 몸이 보내는 신호를 무시하지 않고, 점진적으로 강도를 조절하여, 건강한 운동 습관을 유지하는 것이 중요하다.

나는 종아리 근육 통증으로 일주일 정도의 휴식이 필요했다. 조금만 힘을 줘도 근육에 무리가 가는 느낌을 받았기 때문이다. 몸이 보내는 신호를 무시하면 이렇게 손해를 보게 된다. 그런데 이 정도 손해면 오히려 감사할 일이다. 때로는 부상으로 인해 한 사람의 인생이 송두리째 바뀌기도 한다. 이봉주 선수는 대한민국을 대표하는 마라토너였다. 1996년 애틀랜타 올림픽에서 은메달을 따며 한국 마라톤의 자존심을 세웠고, 2001년 보스턴 마라톤에서 2시간 9분 43초의 기록으로 우승하며 세계적인 선수로 이름을 알렸다. 특유의 꾸준함과 강인한 정신력으로 오랫동안 정상급 기량을 유지했으며, 2009년에 현역에서 은퇴한 후에도 달리기를 즐기며 건강한 삶을 이어가는 듯했다. 그러나 2020년, 이봉주 선수의 몸에 이상한 변화가 나타나기 시작했다. 허리와 등에 경직된 느낌이 들었고, 점점 통증이 심해졌다. 처음에는 단순한 근육 피로나 운동 후유증이라고 생각했다. 하지만 걷기만 해도 몸이 뒤틀렸고, 통증이 날이 갈수록 심해졌다. 심지어 가만히 있어도 몸이 떨리는 증상이 나타났고, 허리를 곧게 펴는 것이 어려워졌다. 그는 여러 병원에 다니며 검사를 받았지만, 명확한 진단을 받기까지는 꽤 시간이 걸렸다. 결국 그는 '근육 긴장 이상증'이라는 희귀 질환을 진단받았다. 이 병은 몸이 비정상적인 신경 신호를 보내 근육이 과도하게 수축되는 신경계 질환이다. 문제는 아직 이 질환의 정확한 원인이 밝혀지지 않았으며, 완치가 쉽지 않다는 점이었다. 그는 이후 수많은 치료와 재활을 시도했다. 수술도 받았고, 꾸준히 재활 운동을 하며 몸을 회복하고자 했다.

병마와 싸우는 이봉주 선수의 모습이 처음 공개되었을 때, 팬들은 큰 충격을 받았다. 가슴에 태극기를 달고 달리던 그가 이제는 제대로 걷기도 어려운 상태가 되었기 때문이다. 하지만 그는 특유의 긍정적인 태도로 재활에 임했고, 다시 똑바로 서서 걷겠다는 목표를 세웠다. 2022년, 이봉주는 방송과 소셜 미디어를 통해 재활 과정을 공유하며 꾸준한 치료를 받고 있다는 근황을 알렸다. 완벽한 회복은 아니었지만, 꾸준한 운동을 통해 조금씩 나아지고 있었다. 마라톤에서 수많은 역경을 이겨냈던 그는 여전히 '포기하지 않는 도전자'였다. 2024년 방송에서는 드디어 곧게 편 등으로 러닝머신을 달리는 모습도 보였다. 스트레칭을 한 후 "4년 만에 뛰는 거다."라며 "한 시간만이라도 똑바로 서서 뛰는 게 소원이었다."라고 말했다.

이봉주 선수의 이야기는 단순한 부상 사례를 넘어, 운동을 즐기는 모든 사람에게 중요한 경고를 준다. 아무리 뛰어난 선수라도 몸이 보내는 경고 신호를 무시한 채 한계를 계속 넘어서면 회복하기 어려운 손상을 입을 수 있다는 것이다. 한계를 극복하려는 정신력은 기록을 세우는 원동력이지만, 동시에 몸을 망가뜨리는 위험 요소이기도 하다. 예능 프로그램에서 연예인이 갑작스레 마라톤에 도전해 무릎이나 골반에 통증을 호소하는 장면을 본 적이 있을 것이다. 제작진은 고통을 이겨내는 모습을 감동과 재미로 포장하지만, 이를 지켜보는 일부 사람들은 '달리기는 결국 관절을 망가뜨리는 운동'이라는 인식을 가질 수도 있다. 그러나 문제는 달리기가 아니다. 준비 없이 무리하는 방식이 문제다. 몸의 신호에 귀를 기울이고, 체력과 근력에 맞는 훈련을 하는 것이 부상을 예방하는 가장 중요한 원칙이다. 결국 중요한 것은 기록이나 성취보다 몸의 신호를 존중하는 것이다.

달리기에 관한 인식 중 많은 사람이 걱정하는 것이 관절 건강이다. 특히 무릎과 같은 관절은 한 번 손상되면 회복이 쉽지 않다고 알려져 있어, 달리기나 격한 운동이 관절을 망가뜨린다고 생각하는 사람이 많다. 달리기를 시작했다가 주변에서 "그러다 관절 나간다."라는 소리를 듣는 경우도 부지기수다. 실제로 과거에는 연골이 재생되지 않는다는 것이 정설이었다. 하지만 최근에는 이러한 통념을 뒤집는 사례와 연구들이 등장하고 있다. 유능한 건설사 사장님인 한 50대 여성의 일화를 통해 살펴보자.

그녀는 앞서 소개했던 체중 중량 일화의 주인공이었던 청년의 어머니이다. 처음 나와 마주했을 때는 의자에서 일어서는 것조차 힘겨워 보였다. 그녀가 말하길, 무릎 연골이 닳아서 수술해야 하는데, 당장 수술하기는 아쉬우니 조금만 더 연골을 쓰다가 수술하자고 의사와 상담했다고 한다. 또한 경미한 경동맥 협착도 있어서 추적 관찰 중이었다.

점진적인 트레이닝을 진행하며 나와 함께한 시간이 1년 정도 되었을 때, 그녀는 매일 속보로 산책하고, 점핑 스쾃과 하체 웨이트 트레이닝을 거뜬히 할 수 있게 되었다. 그러던 어느 날 그녀가 밝은 얼굴로 이렇게 말했다. "선생님, 저 연골이 좋아졌대요. 그리고 경동맥도 깨끗해졌대요." 나도 이때는 무릎 주변 근육을 강화하는 것이 무릎 통증에 도움이 된다는 정도만 알았지, 연골은 재생되기 어렵다고 알고 있었다. 그래서 그녀의 연골은 닳아 있어도, 근기능이 좋아지면서 움직임이 나아졌다는 정도로만 이해하고 있었다. 그런데 병원을 다녀와 연골이 좋아졌다고 하니 내심 놀랄 수밖에. '어쩌면 연골도 재생되는 걸까? 올바른 운동이 연골 재생에 도움을 주지는 않았을까?' 이런 생각이 절로 들었다.

골관절염은 나이가 들수록 많은 사람이 겪게 되는 대표적인 관절 질환이다. 연골이 점차 손상되면 통증과 움직임에 제한이 생기고, 일상생활에도 큰 불편을 초래한다. 예전에는 이를 단순히 나이가 들어서 연골이 닳는 자연스러운 현상으로만 여겼고, 특히 달리기처럼 반복적인 충격이 가해지는 운동이 위험하다는 생각으로 연결되는 경우가 많았다. 하지만 최근에 이러한 인식에 변화가 생기고 있다. 네덜란드의 밀렌 얀센Mylène P. Jansen 연구팀은 무릎 관절의 연골이 재생될 수 있다는 연구 결과를 발표했다. 이들은 심한 골관절염을 앓고 있는 환자들을 대상으로 무릎 관절 간격을 일시적으로 넓히는 치료법knee joint distraction이 연골 두께의 증가에 미치는 영향을 연구했다. 20명의 환자 다리 외부에 고정 프레임을 부착하여 허벅지뼈와 정강이뼈 사이 공간을 약 5밀리미터 정도 벌린 상태로 두 달을 유지하도록 했는데, 이 과정에서 무릎 관절이 일정한 간격을 유지하면서 체중 부하가 부분적으로 감소하게 되었다. 두 달이 지난 후, 환자들은 고정 장치를 제거하고 정상적인 일상생활을 지속했다. 연구 결과, 시술 후 2년 동안 연골 두께가 증가하였으며, 10년 후에도 연골 두께의 증가가 유지되었다고 한다. 연구팀은 이를 줄기세포가 연골 세포로 분화하는 과정 및 연골 기질 재생 가능성과 관련지어 해석했다. 이는 연골 퇴행을 늦추는 것을 넘어, 연골의 재생을 촉진할 수도 있다는 점을 시사한다.[54]

골관절염은 관절 끝을 덮고 있는 연골이 점차 손상되면서 시작된다. 나이가 들수록 연골의 회복 능력이 떨어지고, 오랜 세월 쌓인 작은 손상이 회복되지 못해 마모가 진행된다. 여기에 과체중에 따른 하중 증가, 과거의 부상이나 골절, 반복적인 관절 사용, 관절 모양의 선천적 이상, 근육 약화, 여성의 경우 폐경 후 호르몬 변화 등이 겹치면 발병 위험이 커진다. 이 때문에 많은 사람이 "달리기는 무릎을 망가뜨린다."라고 생각한다. 하지만 실제로는 준비 없이 갑자기 무리한다거나, 이미 손상된 관절에 과도한 부담을 주는 경우가 문제일 뿐, 적절한 강도의 달리기는 오히려 관절 건강에 도움이 될 수 있다.

20년에 걸쳐 방사선 사진을 관찰한 연구에 따르면 중년과 노년층에서 달리기를 하는 사람과 하지 않는 사람의 무릎 골관절염 진행 정도에는 유의미한 차이가 없었으며, 골관절염 발생 비율은 오히려 달리기를 한 그룹이 낮았다고 한다.[55] 또한 메타 분석 결과에서도 취미로 달리는 사람이 경쟁을 목표로 달리는 사람이나 아예 달리지 않는 사람에 비해 골관절염 위험이 더 낮은 것으로 나타났다.[56] 경쟁을 목표로 달리는 사람은 몸에서 보내는 신호를 무시하고 달리면서 신체에 무리한 충격을 주었을 가능성이 있다. 그런데 달리기를 하지 않는 사람에게서는 왜 골관절염 발생 비율이 높게 나타났을까? 이는 골관절염의 주요 원인이 단순한 마모가 아니라 만성 염증과 대사 요인일 수 있기 때문이다. 단순하게 생각해 잦은 사용에 의한 마모가 골관절염의 원인이라면, 현대인은 골관절염 발병률이 현저히 낮아져야 한다. 현대인은 과거보다 훨씬 덜 움직이고, 앉아 있는 시간이 갈수록 늘어나고 있기 때문이다. 그런데 움직임이 줄어들고 있음에도 골관절염 환자는 갈수록 더 늘어나고 있다.

골관절염이 발생하면 의사는 체중을 줄일 것을 권한다. 과거에는 체중을 줄이는 것이 단순히 무릎에 부담을 덜어 주기 때문에 골관절염에 도움이 된다고 생각했다. 하지만 비만은 관절에 기계적 하중을 늘릴 뿐만 아니라, 지방 세포에서 분비되는 염증성 사이토카인에 의해서도 연골 손상을 촉진할 수 있음이 밝혀졌다. 따라서 신체 활동 부족과 비만이 오히려 골관절염의 주요 발생 요인이 될 수 있다. 이를 역으로 생각하면 달리기가 골관절염 예방에 긍정적인 영향을 미치는 다양한 이유를 알 수 있다. 우선 적절한 운동은 관절액의 순환을 촉진해 연골에 영양을 공급하고 건강한 상태를 유지하도록 돕는다. 또한 무릎과 엉덩 관절 주변의 근육과 인대를 강화하고 체중 조절에 효과적이어서 관절에 가해지는 부담을 줄인다. 운동을 하면 혈류가 개선되어 관절 부위의 혈류 공급이 원활해지고, 이는 연골 손상을 방지하는 데 기여한다. 특히 윤활 당단백질*과 콜라겐 네트워크**를 보호하여 연골 마모를 방지하고, 기저 뼈의 미세 골절 위험도 줄일 수 있다.[57]

달리기가 골관절염 예방에 효과적이기 위해서는 올바른 방법으로 훈련하는 것이 중요하다. 적절한 강도의 운동을 유지하는 것이 가장 효과적이며, 과도한 강도는 오히려 관절 손상의 원인이 될 수 있다. 또한 착지 시 무릎과 엉덩 관절의 충격을 최소화하는 올바른 자세를 유지하고, 쿠션이 좋은 러닝화를 선택하여 관절에 가해지는 부담을 줄이는 것이 필요하다. 운동 후에는 충분한 회복 시간을 갖고, 하체 근력 강화 운동과 스트레칭을 병행하면 관절 보호에 더욱 효과적일 수 있다. 과도한 사용으로 인한 부상을 방지하기 위해 자신의 신체 상태에 맞는 운동 강도를 유지하고, 내수용 감각을 활용하여 몸의 신호를 주의 깊게 살펴야 한다. 꾸준한 관리와 적절한 달리

---

*   관절액에 포함된 천연 윤활제로, 관절 연골 표면 사이의 마찰을 줄여 부드러운 관절 운동을 가능하게 한다. 이 단백질의 농도와 기능이 감소하면 관절 마찰이 증가하고 연골 마모가 가속화되므로, 적절한 관절 운동과 영양 공급을 통해 윤활 당단백질의 생성을 유지하는 것이 골관절염 예방에 중요하다.

**   콜라겐 섬유들이 3차원적으로 교차 연결되어 형성하는 그물망 구조로, 연골 조직에 구조적 지지와 탄성을 제공한다. 콜라겐 네트워크가 약해지고 파괴되면 연골의 강도와 탄력이 감소하여 골관절염이 진행되므로, 적절한 운동과 체중 관리를 통해 콜라겐 합성을 촉진하고 네트워크 파괴를 늦추는 것이 예방에 도움이 된다.

기 습관을 통해 건강한 관절을 유지하는 것이 무엇보다 중요하다.

한참의 시간이 지난 어느 날 앞서 소개한 건설사 사장님이 전화 통화를 하며 문을 열고 들어왔다. "PT 해라. PT." 그녀의 말에 궁금증이 생겼다. "내가 무릎이 많이 안 좋은 걸 알던 지인이 내가 멀쩡하게 다니는 걸 보고 수술했는지 알았나 봐요. 자기가 지금 무릎이 많이 안 좋다면서 어느 병원에서 수술했냐고 묻길래 수술 안 했다고 했어요." 그녀는 수술 잘하는 병원을 묻는 지인에게 개인 트레이닝을 추천했던 것이다. 수술은 무릎 관절 질환이 심각한 경우에 필요한 치료 방법이지만, 장기적인 관절 건강을 위해서는 적절한 운동이 필수적이다. 연구에 따르면 무릎 수술을 받아도 일정 기간 이후에는 기능 회복이 완전하지 않은 경우가 많았으며, 장기적인 치료 관리가 필요했다. 반면 적절한 운동을 병행하면 기능 회복과 통증 관리에서 더 나은 결과를 보였다.[58]

공교롭게도 이 글을 쓰고 있는 시점에 거짓말처럼 그녀의 딸로부터 메시지가 왔다. 참고로 이분도 나에게 트레이닝을 받았다. "최 박사님, 생일 축하드려요. 엄마는 박사님이 생명의 은인이라 보고 싶다고 하셨어요. 늘 건강하세요." 정말 최고의 생일 선물이다. 이보다 더 기쁘고 감사한 선물이 어디 있겠는가!

운동 루틴과 타이밍의 과학

 살다 보면 어떤 일을 계기로 열정을 불태울 때가 있다. 하지만 열정은 감정의 문제이고, 감정은 날씨처럼 쉽게 변한다. 바쁜 일이 생기거나 다른 중요한 일이 벌어지면, 열정의 불은 금세 사그라든다. 반면 루틴은 환경 설정의 문제다. 환경은 한 번 갖춰지면 쉽게 변하지 않는다. 루틴의 불은 열정만큼 활활 타오르지 않지만, 오래도록 꺼지지 않고 빛을 발한다. 세계적인 축구 스타 손흥민 선수는 매일 지키는 일상 속 루틴을 두고 "간단해 보이지만, 건강은 이런 루틴을 얼마나 꾸준히 지키느냐에 달린 것 같다."라고 말했다. 그는 자신의 성공이 재능이 아니라 오랜 시간에 걸쳐 인내와 노력을 반복한 결과라고 강조했다. 우리가 '천재'라고 부르는 사람과 '성공'이라고 부르는 성취 뒤에는 이렇게 '루틴의 힘'이 자리하고 있다.

 뇌과학은 루틴이 왜 강력한 힘을 발휘하는지 설명해 준다. 매일 반복되는 작은 행동은 뇌 속 신경 세포 사이의 연결, 즉 시냅스를 강화한다.[59] 시냅스가 강화되면 같은 행동을 할 때 필요한 에너지가 줄어들고, 그 행동이 점점 자동화된다. 자전거 타기를 생각해 보자. 처음에는 힘들게 배우지만, 어느 순간부터는 아무 생각 없이도 가능해지게 된다. 이렇게 자동화된 행동은 '의지력'이라는 불안정한 연료에 의존하지 않는다. 연구에 따르면 의지력은 근육처럼 하루에 사용할 수 있는 양이 한정되어 있어 반복적으로 결정을 내릴수록 쉽게 고갈된다고 한다.[60] 즉, 많은 결정을 내리는 행위 자체가 이후의 자기 통제 능력을 저하한다는 것이다. 이를 '결정 피로'라고 부른다. 결정 피로가 높은 상태에서는 하루가 끝날 무렵 "오늘은 그냥 쉬자."라는 유혹에 무너지기 쉽다.

그런데 루틴은 이런 '결정 피로'를 우회한다. 이미 정해진 시간, 장소, 순서에 따라 자동으로 행동이 시작되기 때문에 '할까, 말까'를 고민하는 일 자체가 사라진다. 예를 들어 매일 아침 알람이 울리면 무의식적으로 운동복을 입고 현관문을 나서는 사람을 생각해 보자. 이때 뇌는 '운동을 할지 말지' 결정을 내리지 않는다. 알람이라는 트리거trigger가 바로 행동을 불러오고, 그 행동이 끝나면 뇌는 작은 성취감이라는 보상을 받는다. 이런 구조가 반복되면 루틴은 선택이 아니라 반사적인 반응이 된다. 즉, 피곤하거나 기분이 내키지 않아도 몸이 먼저 움직인다. 마치 자동차의 크루즈 콘트롤을 켜 놓으면 운전자가 가속 페달을 밟지 않아도 속도가 유지되는 것처럼, 루틴은 '자동 조종 장치'가 되어 우리를 목표로 향하게 한다.

루틴은 아무 때나 반복하기만 한다고 형성되는 것이 아니다. 주변 환경이 자주 변하거나 예기치 못한 방해가 생기면, 잘 쌓아 올린 루틴도 무너질 수 있다. 그래서 루틴을 오래 유지하려면 몸과 마음이 가장 안정적으로 움직일 수 있는 '시간대'를 찾는 것이 중요하다. 우리의 몸은 하루를 주기로 변하는 생체 리듬 속에서 움직이기 때문에, 이 리듬과 루틴이 맞물릴 때 훨씬 더 강력한 힘을 발휘할 수 있다. 이를 이해하려면 먼저 하루 주기 리듬이 무엇인지 살펴볼 필요가 있다.

사람의 하루 주기 리듬은 수면 주기를 결정하고, 인체의 다양한 생리적 기능을 조율한다. 뇌의 시상하부에 위치한 작은 신경핵인 시교차 상핵 suprachiasmatic nucleus, SCN 이 빛과 어둠의 변화를 감지해 24시간 주기로 체온, 호르몬, 심박수, 대사율 등을 조절한다. 아침에는 코르티솔 분비가 늘어나 몸이 깨어나고 집중력이 올라가며, 오후에는 체온과 근육 온도가 올라가 근육이 유연해지고 반응 속도와 힘이 최고조에 달한다. 저녁에는 세로토닌과 엔도르핀이 늘어나 스트레스가 완화되고 휴식 모드로 전환된다. 이 리듬은 운동 능력과 부상 위험에도 영향을 미치기 때문에, 같은 운동이라도 '언제 하느냐'에 따라 몸의 반응이 달라질 수 있다.

아침에 운동하는 것에는 분명한 장점이 있다. 하루가 시작되기 전에 운동을 마치면 예기치 못한 일정 변화로 운동을 거를 가능성이 줄어 일관성을 유지하기 쉽다. 또한 연구에 따르면 공복 상태에서 하는 아침 운동은 24시간 에너지 섭취량을 줄이는 효과가 있다고 한다.[61] 24시간 에너지 섭취량이란 하루 동안 음식과 음료를 통해 섭취한 칼로리의 총합을 뜻한다. 즉, 아침 공복에 운동을 하면 몸이 에너지를 쓰는 방식이 바뀌어 하루 종일 배고픔이 덜하고 과식을 피하게 되는 것이다. 그 결과 인슐린 감수성이 높아지고, 신진대사가 촉진되며, 지방 연소가 활성화될 수 있다. 또한 일부 연구에서는 공복 운동이 렙틴, 그렐린과 같은 식욕 조절 호르몬의 분비에도 영향을 주어, 결과적으로 하루 전체 칼로리 섭취량이 감소하는 경향을 보인다고 보고하였다.[62,63]

그런데 다른 주장을 하는 학자들도 있다. 평상시에 식단 조절을 잘하는 사람이라면, 공복 운동이 별다른 이익을 가져다주지 못할 수 있다고 한다. 저칼로리 식단을 고수하는 젊은 여성을 대상으로 4주간 관찰한 연구에 따르면 운동 전 식사 여부와 상관없이 운동에 따른 신체 구성의 변화가 유사하게 나타났다고 한다.[64] 공복 상태에서의 고강도 운동이 혈관 내피 기능과 심혈관 건강에 미치는 영향에도 주목할 필요가 있다. 또 다른 연구에 따르면 지속적인 고강도 훈련이 혈관 건강에 부정적인 영향을 미칠 수 있으며, 특히 공복 상태에서 고강도 운동을 하면 혈당과 인슐린 수치가 낮아지면서 스트레스 호르몬이 증가하고, 이로 인해 내피 기능이 악화될 가능성이 있다고 한다.[65]

이처럼 아침 운동만 봐도 상황에 따라 다른 효과가 나타난다. 아침 운동의 장점이 많기는 하지만, 꼭 아침만 운동하기 좋은 시간이라 볼 수는 없다. 하루 주기 리듬에 따라 우리 몸은 시간대별로 다른 생리적 상태를 보이며, 그에 따라 운동의 장점과 주의점도 달라진다. 예를 들면 오후와 저녁 시간대는 아침과는 또 다른 신체 조건과 환경을 제공해, 운동 효과를 극대화하거나 특정한 부담을 줄일 가능성이 있다. 대체로 오후 2시에서 6시 사이에는 체온과 근육 온도가 자연스럽게 상승해 근육이 더 부드럽고 힘을 내기 좋은 상태가 된다. 마치 자동차 엔진이 충분히 예열된 상태에서 부드럽게 출발하는 것처럼, 이 시간대에는 신경계의 반응 속도와 몸의 협응력이 향상된다. 따라서 오후 운동은 순간적인 폭발력이나 정밀한 동작이 필요한 운동에 유리하다. 연구에 따르면 근력, 파워, 스프린트 성능은 오전보다 오후나 저녁에 소폭 높은 경향이 있으며, 이는 체온 상승과 신경근 활성의 하루 주기 변동이 복합적으로 작용한 결과로 해석된다.[66]

호르몬과 회복 측면에서도 이 시간대는 긍정적인 조건이 형성된다. 오후에는 근육 성장과 회복에 중요한 테스토스테론과 스트레스 반응에 관여하는 코르티솔의 균형이 비교적 안정적이며, 혈류와 산소 공급이 원활해져 운동 후 회복이 잘 이루어질 수 있는 환경이 조성된다. 일부 연구에서는 저녁 시간대의 저항성 운동이 근육 단백질 합성 신호를 더 강하게 자극하거나, 실제 경기력 향상에 도움이 될 수 있다고 보고한다.[67] 하루 동안의 활동과 식사로 이미 대사가 활성화된 상태에서 운동을 하면, 근육이 포도당을 더 잘 흡수하고 혈당을 안정적으로 유지하는 데 도움이 된다. 제2형 당뇨병 환자를 대상으로 한 연구에서도 동일한 HIIT를 했을 때, 오전보다 오후에 혈당 조절 지표가 더 개선되는 경향이 나타났다.[68]

하지만 오후와 저녁 운동에도 주의할 점이 있다. 취침 직전에 격렬한 운동을 하면 교감 신경이 과도하게 활성화되어 심박수와 체온이 높아진 상태가 오래 지속될 수 있다. 이는 잠드는 시간을 늦추거나 수면의 깊이를 방해할 수 있으므로, 보통 잠자리에 들기 최소 2~3시간 전에는 운동을 마치는 것이 좋다. 또한 운동 직후 과도한 공복 상태가 되면 폭식으로 이어질 수 있고, 반대로 식사 직후 곧바로 운동하면 소화 불량이나 위장 불편을 유발할 수 있다. 따라서 운동 전후로는 가벼운 간식을 먹거나, 식사와 운동 사이에 적절한 시간을 두는 것이 바람직하다. 하루 동안 이미 많은 활동을 한 상태에서 저녁에 고강도 운동을 하면 누적 피로가 커져 부상 위험이 커질 수 있다. 특히 하체 근육을 많이 쓴 날에는 강도를 조절하거나 회복 위주의 운동으로 전환하는 것이 좋다. 여름철 저녁에는 해가 져도 더운 날씨로 인해 탈수 위험이 있고, 겨울철 저녁에는 기온이 급격히 떨어져 근육이 쉽게 경직될 수 있다. 계절과 날씨에 맞춰 복장, 준비 운동, 수분 보충을 잘 조절해야 한다. 심혈관 질환이나 고혈압이 있는 경우에는 하루 피로가 누적된 상태에서 무리하면 심장에 부담이 될 수 있다. 자신의 건강 상태에 맞춰 운동 강도와 시간을 조절하는 것이 필요하다.

아침 운동이 더 좋은지, 저녁 운동이 더 좋은지에 관한 논쟁은 오래전부터 이어져 왔다. 어떤 연구는 아침 운동이 대사 건강과 규칙적인 생활에 유리하다고 보고하고, 어떤 연구는 오후나 저녁 운동이 근력과 경기력 향상에 더 효과적이라고 말한다. 결국, 운동에 가장 적합한 시간은 단순히 '오전이냐, 오후냐'로만 나눌 수 없다. 사람마다 몸이 최상의 컨디션을 발휘하는 시간대가 다르기 때문이다. 이는 각자가 타고난 생체 리듬, 즉 크로노타입chronotype과 깊은 관련이 있다.

하루는 누구에게나 24시간으로 동일하지만, 모든 사람이 그 시간을 똑같은 방식으로 경험하는 것은 아니다. 이는 우리 각자가 고유한 크로노타입을 지니고 있기 때문이다. 늦은 크로노타입(올빼미형)을 가진 사람은 해가 중천에 뜬 뒤에야 잠에서 깨어난다. 이들은 아침을 극도로 싫어하며, 늦은 오후나 초저녁이 되어야 온전한 컨디션을 되찾는다. 반대로 이른 크로노타입(종달새형)을 가진 사람은 새벽녘부터 자연스럽게 눈을 뜨고, 낮 시간대에 에너지가 최고조에 달한다. 하지만 저녁이 되면 빠르게 피로를 느끼고 일찍 잠자리에 든다. 대부분의 사람은 완벽한 올빼미형이나 종달새형이 아니라, 그 사이의 어딘가에 위치한다. 이처럼 세상에는 다양한 생체 리듬을 가진 사람들이 존재하고 있다.

크로노타입의 흥미로운 점은 그 기원의 상당 부분이 유전적 요인에 있다는 것이다. 전문가들에 따르면 개인의 크로노타입을 결정하는 요인 중 약 50퍼센트가 유전적 특성에 기인한다고 한다. 즉, 종달새형과 올빼미형이 후천적으로 만들어지는 것이 아니라, 태어날 때부터 이미 결정되어 있다는 것이다. 작가 다니엘 핑크Daniel H. Pink는 크로노타입을 구분하는 흥미로운 방법을 제안했다. 주말에 일어나는 시간을 기준으로 삼는 것이다. 주중과 동일한 시간에 일어나면 종달새형일 확률이 높고, 주중보다 조금 늦게 일어나면 중간 형태로 본다. 만약 주중보다 90분 이상 늦게 일어난다면 올빼미형으로 분류할 수 있다. 결국 우리의 생체 리듬은 지문처럼 고유하다. 중요한 것은 자신의 크로노타입을 이해하고 존중하는 것이다. 아침 운동과 저녁 운동 중 무엇이 더 좋은지 연구에 따라 다른 결과가 나타나는 이

유도 여기에 있다. 따라서 획일화된 생활 방식을 따르는 게 아니라, 자신의 고유한 리듬에 맞는 생활 방식을 찾아야 한다. 자신의 크로노타입을 제대로 아는 것이야말로 진정한 건강과 높은 생산성을 이루는 비결이 될 것이다.[69]

크로노타입에 맞춰 운동하면 그 성과를 극대화할 수 있다. 반대로 생체 리듬에 역행하는 활동은 오히려 부상 위험과 수행 능력 저하를 초래할 수 있다. 2017년에 발표된 체계적인 문헌 고찰 연구에 따르면 종달새형은 이른 아침 운동에서 더 높은 성과를 보였고, 올빼미형은 오후나 늦은 시간대 운동에서 더 뛰어난 수행 능력을 보였다. 흥미로운 점은 크로노타입이 운동 성과뿐만 아니라 전반적인 건강과 삶의 질에도 깊은 영향을 미친다는 것이었다. 예를 들어 자신의 크로노타입과 맞지 않는 시간대에 반복적으로 운동하거나 활동할 경우 피로감과 스스로 느끼는 운동 강도(운동 자각도)가 높아지고, 수면의 질이 저하되며, 장기적으로는 면역 기능과 심리적 안녕감에도 부정적인 영향을 줄 수 있다고 한다. 반대로 생체 리듬에 맞춘 시간대에 운동하면 피로와 스트레스 반응이 줄고, 수면 효율과 기분 상태가 개선되며, 일상생활 전반에서 에너지 수준과 집중력이 향상되는 경향이 나타났다. 즉, 자신의 생체 리듬을 이해하고 존중하는 것은 최적의 신체 활동, 수면, 그리고 일상생활의 효율성을 높이는 핵심 열쇠가 된다.[70]

나는 크로노타입의 과학을 탐구하다가 운동 시간이 우리의 하루 주기 리듬에 영향을 미칠 수 있다는 점을 알게 되었다. J. 매튜 토머스J. Matthew Thomas와 그의 동료들은 2020년에 운동 시간이 개인의 생체 리듬에 미치는 차별적 영향을 과학적으로 입증했다. 흥미로운 점은 운동 시간에 따라 하루 주기 리듬의 위상$_{phase}$이 크로노타입별로 다르게 변화한다는 것이다.[71] 여기서 위상이란 하루 주기 리듬에서 특정 생리적 사건이 일어나는 시간적 위치를 뜻한다. 예를 들어 멜라토닌 분비가 시작되는 시점이나 체온이 최고조에 도달하는 시각이 앞당겨지거나 늦춰진다면, 위상이 변한다고 할 수 있다. 즉, 위상이 변한다는 것은 우리의 생체 시계가 하루 중 어느 시점에 깨어나고, 집중하고, 휴식하는지를 조정하는 것이다. 운동은 이 섬세한 생체 리듬의 위상을 앞당기거나 늦추는 강력한 도구로 작용한다. 그런데 이 효과가 크로노타입별로 다르게 나타났다. 동일한 시간대의 운동이 아침형 인간과 저녁형 인간에게 서로 다른 생체 리듬 변화를 유발한 것이다. 예를 들어 이른 아침에 운동했을 때, 아침형 인간은 생체 리듬이 앞당겨지는 효과가 있었지만, 저녁형 인간에게는 반대의 효과가 나타났다. 이러한 결과는 수면 메커니즘과 연결되면 더욱더 중요한 의미를 갖는다. 즉, 부적절한 시간대의 운동은 수면의 질을 저해하고, 멜라토닌 분비를 방해하며, 전반적인 생체 리듬을 교란할 수 있다. 반대로 개인의 크로노타입에 최적화된 운동은 더 깊고 회복력 있는 수면을 보장하게 된다.

한편, 자신의 크로노타입을 정확히 파악하고, 그에 맞는 최적의 운동 시간대를 알고 있더라도, 바쁜 일정으로 운동을 이어가지 못하는 사람도 있다. 나의 경우에도 사실 크로노타입이 오후 시간 운동에 더 적합하지만, 바쁜 스케줄 때문에 오후 시간대에 운동을 규칙적으로 이어 가기가 쉽지 않다. 따라서 비교적 규칙적으로 운동할 수 있는 오전 시간을 활용하고 있다. 이것이 반복되다 보니 오전 시간에 운동하는 것도 익숙해졌다. 하지만 오후에 시간이 남는 날에는 오전에 가벼운 유산소성 운동을 하고, 오후에 근력 운동과 같은 저항성 운동을 한다.

많은 사람이 운동의 중요성과 필요성에 공감하지만, 그럼에도 시간 부족은 운동 참여를 가로막는 장벽과 핑계로 작용하고 있다. 이러한 고민이 있는 사람들에게 희소식이 있다. (단지 운동이 싫어서 핑계를 댔던 사람에게는 나쁜 소식일 지도 모르겠다) 미니멀 트레이닝 또는 운동 스낵 exercise snack 이라 불리는 짧고 강도 높은 운동만으로도 건강 개선에 효과를 볼 수 있다고 한다. 미니멀 트레이닝은 하루 중 짧은 시간에 걸쳐 수행하는 고강도 또는 중~고강도 운동을 말한다.

여러 연구에 따르면 미니멀 트레이닝이 혈당 조절, 대사 건강, 심혈관 기능에 긍정적인 영향을 미치는 것으로 나타났다. 한 연구에서는 식사 30분 전에 6분간의 고강도 걷기를 총 3회 실시했는데, 24시간 평균 혈당 수치와 식후 혈당 반응이 유의미하게 감소했다고 한다.[72] 이는 크로노타입과 관계없이 하루 중 언제든지 미니멀 트레이닝으로 건강을 개선할 수 있음을 시사한다. 30초 이하의 동작으로 구성된 10분의 짧은 운동만으로도 효과를 거둘 수 있다는 연구 결과도 있다. 연구 결과 인슐린 작용과 관련된 세포 내 경로가 활성화되어 골격근 내 GLUT4의 이동과 포도당 흡수 능력이 향상되어 인슐린 감수성 지표가 유의미하게 향상되었고, 최대 산소 섭취량 증가와 체지방 감소 등의 효과 또한 관찰되었다.[73] 이보다 더 짧은 시간의 운동이 미치는 효과를 알아본 연구도 있다. 제2형 당뇨병 위험 인자를 가진 중년 성인을 대상으로 1분씩 5세트를 수행하는 HIIT를 주 3회씩 8주간 실시했더니 인슐린 감수성 향상, 혈당 조절 개선, LDL 감소, 혈압 감소, 골격근 미토콘드리아 기능 향상 등 전반적인 심혈관 기능과 대사 건강 기능이 개선되었다.[74]

미니멀 트레이닝은 신체 구성에도 영향을 미치는 것으로 밝혀졌다. 연구에 따르면 운동 시간을 정해놓고 실시하는 전통적인 운동 방법과 비교했을 때, 10분 내외의 인터벌 트레이닝이 근육 내 미토콘드리아 밀도 증가, 인슐린 감수성 향상, 체지방 감소, 신체 구성 개선 면에서 거의 동일한 수준의 효과를 가져오는 것으로 나타났다. 이 연구에서는 미니멀 트레이닝의 총 운동 시간과 에너지 소비량이 전통적 훈련보다 약 5분의 1 수준이었음에도 골격근 대사 특성과 신체 구성이 유사하게 개선되었다고 보고하면서, 운동의 질이 양을 대신할 수 있다는 점을 명확히 했다.[75] 또 다른 연구에서는 단일 세트 저항 운동만으로도 초보자와 중급자에게 유의미한 근력 증가가 나타난다는 점을 확인했다.[76] 예를 들어 3층 높이를 계단으로 빠르게 오르는 활동을 하루에 3회(각 회차 사이에 1시간 이상의 간격) 반복하는 것만으로도 하체 근육에 강한 자극을 제공할 수 있으며, 이는 특히 운동 초심자나 비활동적인 생활을 하는 사람에게 실질적인 훈련 자극이 될 수 있다고 한다.[77] 이러한 방식의 미니멀 트레이닝은 기구나 특별한 환경이 필요하지 않기 때문에, 일상에서 근육의 위축을 방지하고, 근기능을 유지하고 강화하는 데 유용한 전략이 될 수 있다.

짧지만 정제된 자극이 반복되면, 근육은 이를 운동으로 인식하고 기능적, 형태적 변화를 일으킨다. 특히 훈련 초기에 있어서는 단순한 움직임을 반복하는 것만으로도 신경계의 적응이 빠르게 일어나 근력이 획기적으로 향상될 수 있다. 물론 본격적인 근비대, 즉 근육량의 실질적인 증가를 위해서는 체계적이고 누적된 부하가 요구되지만, 미니멀 트레이닝의 형태로도 근육 활성화와 유지, 나아가 신체 구성의 긍정적 변화가 가능하다. 따라서 미니멀 트레이닝은 한정된 시간이라는 환경적 제약에도 불구하고 근력과 근육 건강을 유지하거나 개선하고자 하는 이들에게 실용적이며 현실적인 해법이 될 수 있다. 또한 운동이 반드시 길고 고된 과정이어야 한다는 인식을 다시 생각하게 하여 운동 참여의 문턱을 낮추는 효과도 기대할 수 있다.

CHAPTER

휴식과 성장

6

회복도 훈련의 일부

"운동으로 생긴 근육통은 운동으로 풀어야 된다."라는 말을 들어 본 적이 있을 것이다. 간혹 이 말을 오해하는 사람들이 있다. 나는 실제로 그런 질문을 여러 번 받은 적이 있다. 예를 들면 이런 식이다. "오랜만에 팔굽혀 펴기를 했더니 근육통이 심한데, 이거 다시 팔굽혀 펴기를 해야 빨리 풀리는 건가요? 운동으로 뭉친 근육은 운동으로 풀라고 하던데…." 그러면 나는 항상 웃으며 이렇게 답한다. "그 운동이, 그 운동이 아닙니다."

구전으로 전해지는 말은 부분적으로 사실이다. 하지만 몇 가지 중요한 점을 고려해야 한다. 격렬한 운동 후에 찾아오는 고통의 정체는 앞에서 설명한 지연성 근육통이다. 이때 스트레칭, 가벼운 강도로 해당 근육을 사용하는 활동, 유산소성 운동을 하면 혈류가 증가해 근육 회복에 도움이 된다. 이를 액티브 리커버리 active recovery 라고 하며, 급성 부상이나 심한 통증이 아닌 경우에는 온전히 쉬는 것보다 회복에 더 도움이 될 수 있다. 하지만 근육통을 일으킨 것과 같은 강도로 운동하면 손상이 악화될 수 있기 때문에, 심한 근육통이 있을 때는 가벼운 강도로 시도해야 한다.[1]

흔히 근육통이 젖산 때문에 발생한다고 생각하지만, 지연성 근육통과 젖산은 직접적인 관련이 없다. 대개 젖산은 운동 중에 쌓여 더는 운동을 지속할 수 없도록 방해하는 피로 물질로 작용하지만, 운동 후 1~2시간 이내에 몇 가지 경로를 통해 다른 조직에서 에너지원으로 재사용되기 때문에, 며칠에 걸쳐 통증을 유발하는 지연성 근육통의 원인으로 보기는 어렵다. 과거에는 젖산이 원인으로 지목되기도 했지만, 현재는 근섬유 미세 손상, 염증 반응, 통증 신호 전달, 근육 재생 과정이 복합적으로 작용하여 지연성 근육통이 발생하는 것으로 받아들여지고 있다.

지연성 근육통은 근섬유의 미세 손상에서 시작된다. 우리 몸의 근육이 움직일 때 액틴과 미오신이라는 두 가지 단백질이 작용한다. 이들은 마치 줄다리기를 하듯 서로 끌어당기며 근육을 수축하는데, 이 과정은 칼슘 이온이라는 신호 물질의 도움을 받아 시작된다. 칼슘은 근육에 움직이라는 명령을 내리는 역할을 하며, 이 신호가 전달되면 미오신이 액틴을 끌어당기고, 근육이 짧아지면서 수축하게 된다. 이처럼 근육의 수축은 아주 작은 단위에서 일어나는 협력의 결과다. 하지만 우리가 운동을 강하게 하거나 평소보다 무리한 동작을 반복하면, 이 정교한 시스템에 과부하가 걸리게 된다. 특히 무거운 물건을 가슴 위로 들어 올렸다가 천천히 아래로 내리는 동작처럼, 근육이 늘어나면서 힘을 쓰는 동작은 근섬유에 큰 기계적 스트레스를 준다. 그 결과 액틴과 미오신이 연결된 부분이 미세하게 찢어지거나 흐트러지고, 근육 세포의 벽도 손상되게 된다. 이 손상은 칼슘 이온이 세포 안으로 과도하게 들어오게 만들며, 평소에는 정밀하게 조절되던 칼슘의 균형이 무너지게 된다.

칼슘이 지나치게 유입되면 근육 안에 숨어 있던 칼슘 의존성 단백질 분해 효소인 칼페인calpain이 활성화된다. 칼페인은 손상된 단백질을 정리하려는 청소부 역할을 하지만, 그 과정에서 염증 반응을 일으키기도 한다. 염증이 생기면 붓고, 열이 나고, 통증이 발생하는데, 이것이 바로 운동 후 하루나 이틀 뒤에 찾아오는 지연성 근육통의 정체다. 즉, 이 통증은 우리 몸이 손상된 근육을 회복하고 더 튼튼하게 만들기 위한 자연스러운 과정인 셈이다.

이후에는 본격적인 염증 반응이 시작된다. 손상된 근육 세포는 위험 신호 분자를 방출하며, 면역 세포들이 이 신호를 감지해 활성화된다. 특히 톨 유사 수용체toll-like receptor 4, TLR4라는 감지 시스템이 작동하면서, 대식 세포나 중성구neutrophil*와 같은 면역 세포들이 손상된 부위로 빠르게 몰려든다. 이들은 손상된 조직을 정리하고 회복을 돕는 동시에, IL-1β, IL-6, TNF-α와 같은 염증성 사이토카인을 분비해 염증 반응을 더욱더 증폭한다. 사이토카인은 마치 확성기처럼

---

* 백혈구의 한 종류로, 우리 몸의 면역 체계에서 1차 방어군 역할을 하는 면역 세포이다. 전체 백혈구의 50~70퍼센트를 차지하는 가장 많은 백혈구로, 골수에서 만들어져 혈액을 순환하다가 감염이 발생하면 가장 먼저 현장에 도착한다. 세균이나 진균(곰팡이)을 직접 잡아먹거나(포식 작용), 독성 물질을 분비하여 병원균을 죽이는 역할을 한다. 수명이 매우 짧아(6~12시간) 감염과 싸우다가 빠르게 죽기 때문에 고름의 주요 구성 성분이 되기도 한다.

면역 반응을 확대해 더 많은 면역 세포들이 손상 부위로 유입되도록 유도한다.

이와 동시에 혈관의 투과성이 증가하면서 혈액 속의 체액이 근육 조직으로 스며든다. 이로 인해 부종이 발생하고, 조직 내 압력이 높아지면서 통증이 더욱 심해진다. 단순히 근육이 찢어져서 아픈 것이 아니라 그 손상을 복구하려는 몸의 반응이 통증을 유발하는 또 다른 원인이 되는 것이다.[2]

근육이 손상되고 염증 반응이 일어난 뒤에는 우리 몸이 본격적으로 회복과 재생을 시작한다. 단순히 망가진 부분을 정리하는 데서 끝나는 것이 아니라, 더 튼튼하고 강한 근육을 만들기 위한 준비가 시작되는 것이다. 이때 중요한 역할을 하는 것이 바로 위성 세포다. 위성 세포는 근육 주변에 숨어 있다가 손상이 발생하면 깨어나서 새로운 근육을 만드는 데 도움을 준다. 위성 세포가 활동을 시작하면, 마이오디myoD와 마이오제닌myogenin이라는 특별한 전사 인자들이 작용한다. 이들은 위성 세포에 근육을 만들라고 지시하는 설계도 역할을 한다. 그 지시에 따라 새로운 근섬유가 형성되고, 손상된 부분이 점점 복구된다. 동시에 성장 인자인 IGF-1과 신호 경로인 mTOR도 활성화되는데, 이들은 단백질 합성을 촉진해 근육을 더욱 두껍고 강하게 만든다. 쉽게 말해 이 과정은 낡은 건물을 허물고 더 튼튼한 건물을 짓는 것과 비슷하다.

이러한 손상과 회복이 반복되면, 우리 몸은 점점 그 자극에 익숙해진다. 같은 강도의 운동을 반복해도 처음처럼 아프지 않고, 근육도 덜 손상된다. 이를 반복 적응 효과repeated bout effect, RBE라고 부른다.

처음에는 계단을 오르내리는 것만으로도 다리가 뻐근했지만, 몇 번 반복하면 통증이 줄어드는 경험을 해본 적이 있을 것이다. 이는 근육이 자극에 적응하고 더 강해졌다는 증거인 셈이다.[3]

이처럼 지연성 근육통은 단순한 통증이 아니라, 우리 몸이 더 강해지기 위한 성장의 과정이다. 이 생리적 과정을 이해하면, 운동 후에 회복 전략을 활용해 통증을 줄이고 근육의 성장을 더 효과적으로 도울 수 있다. 예를 들면 격렬한 하체 운동을 한 다음 날에는 다리가 뻐근하고 계단 오르내리기가 힘들 정도로 통증이 느껴질 수 있다. 이때 쉬기만 하는 것보다 가벼운 스트레칭이나 저강도 유산소성 운동을 통해 혈액 순환을 촉진하면 염증 물질이 빠르게 제거되고 회복 속도가 빨라진다. 또한 단백질이 풍부한 식사를 통해 손상된 근육을 복구하는 데 필요한 재료를 공급할 수도 있다. 여기에 충분한 수면까지 더해지면 성장 인자와 회복 관련 호르몬이 분비되어 근육이 더욱 튼튼하게 재생된다.

운동 후 근육 회복은 휴식 시간 동안 가장 활발하게 이뤄지는 복합적인 생리학적 과정이다. 이 과정은 단백질 합성, 글리코겐 재합성, 신경계 회복, 그리고 호르몬 정상화를 포함한다. 이러한 메커니즘이 어떻게 상호작용하여 근육 회복과 성장을 촉진하는지 살펴보자.

근육이 실제로 성장하기 위해서는 근육 단백질 합성이 분해보다 더 활발히 일어나는 양성 단백질 균형anabolic state이 필요하다. 근육 단백질 합성은 운동 직후부터 증가하여 약 48시간 동안 유지되는데, 이 기간이 근육 적응과 성장의 핵심이라 할 수 있다. 이 결정적 시기를 효과적으로 활용하려면, 단백질 합성을 자극하는 다양한 생리적 요인을 이해하고 적절히 적용하는 것이 중요하다. 바로 이 지점에서 저항성 운동과 영양 섭취 그리고 호르몬의 역할이 핵심적으로 작용한다. 저항성 운동은 근육 내 기계적 긴장을 증가시켜 mTOR 신호 경로를 활성화함으로써 단백질 합성을 촉진한다. 또한 운동 후 유청 단백질처럼 필수 아미노산 함량이 높은 단백질을 섭취하면 근육 단백질 합성이 더 활성화된다. 인슐린, IGF-1, 테스토스테론, 성장 호르몬도 근육 단백질 합성을 촉진하는 중요한 역할을 한다.[4]

근육 회복 시간은 운동 유형과 강도에 따라 달라진다. 지구력 운동 후에는 단백질 합성이 증가하지만, 근육 손상이 상대적으로 적어 회복 시간이 짧다. 반면 고강도 저항성 운동 후에는 근육이 완전히 회복하는 데 약 48~72시간이 필요하며, 이때 충분한 단백질과 에너지 섭취가 중요하다.[5] 근육 내 에너지원인 글리코겐이 운동 중 빠르게 소모되므로, 회복 기간 동안 이를 다시 채워 주는 것이 중요하기 때문이다. 따라서 운동 후 회복을 효과적으로 촉진하려면 단백질뿐만 아니라 에너지 공급원인 탄수화물의 역할도 함께 고려해야 한다.

운동 중 고갈된 근육 글리코겐은 휴식 기간에 재합성 되는데, 특히 운동 직후 30~60분 이내에 탄수화물을 섭취할 경우, 글리코겐 재합성이 가장 빠르게 진행된다. 포도당 수송체가 이 과정에서 중요한 역할을 하는데, 운동 후 30~60분 동안 포도당 수송체의 활성이 높아지기 때문이다.[6] 따라서 이 시간 내에 탄수화물을 섭취하는 것이 바람직하다고 할 수 있다. 연구에 따르면 운동 후 체중 1킬로그램당 1.2그램의 탄수화물을 섭취하는 것이 글리코겐 재합성을 위한 최적화된 영양 섭취라고 한다. 또한 탄수화물과 단백질을 함께 섭취하면 인슐린 분비가 증가하여 글리코겐 합성이 더 촉진된다.[7]

운동 후 회복해야 할 것은 근육만이 아니다. 예를 들면 고강도 운동은 중추 신경계에 피로를 유발해 신경 전달 속도를 늦추고 근육 활성화 능력을 떨어뜨릴 수 있다. 이는 회복 속도와 운동 수행력에 직접적인 영향을 준다. 따라서 운동 후에는 근육뿐만 아니라 신경계, 호르몬, 면역 기능까지 포함하는 전신적인 회복이 이루어져야 한다. 신경계 회복을 위해서는 먼저 충분한 수면을 통해 성장 호르몬과 멜라토닌 분비를 촉진해 신경과 근육 재생을 도와야 한다. 또한 충분한 휴식 기간을 가져 신경근 접합부의 기능을 정상화해야 한다. 또한 적절한 영양 섭취를 통해 나트륨, 칼륨, 마그네슘과 같은 전해질 균형을 갖춰야 신경 신호 전달과 근육 수축 조절이 제대로 이뤄질 수 있다. 이를 무시하고 지속적으로 과부하를 주면 신경계 피로가 누적될 수 있다. 호르몬 측면에서는 성장 호르몬, 코르티솔, 테스토스테론 등 주요 호르몬의 균형이 회복되어야 한다. 이를 회복하지 않고 과도한 훈련이 이어질 경우, 테스토스테론 감소와 코르티솔 증가로 근육 손실과 만성 피로가 발생할 수 있다. 더 나아가 장기간의 과도한 훈련이 면역 기능을 억제해 감염 위험을 높일 수 있다는 점도 고려되어야 한다.

효과적인 근육 회복과 성장을 위해서는 이처럼 다양한 생리학적 과정이 균형 있게 작동해야 한다. 장기적인 운동 성과를 위해서는 충분한 수면 확보, 균형 잡힌 영양 섭취, 적절한 휴식 기간 설정, 그리고 과도한 훈련을 피하는 전략적 접근이 중요하다. 이러한 요소들을 종합적으로 관리할 때 신경 근육 시스템의 최적화된 회복과 성장이 가능해진다.

수면이 최고로 중요하다고?

"잠은 죽고 나서 많이 자면 된다."라는 말은 오랜 시간 동안 자기계발 분야와 스타트업 세계에서 신화처럼 퍼져 왔다. 특히 몇몇 유명 인사가 이것을 자기 성공의 핵심 철학처럼 말하면서 영향력을 더 키웠다. 마거릿 대처Margaret Thatcher는 "하루에 4시간만 자면 충분하다."라고 하며 수면 절제로 철의 여인 이미지를 강화했다. 니콜라 테슬라Nikola Tesla는 하루에 2시간만 자고 명상과 짧은 쪽잠만 자며, 창조적 아이디어를 극단적 수면 절제 상태에서 떠올렸다고 주장했다. 일론 머스크Elon Musk도 일주일에 120시간은 일해야 혁신이 가능하다고 했으며, 초창기에는 하루에 3~4시간만 자며 공장에서 침낭 생활을 했다고 한다.

하지만 일론 머스크는 최근에 견해를 바꿨다. 잠을 줄이는 것이 생산적이지 못하다며, 하루 6시간 이상은 꼭 자야 한다고 수면의 중요성을 인정했다. 니콜라 테슬라는 말년에 극단적 수면 부족과 사회적 고립으로 인해 망상과 정신적 불안정을 겪었다는 기록이 있다. 마거릿 대처는 말년에 치매 진단을 받았고, 일부 학자들은 수면 부족이 영향을 줬을 가능성을 언급했다.

건강을 위해서는 고려해야 할 것이 많다. 수면 습관, 운동 습관, 식이 습관에 더해 우리의 내면을 위한 마음가짐까지 중요하게 대해야 한다. 하지만 이 중에서 딱 한 가지만 고르라고 한다면, 나는 고민하지 않고 수면 습관이라고 말할 것이다. 모든 건강 습관은 서로 긴밀하게 연결되어 있다. 운동 습관과 수면 습관은 서로 뗄 수 없는 관계다. 수면이 부족한 사람은 운동할 의욕이 떨어지고 신체 활동량이 현저히 감소한다. 규칙적인 운동이 수면의 질을 높이는 것은 사실이지만, 이러한 선순환을 시작하는 원동력이 바로 충분한 수면이다. 식습관 역시 수면과 밀접한 관계를 맺고 있다. 수면 부족은 렙틴이나 그렐린과 같은 식욕 조절 호르몬의 균형을 무너뜨린다. 충분히 자지 못하면 우리 몸은 에너지를 빠르게 보충하기 위해 당분과 탄수화물이 풍부한 음식을 갈구하게 되고, 이는 건강한 식습관을 유지하기 어렵게 한다. 정서적 측면에서도 수면의 영향력은 지대하다. 수면이 부족하면 스트레스 호르몬 수치가 상승하고 감정 조절 능력이 저하되어 불안감이나 우울감이 증가할 수 있다. 이러한 상태에서는 긍정적인 마음가짐을 유지하기가 훨씬 어려워진다.

수면은 건강 습관의 중앙 제어 시스템 역할을 한다. 수면의 질이 떨어지면 다른 모든 건강 습관에도 부정적인 영향을 미치고, 이는 다시 수면을 방해하는 악순환으로 이어진다. 반대로 양질의 수면은 운동 의욕을 높이고, 건강한 식습관을 형성하며, 긍정적인 정서 상태를 유지하는 데 도움을 줘 전반적인 건강 습관의 선순환을 이끈다. 따라서 건강한 삶을 위한 첫걸음은 규칙적이고 충분한 수면 습관을 확립하는 것에서 시작한다고 할 수 있다.

그럼 수면이 부족할 때 우리 몸에서 어떠한 일이 벌어지는지 알아보자. 어젯밤 3시간밖에 못 잔 사람의 뇌 부서는 혼란스럽다. 전전두피질이 말한다. "지금 우리 팀은 정서 조절 능력이 20퍼센트, 집중력이 30퍼센트에 불과한 상태야. 편도체는 어제 왜 그렇게 폭주한 거야?" 편도체가 대답한다. "나? 감정 필터가 없었어! 누가 쳐다보기만 해도 화가 났다고! 모두 다 네가 날 못 막아서 그런 거잖아!" 옆에서 축 처진 화분 같은 느낌의 BDNF가 말한다. "저는요, 수면이 부족하면 제대로 자라지 못해요. 기억도, 감정도 다 시들어요." 군인처럼 생긴 코르티솔이 말한다. "상황이 혼란스럽습니다! 스트레스 호르몬이 최대치입니다! 일단 다 터뜨려 버리죠!" 머릿속이 혼란스러운 이 사람은 졸음을 이기기 위해 커피를 연신 들이켜지만, 정신이 멍할 뿐이다. '하…. 이게 뭐였지? 알고 있었는데…. 어쩌지?' 이때 뇌 속 작업 기억 기관이 말한다. "그 얘기 방금 들은 건데요. 저장이 안 됐어요. 다시 말해 줄래요?" 바로 옆에서 졸린 편지 배달부 모양의 아세틸콜린이 말한다. "죄송합니다. 아직 도착 못 했어요. 전달이 느려요…." 근육 회복 센터의 mTOR 부장이 낙담한 모습으로 말한다. "단백질 합성이 안 돼! AMPK가 에너지 고갈이라며 회복을 멈추고 있어!" 긴급 요원의 모습을 한 AMPK가 사이렌을 울리며 말한다. "경보 발생! 포도당 저하! 피로 폭주! 커피로는 못 막아!" 이

때 누군가가 나타나 이 사람에게 "괜찮아요."라고 말했을 뿐인데, 갑자기 울컥하기 시작한다. 눈에 불이 난 편도체가 소리친다. "그 말투 뭐지? 약간 무시한 거 같은데? 와~ 나! 감정 폭발!" 전전두피질은 벌벌 떨며 외친다. "야야야! 너무 예민해! 감정 조절 회선이 다 끊어졌어!" 전전두피질이 회복 대책 마련을 위한 긴급회의를 소집한다. "이대로는 안 돼! 내일도 버티려면 복구가 필요해." 면역 부서장인 백혈구가 말한다. "제발 염증 좀 그만 유발하게 해줘요. 사이토카인 애들이 피곤해한다고요." 신체 모든 부서가 동시에 외친다. "우리는 잠이 필요하다!"

수면이 부족한 신체는 이렇게 엉망진창이 된다. 현대 사회에서 만성적인 수면 부족은 점점 더 보편화되고 있다. 업무 압박, 스트레스, 디지털 기기 사용의 증가, 24시간 소비문화의 확산으로 잠을 충분히 자지 못하는 사람이 늘어나고 있다. 수면 부족은 인체의 일주기 리듬을 교란한다. 단기적으로는 피로, 집중력 저하, 기분 변화 등의 증상을 유발하고, 장기적으로는 훨씬 심각한 건강 문제를 초래할 수 있다. 역학 연구에 따르면 지속적인 수면 부족은 체중 증가, 비만, 대사 증후군, 제2형 당뇨병, 심혈관 질환, 암 발병 위험 증가 등 다양한 건강 문제와 연관되어 있다고 한다.

수면 부족은 여러 기전을 통해 암 발병 위험을 높인다. 먼저 일주기 리듬을 교란하여 체내 생물학적 시계에 혼란을 가져오고, 이는 세포 수준의 조절 기능을 망가뜨린다. 야간 활동 증가로 인한 인공조명 노출은 송과체*에서 분비되는 멜라토닌 생성을 억제하는데, 멜라토닌은 강력한 항산화 및 항암 특성이 있는 호르몬으로, 생성이 감소하면 발암 위험이 커질 수 있다. 더불어 만성적인 수면 부족은 면역 체계를 약화해 세포의 암 변형을 감지하고 제거하는 능력을 저해한다. 또한 앞서 언급했듯이 식욕 조절 호르몬의 불균형을 초래하여 비만을 촉진하고, 염증 증가와 활성 산소종 생성을 유발하는 대사 변화를 일으킨다. 이러한 요소들은 모두 발암 과정을 촉진할 수 있다. 이런 메커니즘들은 서로 연결되어 있으며, 함께 작용하여 만성적인 수면 부족을 겪는 사람의 건강을 위협할 수 있다.[9]

수면은 육체적 건강뿐만 아니라 우리의 감정에도 영향을 준다. 이 글을 작성하기 며칠 전, 나는 잠에서 깨어나며 눈물이 주르륵 흐르는 경험을 했다. 한두 방울이 맺힌 게 아니라, 말 그대로 잠에서 깨어남과 동시에 눈물이 주르륵 흘러내렸다. '슬픈 꿈을 꾼 건가?' 싶었지만, 애써 기억해 보려 해도 신기할 정도로 아무것도 생각나지 않았다. 그다지 슬픈 감정이 남은 것도 아니었다. 그보다는 뭔가 어렴풋이 느껴지는 아련함과 함께 후련한 느낌이 남았다. 나는 본능적으로 이것이 자는 동안 뇌가 억눌려진 감정이나 기억을 처리해 준 결과라는 것을 알 수 있었다.

우리가 꿈을 꾸는 렘수면 단계에서는 감정 처리가 활발히 일어난다. 깨어났을 때 꿈의 내용이 생생할 수도 있지만, 내용이 기억나지 않더라도 감정적 반응은 남아 있을 수 있다. 특히 깊은 감정을 느

---

* 뇌의 깊숙한 곳에 위치한 작은 내분비 기관으로, 솔방울 모양을 닮아서 송과체라고 불린다. 크기는 쌀알 정도로 매우 작지만, 멜라토닌을 분비해 수면 주기를 조절하는 중요한 역할을 한다.

겼던 꿈일수록 기억은 빠르게 사라지고, 그 감정의 여파는 눈물 같은 신체적 반응으로 이어질 수 있다. 일상에서 억눌렸거나 충분히 처리되지 않은 감정은 수면 중에 일어나는 무의식적 감정 처리 과정을 통해 표출되며, 이러한 과정은 꿈을 통해 심리적인 감정 해소로 이어진다. 즉, 꿈은 우리 뇌가 감정을 처리하는 방식 중 하나인 셈이다. 그 과정에서 실제 눈물이 흐를 만큼 강한 감정을 느낄 수도 있는데, 이런 경우 깨어난 후에는 오히려 마음이 가벼워지거나 편안함을 느끼기도 한다. 신경과학 연구에 따르면 렘수면 중에는 감정을 조절하는 뇌 영역인 편도체가 활성화되는 반면, 논리적인 사고를 담당하는 전전두피질의 활동은 감소한다고 한다. 또한 렘수면 중에는 노르에피네프린의 분비가 감소하고, 아세틸콜린의 분비가 증가한다. 노르에피네프린은 깨어 있을 때 우리 몸을 긴장 모드로 만드는 경호원 같은 물질이다. 낮에는 이 경호원이 항상 주변을 살피며 위험에 대비하지만, 렘수면 중에는 잠시 자리를 비운다. 덕분에 뇌는 경계심을 내려놓고, 감정이 담긴 기억을 차분히 꺼내 정리할 수 있다. 아세틸콜린은 뇌 속 편집자처럼 작동해 기억 속 장면들을 연결하고 필요한 내용을 추가하는 역할을 한다. 렘수면 중에는 아세틸콜린이 늘어나, 마치 영화를 편집하듯 감정과 사건이 엮인 기억들이 새롭게 재구성된다. 이러한 신경학적 상태는 감정적 기억을 처리하고 통합하는 데 이상적인 환경을 제공한다.[10]

스탠퍼드대학교의 수면 과학자 매슈 워커Matthew Walker는 그의 저서 《왜 우리는 잠을 자는가》에서 수면을 '감정적 해독'이라고 표현했다.[11] 감정적 기억의 내용은 유지하면서, 그 기억의 충격을 약화하는 것이다. 이 과정은 마치 컴퓨터가 드라이브를 정리하며 파일을 재배치하고 불필요한 데이터를 삭제하는 것처럼, 우리 뇌가 정서적 경험을 처리하고 정리하는 방식이라 할 수 있다. 여기서 우리가 주목해야 하는 것은 수면이 부족한 경우에 이러한 감정 처리 능력이 현저히 저하된다는 점이다. 2018년에 발표된 캘리포니아 버클리대학교의 연구에 따르면, 수면 부족 상태에서는 편도체의 과잉 활성화와 전전두피질의 조절 능력 저하로 인해 감정 반응이 더 강하고 통제하기 어려워진다.[12] 이러한 수면과 감정 처리의 관계는 트라우마 치료에서도 중요하게 고려된다. 외상 후 스트레스 장애post-traumatic stress disorder(이하 'PTSD') 환자들은 종종 수면 장애를 겪는데, 이는 트라우마 기억의 적절한 처리와 통합을 방해하게 된다. 반대로 충분하고 질 좋은 수면은 트라우마 치료의 효과를 높이는 것으로 알려졌다.[13]

수면이 부족하면 운동 수행 능력도 떨어진다. 운동 기술을 강화하는 데 있어 가장 밀접하게 관련된 수면 단계는 바로 2단계 비렘수면으로, 특히 여덟 시간의 수면 중 마지막 두 시간에 나타나는 비렘수면이 중요하다. 뇌파 분석 결과에 따르면 이 시간대에 운동 피질 영역에서 발생하는 수면 방추가 운동 기술 향상의 핵심 역할을 한다. 실험에 따르면 어떤 기술을 새롭게 익힌 후 잠들었을 때 수면 방추가 활발하게 나타난 사람일수록, 잠에서 깨어났을 때 그 기술을 더 잘 수행하는 경향을 보였다. 특히 수면 방추는 아침 무렵에 집중되므로, 만약 전날 늦게까지 훈련하고 다음 날 아침 일찍 일어난다면, 뇌에서 일어나는 중요한 운동 기억 통합 과정을 방해하게 되는 셈이다. 이는 곧 훈련의 효과가 온전히 뇌에 새겨지지 않는다는 것

을 의미한다.[14]

매슈 워커는 750건이 넘는 연구를 바탕으로 수면이 8시간보다 부족할 때(특히 6시간 이하일 때) 신체에 어떤 변화가 일어나는지를 분석했다. 그에 따르면 수면이 부족할 시 신체 피로도가 10~30퍼센트 더 빠르게 증가하고, 호흡량이 줄어들며, 팔과 다리를 뻗는 힘이나 제자리 점프력, 최대 근력 유지 시간과 같은 기본적인 근기능이 전반적으로 감소한다. 또한 폐 기능이 떨어지면서 젖산 축적 속도가 빨라지고, 혈액 내 산소 포화도가 감소하며, 이산화탄소 농도가 증가해 전반적인 대사 및 호흡 기능이 저하된다. 이로 인해 운동 중 체온을 조절하는 땀 배출 능력마저 떨어지게 되어, 극한의 운동 상황에서 신체가 스스로를 보호하는 능력조차 약화된다.

이처럼 수면 부족은 컨디션 저하를 넘어 실질적인 역량 손실과 부상의 위험으로까지 이어진다. 2014년에 젊고 뛰어난 운동선수들을 대상으로 진행한 연구에 따르면, 평균 수면 시간에 따른 부상 위험 확률이 다음과 같았다.

- 9시간: 약 15퍼센트
- 8시간: 약 30퍼센트
- 7시간: 약 60퍼센트
- 6시간: 약 80퍼센트

보다시피 수면 시간이 줄어들수록 부상 위험은 기하급수적으로 증가한다. 이는 청소년뿐만 아니라 성인 프로 운동선수에게도 적용되는 사실로, 충분한 수면이야말로 신체를 보호하고 장기적인 운동 성과를 유지하기 위한 기초 조건이라는 것을 보여 준다.[15]

2016년에 NBA에서 나온 검증 자료 역시 수면과 경기력의 상관관계를 수치로 입증했다. 이 자료에 따르면 선수의 수면 시간이 8시간 이상이면 출전 시간이 12퍼센트 더 길고, 분당 득점이 29퍼센트 많았으며, 3점 슛 성공률이 2퍼센트, 자유투 성공률이 9퍼센트 더 높았다고 한다. 반면 실책률은 37퍼센트 낮았고, 파울 횟수는 무려 45퍼센트 감소했다. 이러한 결과는 수면이 단순한 회복을 넘어 경기 성과에 직접적이고 실질적인 영향을 주는 경기력의 핵심 요인이라는 사실을 명확히 보여 준다. 놀라운 점은 이러한 수면과 운동 능력 간의 관계가 성장 발달 초기부터 이미 작동하고 있다는 점이다. 발달신경과학 연구에 따르면 생애 처음으로 수면 방추가 나타나는 시기는 아이가 걸음마를 시작하는 시기와 일치한다. 이는 운동 기술 학습이 가장 활발한 시기에 맞춰 뇌가 수면 구조를 특화한다는 점을 시사한다.[16]

수면 방추는 해마와 운동 피질 사이의 정보 전달을 촉진하고, 이를 통해 단기 기억이 장기 기억으로 전환되는 과정을 지원한다. 최신 fMRI 연구들은 이러한 운동 기억 강화가 깨어 있는 동안이 아니라 수면 중, 특히 수면 방추가 활발할 때 이루어진다는 것을 시각적으로 보여 주고 있다. 모든 훈련 효과는 뇌의 신경 가소성을 통해 나타난다. 신경 가소성은 경험이나 학습을 통해 뇌가 구조적, 기능적으로 변화하는 능력이다. 수면은 신경 가소성이 효과적으로 일어나는 데 필수적인 조건이며, 특히 신경 신호 전달 속도를 높이는 수초화 과정에서 중요한 역할을 하여 학습과 훈련을 통해 얻은 정보가 뇌에 안정적으로 정착하는 데 기여한다. 하지만 수면이 부족하면 이 수초화 과정이 방해를 받는다.[17] 연구에 따르면 미엘린을 생성하는 희소 돌기 아교 세포의 활동은 수면 중에 활발해지며, 특히 깊은 수면 단계에서 미엘린 관련 유전자의 발현이 증가한다. 반대로 수면이 부족하거나 단절되면 이 유전자의 발현이 감소하고 미엘린 생성이 저해되어, 신경 회로의 효율적인 재구성이 늦춰지거나 제대로 이루어지지 않는다. 결과적으로 수면 부족은 훈련을 통해 형성된 신경 회로의 강화와 정착을 방해하며, 이는 학습 효과를 떨어뜨리고 스트레스 회복력 또한 저해할 수 있다. 반면 충분하고 질 좋은 수면은 미엘린 생성과 시냅스 재구성을 도와주어, 신경 가소성을 극대화하고 훈련 효과를 장기적인 변화로 전환하는 데 기여한다.[18]

운동 학습과 신체 활동은 젓가락질부터 시작해서 새로운 악기를 배우거나 요가 자세를 익히는 일처럼 우리 일상 전반에 걸쳐 존재한다. 따라서 전문적인 운동선수뿐만 아니라 일반인도 운동 능력을 개발하거나 유지하고 싶다면 수면 습관의 중요성을 되새겨야 한다. 우리는 배운 것을 뇌에 정착하고, 신체 컨디션을 조절하며, 부상을 예방하기 위해서라도 수면에 의지해야 한다. 무엇보다도 중요한 훈련을 마친 날 밤에는 수면의 마지막 두 시간에 도달할 수 있을 만큼 충분한 시간 동안 깊이 잠드는 것이 훈련 효과를 진짜 내 것으로 만드는 열쇠가 될 것이다.

지금까지의 이야기에 덧붙여 수면이 촉발하는 중요한 측면을 하나 짚고 넘어가고자 한다. 바로 창의력에 관한 이야기다. 앞에서 극단적인 수면 절제 상태에서 창조적인 아이디어를 떠올렸다는 니콜라 테슬라의 주장을 소개했다. 하지만 그가 떠올린 기발한 아이디어들 역시 수면이라는 뇌의 밤 시간 작업실을 통해 촉발되었을 가능성이 크다. 수면을 통해 창의적 발상을 떠올린 사례는 정말 많다. 많은 사상가와 과학자가 잠을 자는 동안 영감을 얻고 통찰을 얻었다고 말한다. 이들은 수면을 통해 피로를 회복하는 것에 그치지 않았다. 오히려 의식이 잠든 사이에 뇌가 만들어 내는 놀라운 연결의 가능성을 믿고 적극적으로 활용했다.

토머스 에디슨Thomas Edison은 수면의 힘을 매우 독특한 방식으로 활용했다. 그는 평소에 '잠은 시간 낭비'라며 수면의 가치를 깎아내리는 듯한 태도를 보였다. 그런데 흥미롭게도 이렇게 잠을 경계하는 태도가 매우 독특한 낮잠으로 이어지게 된다. 에디슨은 손에 쇠로 된 볼 베어링을 쥔 채 의자에 앉아 졸곤 했는데, 이때 의자 오른쪽 팔걸이 아래에 위치를 잘 맞추어서 금속 냄비를 뒤집어 놓았다. 졸음이 깊어져 근육의 힘이 빠지면 손에 쥐고 있던 베어링이 굴러 떨어지며 냄비를 울려 큰 소리를 냈다. 그 소리에 깬 에디슨은 종종 아주 생생한 이미지나 아이디어가 머릿속에 남아 있을 때 그것을 노트에 기록했다. 이는 렘수면 직전의 짧은 선잠 상태, 즉 뇌가 의식과 무의식 사이를 넘나들며 창의적인 연결을 형성하는 찰나의 순간을 노린 것이다.

알베르트 아인슈타인Albert Einstein은 수면의 중요성을 매우 진지하게 받아들였다. 그는 하루에 10시간 이상 잤던 것으로 알려져 있으며, 평소에도 자주 낮잠을 즐겼다. 아인슈타인은 특유의 사고 실험을 통해 시간, 중력, 빛의 개념을 재정립했는데, 이러한 독창적인 사고가 수면 중에 무의식적으로 조작된 이미지와 기억의 융합에서 나왔다는 추측이 많다. 실제로 그는 "문제의 해답은 결코 논리적인 사고 속에서 발견되지 않았다. 잠들기 직전이나 잠에서 막 깨어날 무렵에 떠오른 이미지가 문제 해결의 열쇠가 되었다."라고 말하기도 했다. 이러한 말은 꿈꾸는 뇌가 만들어 내는 기묘하고도 기발한 연결 방식이 그의 이론적 직관의 원천이었음을 암시한다.

잠자는 동안 뇌는 그날 입력된 새로운 정보와 과거의 경험 그리고 기억을 자유롭게 넘나들며 연결을 시도한다. 그러나 이 과정은 우리가 깨어 있는 동안 사용하는 논리적이고 목적 지향적인 정보 처리 방식과는 전혀 다르다. 수면 중의 뇌는 평소에 접근하지 않는 엉뚱하고 낯선 경로를 일부러 찾아다니는 것처럼 작동한다. 일종의 기이한 검색 알고리즘을 통해, 뇌는 겉보기에 아무 관련 없는 정보들 사이에서 독창적인 연상을 만들어 낸다. 이는 우리가 무의식 속에서 도달할 수 있는 가장 깊은 창의성의 원천이기도 하다. 특히 꿈을 꾸는 렘수면 단계는 이러한 창조적 연결의 무대라 할 수 있다. 렘수면 중 뇌는 마치 통찰력 있는 관리자처럼 우리에게 이렇게 묻는다. "최근에 알게 된 새로운 정보는 네가 이미 알고 있는 것과 어떻게 연결될 수 있을까? 그리고 그 연결을 통해 너는 무엇을 새롭게 깨달을 수 있을까?" 이렇게 연결된 관념들은 단편적인 조각으로 흩어지지 않고, 서로 연결되어 하나의 풍부하고 의미 있는 이야기 구조로 엮인다.

수면의 단계마다 뇌는 다른 방식으로 창의성과 기억을 다룬다.

비렘수면은 기억을 '굳히는' 역할, 즉 특정한 정보를 선명하게 저장하는 기능을 담당한다. 그래서 학습한 내용을 장기 기억으로 옮기는 데 비렘수면이 필수적인 것이다. 반면 렘수면은 이미 저장된 기억을 재조합하고, 서로 다른 개념들 사이에 다리를 놓는다. 이는 단순한 기억 강화가 아니라 창의적인 연결을 통해 문제 해결 능력을 확장하는 역할을 한다. 과거의 경험과 새로운 정보를 섞는 이 과정에서 완전히 새로운 관점이 탄생하고, 그것이 깨어났을 때 창의적인 통찰로 이어지는 것이다. 이는 신경학적으로도 명확히 입증되고 있다. fMRI 등 최신 뇌 영상 연구에 따르면 렘수면 중에는 감정, 기억, 감각 정보와 관련된 뇌 영역이 동시다발적으로 활성화되며, 이는 깨어 있을 때보다 훨씬 유동적이고 창의적인 뇌 상태를 유도한다.

이처럼 수면은 뇌가 자신만의 방식으로 정보를 엮고 해석하며 새로운 생각을 생산하는 보이지 않는 무대다. 따라서 잠은 육체적 회복과 더불어 사고력과 창의력의 원천이 되는 인간 활동의 필수 과정인 셈이다. 삶의 모든 영역에서 창조적 사고가 요구되는 오늘날, 우리는 수면을 단지 '쉬는 시간'으로 치부해서는 안 된다. 오히려 깨어 있는 동안 흘려보낸 단서가 깊은 잠 속에서 하나의 의미 있는 연결을 이루는 시간으로 바라봐야 한다. 창의성이란 결국 기존의 정보를 새로운 방식으로 연결하는 능력이다. 그리고 수면은 그 연결을 이루는 가장 정교하고도 신비로운 인간의 내적 기전이다.

충분히 휴식하고 있는데
왜 회복이 안 될까?

　수경은 광고 회사에서 일한다. 디자인 팀장이라는 직책은 그럴싸하지만, 정작 그녀의 하루는 회의, 피드백, 수정, 재수정, 야근의 연속이다. 출퇴근 시간에는 늘 커피를 들고 있고, 스케줄러에는 쉴 틈이 없다. 그녀는 그런 자신을 능력 있는 어른이라 믿고 살아왔다. 하지만 최근 들어 뭔가 이상하다. 주말마다 여행을 다녀와도, 따뜻한 욕조에 몸을 담가도 여전히 피로가 사라지지 않는다. 수면 시간은 충분한데도, 아침이면 몸이 붓고 가슴이 답답하다. 소소한 일에도 짜증이 폭발하고, 동료들과의 대화는 자주 다툼으로 번진다. 그리고 며칠 전에는 걱정스러운 일이 생겼다. 계단을 오르다 갑자기 숨이 차고 심장이 두근거렸다. 병원에서는 스트레스성 과호흡이라 했지만, 수경은 단순한 피로가 아니라고 느껴졌다.

　수경의 사연은 현대 사회에서 많은 사람이 겪는 만성 스트레스의 단면을 보여 준다. 겉보기에는 충분히 쉬고 있는 것 같아도, 몸과 마음은 이미 한계에 달했을 수 있다. 왜 이런 일이 벌어질까? 그 답을 찾으려면, 먼저 우리 몸이 스트레스에 반응하는 방식을 이해해야 한다.

우리 몸에서 스트레스에 반응하는 대표적인 기관이 바로 심장이다. 심장은 우리가 의식적으로 노력하지 않아도 스스로 뛰고 있다. 하지만 심장의 박동 속도는 다양한 요인에 의해 달라질 수 있으며, 이는 크게 외부적 요인과 내부적 요인으로 나눌 수 있다. 예를 들어 근처에서 큰 사고가 발생해 갑작스러운 소음이나 충격을 경험한다면, 우리의 심장 박동이 빨라질 것이다. 이는 외부적 요인에 따른 변화에 해당한다. 반면 우리가 무언가에 열정을 느끼거나 운동을 통해 심박이 높아진다면, 이는 내부적 요인에 따른 변화라고 할 수 있다. 문제는 외부적 요인에 의해 심장이 과도하게 빨라지거나, 일정 시간이 지나도 쉽게 안정되지 않는 것이다. 이러한 상태가 지속되면 신체적, 정신적인 문제가 발생할 수 있다.

심장이 다시 안정을 찾는 방법 역시 외부적 요인과 내부적 요인으로 나눌 수 있다. 편안하고 조용한 환경, 안정적인 분위기 등은 외부적 요인으로 작용해 심박을 가라앉히는 데 도움을 준다. 반면 안정된 심리 상태를 유지하거나 편안한 자세로 충분한 휴식을 취하는 것은 내부적 요인에 해당한다. 하지만 때로는 주변 환경이 편안하지 않거나, 스스로 안정적인 태도를 유지하기 어려운 경우가 있다. 이런 상황에서는 심신을 회복하기 위한 특별한 훈련이 필요하다. 이러한 훈련은 우리의 신체적 반응을 인식하고 조절하는 능력을 길러 주며, 만성 스트레스에 더 건강하게 대처할 수 있도록 우리를 도와줄 것이다. 즉, 훈련의 끝에서 우리는 심장이 뛰는 이유를 제대로 이해하고, 나아가 그 박동을 스스로 조율하는 힘을 기르게 될 것이다.

앞서 수경이 경험한 증상인 피로, 부종, 가슴 답답함, 과민 반응, 과호흡 등도 만성 스트레스로 인한 신체적 반응이다. 만성 스트레스는 HPA 축을 활성화해 코르티솔 분비를 늘린다. 이는 면역 체계 억제, 수면 장애, 염증 증가, 부종 유발, 인슐린 저항성 증가를 유발할 수 있다. 또한 만성 스트레스는 교감 신경계를 지속적으로 활성화해 심박수 증가와 과호흡 증상을 유발하고, 아드레날린과 노르에피네프린을 과도하게 분비하게 해 투쟁-도피 반응이 비정상적으로 작동하게 한다. 뇌에서는 만성 스트레스로 인해 감정을 처리하는 편도체가 과도하게 활성화되고, 감정 조절과 의사 결정을 담당하는 전전두피질의 기능이 저하되며, 기억 형성에 관여하는 해마의 신경 발생이 감소하게 된다.

그럼 만성 스트레스에서 벗어나 심신을 회복하려면 어떻게 해야 할까? **첫 번째 방법은 디폴트 모드 네트워크**default mode network**(이하 'DMN')를 활성화하는 것이다.** DMN은 자기 성찰, 자전적 기억 통합, 미래에 대한 상상, 정서 처리, 타인의 관점 이해 등 내면 지향적이고 고차원적인 인지 기능과 깊은 관련이 있다. 과거에 뇌과학자들은 사람이 아무것도 하지 않고 가만히 쉬고 있으면, 뇌도 휴식 상태가 될 것으로 생각했다. 그러나 fMRI를 이용한 연구를 통해 그렇지 않다는 사실이 밝혀졌다.[19] 특정한 과제가 주어지지 않은 상태, 즉 사람의 주의가 외부가 아닌 내면으로 향할 때도 뇌는 활발히 활동하고 있으며, 이때 활성화되는 주요 뇌 영역을 DMN이라고 부른다. 연구에 따르면 과제가 없는 상태와 목표 지향적 활동을 비교했을 때 뇌의 에너지 소비량 차이는 고작 5퍼센트 미만에 불과하다고 한다.[20]

DMN을 활성화하는 방법으로는 마음챙김 명상을 추천한다. 마음챙김 명상은 호흡과 현재의 감각에 집중하면서, 떠오르는 생각과 감정을 억누르지 않고 흘려보내는 훈련이다. 이 과정에서 뇌는 외부 자극에 반응하는 집중 모드에서 벗어나, 내적 사고와 자기 성찰을 담당하는 DMN을 자연스럽게 활성화한다. 꾸준히 마음챙김을 실천하면 과거 경험을 재구성하거나 미래를 시뮬레이션하는 능력이 향상되고, 창의적인 아이디어가 떠오를 확률도 높아진다. 꼭 많은 시간이 필요하지 않다는 점도 마음챙김의 장점이다. 하루 10~15분 정도의 짧은 명상만으로도 뇌의 내면 네트워크를 깨우는 데 충분한 자극이 될 수 있다.

만성 스트레스로부터 심신을 회복하는 **두 번째 방법은 옥시토신과 세로토닌의 분비를 늘리는 것이다.** 옥시토신은 신뢰, 소속감, 스트레스 완화와 관련된 신경 호르몬으로, 인간관계에서 안정감을 느끼게 하는 데 핵심적인 역할을 한다. 세로토닌은 기분 조절, 충동 억제, 수면 조절 등 정서적 균형 유지와 관련된 신경 전달 물질로, 충분히 분비되면 마음이 평온해지고 스트레스에 잘 대처할 수 있다. 옥시토신과 세로토닌의 분비를 늘리는 방법으로는 긍정적 자기 인식 활동을 추천한다. 자신에게 친절한 언어를 사용하는 것은 단순한 심리적 위안에 그치지 않고, 실제로 뇌와 신체에 긍정적인 생리적 변화를 유도한다. 거울을 보거나 명상을 하면서 오늘 하루 있었던 일을 돌아보며 자신에게 수고했다고 말해 보자. 힘든 일이 있다면, 자신에게 위로의 말을 건네 보자. 나아가 이러한 내용을 일기로 쓰면 더 큰 효과를 볼 수 있을 것이다.

세 번째 방법은 코르티솔 수치를 낮추는 것이다. 코르티솔 수치가 낮아지면 신체의 염증 반응이 줄어들고, 전반적인 생리적 안정 상태가 회복된다. 이러한 심리 생리적 조절은 마음을 차분하게 할 뿐만 아니라, 면역계와 자율 신경계의 균형을 찾는 데도 도움을 준다. 코르티솔 수치를 낮추는 방법으로는 심호흡과 명상이 있다. 심호흡이나 명상을 하면 부교감 신경계가 활성화되어 HPA 축의 과도한 반응을 조절함으로써 스트레스 호르몬인 코르티솔의 분비를 낮추게 된다.

네 번째는 신경 가소성을 향상하는 것이다. 신경 가소성은 정서 조절 능력을 강화해 스트레스나 트라우마로 인한 부정적인 감정 반응을 완화한다. 따라서 신경 가소성이 향상되면 뇌 기능 복구가 개선될 뿐만 아니라, 새로운 환경에 적응하고 건강한 심리 상태를 유지하는 기반이 마련되는 셈이다. 신경 가소성을 향상하는 방법에는 운동과 숙면이 있다. 운동을 하거나 숙면을 취하면 BDNF 분비가 증가하고, 이는 새로운 신경 연결 생성과 뇌 가소성을 촉진한다. 특히 해마의 신경 발생 증가는 인지 기능과 감정 조절을 개선하여 심신의 회복에 도움을 준다.

다섯 번째는 감정 레이블링labeling, **즉 자신의 감정을 인식하고 표현하는 것이다.** 연구에 따르면 감정에 이름을 붙이는 것에 부정적 감정을 감소하는 효과가 있다고 한다.[21] 이를 '감정 레이블링 효과'라고 부른다. 감정에 이름을 붙이는 행위는 전전두피질, 특히 내측 전전두피질medial prefrontal cortex, mPFC 영역을 활성화해 감정적 반응의 중추인 편도체의 과도한 활성화를 억제한다. 이로 인해 부정적인 감정의 강도가 실제로 감소하며, 감정에 대한 거리 두기와 조절이 가능해진다. 자기 성찰과 감정 인식 능력이 반복적으로 활성화되면, 뇌의 내측 전전두피질, 후대상 피질posterior cingulate gyrus, PCC, 섬엽 등 자기 인식과 관련된 회로가 점차 강화되며, 이로 인해 감정 조절 능력뿐만 아니라 메타인지, 즉 자신을 객관적으로 바라보는 능력도 향상된다. 이는 회복탄력성을 키우고, 감정에 휘둘리지 않는 정서적 안정감을 뒷받침한다.[22]

감정 레이블링을 실천하는 방법은 3단계로 구성된다. 1단계는 '멈춤'이다. 강한 감정이 올라올 때 즉시 반응하지 말고 3초간 멈춰 보자. 심호흡을 깊게 들이마시고, "지금 내가 뭘 느끼고 있지?"라고 자문해 보자. 2단계는 '관찰'이다. 감정을 느낄 때 몸의 상태를 체크해 보자. '가슴이 답답한가? 어깨가 경직되었나? 목에 무엇인가 걸린 느낌인가?' 이런 식으로 내 몸이 감정을 어떻게 받아들이고 있는지 확인하는 것이다. 3단계는 '명명하기'다. "나는 지금 ○○하다."라는 식으로 감정 상태를 구체적인 단어로 말해 보자. 이렇게 말하는 것만으로도 부정적 감정이 해소되는 효과가 있으며, 나아가 과격한 반응으로 인한 실수를 방지하는 처세술을 발휘할 수 있게 된다. 감정 레이블링도 말로 하는 걸 넘어 기록으로 남기면 더 큰 도움이 된다. 본인이 감정에 휘둘리는 경우가 많고 그로 인해 고민이 된다면, 감정 일기를 작성해 보자.

여섯 번째는 신체를 조절하여 감정 상태에 간접적으로 영향을 주는 것이

다. 우리가 강한 감정을 느낄 때마다 편도체가 빠르게 활성화되며, 신체는 이에 따라 긴장과 각성 상태로 전환된다. 따라서 만성 스트레스에서 벗어나려면 편도체 반응을 제어할 수 있어야 하지만, 뇌의 반응을 직접 통제하는 것은 어려운 일이다. 의식적으로 "편도체야, 진정해."라고 말한다고 해서 해당 신경계가 곧장 반응하는 것이 아니기 때문이다. 그럼에도 우리는 신체에 대한 일정한 자각과 개입을 통해 간접적으로 감정 상태를 조절할 수 있다. 예를 들어 턱이나 어깨의 근육이 긴장된 상태라는 것을 인식하고, 의도적으로 이 근육을 이완하는 것은 할 수 있는 일이다. 얼굴 근육을 풀고 부드러운 표정을 유지하는 것도 감정 상태에 영향을 미친다. 심장 박동 역시 의식적으로 조절하기 어려운 자율 신경계의 작용이지만, 호흡을 통해 간접적으로 영향을 줄 수 있다. 특히 숨을 길게, 천천히 내쉬면 부교감 신경계가 활성화되어 심박수를 떨어뜨리고 이완 상태를 유도하는 데 효과적이다. 호흡은 심박수, 혈압, 근육 긴장도 등 감정 반응에 관련된 여러 생리 지표에 영향을 주기 때문에, 호흡을 조절하는 것은 감정을 조절하는 매우 실용적인 방법으로 여겨진다.[23]

이처럼 특정한 방식의 신체 이완과 호흡 조절은 편도체의 과도한 반응을 억제하고, 감정 조절 영역인 전전두피질의 활동을 강화하는 데 기여할 수 있다. 이러한 생리학적 메커니즘은 명상, 마음챙김, 그 외 다양한 이완 요법들이 효과를 보이는 과학적 기반이기도 하다. 특히 주목할 점은 호흡이라는 생리적 행위가 현재 내 몸에서 벌어지는 현상을 가장 생생하게 느낄 수 있는 관문gateway이라는 것이다. 호흡은 과거나 미래가 아닌, 지금 이 순간에만 존재한다. 따라서 호흡에 집중한다는 것은 곧 내 몸이 어떤 감각을 느끼고 있는지, 그 변화가 어떻게 일어나는지를 섬세하게 관찰한다는 뜻이다. 이는 뇌와 신체의 연결 통로를 활짝 열어주는 일이다. 감정은 우리의 생각보다 몸에 더 빠르고, 더 강렬하게 나타나는 경향이 있다. 그러므로 몸의 감각을 실시간으로 알아차리고 조율하는 것은 감정을 조절할 수 있는 거의 유일하면서도 효과적인 방법이 된다. 결론적으로 우리가 감정에 휘둘리지 않고 안정된 심리 상태를 유지하기 위해 할 수 있는 실질적이고도 과학적인 방법은, 바로 내 몸에 집중하는 것이다.

일곱 번째는 멀티태스킹을 자제하는 것이다. 현대인은 끊임없이 무언가를 한다. 일을 하면서 메시지를 확인하고, 식사 중에 스마트폰을 보며, 운동 중에도 TV를 시청한다. 심지어 TV를 보면서 동시에 스마트폰을 확인하는 모습도 낯설지 않을 것이다. 이러한 습관적인 멀티태스킹은 겉보기에 효율적인 행동처럼 보이지만, 실제로는 우리의 정신 건강과 감정 그리고 전반적인 행복감에 나쁜 영향을 미치게 된다. 인간의 뇌는 본래 한 번에 하나의 작업에 집중하도록 설계되어 있다. 스탠퍼드대학교의 연구에 따르면 멀티태스킹을 자주 하는 사람은 단일 작업을 수행할 때도 집중력이 낮고, 작업 전환 시 주의가 분산되어 전반적인 인지 기능이 저하되는 경향이 있다고 한다. 또한 뇌가 여러 작업을 전환할 때마다 인지 자원이 분산되고, 그로 인해 피로와 스트레스가 누적되는 문제도 있다. 이러한 상태가 지속되면 코르티솔과 같은 스트레스 호르몬의 분비가 증가하고, 정서적으로 불안과 우울감을 유발할 수 있다.[24]

멀티태스킹은 감정적 만족감도 떨어뜨리는 것으로 드러났다. 하버드대학교의 연구에 따르면 사람들이 지금 하는 일과 다른 생각을 하고 있을 때, 즉 '마음이 방황하고 있을 때' 더 불행하다고 한다.[25] 이는 행복하지 않기 때문에 딴생각을 하는 것이 아니라, 딴생각을 하기 때문에 현재의 경험에서 멀어지고, 그로 인해 더 불행해진다는 의미다. 결국 사람의 행복은 '무엇을 하느냐'보다 '무엇을 생각하느냐'에 더 크게 좌우된다. 멀티태스킹을 하는 사람은 현재 이곳에 존재하지 못한다. 계속해서 다음 일을 생각하거나 다른 자극을 추구하게 되고, 그 결과 끊임없는 행위 모드doing mode에 갇히게 된다. 이는 편도체를 활성화해 뇌를 더욱 예민하고 방어적인 상태로 만든다. 반대로 단일 작업에 집중할 때는 마음이 존재 모드being mode로 전환되어 현재의 경험에 몰입할 수 있게 된다. 이 몰입 상태는 심리적 안정과 만족감을 높이며, 궁극적으로 행복감을 증진하는 역할을 한다.[26]

멀티태스킹은 다중 감각 통합multisensory integration에도 부정적인 영향을 미칠 수 있다. 다중 감각 통합이란 뇌가 감각 정보를 통합하는 현상을 말하는데, 특히 시각과 청각 정보의 시간 차이를 조정하여 일관된 인식을 형성한다. 천둥과 번개를 생각해 보자. '번쩍' 번개가 친 후 얼마간의 시간이 흐른 뒤 '우르릉'하는 천둥소리가 들린다. 이처럼 빛과 소리가 도달하는 데는 명확한 시간 차이가 있다. 그래서 사람은 자연스럽게 이를 서로 다른 것으로 인식하게 되었고, 각기 번개와 천둥이라는 이름이 붙었다. 반면에 일상적인 대화에서는 상대의 입 모양과 음성이 거의 동시에 인식된다. 이는 뇌가 시각과 청각 정보의 미세한 시간 차이를 조정하여 통합된 인식을 제공하기 때문이다.[27] 우리가 지루하거나 스트레스가 많은 상황에서 시간이 더 디게 흐르는 것처럼 느끼는 것도 다중 통합 감각의 영향이다. 이는 뇌가 중요한 상황에서 더 많은 정보를 처리하기 위해 주관적 시간 경험을 조절하는 것이라고 한다.

그런데 동영상을 편집해 봤거나 잘못 편집된 영상을 본 적이 있는 사람이라면, 음성 정보와 시각 정보가 많이 어긋난 영상에서 다중 감각 통합이 이뤄지지 않던 경험이 있을 것이다. 이는 뇌가 동일한 사건으로 통합할 수 있는 시간 범위를 초과했기 때문이다. 그러면 뇌가 감각 정보를 통합하는 시간 범위는 어느 정도일까? 시각과 청각 자극이 시간상으로 어긋나더라도 뇌가 이를 동일한 사건으로 통합할 수 있는 시간 범위를 조사한 연구가 있다. 이에 따르면 인간의 뇌는 약 0.1초 이내의 시차에서는 시각과 청각 정보를 하나의 사건으로 인식한다고 한다. 이러한 시간 범위는 감각 통합 연구에서 중요한 개념으로 시간 결속 창temporal binding window 혹은 시간 통합 창temporal integration window으로 불린다.[28]

후속 연구들은 뇌가 이러한 시간 통합 창을 유연하게 조절하여 다양한 환경에서 감각 정보를 효과적으로 통합할 수 있다고 주장한다. 예를 들면 복잡한 자극은 단순한 자극보다 더 넓은 시간 통합 창을 유도할 수 있다고 하며, 이는 감각 정보의 통합 과정에서 더 긴 처리 시간이 필요하기 때문이다.[29,30] 반복적인 노출이나 훈련을 통해서도 특정 자극에 대한 시간 통합 창을 조절할 수 있다. 이는 뇌 가소성에 의해 감각 통합의 시간적 범위가 학습과 경험에 따라 변화할 수 있음을 시사한다. 예를 들면 음악가나 통역사와 같이 특정 감각 자극에 반복적으로 노출되는 사람은 시간 통합 창이 더 좁아질 수 있다.[31] 주의 집중도 영향을 미친다. 주의를 집중할 때는 시간 통합 창이 좁아져 감각 자극 간의 시간 차이를 더 민감하게 감지하게 된다. 반대로 주의가 분산되면 시간 통합 창이 확장되어 감각 통합의 정확성이 감소할 수 있다.[32] 일반적으로 나이가 들수록 감각 처리 속도가 감소하여 시간 통합 창이 확장되는 경향이 있다. 이는 노화에 따른 신경 처리 속도 저하와 관련이 있을 수 있다.[33]

만약 시간 통합 창이 제대로 작동하지 않아 감각 통합 장애가 발생하면 어떤 일이 벌어질까? 실제로는 별개인 사건을 하나로 통합하거나, 반대로 동시에 발생한 자극을 분리하여 인식하는 위험이 따른다. 이는 환각, 왜곡된 현실 인식, 사회적 의사소통의 어려움을 초래할 수 있고, 만성 통증이나 신체적·정신적 질환과 무관하지 않은 것으로 여겨진다. 예를 들어 심한 피로, 수면 부족, 장기간의 스트레스에 시달리는 사람은 시각·청각 정보 처리 속도가 일시적으로 느려져, 주변 소리와 장면이 어긋나게 느껴지거나 대화 내용을 놓치는 경험을 할 수 있다. 편두통 환자의 경우 발작 전후로 감각 자극의 시간적 통합이 흐트러져, 빛과 소리가 왜곡되거나 과도하게 민감해지는 현상이 나타나기도 한다. 연구에 따르면 수면 부족이나 스트레스가 감각 처리 속도와 정확성을 저하해 시간 통합 창이 넓어지고 감각 정보 간의 동기화가 깨질 수 있다고 한다. 이는 건강한 사람에게도 나타날 수 있는 현상으로, 일상생활에서의 집중력 저하, 반응 속도 감소, 의사소통 오류 등 다양한 불편을 유발할 수 있다.[34]

이러한 영향이 멀티태스킹에 의해서도 발생할 수 있다. 멀티태스킹 상황에서는 제한된 인지 자원이 여러 과제에 분산되고, 이로 인해 다중 감각 통합에 필요한 주의 자원이 감소할 수 있다.[35] 특히 멀티태스킹 상황에서는 전전두피질의 활동이 감소하여 전두엽-두정엽 네트워크가 과부하 되는데, 연구에 따르면 이로 인해 다중 감각 정보의 통합 능력이 저하될 수 있다고 한다.[36]

멀티태스킹은 감각 정보를 처리해 추상적 사고, 판단, 계획 수립 등의 인지 기능을 수행하는 상위 연합 영역higher-order association areas 기능에도 영향을 미치며, 이 또한 다중 감각 통합에 관여한다. 특히 후측 두정엽posterior parietal cortex과 상측 두구superior temporal sulcus는 시각, 청각, 촉각 정보를 통합하는데, 이 영역들이 여러 과제에 의해 방해 받을 때 다중 감각 통합 능력이 떨어지게 된다.[37] 또한 도파민, 노르에피네프린, 아세틸콜린과 같은 신경 전달 물질의 균형도 멀티태스킹에 영향을 받는다. 연구에 따르면 과도한 인지 부하는 전전두피질에서 도파민과 노르에피네프린의 수준에 변화를 주어 다중 감각 통합에 필요한 신경 회로에 영향을 미친다고 한다. 특히 아세틸콜린은 감각 정보 처리와 통합에 중요한 역할을 하는데, 멀티태스킹 상황에서는 아세틸콜린 시스템의 과부하가 다중 감각 처리 능력을 떨어뜨릴 수 있다.[38]

멀티태스킹은 신경 발화 동기화neural synchronization를 방해해서 다중 감각 통합의 정확성과 효율성을 떨어뜨리기도 한다. 신경 발화 동기화란 여러 신경 세포가 타이밍을 맞춰 동시에 활성화되거나 일정한 리듬으로 신호를 주고받는 것을 말하는데, 이는 다중 감각 통합에서 매우 중요한 역할을 한다. 연구에 따르면 멀티태스킹은 감각 정보의 세부 사항을 빠르게 처리하고 통합하는 감마 대역과 감각 정보를 시간상으로 정렬하거나 그 순서와 간격을 판단하는 세타 대역의 신경 진동을 방해할 수 있다고 한다.[39]

마지막으로 소개할 방법은 고유 감각 훈련이다. 앞서 설명했듯 감각 통합은 환경과 경험에 영향을 받으며, 여기에는 멀티태스킹처럼 부정적인 영향을 미치는 활동도 존재한다. 그런데 이는 반대로 훈련을 통해 긍정적인 영향을 미칠 수 있다는 점도 시사한다. 실제로 우리는 훈련을 통해 감각 통합의 시간 처리 능력을 향상할 수 있다. 다중 감각 훈련(리듬 훈련, 시청각 통합 훈련)이나 뇌파를 실시간으로 모니터링하면서 뇌 활동을 조절하는 신경 피드백 훈련 등이 그 예이다. 하지만 이러한 방법은 복잡한 장비나 특별한 훈련 환경이 필요해 우리가 쉽게 활용하기 어려운 것이 현실이다. 다행히 더 근본적이고 접근하기 쉬운 방법으로 감각 통합 능력을 훈련하는 방법이 있다. 바로 고유 감각의 자각 능력을 높여 주는 훈련, 즉 고유 감각 훈련이다.

고유 감각을 이해하려면, 먼저 우리 몸의 움직임이 뇌에 전달되는 다양한 경로를 이해할 필요가 있다. 귓속 전정 기관이 중심이 되는 전정 감각 시스템은 중력과 가속도에 관한 정보를 제공하여 우리가 움직일 때 공간 내 위치와 방향을 파악하는 데 결정적인 역할을 한다. 눈이 중심이 되는 시각 시스템은 주변 사물과 우리 몸의 관계에 관한 정보를 제공해 운동 계획과 실행에 필수적인 피드백을 제공한다. 뇌는 이처럼 다양한 정보를 종합하여 몸의 움직임에 관한 통합적이고 능동적인 추론을 한다. 그래서 한 발로 서서 균형을 잡을 때 눈을 감는 것보다는 뜨고 있는 것이 더 유리하다. 눈을 통해 시각 정보를 얻는 것이 우리 몸의 균형 상태에 관해 더 많은 정보를 제공하기 때문이다. 그런데 이 외에도 우리 몸의 움직임에 관해 정보를 제공하는 시스템이 있다. 그것이 바로 고유 감각이다. 연구에 따르면 관절의 위치, 근육의 길이와 장력, 움직임의 방향과 속도 등을 바탕으로 몸의 움직임, 위치, 자세 등에 관한 정보를 감지하는 것으로 알려졌다. 우리가 눈을 감고도 자기 코끝을 손가락으로 정확히 가리키거나, 어둠 속에서도 계단을 오르내릴 수 있는 것이 바로 고유 감각이 전해주는 정보 덕분이다.[40] 고유 감각 정보를 처리하는 뇌 부위가 손상된 사람은 움직임에 큰 제약을 받는다. 한 걸음 걸을 때마다 계속 눈으로 확인해야만 자신의 발과 다리의 위치를 파악할 수 있기 때문이다. 이는 고유 감각이 우리의 움직임에 얼마나 중요한지를 보여 준다.

고유 감각 수용체는 근육, 힘줄, 관절 등에 분포되어 있다. 구체적으로, 근육 내부에 있는 근방추는 근육의 길이와 길이 변화의 속도를 감지하고, 근육과 힘줄이 만나는 부위에 있는 골지건 기관은 근육의 장력과 수축력을 감지하며, 관절낭과 인대에 위치한 관절 수용체는 관절의 위치와 움직임을 감지한다. 이러한 수용체들이 모여 우리 몸의 공간적 위치와 움직임에 관한 정보를 제공한다.[41] 또한 고유 감각은 움직임과 의식을 연결하는 중요한 신경 시스템이기도 하다. 자기 신체에 대한 내적 표상을 형성하는 데 결정적인 역할을 하며, 이러한 내적 표상은 움직임의 계획과 실행 그리고 환경과의 상호작용에 필수적이다.[42] 뇌는 이러한 정보를 전정 기관의 균형 정보 및 눈의 시각 정보와 통합하여 몸의 위치, 움직임, 속도 등을 종합적으로 파악한다. 이러한 다중 감각 통합은 뇌의 여러 영역 간의 복잡한 상호작용을 통해 이루어지며, 고유 감각 훈련을 통해 이러한 통합 과정의 효율성과 감각 통합의 시간 처리 능력을 향상할 수 있다.[43] 연구에 따르면 고유 감각 훈련은 관절의 위치 감각을 향상하고 신경근 제어 능력을 개선하여 움직임의 정확성과 효율성을 높인다고 한다. 또한 체성 감각 피질*의 신경 가소성을 촉진하여 감각 정보의 처리 효율성을 높이기도 한다.[44]

더 주목할 점은 고유 감각에 대한 자각 능력이 스트레스 대응과 감정 조절에 중요한 역할을 한다는 것이다. 즉, 고유 감각 훈련을 통해 신체적 자각을 높이면, 이것이 감정적 자각과 조절로 이어질 수 있다. 이러한 효과는 여러 신경생물학적 기전을 통해 설명될 수 있다. 연구에 따르면 신체 활동과 고유 감각 자극은 BDNF와 같은 신경 영양 인자의 발현을 늘려 시냅스 가소성과 신경 세포 생존을 촉진한다. 또한 고유 감각 훈련은 감각 운동 네트워크와 감정 조절 네트워크 사이의 기능적 연결성을 향상하는데, 이는 신체 인식이 감정 조절 능력의 향상으로 이어지는 토대를 마련한다.[45] 지금까지 많은 연구를 통해 고유 감각 훈련의 효과가 증명되었으며, 신체 움직임의 개선뿐만 아니라, 신경 발달 장애(자폐 스펙트럼 장애, ADHD, 발달 협응 장

---

* 뇌의 두정엽에 위치한 영역으로, 몸 전체에서 오는 촉각, 압각, 온도 감각, 통증, 고유 감각 등을 처리하는 곳이다. 비유하자면 몸의 '감각 지도'가 그려져 있는 곳으로, 몸의 각 부위별로 담당하는 뇌 영역이 정해져 있다. 흥미롭게도 이 지도는 실제 몸의 비율과 다르다. 손가락, 입술, 혀처럼 민감하고 정교한 감각이 필요한 부위는 넓은 영역을 차지하고, 등이나 다리처럼 상대적으로 둔감한 부위는 작은 영역을 차지한다. 이는 펜필드의 호문쿨루스에서도 확인할 수 있다.

애), 스트레스 관련 장애(불안 장애, PTSD, 우울증), 만성 통증(복합 부위 통증 증후군, 섬유 근육통) 등을 치료하고 관리하는 데 도움이 되는 것으로 나타났다.[46, 47, 48] 베셀 판 데르 콜크 Bessel van der Kolk 는 저서 《몸은 기억한다》에서 트라우마가 신체의 감각 처리 시스템에 어떻게 영향을 미치는지, 그리고 고유 감각 훈련이 어떻게 이를 회복하는 데 도움이 되는지 설명한다.[49] 이는 신체와 마음의 연결을 강조하는 것으로, 고유 감각 훈련이 신체적 효과를 넘어 정신적 웰빙에도 기여할 수 있음을 시사한다.

고유 감각 훈련은 여러 형태로 이루어질 수 있다. 마음챙김 기반 움직임 훈련인 요가, 균형 훈련, 태극권, 필라테스 등의 운동, 뒤에서 설명할 펠든크라이스 메소드, 알렉산더 테크닉, 보디-마인드 센터링, 라반의 움직임 분석, 한나 소마틱스 등의 소마틱 훈련법이 모두 고유 감각 훈련에 포함된다. 소마틱 somatic 이라는 단어는 살아 있는 몸을 뜻하는 그리스어 σωμα(soma)에서 유래된 말이다. 토마스 한나 Thomas Hanna 가 1970년대에 처음 사용했으며, 몸을 내부에서 인식하는 방식을 의미한다. 즉, 몸을 단순한 기계적 구조가 아니라 감각과 인식을 가진 살아 있는 존재로 이해하고 다루는 방식이다. 소마틱 교육의 역사는 20세기 초반으로 거슬러 올라간다. 이 시기 서구 사회는 르네 데카르트 René Descartes 의 이원론적 전통으로부터 벗어나 신체와 정신의 통합적 접근을 모색하기 시작했다. 이러한 흐름 속에서 움직임 교육가들은 물리적 훈련을 넘어 감각적 인식과 자기 조절을 중심으로 하는 새로운 방법론을 개발했다. 모리스 메를로퐁티 Maurice Merleau-Ponty 의 '신체 현상학' 이론이나 존 듀이 John Dewey 의 '경험

교육론' 같은 철학적 사상도 소마틱 접근법의 발전에 큰 영향을 미친 것으로 보인다.

소마틱 훈련은 몸과 마음, 감정, 움직임 사이의 관계를 자각적으로 다루는 모든 접근을 통틀어 말한다. 주요 목표는 자기 인식의 향상과 신체 해방 그리고 신경계 재학습이다. 다시 말해 몸의 움직임, 자세, 긴장 패턴을 인식하여 무의식적 습관을 의식적으로 재조정하고, 억압된 감정이나 긴장이 쌓인 부위를 풀어내며, 자유로운 움직임을 되찾기 위해 불필요한 긴장이나 비효율적인 움직임을 신경계 차원에서 다시 훈련하는 것이다. 따라서 소마틱 접근법들은 내적 인식을 통해 마음의 통합적 발전을 추구한다는 공통점을 가지고 있다. 그러면 대표적인 소마틱 접근법에 무엇이 있는지 한번 알아보도록 하자.

펠든크라이스 메소드 Feldenkrais method 는 물리학자이자 유도 전문가인 모세 펠든크라이스 Moshe Feldenkrais 가 개발한 방법이다. 펠든크라이스는 무릎 부상으로 고생하던 중 자신의 움직임을 관찰하고 개선해 나가면서 이 방법을 고안했다. '움직임을 통한 자기 인식'과 '기능적 통합'이라는 두 가지 핵심 개념을 바탕으로 하는데, 느리고 의식적인 움직임을 통해 습관화된 비효율적 패턴을 인식하고 변화하는 데 중점을 둔다.[50] 펠든크라이스는 신경 가소성 개념을 일찍이 실천에 적용한 선구자로, 뇌가 새로운 움직임 패턴을 학습할 수 있다는 원리를 자신의 방식에 기반으로 두었다. 한 과정을 예로 들어 보자. 참가자가 바닥에 등을 대고 누워 무릎을 구부리고 발바닥이 바닥에 닿은 자세를 취한다. 그러면 지도자가 오른쪽 무릎을 바닥 쪽으로 천천히 기울이도록 지시한 다음, 무릎이 바닥에 닿기 전에 다시 돌아오라고 한다. 이를 반대 방향으로도 진행하면서 골반이 어떻게 반응하는지 느끼도록 한다. 이 과정에서 참가자는 움직임이 진행될수록 허벅지보다 골반이 더 많이 움직이는 것을 인식하게 되고, 한쪽이 더 뻣뻣하다는 것도 자각하게 된다. 이러한 미세한 움직임과 자각 과정을 통해 점차 긴장이 풀리고, 좌우 균형이 조정되며, 골반의 사용이 자유로워지고, 요통이 완화되는 효과를 얻게 된다. 이는 단순히 근육을 강화하거나 스트레칭하는 것이 아니다. 신경계가 새로운 움직임 패턴을 인식하고 통합되도록 유도한다는 점에서 기존의 물리적 접근법과 차별화된다. 펠든크라이스의 원리는 무용수나 운동선수뿐만 아니라, 파킨슨병과 같은 신경학적 질환이 있는 환자의 움직임 재교육에도 활용되고 있다.[51]

알렉산더 테크닉Alexander technique은 호주 출신의 프레데릭 마티아스 알렉산더Frederick Matthias Alexander가 개발한 방법이다. 그는 목소리 문제를 해결하기 위해 자기 신체의 사용 패턴을 관찰하고 교정하는 과정에서 알렉산더 테크닉을 개발했다. 이 테크닉은 몸의 사용을 자각하고 불필요한 긴장을 해소하는 데 중점을 둔다. 핵심은 머리와 목 그리고 척추의 관계가 전신의 조화로운 사용에 근본적인 영향을 미친다는 것이다.[52] 가장 기본적이면서도 효과적인 실습 중 하나는 의자에서 일어서기다. 참가자를 평범한 나무 의자에 앉히고, 지도자가 참가자의 옆이나 뒤에 위치한 다음, 참가자를 그냥 일어서게 한다. 이때 지도자는 참가자가 일어서는 동안 목, 어깨, 허리, 다리에 불필요한 긴장이 들어가는 것을 관찰한다. 이후 지도자는 참가자의 움직임을 멈춘 다음 머리가 앞이나 위로 간다는 느낌이 들도록 지시하거나, 목에 힘을 빼고 척추가 길어진다는 느낌이 들도록 지시하면서 참가자의 인식과 움직임을 안내한다. 이 과정을 통해 참가자는 평소와 다르게 힘을 덜 들이고도 자연스럽게 일어설 수 있다는 것을 체험한다. 그리고 자신의 몸에 존재하는 긴장 습관을 인식하고 의식적인 조절을 시작하게 된다. 결과적으로 무릎 통증이나 허리 통증이 줄어들고, 앉았다 일어설 때의 움직임이 훨씬 부드러워지는 효과를 얻을 수 있다. 이처럼 알렉산더 테크닉은 일상적인 움직임을 재교육함으로써 음악가의 연주 자세 개선, 배우의 발성 문제 해결, 사무직 종사자의 근무 자세 개선 등 다양한 분야에 적용되고 있다. 영국 왕립 음악원을 비롯한 많은 예술 기관에서 교육 과정에 알렉산더 테크닉을 포함하고 있다.[53]

보디-마인드 센터링 body-mind centering 은 보니 베인브릿지 코헨 Bonnie Bainbridge Cohen 이 1970년대에 해부학, 생리학, 심리학 발달 원리와 요가, 무용 등의 움직임 예술을 통합해 개발했다. 몸의 모든 시스템인 골격, 근육, 신경, 내장 기관, 체액 등에 관한 실험적이고 체험적인 탐구를 통해 자기 인식과 표현력을 높이는 것을 목표로 한다. 여기서 발달 운동 패턴을 가장 중요하게 생각하는데, 태아기부터 영아기까지 자연스럽게 발달하는 움직임 패턴을 다시 경험함으로써 신경학적 조직화를 강화하는 접근법이다. 인간의 발달 과정에서 비롯된 움직임 패턴을 중시한다는 점에서, 앞서 설명했던 DNS 운동과 유사하게 느낄 수 있지만, DNS는 기능적이고 치료적인 목적의 신경근 재훈련에 초점을 맞추는 데 반해, 보디-마인드 센터링은 몸과 마음의 연결을 통한 감각 인식과 통합을 중시한다. 보디-마인드 센터링에서는 내부 장기의 움직임과 감각을 탐구하는 고유한 접근법을 사용한다. 참가자가 매트에 앉거나 누운 자세에서 몸을 충분히 이완한 상태가 되면, 지도자는 심장의 위치를 떠올리고 그곳에 따뜻한 빛이 있다 상상해 보라고 안내한다. 그 후 심장에서 팔로 따뜻한 에너지가 퍼진다고 상상하며 팔을 천천히 들어 올리고, 이때 심장부터 손끝까지 심장의 움직임이 닿는다고 상상한다. 이 과정에서 참가자는 단순한 물리적 운동과는 다른 차원의 경험을 하게 된다. 감정적으로 따뜻하거나 열린 느낌을 경험하며, 팔의 움직임이 이전보다 유연해지고 부드러워지는 것을 느끼게 된다. 또한 팔을 바깥으로 밀어내는 힘이 아니라, 몸속 깊은 곳에서 자연스럽게 흘러나오는 듯한 움직임으로 느끼게 된다. 이러한 접근법은 감정 표현을 풍부하게 하고, 내면 감각과 신체 움직임 사이의 연결성을 깊게 하는 데 효과적이다. 따라서 트라우마 회복과 신체화된 감정* 해소에 활용될 수 있으며, 발달 지연을 경험하는 아동에게도 유익한 것으로 보고되고 있다.[54]

　　라반의 움직임 분석Laban movement analysis은 무용가이자 안무가였던 루돌프 폰 라반Rudolf von Laban이 움직임을 분석하고 기록하는 체계적인 방법을 개발하면서 탄생했다. 움직임을 신체body, 에포트effort, 형태shape, 공간space의 네 요소로 분석하고 표현하는데, 여기서 에포

---

*　감정이 실제로 몸의 물리적 변화와 감각으로 나타나는 현상을 말한다. 예를 들어 화가 날 때 어깨가 긴장되거나, 슬플 때 가슴이 답답해지고 목이 메어 오는 것 등이 모두 신체화된 감정이다. 이는 감정을 처리하는 뇌의 변연계와 몸의 상태를 조절하는 자율 신경계가 밀접하게 연결되어 있어 나타나는 것으로, 오랜 기간 억압되거나 처리되지 않은 감정은 근육의 만성적 긴장, 자세 변화, 심지어 질병으로까지 나타날 수 있다.

트는 힘이나 움직임의 질적 특성을 의미한다. 무게(가볍게-무겁게), 시간(빠르게-느리게), 공간(직접적-간접적), 흐름(통제된-자유로운)이라는 네 가지 요소를 통해 힘과 움직임이 어떤 성격과 에너지를 띠는지 분석하는 것이다. 예를 들어 똑같은 팔 들기 동작도 '가볍게 또는 무겁게', '갑자기 또는 천천히' 등 다양한 질적 차이를 가질 수 있다. 이러한 분석 틀은 무용, 연극, 스포츠, 물리 치료 등 다양한 분야에서 활용되고 있으며, 임상 환경에서 환자의 움직임 패턴 평가와 개선에도 응용되고 있다. 라반의 움직임 분석은 참가자를 넓은 공간에서 자유롭게 걷거나 움직이도록 하다가, 지도자가 특정한 움직임을 요청하는 방식으로 진행한다. 예를 들어 땅 위를 기어가는 바위처럼 움직여 보라던가(무겁고 느리며 직선적인 움직임), 공중을 나는 깃털처럼 움직여 보라던가(가볍고 빠르며 곡선적인 움직임) 하는 식이다. 이러한 과정을 통해 참가자는 자신의 움직임 스타일이 특정한 양상(예를 들면 빠르고 강함)에 치우쳐 있다는 것을 인식하게 되고, 이후 다양한 움직임 질감을 체험하면서 표현 범위를 확장해 나간다. 결과적으로 감정 표현이 풍부해지고, 동작과 감정 간의 연결이 강화되는 경험을 하게 된다. 라반의 접근법은 특히 연기자, 무용가, 공연가에게 매우 유용하게 활용되며, 심리 치료 분야에서 내담자의 움직임 패턴을 분석해 심리 상태를 이해하거나 표현적 움직임을 통한 치료적 개입에 활용된다. 또한 아동의 움직임 발달과 표현력 향상을 위한 교육 목적으로도 활용되며, 스포츠 과학에서는 운동선수의 움직임 효율성 분석과 코칭에도 활용되고 있다.[55]

한나 소마틱스 Hanna somatics 는 미국의 철학자이자 신경생리학자인 토마스 한나가 개발했다. 한나는 만성적인 근육 긴장을 감각 운동 기억 상실sensory motor amnesia, SMA로 개념화했다. 이는 스트레스, 외상, 반복적 사용 패턴으로 인해 특정 근육을 자발적으로 이완하는 능력을 잃은 상태를 의미한다. 예를 들면 움직임이 끝난 후 긴장된 근육은 대개 원래 길이로 이완되지 않는다. 움직이는 동안 수축했던 근육의 에너지가 완전히 사라지지 않고, 10퍼센트 정도 남는다. 그래서 근육을 통제해서 완전한 이완 상태에 도달하도록 해야 하는데, 자발적 통제력을 잃은 사람은 이러한 긴장이 10~20퍼센트, 심한 경우 40퍼센트 이상 증가되어 만성 근육 긴장 상태가 된다. 연구에 의하면 과도하게 수축된 긴장성 근육은 자는 동안에도 그 긴장이 풀리지 않는다. 따라서 이러한 문제를 지닌 사람은 몸이 불편하고 통증을 호소하게 된다.[56]

감각 운동 기억 상실을 초래하는 것은 무엇일까? 중추 신경계는 인간이 살아가면서 겪는 여러 일에 맞게 반응한다. 즉, 충격을 받거나, 사고를 당하거나, 질병에 걸리거나, 수술을 받는다면 뇌가 이러한 사건에 반응하고 적응하는 것이다. 이것들은 모두 감각 운동 기억 상실의 원인으로 작용해 우리를 무기력하게 만들 수 있다. 감각 운동계의 불균형은 몸 전체의 불균형을 가져온다. 팔과 다리에 있는 근육이 긴장하거나 너무 약해지면 신체의 통제와 효율적인 움직임이 제한되고, 뇌는 몸 전체 시스템의 균형을 맞추기 위해 연관된 몸의 다른 부위를 이용해 자동으로 보상 작용을 일으킨다. 이러한 보상 작용은 균형을 맞추기 위해 이루어지지만, 그로 인해 감각 운동 시스템 기능에 문제가 발생한다. 뒤틀린 몸의 시스템은 효율이 떨어지고, 유연성과 반응 속도 또한 저하된다. 그러면 스트레스를 많이 받아 심각한 에너지 손실 상태에서 뇌가 작동하게 된다. 뒤틀린 신체 시스템은 코어 근육에도 영향을 미친다. 코어 근육에 기능 장애가 생기면 몸의 중심부에서부터 손과 발의 움직임까지 문제가 발생할 수 있다. 팔과 다리의 움직임 문제가 코어에 영향을 미치듯, 코어의 기능 장애도 팔다리의 움직임에 문제를 일으키는 악순환이 이어지는 것이다.

한나는 이를 해결하기 위해 팬디큘레이션pandiculation 기법을 체계화했는데, 이는 근육을 먼저 살짝 수축한 후 천천히 풀어 주는 방식이다. 이러한 접근법은 뇌-근육 연결을 재설정하는 데 효과적인 것으로 알려져 있으며, 특히 만성 통증 관리에 유용하게 적용된다.[57] 실제 예시를 하나 들어 보자. 바닥에 등을 대고 누운 다음 무릎을 세운 자세에서 허리 근육을 살짝 조여 배를 등 쪽으로 조금 당긴다. 그 상태에서 아주 천천히 근육을 풀어 보자. 마치 기지개를 켰다가 풀듯이 말이다. 이렇게 하면 단순히 몸을 늘리는 것과는 다른 근육 감각을 경험하게 된다. 움직임을 통제하는 감각이 뚜렷해지고, 풀린 뒤에는 이전보다 훨씬 편안해지는 것을 느끼게 된다. 결과적으로 허리 통증이 완화되고, 몸의 중심부 안정성이 회복되며, 과도한 근육 긴장이 감소하는 효과를 얻게 된다. 최근 연구에 따르면 한나 소마틱스의 팬디큘레이션 기법은 단순한 스트레칭보다 장기적인 근육 이완과 통증 감소에 더 효과적인 것으로 나타났다. 또한 스트레스 관련 질환에서 나타나는 근육 긴장을 완화하는 데에도 효과적으로 활용되고 있다. 신경과학과 의학의 발전에 따라 소마틱 방법론의 과학적 기반이 더욱 견고해지고 있으며, 다양한 분야에서의 통합적 적용 가능성도 확장되고 있다. 소마틱 접근은 건강 증진, 질병 예방뿐만 아니라 인간 잠재력 개발의 도구로서 더욱 중요한 역할을 할 것으로 기대된다.[58]

내가 앞서 소개했던 AMT의 핵심 동작 중 하나인 '초이스 굿모닝 엑서사이즈'를 통해서도 간단하게 소마틱 방법론을 활용할 수 있다. 나는 이를 활용해 사람들이 고유 감각을 훈련하고, 움직임을 개선하며, 통증을 완화하고, 정서적 안정에 이르는 모습을 직접 관찰하고 있다. 앞서 설명한 것처럼 스트레칭 보드에 올라선 자세에서 스틱을 의지한 상태로 가슴을 편 자세를 유지한다. 그 상태에서 엉덩 관절을 이용해 앞으로 숙였다 바로 서는 동작을 해 보자. 이 동작이 익숙해지면 내 몸에서 느껴지는 자극에 집중할 수 있다. 대체로 바로 선 자세에서는 종아리 쪽 근육에 자극이 강하고, 앞으로 숙인 자세에서는 허벅지 후면부 근육에 자극이 강하게 느껴진다. 그리고 천천히 움직이면서 어깨나 팔 그리고 목에 불필요한 힘이 들어가는지 느껴 보도록 한다.

여기까지 진행할 수 있으면 눈을 감고 천천히 움직이면서 몸의 무게 중심이 스틱 방향이나 엉덩이 방향으로 치우치지 않도록 중립을 잡으면서 호흡에 맞춰 운동을 진행한다. 엉덩이가 뒤로 빠지는 동작에서는 횡격막이 수축해 아래로 내려가는 모습을 떠올리며 천천히 숨을 들이마신다. 이는 폐가 확장되고 흉강이 넓어지는 자연스러운 생리적 반응과 일치한다. 반대로 엉덩이가 원래대로 돌아오면서 몸을 바로 세우는 동작에서는 횡격막이 이완되어 위로 다시 올라가는 모습을 상상하며 천천히 숨을 내쉰다. 단, 본인이 균형 감각에 문제가 있다고 생각된다면 눈을 감는 동작은 뒤로 미루는 것이 좋다. 눈을 감으면 시각 정보가 차단되기 때문에 전정 기관과 고유 감각에 대한 의존도가 높아진다. 전정 기관은 중력 방향, 머리 위치, 가속도 정보를 감지하고, 고유 감각은 지면과의 접촉, 관절 위치 등을 감지한다. 여기에 시각 정보가 통합되면 더 정교한 공간 인식과 자세 조절로 이어질 수 있다. 하지만 지면이 불안정하거나, 나이가 들거나, 신경이 손상되어 감각 민감도가 떨어질 경우, 전정 기관과 고유 감각에 의존하는 균형 유지 능력이 감소할 수 있다. 균형 감각에 문제가 없다면 시각을 차단함으로써 전정 기관 감각과 고유 감각을 더 세밀하게 탐색하게 되어, 감각 처리의 민감도와 통합 능력이 향상될 수 있다. 눈을 감고 '초이스 굿모닝 엑서사이즈'를 실시하다가, 앞으로 숙인 자세에서 눈을 떠서 거울을 보면 자신이 중립이라 생각했던 편안한 동작이 한쪽으로 기울어져 있는 것을 발견할 수도 있다. 이는 시각적 정보를 통해 수정된 정보가 차단됨으로써 완벽한 자세 인식이 어려워진 결과다. 우리는 이러한 현상을 인지함으로써 무의식적인 신체 균형 정보를 얻을 수 있다.

연구에 따르면 자세에 대한 자각은 신체 조절 능력 향상에 중요한 역할을 한다. 이러한 정보를 알고 있는 상태와 모르고 있는 상태는 신경 가소성의 활성화 정도에서 큰 차이가 있다. 자각을 통한 의식적 주의 attentional focus 는 운동 학습과 신체 도식 body schema 업데이트에 필수적인 요소로 작용한다. 기울어진 신체를 바로잡기 위해 당장 교정이 필요한 것은 아니다. 하지만 우리가 이러한 불균형을 알아차리면, 우리 뇌는 의식적, 무의식적으로 고유 감각과 정보를 주고받으면서 신체와 정서적 안정을 위해 몸 상태를 조절하기 시작한다.[59] 이는 알아차림 기반의 움직임somatic awareness 원리와 일치하며, 이러한 접근법은 신체적 균형뿐만 아니라 신경계의 조절 능력과 스트레스 반응 감소에도 긍정적인 영향을 미친다. 따라서 신체 정렬 인식을 넘어 더 넓은 범위에서 신체-정신 연결이 강화되는 효과를 기대할 수도 있다.

고유 감각 훈련은 시각적 정보가 제한된 상태에서 진행하기 때문에 운동 감각적 이미지 능력kinesthetic imagery ability이 향상되는데, 이는 복잡한 운동 기술 수행과 관련이 있다. 연구에 따르면 몸의 감각을 상상할 수 있는 능력이 운동 수행 향상에서 매우 중요한 역할을 하는 것으로 나타났다.[60] 나는 달리기를 하면서 몸이 조금 무겁거나, 특정 부위(예를 들면 왼쪽 종아리)에 미세한 통증이나 불편감이 느껴지거나, 페이스가 떨어진다는 느낌이 들면 스마트 워치를 확인한다. 그럴 때마다 정확하게 페이스가 떨어져 있음을 확인할 수 있었다. 이때 나의 어디가 불편한지, 어떤 문제가 있는지를 검토하는 방식으로 내면에만 집중하기보다는, 숙련된 모델의 동작(예를 들면 육상 선수의 달리기 동작)을 상상하면서 내 몸의 감각에 집중한다. 모델의 동작보다 골반이 들려 있는지, 무릎이 앞으로 나가 있는지 등을 느끼다 보면 특별히 자세를 수정하기 위해 노력하지 않아도 한결 편해짐을 느낄 수 있다. 그런 다음 스마트 워치를 확인하면 다시 페이스가 올라가 있었다. 딱히 큰 노력을 하지 않았음에도 말이다.

이 같은 사례는 운동을 지도할 때도 빈번하게 나타난다. 스쾃을 제대로 수행하지 못하는 사람에게 동작을 거울로 보면서 피드백을 반복적으로 제공해도 나아지지 않는 경우가 있다. 이런 경우 내 동작을 천천히 보여 주면서 무게 중심과 역학적 움직임에 따른 근육의 개입 정도를 설명한다. 그런 다음 훈련할 때 본인의 동작이 아닌 내 동작을 떠올리면서 감각에 집중하게 하면 상당히 개선되는 경우가 많다. 이러한 학습 방식을 '모델링'이라고 하며, 이는 매우 효과적인 학습 방식으로 거울 뉴런 시스템mirror neuron system*이라는 신경학적 기전으로 그 효용성이 뒷받침된다.61 따라서 운동 기술을 익히고 싶다면, 자신의 부정확한 동작을 반복해서 떠올리는 것보다는 올바른 동작을 모델로 삼아 그 이미지를 내면화하고 모방하는 것이 더 효과적이다. 모델링은 단지 모방에 그치지 않고 뇌의 더 깊은 네트워크와 연결되어 있다. 앞서 설명한 것처럼, DMN은 학습된 정보를 정교하게 가공하고 저장하는 과정에 관여한다. 운동을 학습할 때 경험하는 감각과 동작을 신경적으로 재생replay하며, 이는 장기 기억을 형성하고 운동 수행의 자동화에 결정적인 역할을 한다. 즉, 모델링을 통해 뇌가 모방 차원을 넘어 동작에 대한 이해, 전략적 분석, 기억 통합까지 수행하는 것이다. 연구에 따르면 운동 감각 이미지와 내적 시각화는 강하게 연결되어 있으며, 실제 운동 수행 향상에 긍정적인 영향을 미친다. 따라서 이미지 훈련 시 단순히 '시각화'를 하는 것보

---

* 다른 사람이나 동물의 행동을 관찰할 때, 마치 자신이 그 행동을 하는 것처럼 활성화되는 뇌의 신경 세포 집단이다. 주로 전운동 피질, 하두정 소엽, 상측 두구 등에 분포하며, 타인의 감정을 이해하고 공감하는 능력, 언어 학습, 모방 학습, 사회적 상호작용의 기초가 된다고 여겨진다. 다른 사람이 아픈 표정을 지을 때 덩달아 찡그리게 되거나, 하품이 전염되는 현상도 거울 뉴런의 작용으로 설명된다.

다는 내적 관점에서 감각까지 포함해 상상하도록 유도하는 것이 더 효과적이다.[62]

회복은 잠자고 쉬는 시간의 양으로만 결정되지 않는다. 몸과 뇌가 어떻게 감각 정보를 처리하고, 그 정보를 바탕으로 어떻게 움직임과 정서를 조율하는지가 핵심이다. 아무리 충분히 휴식한다고 해도 신체 정렬과 감각 인식이 흐트러진 상태라면 회복 시스템은 제대로 작동하지 못한다. 고유 감각 훈련과 이미지 기반 움직임 학습은 이러한 '보이지 않는 회복 회로'를 깨워, 몸과 마음이 다시 균형을 찾도록 돕는다. 결국 진정한 회복은 수면과 휴식 위에 '감각적 자각'이 더해질 때 완성된다.

CHAPTER

운동과 회복을 위한
영양의 비밀

7

내 몸을 위한 건강한 음식

"Dis-moi ce que tu manges, je te dirai ce que tu es." 이는 프랑스의 미식가 브리야사바랭Brillat-Savarin의 명언으로, 당신이 무엇을 먹는지 말하면, 당신이 어떤 사람인지 알려주겠다는 뜻이다. 이 말은 단순히 입맛으로 성격을 알 수 있다는 의미를 넘어, 음식이 곧 그 사람의 철학, 정체성, 문화적 배경까지 드러낸다는 뜻이다. 즉, 채식주의, 로푸드raw food, 키토 다이어트, 간헐적 단식 등은 단순한 식습관이 아니라, 자신이 어떤 가치관을 따르고 있는지를 보여 주는 선택이기도 하다. 또한 어떤 음식에 접근 가능한지에 따라 그 사람의 사회적 계층이나 문화 코드를 나타내기도 하며, 정제된 식습관은 자기 통제력이나 건강에 대한 의식 수준을 드러낼 수도 있다. 결국 우리가 무엇을 먹느냐는 우리가 어떤 존재로 살고자 하는가와 밀접하게 연결되어 있다.

우리는 하루에도 수차례 음식을 선택하며 살아간다. 하지만 단순히 배고픔을 해소하기 위해 음식을 먹는 시대는 지났다. 현대의 과학은 음식이 에너지원을 넘어, 우리의 세포 하나하나의 생존과 기능, 나아가 수명과 삶의 질을 결정짓는 신호임을 보여 준다. "내가 먹는 것이 곧 나다."라는 말은 이제 철학이 아니라 과학이다. 피터 아티아Peter Attia는 저서 《질병 해방》에서 건강한 식단이 체중뿐만 아니라 인슐린 감수성, 심혈관 질환, 암, 노화와 같은 핵심 건강 변수에 직접적인 영향을 미친다고 강조했다. 그는 우리가 매일 선택하는 음식이 건강 수명을 설계하는 가장 강력한 도구라고 하면서, 이를 위해서는 개인 맞춤형 식단 전략이 필요하다고 주장한다. 이는 개인의 유전적 특성, 대사 상태, 생활 방식에 따라 최적의 영양 전략이 다를 수 있음을 의미한다.[1]

연구에 따르면 간헐적 단식이나 시간제한 식사는 인슐린 감수성을 높이고, 염증을 줄이며, 수명을 연장할 가능성을 보여 주었다.[2] 이는 단순히 덜 먹는 것이 아니라 언제, 어떻게 먹느냐가 신체 시스템 전반에 영향을 미친다는 것을 시사한다. 연구자들은 신체의 일주기 리듬과 조화를 이루는 식사 패턴이 대사 건강을 크게 향상할 수 있다고 주장한다. 예를 들어 8~10시간 이내에 모든 식사를 마치고, 나머지 시간은 위장관에 휴식을 주는 방식이 세포 재생과 노폐물 제거에 효과적일 수 있다는 것이다. 이러한 시간적 측면과 함께 음식의 질적 구성도 중요한 요소다. 닐 바너드Neal D. Barnard는 저서 《건강 불균형 바로잡기》에서 호르몬 균형과 음식의 관계를 집중 조명한다. 특히 동물성 지방과 단백질이 호르몬 체계에 미치는 영향을 강조하며, 식물 기반 식단이 호르몬 장애, 생리 불순, 당뇨와 같은 질환을 예방하고 완화하는 데 효과적이라고 주장한다.[3] 닐 바너드가 직접 수행한 임상 연구에 따르면 저지방 비건 식단을 22주간 실천한 제2형 당뇨 환자는 혈당 수치와 인슐린 민감도 모두에서 유의미한 개선을 경험했다. 식물성 식품에 풍부한 식이 섬유와 항산화 물질이 염증을 줄이고 인슐린 수용체 기능을 향상해 전반적인 대사 건강을 개선하는 것으로 나타났다.[4]

그러나 전문가가 권장하는 식단 구성을 적용할 때 고려해야 할 점이 있다. 적용의 결과가 사람마다 다르게 나타날 수 있다는 점이다. 영양학자 크리스 가드너 Christopher D. Gardner의 연구는 동일한 식단을 따르더라도 개인마다 혈당 반응과 체중 변화가 현저히 다를 수 있음을 보여 주었다. 이는 우리 각자의 유전적 특성, 장내 미생물군, 생활 방식 등이 식품에 대한 반응을 결정짓는 중요한 요소임을 시사한다. 따라서 진짜 '건강한 음식'이란 보편적 규칙보다는 개인화된 관점에서 접근해야 한다.[5]

프레드 프로벤자 Fredirck D. Provenza는 저서 《영양의 비밀》에서 더 근본적인 질문을 던진다. "우리는 무엇을 어떻게 선택해 먹어야 하는가?" 그는 인간 역시 동물처럼 본능적이고 직관적인 식이 선택 능력을 갖추고 있으며, 다양한 식물성 식품에 담긴 수천 가지 화학 성분이 신체 기능을 정교하게 조율하는 복합 신호라고 말한다. 프로벤자는 현대인이 진정한 배고픔과 식욕의 차이를 구분하지 못하고, 인공적으로 조작된 맛과 영양 부족 상태에 길들어 있다고 비판한다. 그는 우리 몸이 실제로 필요로 하는 영양소를 직관적으로 갈망하는 능력을 회복해야 한다고 말한다.[6] 연구에 따르면 식이 다양성, 특히 다양한 식물성 식품 섭취가 장내 미생물군을 다양하게 하여 염증 지표와 대사 건강에 긍정적인 영향을 미친다고 한다.[7] 이는 단순히 '좋은 음식'을 반복해서 먹는 것이 아니라 다양한 음식과 지혜로운 관계를 맺는 것이 건강의 핵심임을 보여 준다. 장내 미생물은 단순한 소화 보조자가 아니라, 우리의 면역 체계, 호르몬 체계, 심지어 뇌 기능에까지 영향을 미치는 중요한 역할을 한다는 사실이 밝혀지고 있다.[8,9]

음식 섭취는 면역 시스템과 상호작용한다. 제나 마치오키Jenna Macciochi는 저서 《면역의 힘》을 통해 장내 미생물 생태계, 염증 반응, 면역 세포의 활동이 음식의 질과 깊은 관련이 있으며, 궁극적으로는 지속 가능한 식습관이 면역력을 구축한다고 주장했다.[10] 2019년 〈사이언스〉에 발표된 연구에 따르면 다양한 식물성 식품을 섭취하는 사람이 장내 미생물 생태계의 복원력과 염증 조절 능력에서 더 건강한 반응을 보였다고 한다.[11] 특히 발효 식품과 기능성 식품에 포함된 프리바이오틱스와 프로바이오틱스는 면역 세포의 발달과 기능을 조절하여 감염병에 대한 저항력을 높이고, 자가 면역 질환의 위험을 낮추는 것으로 나타났다.[12] 더불어 현대 영양학은 식품 그 자체뿐 아니라 식품 속 생리 활성 물질의 복합적 작용에 주목하고 있다. 폴리페놀, 카로티노이드carotenoid, 글루코시놀레이트glucosinolate와 같은 식물성 화합물은 유전자 발현을 조절하고 세포 신호 전달 체계에 영향을 미쳐 후성유전학 수준에서 건강을 조절한다.[13]

이러한 주장은 빌 브라이슨Bill Bryson이 저서 《바디》에서 묘사한 인간 몸에 대한 철학과도 일맥상통한다. 그는 인체를 '놀라울 정도로 정교한 복합 시스템'으로 묘사하며, 그 시스템을 유지하는 가장 일상적이고 본질적인 행위가 바로 음식이라고 강조한다. 단백질의 합성, 세포의 재생, 호르몬의 순환, 면역 반응의 시작점 등 모든 것이 우리가 먹는 것에서 비롯된다는 것이다. 브라이슨은 인간의 몸이 약 37조 개의 세포로 구성되어 있으며, 이들 세포는 매일 수십억 개씩 죽고 새로 태어난다고 설명한다. 이 끊임없는 재생과 재건의 과정에서 음식은 세포 구조의 기본 재료이자 생화학적 반응의 조절자로 작용한다.[14]

그렇다면 구체적으로 어떤 식사 방식이 이상적일까? 지중해식 식단, 오키나와식 식단, 북유럽식 식단 등 장수 지역의 전통적 식습관을 연구한 결과들은 몇 가지 공통된 패턴을 보여 준다. 모두 신선한 채소와 과일, 통곡물, 견과류와 씨앗, 건강한 지방을 풍부하게 포함하며, 가공식품과 첨가당, 트랜스 지방을 최소화한다. 또한 이들 지역의 사람들은 음식을 단순한 영양 섭취가 아니라, 사회적이고 문화적인 의식으로 대하며, 천천히 여유롭게 식사하는 습관을 갖고 있다.[15] 이와 관련하여 하버드 대학의 월터 윌렛(Walter C. Willet) 교수는 수십 년간의 대규모 코호트 연구*를 통해 건강한 식단의 핵심이 특정 '슈퍼 푸드'가 아니라 전반적인 식이 패턴과 식습관이라고 결론지었다. 그는 '건강한 식단 피라미드'를 통해 '식물성 식품 중심, 건강한

---

*　특정 집단(코호트)을 장기간에 걸쳐 추적 관찰하여 질병의 발생이나 건강 결과를 조사하는 연구 방법이다. 코호트(cohort)는 원래 고대 로마군의 부대 단위를 뜻하는 용어로, 의학 연구에서 공통된 특성을 가진 사람들의 집단을 의미한다. 코호트 연구는 원인과 결과의 시간적 순서를 명확히 할 수 있고, 여러 질병을 동시에 연구할 수 있다는 장점이 있다. 하지만 시간과 비용이 많이 들고, 연구 참가자들이 중간에 이탈할 가능성이 있다는 단점도 있다.

지방 선택, 단백질 다양화, 가공식품 최소화'라는 원칙을 제시하면서도, 개인의 필요와 문화적 배경에 따라 유연하게 접근할 수 있는 방식을 강조한다.[16] 이처럼 다양한 학자의 주장과 연구 결과들은 하나의 명제를 향해 수렴한다. 음식은 생물학적 메시지이자, 생명 시스템을 조율하는 언어라는 것이다.

이러한 관점에서 스티븐 건드리 Steven R. Gundry 박사의 저서 《오래도록 젊음을 유지하고 건강하게 죽는 법》은 현대 영양학에 관한 중요한 통찰을 제공한다. 그는 단순한 수명 연장이 아닌 '건강한 장수'의 조건을 연구하면서, 세포 자가 포식 과정이 장수와 깊은 관련이 있음을 알아냈다. 건드리 박사는 이 과정을 활성화하는 방법으로 간헐적 단식과 특정 식물성 영양소 섭취를 강조하였다. 그의 연구에 따르면 폴리페놀과 같은 식물성 화합물은 세포 내 스트레스 저항성 메커니즘을 활성화하여 수명 연장에 기여할 수 있다고 한다. 또한 그는 단백질, 특히 동물성 단백질의 과다 섭취가 mTOR 경로를 과도하게 활성화해 노화를 가속할 수 있다는 점을 지적했다. 이는 '단백질 역설'이라는 개념으로 발전했는데, 젊은 시기에는 충분한 단백질이 필요하지만, 중년 이후에는 단백질 섭취를 조절하는 것이 장수에 유리할 수 있다는 가설이다.[17]

흥미롭게도 장수와 영양에 관한 연구를 수행한 여러 전문가의 실제 수명은 그들의 이론과 항상 일치하지는 않았다. 로이 월포드 Roy Walford 박사의 사례가 대표적이다. 그는 칼로리 제한을 통한 장수 이론을 강력히 지지하며 자신도 이 방식을 실천했으나, 79세에 근위축성 측삭 경화증으로 사망했다. 이는 그가 예측한 120세 수명에 훨씬 못 미치는 결과였다. 또한 채식주의를 주장한 나단 프리트킨Nathan Pritikin은 자신의 저지방 식물성 식단을 통해 관상동맥 질환을 역전할 수 있다고 주장했으나, 69세에 백혈병으로 사망했다. 다만 부검 결과 그의 심혈관 시스템은 놀라울 정도로 깨끗했다고 보고되었다. 반면 앤셀 키스Ancel Keys는 자신의 연구 결과에 따라 지중해식 식단을 평생 실천하며 100세 넘게 살았다. 이러한 사례들은 식습관만으로 수명을 결정할 수 없으며, 유전적 요인, 환경 노출, 스트레스, 사회적 관계 등 다양한 요소가 복합적으로 작용한다는 사실을 보여 준다.[18]

식단 구성에 있어 육식과 채식을 둘러싼 논쟁은 영양학계에서 오랫동안 지속되어 왔으며, 양측 모두 과학적인 근거를 제시하고 있다. 육식파는 동물성 단백질이 완전한 아미노산 프로필을 제공하고, 육식을 통해 얻을 수 있는 비타민 B12, 헴철heme iron*, 오메가-3 지방산과 같은 필수 영양소의 생체 이용률이 높기 때문에 육식이 필수적이라고 주장한다.[19] 또한 케톤식** 또는 저탄수화물·고지방 식단을 지지하는 연구자들은 이러한 식단이 인슐린 저항성을 개선하고 대

---

*   동물성 식품에서 발견되는 철분의 형태로, 헤모글로빈과 미오글로빈 같은 헴 단백질에 결합되어 있는 철분이다. 헴철의 흡수율은 15~35퍼센트로, 비헴철의 2~20퍼센트보다 훨씬 높은 흡수율을 보인다. 산소 운반과 저장에 중요한 역할을 하며, 철분 결핍성 빈혈의 치료와 예방에 매우 효과적이다. 단, 과도한 헴철 섭취는 산화 스트레스를 높일 수 있어 적정량 섭취가 권장된다.

**   탄수화물 섭취를 극도로 제한하고 지방을 주요 에너지원으로 사용하는 식단이다. 탄수화물이 부족하면 간에서 지방을 분해하여 '케톤체'라는 물질을 만들어 뇌와 근육의 에너지원으로 사용하게 되는데, 이 상태를 케토시스(ketosis)라고 한다. 원래는 1920년대에 소아 뇌전증(간질) 치료를 위해 개발된 치료법이었으나, 최근에는 체중 감량과 혈당 조절 목적으로 널리 사용되고 있다. 단기간의 체중 감량에는 효과가 크지만, 영양 불균형, 변비, 구취 등의 부작용이 있어 의료진의 지도하에 시행하는 것이 안전하다.

사 증후군을 완화한다고 주장한다. 실제로 고기를 주식으로 하는 이누이트나 마사이족과 같은 전통 사회에서는 현대적 심혈관 질환의 발병률이 낮다는 연구 결과도 있다. 하지만 이러한 집단은 가공육이 아닌 야생 동물을 소비하며, 전체적인 생활 방식도 현대인과 크게 다르다는 점을 고려해야 한다.[20]

반면 채식파는 식물성 식단이 심혈관 질환, 제2형 당뇨병, 특정 암의 위험을 낮추는 데 효과적이라는 다수의 역학 연구를 근거로 제시한다. 또한 최근의 메타 분석에 따르면 채식 또는 비건 식단을 따르는 사람이 평균적으로 더 낮은 BMI*와 혈압, 콜레스테롤 수치를 보인다고 한다. 그러나 채식 식단의 경우 비타민 B12, 오메가-3, 아연, 철분과 같은 특정 영양소가 결핍될 위험이 있어, 이를 보완하기 위한 전략이 필요하다. 또한 모든 식물성 식품이 건강한 것은 아니며, 가공된 식물성 식품은 영양 밀도가 낮고 첨가물이 많을 수 있다는 점도 고려해야 한다.[21]

최신 연구 결과들을 종합해 보면 육식이냐, 채식이냐의 이분법적 접근보다는 개인의 유전적 특성, 장내 미생물 구성, 생활 방식, 문화적 배경 등을 고려한 통합적 접근이 필요하다는 것을 알 수 있다.

---

* 체질량 지수(body mass index)의 영문 약자로, 키와 몸무게를 이용해 비만 정도를 판단하는 지표다. 계산법은 체중을 키의 제곱으로 나눈 것이다. 예를 들어 키가 170센티미터(1.7미터)이고 몸무게가 70킬로그램인 사람의 BMI는 70÷(1.7×1.7)=24.2가 된다. WHO 기준으로 BMI가 18.5 미만은 저체중, 18.5~24.9는 정상, 25.0~29.9는 과체중, 30 이상은 비만으로 분류한다. 하지만 아시아인은 서구인보다 같은 BMI에서도 체지방률이 높고 당뇨병 위험이 크기 때문에, 대한비만학회에서는 BMI 23 이상을 과체중, 25 이상을 비만으로 더 엄격하게 기준을 정했다. BMI는 간단하고 널리 사용되는 지표이지만, 근육량이 많은 운동선수나 나이가 많은 사람의 경우 정확하지 않을 수 있다는 한계가 있다. 근육은 지방보다 무거우므로 근육이 발달한 사람은 BMI가 높아도 실제로는 건강할 수 있기 때문이다.

블루 존blue zone으로 알려진 장수 지역의 식습관을 살펴보면, 식물성 식품을 중심으로 하되 소량의 동물성 식품을 포함하는 균형 잡힌 패턴을 보인다.[22] 또한 식품의 출처와 가공 정도도 중요한 요소이다. 공장식 축산으로 생산된 육류와 야생에서 자연적으로 자란 동물의 고기는 영양 성분과 환경적 영향 측면에서 큰 차이가 있으며, 마찬가지로 산업적으로 재배된 곡물과 유기농 방식으로 재배된 채소도 영양학적 가치가 다를 수 있다.[23]

결국 우리가 무엇을 먹어야 하는지에 대한 답은 단순한 식품 목록에서 찾을 수 없다. 식품과의 관계, 식사 패턴, 음식을 대하는 태도를 포함한 총체적 접근에서 찾아야 한다. 브리야사바랭의 격언처럼 우리가 먹는 것은 우리의 정체성과 건강 그리고 궁극적으로는 우리가 어떤 삶을 살 것인가를 정의하는 중요한 요소이다. 음식을 통해 우리는 건강한 세포를 구축하고, 우리의 유전자 발현을 조절하며, 미래의 건강을 디자인한다. 이는 개인의 선택일 뿐만 아니라 생태계와 미래 세대의 건강에도 영향을 미치는 윤리적, 철학적 선택이기도 하다. '우리는 무엇을 먹는가?'에서 '우리는 어떻게 먹는가?' 그리고 궁극적으로 '우리는 무엇이 되고자 하는가?'라는 질문으로 확장되는 여정인 것이다.[24]

장내 미생물이 도대체 뭐길래?

"꾸르륵~ 꾸르르륵!" 점심 식사 후에 뱃속이 요동쳤다. 금방이라도 쏟아질 듯한 기세에 괄약근을 있는 힘껏 조였다. 아니, 거의 엉덩이 살로 항문을 막고 있었다는 표현이 더 합당할 것이다. 나는 조수석에 앉아서 모든 신경을 집중하고 절정 수축 상태로 버티고 있었다. 내보내려고 하는 횡문근과 막으려고 하는 가로무늬근의 팽팽한 대치 속에 나의 뇌는 조금씩 횡문근 편을 들고 있었다. 나의 조급한 마음과는 별개로 운전대를 잡고 계신 분은 주차를 위해 몇 번을 왔다 갔다 하셨다. 애써 웃으며 먼저 내려도 되냐고 물어보고는, 기모노를 입은 사람의 보폭으로, 축지법이 떠오르는 미칠 듯한 속도로, 엘리베이터를 향해 달려갔다. 지하 3층에서 식은땀을 흘리며 금방이라도 세상 밖으로 나오려는 녀석들을 달래 가며 버티고 있는데, 두 대의 엘리베이터는 7층과 9층에 가 있었다. "오~ 신이시여!" 나는 종교인이 아니지만, 진짜 나의 능력 밖의 위기 상황에서는 기댈 곳이 기도뿐이었다. 드디어 문이 열리고 나는 엘리베이터에 타자마자 무협지에 나오는 점혈법처럼 순식간에 버튼을 눌러 문을 닫고 다시 기도하는 마음으로 엘리베이터 손잡이에 의지해서 괄약근을 꽉 조였다. 나의 바람과는 반대로 지하 2층, 지하 1층, 1층, 2층, 3층까지 모든 층에서 엘리베이터가 멈추며 많은 사람이 타고 내렸다. 4층에 도착하자마자 나는 화장실로 달려가 일촉즉발의 상황에서 아슬아슬하게 로댕Auguste Rodin의 '생각하는 사람' 자세를 취할 수 있었다.

어린 시절 나는 자주 배가 아팠다. 그래서 부모님은 내가 아이스크림을 못 먹게 하셨다. 친구나 형, 누나가 맛있게 아이스크림을 먹고 있는 모습을 보면 속상해서 눈물이 맺힐 정도였다. 도저히 참을 수 없어서 몰래 아이스크림을 먹고 나면 어김없이 복통과 설사에 시달렸다. 요즘은 유산균 제품이나 대장 약도 쉽게 구할 수 있지만, 당시에는 지독한 냄새의 정로환만이 나의 복통을 잠재워 줬다. 정로환은 일본에서 러일전쟁 무렵에 개발해 오늘날까지 제조되는 지사제다. 염소똥처럼 생긴 알약을 손에 덜어 먹으면, 손을 씻어도 지독한 냄새가 남았다. 왜 나는 그렇게 자주 배가 아팠을까? 단순히 음식이 안 맞아서였을까? 아니면 그보다 더 중요한 원인이 있었을까? 그 답은 우리 몸속, 특히 장 속에 사는 보이지 않는 존재인 마이크로바이옴microbiome에 있다.

인체 내부에는 놀라운 생태계가 존재한다. 약 39조 개의 미생물이 인간의 장내에 서식하며, 이는 우리 몸의 세포 수와 비슷한 수준이다. 이러한 미생물 공동체, 즉 마이크로바이옴은 우리의 건강과 질병에 근본적인 영향을 미치는 핵심 요소이다. 최근의 과학적 연구들은 장내 미생물이 면역 기능에서부터 정신 건강, 노화 과정, 심지어 우리의 사고방식에까지 영향을 미친다는 사실을 밝혀내고 있다. 인류는 수만 년에 걸쳐 미생물과 함께 진화해 왔으며, 이들과의 공생 관계는 우리의 생존과 번영에 필수적이다. 건드리 박사가 《오래도록 젊음을 유지하고 건강하게 죽는 법》에서 설명했듯이, 우리는 독립적인 개체가 아니라 복잡한 생태계의 일부이다. 이 생태계에서 미생물은 우리에게 영양분을 제공하고, 병원체로부터 보호하며, 우리의 유전자 발현과 신경 기능에까지 영향을 미친다.[25]

마이크로바이옴은 다양한 미생물로 구성되어 있으며, 개인마다 그 구성이 독특하다. 퍼미쿠테스, 박테로이데테스, 프로테오박테리아proteobacteria, 액티노박테리아actinobacteria, 베루코마이크로비아verrucomicrobia가 주요 문phyla*으로, 이 중 퍼미쿠테스와 박테로이데테스가 대부분을 차지한다. 퍼미쿠테스와 박테로이데테스의 비율(F/B 비율)은 특히 중요한 지표로 여겨지는데, 비만, 대사 증후군, 염증성 장 질환과 같은 다양한 건강 상태와 연관되어 있기 때문이다.[26] 각각의 미생물들은 고유한 기능을 수행하는데, 예를 들어 비피도박테리움과 락토바실러스는 장벽 기능을 강화하고 병원성 세균 증식을 억제하는 역할을 한다.[27] 아커만시아 뮤시니필라akkermansia muciniphila는 장 점막 보호와 대사 건강 개선에 중요한 역할을 하며,[28] 파에칼리박테리움 프라우스니치faecalibacterium prausnitzii는 항염증 작용을 통

---

*   생물학적 분류 체계(역-계-문-강-목-과-속-종) 중 하나로, 비슷한 몸의 기본 구조나 발생 과정을 가진 생물들을 묶는 큰 분류군이다.

해 염증성 장 질환을 예방하는 데 도움이 된다.[29] 또한 장내 미생물은 중요한 대사 산물인 단쇄 지방산을 생성하기도 한다. 부티레이트butyrate*, 프로피오네이트propionate, 아세테이트acetate와 같은 단쇄 지방산은 장 상피 세포의 에너지원으로 작용하고, 염증을 조절하며, 면역 기능을 지원한다. 예를 들어 부티레이트는 장벽의 무결성을 유지해 장 누수를 방지하고, 조절 T 세포의 발달을 촉진함으로써 자가면역 질환을 예방한다.[30]

장내 미생물의 생태는 여러 요인에 의해 영향을 받는다. 음식물은 매우 중요한 요인으로 장내 미생물의 기질이자 에너지원으로 작용한다. 피터 아티아도 섬유질이 풍부한 식물성 식품이 건강한 마이크로바이옴을 지원한다고 강조했다. 섬유질은 장내 미생물에 의해 발효되어 단쇄 지방산을 생성하며, 이는 장 건강을 증진한다. 실제로 한 연구에서는 식이 섬유 섭취량이 높은 사람의 경우, 미생물 다양성이 더 풍부하고 염증 지표가 낮다는 것을 발견했다.[31] 여기서 우리가 주목해야 할 점은 섬유질의 총량보다 다양한 종류의 식이 섬유를 섭취하는 것이 장내 미생물 다양성 증진에 더 중요하다는 것이다. 미국 캘리포니아 의과대학의 연구에 따르면 30가지 이상의 다양한 식물성 식품을 섭취하는 사람은 10가지 이하를 섭취하는 사람보다 장내 미생물 다양성이 높았다.[32] 이는 각기 다른 식물성 식품이 서로 다른 유형의 섬유질과 폴리페놀을 함유하고 있어 다양한 미생

---

* 부티레이트는 부티르산이 염 또는 음이온의 형태일 때를 가리킨다. 체내에서는 주로 부티레이트 형태로 존재한다. 두 용어가 혼용되어 사용되는 경우가 많으나, 화학적 맥락에서는 '부티르산'을, 장내 미생물 맥락에서는 '부티레이트'를 주로 사용한다

물의 성장을 지원하기 때문이다. 예를 들어 수용성 섬유질인 귀리나 사과에 풍부한 펙틴~pectin~은 비피도박테리움의 성장을 촉진하고, 불용성 섬유질인 통곡물의 셀룰로스~cellulose~는 박테로이데테스 등의 유익균을 지원한다. 또한 저항성 전분을 포함하는 식힌 감자, 식힌 밥, 녹색 바나나 등은 로즈부리아~roseburia~, 유바테리움~eubacterium~과 같은 부티레이트 생산균의 성장을 촉진한다.[33,34]

저항성 전분은 조리된 전분성 식품이 냉각되면서 형성되는 특별한 유형의 전분으로, 갓 지은 따뜻한 밥보다 냉장고에서 한 번 식힌 밥에 더 많이 함유되어 있다. 이 과정을 '전분의 노화~retrogradation~' 또는 '베타화'라고 부르는데, 이는 전분 분자가 재배열되어 소화 효소에 저항하는 구조를 형성하기 때문이다. 이렇게 형성된 저항성 전분은 소장에서 소화되지 않고 대장까지 도달하여 유익한 장내 미생물의 먹이가 된다.[35] 연구에 따르면 식힌 흰 쌀밥은 따뜻한 상태일 때보다 혈당 지수~glycemic index, GI~*가 약 10퍼센트 낮았으며, 이는 체내 인슐린 반응의 감소로 이어졌다. 이러한 특성은 당뇨병 환자나 체중 관리가 필요한 사람에게 특히 유익할 수 있다. 식힌 후 다시 데운 밥도 저항성 전분 함량이 높게 유지되므로, 밥을 지은 후 냉장 보관했다가 먹기 전에 데워 먹는 간단한 식습관 변화만으로도 급격한 혈당 상승을 방지하고 장내 미생물의 건강을 지원할 수 있다. 이와 유사하게 감자, 파스타, 콩류 등의 전분성 식품도 식힌 후 섭취할 때 유사

---

* 음식을 먹은 후 혈당이 얼마나 빠르게 올라가는지를 나타내는 지표로, 포도당을 100으로 기준하여 동일한 양의 탄수화물을 섭취했을 때 2시간 동안 혈당이 올라가는 정도를 비교해서 0~100 사이의 숫자로 나타낸다. GI 55 이하는 저혈당 지수, 56~69는 중혈당 지수, 70 이상은 고혈당 지수 식품으로 분류한다.

한 이점을 제공한다.[36,37]

현대의 서구식 식단은 가공식품, 설탕, 정제된 탄수화물이 많고 섬유질이 부족하여 마이크로바이옴의 균형을 무너뜨릴 수 있다. 연구에 따르면 고지방, 고당 식품 섭취는 단 하루 만에도 장내 미생물 구성을 바꿀 수 있다.[38] 반면 폴리페놀이 풍부한 식품(베리류, 녹차, 다크 초콜릿)과 발효 식품(김치, 요구르트, 케피어)은 건강한 마이크로바이옴을 지원한다. 발효 식품은 프로바이오틱스를 직접 제공하며, 폴리페놀은 항산화 작용을 통해 유익균의 성장을 촉진한다.[39] 음식 외적 요인으로, 약물 사용은 마이크로바이옴에 심각한 영향을 미칠 수 있다. 빌 브라이슨은 항생제의 무분별한 사용이 미생물 다양성을 떨어뜨리고 잠재적으로 병원성 세균의 과도한 성장을 초래할 수 있다고 경고했다. 연구에 따르면 단일 항생제 치료 후 장내 미생물이 완전히 회복하는 데 최대 1년이 걸릴 수 있다고 한다.[40] 비스테로이드성 항염증제, 위산 분비를 현저하고 지속적으로 억제하는 약물의 일종인 양성자 펌프 억제제, 당뇨병 치료제로 쓰이는 메트포르민 등의 약물도 마이크로바이옴 구성에 영향을 미친다.[41,42] 스트레스와 수면 패턴도 장내 미생물에 영향을 미친다. 만성 스트레스는 코르티솔 수치를 높여 장 투과성을 늘리고 염증을 촉진할 수 있다.[43] 수면 장애도 일주기 리듬을 방해하여 마이크로바이옴 구성에 부정적인 영향을 미친다. 건드리 박사는 장내 미생물이 24시간 주기로 변화하며, 규칙적인 식사와 수면 패턴이 건강한 미생물 균형에 중요하다고 설명했다.

장내 미생물 불균형dysbiosis은 다양한 건강 문제와 연관되어 있다. 염증성 장 질환inflammatory bowel disease, 과민 대장 증후군, 셀리악병celiac disease과 같은 소화기 질환은 장내 미생물의 구성 변화와 관련이 있다. 예를 들어 염증성 장 질환 환자는 건강한 개인에 비해 파에칼리박테리움 프라우스니치 등의 항염증 박테리아 수가 적었고, 대장균 등의 잠재적 병원균이 더 많았다.[44,45] 비만, 제2형 당뇨병, 대사 증후군과 같은 대사성 질환도 장내 미생물 불균형과 연관되어 있다. 연구에 따르면 마른 사람과 비만인 사람 사이에는 장내 미생물 구성에 차이가 있으며, 비만일 경우 박테로이데테스가 감소하고 퍼미쿠테스가 증가하는 경향이 발견되었다. 또한 비만한 개인에게서 나온 장내 미생물을 무균 생쥐에 이식했을 때, 이 생쥐는 표준 식단을 먹고 있음에도 체중이 증가한 것으로 나타났다.[46,47]

마이크로바이옴과 면역 체계 사이의 관계는 특히 중요하다. 제나 마치오키는 장내 미생물이 면역 세포의 약 70퍼센트가 위치한 장 관련 림프 조직gut-associated lymphatic tissue과 상호작용하여 전신 면역에 영향을 미친다고 주장했다. 장내 미생물은 면역 세포의 발달과 기능을 조절하며, 항원 인식과 염증 반응에 영향을 미친다. 특정 미생물은 조절 T 세포의 분화를 촉진하여 염증을 억제하고 자가 면역 반응을 방지한다. 반면 미생물 다양성의 감소는 알레르기, 천식, 아토피 피부염과 같은 면역 매개 질환의 위험을 높인다.[48] 이는 "지나치게 깔끔하면 오히려 병에 잘 걸린다."라는 데이비드 스트라찬David P. Strachan 박사의 위생 가설hygiene hypothesis과 일치하며, 이 가설에 따르면 어린 시절에 미생물에 충분히 노출되지 않으면 면역 체계가 적절하게 발달하지 못하는 것으로 보인다.[49]

장내 미생물과 뇌 사이의 양방향 소통, 즉 '장-뇌 축'은 최근 연구의 핵심 주제로 떠올랐다. 도나 잭슨 나카자와Donna Jackson Nakazawa는 저서 《너무 놀라운 작은 뇌세포 이야기》에서 장내 미생물이 미주 신경을 통해 뇌와 직접 소통한다고 설명했다.[50] 장내 미생물은 세로토닌, 도파민, GABA와 같은 신경 전달 물질의 전구체를 생성하며, 이는 기분과 인지 기능에 영향을 미친다. 장내 미생물은 미세 아교 세포의 활성화에도 영향을 준다. 미세 아교 세포는 뇌의 면역 세포로 시냅스 가지치기와 신경 회로 형성에 중요한 역할을 한다. 장내 미생물 불균형은 미세 아교 세포의 기능 이상을 초래하여 신경 염증을 불러올 수 있고, 이는 우울증, 불안, 자폐 스펙트럼 장애와 같은 정신 질환과 연관되어 보인다. 더 나아가 장내 미생물은 BDNF 등의 신경 영양 인자의 생성 조절에도 연관되어 기억력과 학습 능력에도 영향을 미친다고 한다.[51] 일부 연구에 따르면 특정 프로바이오틱스가 스트레스 반응을 감소하고 인지 기능을 개선할 수 있다는 증거도 있다.[52]

장내 미생물 생태계가 건강에 미치는 깊은 영향을 고려할 때, 이를 지원하고 회복해 주는 전략이 중요하다. 닐 바너드는 식물성 위주의 식단이 건강한 마이크로바이옴을 촉진한다고 주장하였는데, 식물성 식품은 섬유질과 폴리페놀이 풍부하여 유익균의 성장을 지원할 수 있다. 간헐적 단식도 장내 미생물 다양성에 도움이 된다. 피터 아티아는 식사 시간을 제한함으로써 장내 미생물이 '휴식'하고 회복할 수 있는 시간을 제공한다고 설명하였다. 이를 증명한 한 연구에서는 간헐적 단식이 장내 미생물 다양성을 증가하고, 염증을 감소하며, 대사 건강을 개선하는 효과를 보였다.[53] 프로바이오틱스와 프리바이오틱스는 장내 미생물을 지원하는 또 다른 전략이다. 프로바이오틱스는 살아 있는 유익균을 제공하고, 프리바이오틱스는 이러한 미생물의 성장을 촉진하는 영양분을 제공한다. 메타 분석에 따르면 특정 프로바이오틱스는 과민 대장 증후군 증상을 완화하고,[54] 항생제 관련 설사를 예방하며,[55] 특정 알레르기 질환을 개선하였다.[56] 하지만 스티븐 건드리와 제나 마치오키 모두 프로바이오틱스 보충제보다는 자연적인 발효 식품을 통한 섭취를 권장했다. 발효 식품은 다양한 미생물과 발효 과정에서 생성되는 여러 대사 산물을 제공한다. 최근 연구에 따르면 발효 식품을 정기적으로 섭취하면 장내 미생물 다양성이 증가하고 염증 지표가 감소한다고 한다. 현대적 생활 방식으로의 급격한 변화는 우리의 마이크로바이옴에 전례 없는 도전을 제시하고 있다. 우리는 제초제, 살충제, 항생제, 가공식품, 환경 오염 물질에 노출되어 있으며, 이들은 모두 장내 미생물에 부정적인 영향을 미칠 수 있다. 이에 따라 스티븐 건드리는 현대의 환경적 도전에 대응하기 위해 의도적으로 미생물 다양성을 증진하려는 노력이 필요하다고 주장했다.[57]

 장내 미생물에 관한 연구는 의학적 접근 방식의 패러다임 전환을 이끌고 있다. 전통적인 항생제 치료부터 맞춤형 미생물 기반 요법에 이르기까지, 미래의 의학은 마이크로바이옴을 고려한 통합적인 접근 방식을 취할 것이다. 예를 들어 분변 미생물 이식fecal microbiota transplantation은 이미 클로스트리듐 디피실균 감염clostridioides difficile infection* 치료에 효과적인 것으로 입증되었으며, 다른 질환에 대한 잠재적 응용이 연구 중이다. 더 넓은 철학적 관점에서 마이크로바이옴에 관한 이해는 인간의 정체성과 건강에 대한 우리의 개념을 재정의한다. 앞서 언급했듯이 프레드 프로벤자는 우리가 독립적인 존재가 아니라 미생물과 함께 진화한 생태계의 일부임을 인식하는 것이 중요하다고 강조한다. 이러한 시각은 개인 중심의 의학에서 생태학적 접근으로의 전환을 의미한다.[58]

장내 미생물 생태계는 단순히 소화 보조만 의미하는 것이 아니라, 우리 '건강과 웰빙'의 중심에 있다. 다양한 식단, 규칙적인 생활습관, 스트레스 관리, 그리고 자연과의 연결을 통해 우리는 몸속 미생물 '정원'을 효과적으로 가꿀 수 있다. 이러한 통합적 접근은 면역력 강화, 염증 감소, 정신 건강 개선, 그리고 궁극적으로 건강한 노화와 더 나은 삶의 질로 이어질 수 있다.

---

* 클로스트리듐 디피실균이 장에서 과도하게 증식하여 발생하는 감염성 장염이다. 항생제를 장기간 사용하면 장내 미생물 균형이 깨지면서 항생제에 저항성을 가진 클로스트리듐 디피실균이 급격히 증식하게 되고, 이 균이 만드는 독소가 장벽에 손상을 주어 설사, 복통, 발열 등을 일으키고, 심한 경우 생명을 위협하는 독성 거대 결장이나 장천공을 유발할 수 있다.

건강한 삶을 위한 영양 가이드

나는 보디빌딩 시합을 나가던 시절 제한된 정보와 개인적 욕심으로 인해 스스로 인체에 무리한 영향을 끼친 적이 있다. 운동 중 '핑~ 도는 듯한 현기증'을 여러 번 느꼈고, 병원에서 혈액 검사를 해 보니 내 덩치와 어울리지 않게 어린아이의 정상치보다 낮은 적혈구 수치가 나왔다. 이런 증상은 시합이 끝나고 참았던 식욕을 채우고 나서야 정상으로 돌아오곤 했다. 혹시 다이어트를 위해서 탄수화물과 지방 섭취를 제한하면서 고단백 식단으로 운동을 병행하고 있는 독자라면 이 이야기에 주목하길 바란다. 영양소의 균형이 생존에 얼마나 중요한지는 일명 '토끼 기아'라고 불리는 단백질 중독 증상을 통해 알 수 있다. 이해를 돕기 위해 가상의 두 사냥꾼에게 일어나는 현상을 과학적 근거를 통해 설명해 보겠다.

1890년 가을, 사냥꾼 형제 착호와 갑사는 강원도의 깊은 숲으로 들어갔다. 경험 많은 사냥꾼이었던 그들은 겨울이 오기 전에 오두막을 지었고, 5개월 동안의 고립된 생활을 위한 준비를 마쳤다. 착호는 건장한 체격으로 약 90킬로그램, 갑사는 다소 마른 편으로 68킬로그램이었다. 그해 겨울은 기록적인 한파가 닥쳤다. 평균 기온이 영하 20도까지 떨어졌고, 그들은 폭설에 고립되었다. 11월 말, 그들의 식량 저장고가 예상보다 빠르게 줄어들었다. "갑사, 이 추위 속에선 큰 사냥감이 움직이지 않을 거야. 내일부터는 토끼 덫에 집중하도록 하자." 다행히 눈토끼는 풍부했다. 그들은 매일 4~5마리의 토끼를 잡았고, 이것이 그들의 주요 식량이 되었다.

미국 농무부의 영양 데이터베이스에 따르면 야생 토끼 고기의 지방 함량은 100그램당 약 3.5그램에 불과하다. 반면 단백질 함량은 33그램에 달한다. 에너지 비율로 보면 총 칼로리의 약 15퍼센트만이 지방에서 오며, 나머지 85퍼센트는 단백질에서 온다.[59] 인체의 최적 영양 균형을 위해서는 총 칼로리의 20~35퍼센트가 지방에서 와야 한다는 현대 영양학적 권고와 큰 차이가 있는 셈이다.[60] 첫 2주가 지날 무렵 두 형제는 이상한 변화를 느꼈다. 음식은 충분했다. 때로는 네 끼까지 토끼 고기를 먹었다. 그런데도 배고픔을 느꼈다. 둘 다 허리띠를 두 칸이나 줄였다. 현대 의학에서는 이 현상을 토끼 기아 rabbit starvation 또는 단백질 중독 protein poisoning이라고 부른다. 장기간에 걸친 고단백 식이는 중대한 대사 문제를 만든다. 간은 과잉 아미노산을 처리하기 위해 과부하 상태가 되고, 이 과정에서 생성되는 질소 폐기물인 요소가 신장에 부담을 준다.[61]

1월에 접어들자 형제의 상태는 눈에 띄게 악화되었다. 착호는 두통, 메스꺼움, 어지러움을 호소했다. 허리는 계속 줄어들고, 얼굴은 핼쑥해져 눈 밑이 움푹 파였다. 하루에 2~3마리의 토끼를 먹는데도 계속 허기가 졌다. 비록 그들은 몰랐지만, 그들이 경험한 것은 필수 지방산 결핍과 지용성 비타민인 A, D, E, K 부족 현상이었다. 지방이 거의 없는 토끼 고기만으로는 이러한 필수 영양소를 충분히 공급받을 수 없었다. 또한 과도한 단백질 대사는 체내 산성화를 초래하고, 이를 중화하기 위해 뼈에서 칼슘이 빠져나온다. 두통과 근육통은 이러한 전해질 불균형의 징후일 수 있다.

1월 말, 착호의 상태가 위급해졌다. 입술이 갈라지고 잇몸에서 피가 났다. 이는 비타민 C 결핍으로 인한 괴혈병scorbut, 비타민 A 결핍, 그리고 필수 지방산 결핍의 복합적 징후였다.[62, 63] 토끼 고기는 비타민 C가 매우 적고, 지방이 거의 없어 지용성 비타민의 흡수도 제한적이기 때문이다. 2월 말, 착호는 사망했다. 사망 당시 원래 90킬로그램이었던 착호의 체중은 65킬로그램까지 빠져 있었다. 인체는 성인 기준 하루에 최소 50~70그램의 지방이 필요하며, 이는 총 칼로리의 20~35퍼센트에 해당한다. 토끼 고기만으로 2000킬로칼로리를 섭취한다면, 지방 섭취량은 약 23그램에 불과하다. 3월 셋째 주, 갑사도 사망했다.

4월 중순에 접어 봄이 되었을 때 다른 사냥꾼들이 형제의 오두막을 발견했다. 오두막에는 여전히 말린 토끼 고기가 많이 남아있었지만, 다른 식량은 거의 없었다. 한쪽 벽에는 칼로 글이 새겨져 있었다. "우리는 배불리 먹었지만, 몸은 굶주렸다." 미 육군 생존 매뉴얼에는 "생존 상황에서는 다양한 영양소 섭취가 필수적이며, 단백질,

지방, 탄수화물의 균형을 맞추어야 한다."라고 명시되어 있다. 착호와 갑사 형제의 비극적인 이야기는 생존에 중요한 것이 무엇인지 상기해 준다. 중요한 것은 식량의 양이 아니라 영양소의 균형이라는 점이다. 토끼 기아는 20세기 초 북미에서 실제로 종종 발생했던 일이다.[64]

우리는 날마다 음식을 먹지만, 그것이 곧 우리 몸의 미래를 결정한다는 사실을 종종 간과한다. 빌 브라이슨이 저서에서 표현했듯이, 우리 몸은 '우주보다도 더 복잡한 세계'다. 그 우주를 구성하는 연료가 바로 음식이라면, 우리는 지금 어떤 연료를 넣고 있는지 깊이 생각해 봐야 한다. 건강한 영양의 핵심은 단일 영양소의 '최적화'보다 전체적인 '균형'에 있다. 리 골드먼Lee Goldman이 저서 《진화의 배신》에서 언급한 과유불급의 원칙은 영양학에서도 중요하게 적용된다. 예를 들어 단백질은 필수적인 영양소이지만, 과도한 섭취는 신장에 부담을 주고 대사 스트레스를 높일 수 있다.[65] 이런 관점에서 볼 때 장수 지역으로 알려진 블루 존의 주민이 특정 영양소를 극대화하기보다 다양한 식품을 균형 있게 섭취하는 특징을 보인다는 연구 결과는 시사하는 바가 크다. 20세기 초 북미에서 사냥꾼들이 겪은 토끼 기아 현상은 단백질만으로는 생존할 수 없으며, 지방과 탄수화물이라는 다른 주요 영양소와의 균형이 필수적이라는 점을 생생하게 보여 준다.

그런데 단백질 섭취와 관련하여 최근의 연구들은 기존의 영양소 권장량보다 더 높은 수준의 섭취가 다양한 건강상 이점을 제공할 수 있다고 제시한다. 국제스포츠영양학회International Society of Sports Nutrition,

~~ISSN~~에 따르면 운동하는 성인의 경우 체중 1킬로그램당 하루 1.4~2.0그램의 단백질 섭취가 건강한 체중 관리와 근육량 유지에 도움이 될 수 있으며, 이는 WHO의 권장량인 체중 1킬로그램당 하루 0.8그램보다 상당히 높은 수준이다. 특히 저항성 운동 전후에 단백질을 섭취하면 근육 단백질 합성에 시너지 효과가 나타날 수 있는데, 연구에 따르면 보디빌더처럼 근육 증가를 목적으로 저항성 운동을 하는 사람의 경우 체중 1킬로그램당 약 3.0그램보다 높은 단백질 섭취량이 더 효율적이라고 한다.[66] 그러나 골드먼의 원칙을 적용하면 단백질 역시 과유불급이 될 수 있음을 인식해야 한다. 특히 이미 신장 질환이 있는 사람에게는 고단백 식단이 해로울 수 있다.

단백질은 단순히 섭취량만을 따져서는 안 될 복잡하고 정교한 영양소다. 많은 사람이 하루에 얼마나 많은 단백질을 섭취해야 할지 고민하지만, 이는 복잡한 교향곡을 그저 볼륨의 크기로만 평가하는 것과 같다. 실제로 단백질 영양학은 훨씬 더 정교하고 매혹적인 세계를 형성하고 있다. 단백질은 우리 몸의 구조적 기반을 형성하고, 효소와 호르몬으로 기능하며, 면역 체계를 지원한다. 그 중심에는 기본 구성 요소인 아미노산, 특히 필수 아미노산이 있다. 인체는 20개의 서로 다른 아미노산을 사용하여 모든 단백질을 구성하는데, 이 중 9개가 '필수'로 분류된다. 류신, 이소류신, 발린, 라이신lysine, 메티오닌methionine, 페닐알라닌phenylalanine, 트레오닌threonine, 트립토판tryptophan, 히스티딘histidine이 바로 그것으로, 우리 몸이 스스로 합성할 수 없어 반드시 음식을 통해 섭취해야 한다.

아르기닌은 정상적인 상황에서 우리 몸이 스스로 만들 수 있기에, 필수 아미노산으로 구분되진 않는다. 하지만 성장기, 상처 회복, 질병, 큰 스트레스 상황에서는 외부 섭취가 필요할 수 있다. 아르기닌은 단백질 합성에 필요한 질소를 공급하는 역할을 한다. 단백질은 질소를 포함하는 구조로 되어 있기 때문에 질소 대사가 활발해야 근육 생성이 원활하게 이루어진다. 또한 산화질소의 전구체로 작용해 혈관을 확장하고, 이를 통해 근육에 산소와 영양분 공급이 증가한다. 이 과정은 근육 회복과 성장을 돕는 데 중요한 역할을 한다. 아르기닌은 성장 호르몬 분비를 자극하기도 한다. 성장 호르몬은 단백질 합성과 근육 성장에 강력한 촉진 역할을 하며, 이러한 이유로 약국에서는 피로 회복과 근육 성장에 도움을 준다며 아르기닌 제품을 판매하고 있다.

필수 아미노산 중에서도 류신은 특별한 위치를 차지한다. 앞서 언급했지만, 류신은 mTORC1이라는 세포 내 신호 전달 경로를 활성화하여 근육 단백질 합성의 스위치를 켜는 역할을 한다. 연구에 따르면 식사당 약 2.5~3.0그램의 류신 섭취가 이 효과를 촉발하는 데 필요한 임곗값으로 알려져 있다.[67]

단백질 품질은 여러 요소에 의해 결정된다. 아미노산 완전성(모든 필수 아미노산을 충분한 양으로 포함하고 있는가?), 소화율(얼마나 효율적으로 소화되고 흡수되는가?), 생체 이용률(흡수된 아미노산이 신체 단백질 합성에 얼마나 효과적으로 활용되는가?) 등이 중요한 기준이 된다. 이런 관점에서 볼 때 동물성 단백질(육류, 생선, 달걀, 유제품)은 일반적으로 가장 높은 품질을 제공한다. 특히 유청 단백질은 빠른 소화와 높은 류신 함량(100그램당 약 10~11그램)을 보여 근육 단백질 합성을 촉진하는 데 탁월하다.[68]

그렇다고 식물성 단백질이 열등하다는 의미는 아니다. 물론 일부 식물성 단백질은 특정 아미노산이 제한적이라는 한계가 있다. 예를 들어 대두(콩) 단백질은 모든 필수 아미노산을 포함하는 완전 단백질이지만, 메티오닌 함량이 다소 낮다. 쌀 단백질은 메티오닌이 풍부하지만, 라이신이 제한적이다. 따라서 식물성 단백질로 모든 필수 아미노산을 충족하려면 다양한 식물성 단백질 공급원(대두, 곡물, 견과류, 씨앗)을 조합하여 섭취하는 것이 중요하다. 예를 들어 쌀과 콩의 전통적인 조합은 서로의 제한적인 아미노산을 보완하여 완전한 단백질 공급원을 형성한다. 대표적으로 렌틸콩 스튜와 현미(콩류와 곡물 조합), 아몬드와 치아시드를 토핑한 오트밀(견과류와 씨앗 조합), 다양한 채소와 두부의 조합 등이 효과적이다. 또한 식물성 식단을 따르는 사람은 일반적으로 권장량보다 약 10퍼센트 더 많은 단백질을 섭취해야 소화율과 생체 이용률 차이를 보완할 수 있다.[69]

단백질을 얼마나 충분히 섭취하느냐만큼 하루 식단 중 얼마나 균등하게 섭취하느냐도 중요하다. 연구에 따르면 3~5시간마다 20~40그램의 고품질 단백질(2.5~3.0그램의 류신 포함)을 섭취하는 것이 근육 단백질 합성을 최적화하는 데 가장 효과적이라고 한다. 아침 식사는 밤새 금식 후 단백질 합성을 재개하기 위해, 운동 전후의 단백질 보충은 근육 회복과 성장을 극대화하기 위해, 그리고 취침 전에는 카제인처럼 느리게 소화되는 단백질을 섭취하는 것이 밤 동안의 단백질 합성을 지원하기 위해 중요하다. 나이가 들면 근육은 단백질과 아미노산에 대한 반응이 둔화되는 동화 저항성 anabolic resistance 상태로 변한다. 이것이 바로 50세 이후에 근육 손실이 가속화되는 주요 이유다. 이러한 상태를 극복하기 위해서는 단백질을 요구량에 맞게 섭취하여 끼니마다 약 3그램의 류신을 확보해야 하며, 저항성 운동을 통해 근육의 아미노산 민감성을 높이는 것이 중요하다.[70]

단백질 보충제는 편리하고 효과적일 수 있지만, 꼭 필요한 것은 아니다. 다만 시간이 부족할 때나 운동 후 빠른 회복을 위해, 혹은 운동선수나 노인처럼 단백질 요구량이 높은 경우에는 유용하게 활용할 수 있다. 또한 식물성 식단을 따를 때 부족할 수 있는 전체 아미노산 프로필을 보완하는 데도 도움이 될 수 있다.

보충제로 가장 널리 사용되는 유청 단백질은 우유 단백질의 일부로, 빠른 소화와 높은 류신 함량으로 근육 단백질 합성을 효과적으로 촉진한다. 유청 단백질은 제조 공정에 따라 여러 형태로 존재한다. WPC~whey protein concentrate~는 단백질 함량이 약 70~80퍼센트로, 지방과 유당이 일부 포함되어 있다. WPI~whey protein isolate~는 더 정제된 형태로 단백질 함량이 90퍼센트 이상이며 지방과 유당이 거의 없어 소화가 더 용이하다. WPH~whey protein hydrolysate~는 단백질이 이미 일부 가수 분해* 되어 있어 흡수 속도가 가장 빠르다. 특히 WPH-H~whey protein highly hydrolyzed~는 알레르기 반응을 줄일 수 있어 민감한 소화 시스템을 가진 사람에게 적합하며, 분유나 아기용 식품에도 자주 사용된다. 소화나 흡수 차이 외에 섭취한 단백질이 체내에 얼마큼 보존되어 사용되는지를 나타내는 단백질 생물가~biological value, BV~나 체내

---

*   물을 이용하여 큰 분자를 작은 분자로 분해하는 화학 반응이다. 구체적으로는 물 분자(H-OH)가 끊어져 수소(H)가 한쪽에, 수산기(OH)는 다른 쪽 조각에 붙으면서 원래 결합이 끊어진다. 생체 내에서는 소화 과정이 대표적인 예로, 단백질이 아미노산으로, 탄수화물이 포도당으로, 지방이 지방산과 글리세롤로 분해되는 모든 과정이 가수 분해다.

단백질 흡수 스코어protein digestibility corrected amino acids score, PDCAAS 등의 지표에서는 유청 단백질 모두가 높은 점수를 보인다.

카제인은 유청과 함께 우유에서 발견되는 주요 단백질로, 위에서 젤 형태로 응고되어 소화 속도가 상대적으로 느리다. 이로 인해 혈중 아미노산 수준을 6~8시간 정도 장기간 유지하는 특성이 있어, 취침 전이나 장시간의 식사 간격 동안 단백질 공급을 지속하기에 이상적이다.

식물성 단백질 보충제는 대두, 완두콩, 쌀, 호박씨 등 다양한 식물 원료에서 추출된다. 대두 단백질은 완전한 단백질로서 모든 필수 아미노산을 포함하고 있지만, 메티오닌 함량이 다소 낮아, 이를 보충한 제품이 주로 사용된다. 또한 분리 대두 단백soy protein isolate은 대두에서 단백질을 분리해 농축한 제품으로, 90퍼센트 이상의 높은 단백질 함량을 보유하고 있다. 완두콩 단백질 보충제는 소화성이 좋고 알레르기 반응이 적다는 특징이 있어 유제품에 민감한 사람들에게 좋은 대안이 된다.

이 외에도 분지쇄 아미노산만을 포함한 제품이나 9가지 필수 아미노산을 모두 포함하는 제품도 있다. 하지만 앞서 언급했듯, 분지쇄 아미노산만으로는 근육 단백질 합성 효율이 떨어질 수 있으며, 균형 잡힌 필수 아미노산 조합이 근육 단백질 합성에 있어서 더 우수한 효과를 보인다.

단백질 보충제를 선택할 때는 개인의 목표, 알레르기 여부, 소화 특성, 식이 제한을 종합적으로 고려해야 한다. 운동 직후에는 빠른 흡수를 위해 유청 단백질이나 필수 아미노산 보충제가 적합하며, 취침 전에는 느린 소화 속도를 가진 카제인이 더 효과적일 수 있다. 유제품 알레르기가 있거나 채식주의 식단을 따르는 경우라면 대두, 완두콩, 쌀 단백질을 혼합한 식물성 보충제가 좋은 대안이 될 수 있다. 단백질 보충제의 품질과 순도 역시 중요한 선택 기준이다. 제3자 테스트를 통과했거나 USP 검증*, NSF 인증** 등 품질 인증을 받은 제품을 선택하는 것이 안전하다. 또한 불필요한 첨가물, 충전제, 인공 감미료가 적게 들어간 제품을 고르는 것도 현명한 방법이다.

단백질 보충제는 특정 상황과 목표에 따라 유용한 영양 도구가 될 수 있지만, 모든 사람에게 필수적인 것은 아니다. 균형 잡힌 식단을 통해 충분한 단백질을 섭취하는 것이 최우선이며, 보충제는 그 이름처럼 식단을 '보충'하는 역할을 해야 한다. 현대 과학은 다양한 형태의 단백질 보충제가 각각 고유한 특성과 이점을 가지고 있음을 보여 주며, 자신의 건강 목표와 생활 방식에 맞는 보충제를 선택할 때 이러한 과학적 지식을 활용할 수 있다. 다만 양질의 식품에서 얻는 영양소의 다양성을 단백질 보충제가 대체할 수 없다는 점은 항상 명심해야 한다.

단백질에 관한 몇 가지 일반적인 오해도 살펴볼 필요가 있다. 첫

---

* 미국 약전(United States Pharmacopeia). 미국의 비영리 독립 기관으로, 의약품과 건강 보조 식품의 품질 기준을 설정하고 인증하는 단체이다. 1820년에 설립되었으며, 의약품의 순도, 강도, 성분, 품질에 관한 표준을 제정한다. USP 검증을 받은 제품은 라벨에 표시된 성분이 정확히 들어있고, 유해한 오염 물질이 없으며, 제조 과정이 위생적이고 안전하다는 것을 보증한다.

** 미국 위생협회(National Sanitation Foundation). 미국의 독립적인 제3자 인증 기관으로 공중 보건과 환경 보호를 위해 제품의 안정성과 품질을 검증하는 단체이다. 1944년에 설립되어 식품, 의약품, 건강 보조 식품, 가전제품 등 다양한 분야의 위생·안전 표준을 개발하고 인증한다. NSF 인증을 받은 제품은 금지 약물이 포함되어 있지 않고, 라벨 표시가 정확함을 보증한다.

째, 고단백 식단이 신장에 해롭다는 우려가 있다. 그러나 건강한 신장을 가진 사람에게 높은 단백질 섭취가 신장 기능에 부정적인 영향을 준다는 근거는 없다. 다만 이미 신장 질환을 앓고 있는 사람은 의사와 상담하여 단백질 섭취를 조절해야 한다.[71] 둘째, 동물성 단백질이 심장 건강에 해롭다는 인식이 있다. 그러나 소시지, 베이컨과 같은 가공육을 제외하면, 가공하지 않은 붉은 고기와 심혈관 질환 사이의 연관성은 약한 것으로 보고되었다. 특히 생선, 가금류, 저지방 유제품 등 담백한 동물성 단백질은 오히려 심장 건강에 도움이 될 수 있다.[72] 셋째, 단백질이 뼈 건강에 해롭다는 오해도 있었다. 초기 연구에서는 고단백 식단으로 인해 칼슘 배설이 증가한다고 지적했지만, 최근 연구에 따르면 적절한 칼슘 섭취와 함께 높은 단백질을 섭취할 경우 오히려 뼈 건강에 긍정적인 효과를 줄 수 있다는 사실이 밝혀졌다. 특히 노인의 경우 충분한 단백질 섭취가 근육을 강화하고, 낙상 위험을 줄이며, 뼈 건강을 지원하는 데 중요한 역할을 할 수 있다.[73]

일상생활에서 단백질과 필수 아미노산 섭취를 최적화하기 위한 실용적인 전략이 있다. 먼저 그릭 요구르트(100그램당 약 10그램의 단백질)나 달걀(1개에 약 6그램의 단백질), 견과류 한 줌(약 6그램의 단백질), 치즈 조각(30그램에 약 7그램의 단백질) 등을 간식으로 활용하여 단백질 섭취를 자연스럽게 늘리는 것이다. 또한 끼니마다 약 20~30그램의 단백질을 공급하는 식단을 구성하거나, 운동 전후 1시간 이내에 단백질을 보충하는 것도 근육 회복과 성장에 효과적이다. 이때 단백질 대사와 아미노산 운반을 원활하게 하기 위해 충분한 수분을 섭취해야 하며, 탄수화물과 건강한 지방을 함께 섭취하는 것도 단백질의 효율적인 활용을 돕는 데 중요한 역할을 한다.

　단백질과 필수 아미노산을 섭취하는 데는 보편적인 공식이 따로 없다. 인간이 각기 다른 삶의 조건과 신념 속에서 살아가듯, 최적의 단백질 전략도 나이, 활동성, 건강 목표, 윤리적 선택에 따라 달라진다. 그러나 다양성 속에도 일정한 구조는 존재한다. 충분한 양의 고품질 단백질을 하루에 걸쳐 고르게 섭취하고, 모든 필수 아미노산(특히 류신)을 포함하며, 단백질 섭취와 저항성 운동을 결합할 때, 단백질은 가장 큰 효율을 발휘한다. 단백질에 관한 진정한 이해는 '얼마나 많이'를 넘어 '어떻게, 무엇을, 언제' 섭취하는지를 숙고하는 데 있다. 이 과정은 몸과 물질 그리고 시간 사이의 관계를 섬세하게 조율하는 일이다. 우리는 단백질을 통해 생리적 필요를 충족하는 동시에 생명 유지를 둘러싼 보다 깊은 질서와 마주한다. 이것이 단백질을 둘러싼 지혜의 본질이다.

　지방에 대한 인식 또한 재평가가 필요하다. 20세기 중반부터 포화 지방*이 심혈관 질환의 주범으로 지목되어 왔다. 그 이론의 핵심은 단순하다. 포화 지방을 섭취하면 혈중 LDL이 상승하고, 이는 동맥 경화를 일으켜 심장병 위험을 높인다는 것이다. 이 논리는 수십 년간 식품 정책과 대중 식습관에 큰 영향을 미쳤고, '버터 대신 마가린', '살코기 위주의 저지방 식단' 등의 권고가 일상화되었다. 그러나 최근 들어 이 단순한 인과관계에 균열이 생기고 있다. 현대 영양

---

*　분자 구조가 수소로 완전히 채워진(포화된) 지방이다. 일반적으로 상온에서 고체 상태이며, 주로 육류, 버터, 야자유 등에 들어 있다. 과도하게 섭취하면 LDL을 늘려 심혈관 질환 위험을 높일 수 있다.

학은 콜레스테롤이라는 지표를 더욱 정밀하게 바라보기 시작했다. LDL 콜레스테롤 총량만으로는 위험성을 설명할 수 없으며, LDL 입자의 크기와 산화 여부, 나아가 그것이 작동하는 염증 환경이 더 중요하다는 사실이 밝혀졌다. 예를 들어 작은 입자형 LDL은 산화되기 쉽고 혈관 벽에 들러붙을 가능성이 높은 반면, 큰 입자형 LDL은 비교적 무해하다고 한다. 이러한 차원에서 보면 포화 지방이 LDL 수치를 약간 높일 수는 있어도, 그 자체로 심혈관 질환의 주된 원인이라고 단정하기는 어렵다.[74]

더 나아가 연구자들은 심혈관 건강의 핵심 요인이 단지 혈중 지질이 아니라 전신 염증이라는 데 주목하고 있다. 포화 지방 섭취가 만성 염증을 유발할 수 있다는 주장도 있으나, 이는 주로 트랜스 지방, 정제 탄수화물, 과도한 칼로리 섭취 등과 함께할 때 나타나는 문제다. 반면 균형 잡힌 식단에서 포화 지방을 섭취할 경우 염증 표지자인 CRP 수치나 인슐린 민감성에 큰 영향을 주지 않는다는 연구도 적지 않다. 포화 지방이 건강에 미치는 영향은 포화 지방 그 자체보다 섭취하는 음식의 형태와 깊은 관련이 있다. 가공육이나 트랜스 지방이 포함된 패스트푸드 등에서는 포화 지방이 문제를 일으킬 수 있지만, 발효 유제품이나 코코넛 등의 전체 식품 whole food*에서는 전혀 다른 결과가 나타난다. 예를 들어 치즈와 요구르트에 포함된 포화 지방은 오히려 심혈관 건강에 긍정적인 영향을 미칠 수 있다는 연구들이 발표되고 있다. 이는 음식이 지닌 복합적인 생리 작용, 즉

---

* 가공을 최소한으로 하거나 전혀 하지 않은 자연 그대로의 식품을 말한다. 예를 들어 사과 그 자체는 전체 식품이지만 사과 주스는 가공식품이다.

식품 매트릭스food matrix의 중요성을 보여 준다.75

포화 지방 자체보다 중요한 것은 그 대체 물질이 무엇이냐는 점이다. 만약 포화 지방을 줄이는 대신 트랜스 지방, 정제된 탄수화물, 설탕 등을 늘린다면 건강 효과는 거의 없거나 오히려 해로울 수 있다. 반면 포화 지방을 불포화 지방*으로 대체할 경우 심혈관 질환의 위험을 실질적으로 낮출 수 있다는 사실이 여러 대규모 역학 연구에서 확인된 바 있다. 뉴잉글랜드 의학 저널에 발표된 연구에 따르면 트랜스 지방 섭취는 관상 동맥 심장 질환이나 심장을 원인으로 하는 돌연사 그리고 당뇨병과 관련이 있다고 한다. 반면 올리브유와 같은 단일 불포화 지방이나 오메가-3 지방산은 심장 건강, 염증 완화, 인지 기능 향상에 도움을 준다. 연구에 따르면 지중해식 식단에 따라 올리브유와 견과류를 섭취하면 저지방 식단을 따르는 것보다 심장병 위험을 30퍼센트 감소할 수 있다고 한다.76

이렇듯 지방의 섭취량뿐만 아니라 그 구성과 균형도 건강에 큰 영향을 미친다. 특히 필수 지방산으로 분류되는 오메가-6와 오메가-3 지방산은 건강한 식단에서 핵심적 요소로 간주된다. 이 두 지방산 계열은 체내에서 합성되지 않아 반드시 식품을 통해 섭취해야 하며, 체내 다양한 생리학적 과정에서 중요한 역할을 한다. 그러나 오늘날 식이 패턴의 변화로 이 두 지방산의 균형이 크게 왜곡되었으며, 이것이

---

*   분자 구조에 하나 이상의 이중 결합이 있어 수소로 완전히 채워지지 않은(불포화된) 지방이다. 일반적으로 상온에서 액체 상태이며, 주로 식물성 기름(올리브유, 대두유), 생선, 견과류, 아보카도 등에 들어 있다. 이중 결합의 개수에 따라 단일 불포화 지방(1개)과 다가 불포화 지방(2개 이상)으로 나뉜다. 일반적으로 포화 지방보다 건강에 유익한 것으로 알려져 있으며, LDL을 줄이고, 심혈관 건강에 도움을 준다.

여러 만성 질환의 증가와 관련이 있다는 증거가 축적되고 있다.

　인류 진화의 관점에서 보면 우리의 유전적 구성은 수렵·채집 시대의 식이 패턴에 최적화되어 있다. 고고학적 증거와 현대의 수렵·채집 사회를 연구한 바에 따르면, 인류 역사의 대부분 동안 오메가-6와 오메가-3 지방산의 섭취 비율은 약 1:1에서 4:1 사이였다. 이 균형은 다양한 식물성 식품과 야생 동물 고기 그리고 어류의 섭취를 통해 자연스럽게 유지되었다.[77] 그러나 농업 혁명과 산업화 이후 인류의 식이 패턴은 근본적으로 바뀌게 되었다. 현대 서구식 식단에서 오메가-6와 오메가-3의 비율은 10:1에서, 많게는 20:1까지 치솟았다. 이는 인류 역사상 극히 최근에 일어난 변화로, 우리의 생리학적 시스템이 이에 충분히 적응할 시간이 없었다는 점이 중요하다. 이러한 불균형의 주요 원인은 식품 가공 기술의 발전으로 인한 옥수수유, 대두유, 해바라기유, 면실유와 같은 오메가-6가 풍부한 식물성 기름의 생산과 소비의 급격한 증가이다. 이러한 기름 들은 가공식품 제조에 광범위하게 사용되며, 가정에서의 조리에도 일반적으로 사용된다. 또한 현대 축산업에서는 가축에게 주로 곡물 기반 사료를 먹이는데, 이는 가축의 지방 조성에 영향을 미친다. 목초지에서 자유롭게 풀을 먹고 자란 동물에 비해 곡물 사료로 키운 가축의 고기와 유제품은 오메가-6 함량이 높고 오메가-3 함량이 낮다.[78]

　오메가-6와 오메가-3 지방산은 체내에서 서로 다른 생리학적 효과를 일으킨다. 오메가-6 지방산, 특히 아라키돈산에서 유래된 에이코사노이드eicosanoid는 대체로 염증을 촉진하는 경향이 있는 반면, 오메가-3 지방산에서 유래된 에이코사노이드는 항염증 효과를 지닌다. 연구에 따르면 식이 지방산의 구성은 유전자 발현에 영향을 미쳐 염증성 사이토카인의 생산을 조절한다. 오메가-3 지방산은 염증성 사이토카인을 억제하고 항염증 사이토카인을 촉진하는 반면, 오메가-6 지방산을 과도하게 섭취하면 염증성 반응이 증가할 수 있다. 이러한 차이로 인해 두 지방산 계열 간의 불균형은 다양한 병리학적 상태와 관련될 수 있다.[79,80]

오메가-6와 오메가-3 지방산의 균형을 개선하기 위해서는 오메가-3가 풍부한 연어, 고등어, 청어, 정어리, 참치 등의 생선류와 아마씨, 치아씨, 호두, 새싹 채소 등의 ALA가 풍부한 식품 섭취를 늘려야 한다. 비록 ALA는 체내에서 EPA와 DHA로 전환되는 비율이 낮지만, 채식주의자에게는 중요한 오메가-3 공급원이라 할 수 있다. 또한 옥수수유나 대두유, 해바라기유, 면실유처럼 오메가-6가 풍부한 기름 사용을 제한하고, 올리브유나 아보카도유, 야자유처럼 올레산(oleic acid)*이나 포화 지방이 풍부한 기름으로 대체하는 것이 바람직하다. 올리브유는 소량의 오메가-6를 포함하지만, 주성분은 단일 불포화 지방(올레산)이기 때문에 항염 특성이 뛰어나다. 게다가 엑스트라 버진 올리브유는 폴리페놀, 항산화 물질, 스콸렌(squalene)** 등의 생

---

* 단일 불포화 지방산의 대표적인 종류로, 분자구조에서 9번째 탄소에 이중 결합이 위치하여 오메가-9 지방산에 속한다. 주로 올리브유, 아보카도, 견과류, 카놀라유에 풍부하게 들어 있다. 우리 몸에서 자체적으로 만들 수 있는 비필수 지방산이지만, 건강에 유익해 섭취가 권장된다. 과도한 포화 지방을 대신해 섭취하면 LDL을 줄이고 HDL을 유지하는 데 도움이 되며, 염증 억제와 심혈관 건강 개선에 긍정적인 역할을 할 수 있다.

** 우리 몸에서 콜레스테롤을 만드는 과정의 중간물질로, 자연적으로 생성되는 불포화 탄화수소이다. 주로 상어 간유, 올리브유, 쌀겨, 아마란스 등에 들어 있으며, 우리 피부의 피지에도 자연적으로 존재한다. 보습과 피부 보호 효과가 뛰어나 화장품에 많이 사용되며, 항산화 작용 효과도 있는 것으로 알려졌다.

리 활성 성분이 풍부해서 지방산 균형을 맞추는 것 이상의 건강 효과를 제공한다. 아보카도유 또한 올리브유처럼 단일 불포화 지방산이 풍부하고, 산화에 강한 지방 구조로 고온 조리에 적합하면서도, 폴리페놀 성분이 살아 있어 항산화 효과를 기대할 수 있다. 한편, 야자유는 80~90퍼센트가 포화 지방인데 주로 중쇄 지방산medium chain triglycerides, MCT 형태로 구성되어 있다. 중쇄 지방산은 간에서 빠르게 에너지로 전환되어 지방 축적을 덜 유발하며, 대사 질환 환자에게서 혈중 중성 지방 감소 효과가 있다는 보고도 있다. 또한 포만감을 높여 식사량을 자연스럽게 줄이는 데 도움을 줄 수 있으며, 간에서 케톤ketones 생성을 촉진해 케토시스 진입을 빠르게 유도한다. 이러한 특성 덕분에 야자유는 케토제닉 다이어트ketogenic diet에서 중요한 역할을 하기도 한다. 다만 복통과 메스꺼움, 설사, 복부 팽만감 등의 부작용이 발생할 수 있으며, 특히 간 질환, 췌장염, 담낭 질환이 있는 경우에는 중쇄 지방산 대사가 부담이 될 수 있다.[81]

이러한 맥락에서 최근의 식단 가이드는 예전처럼 무작정 포화 지방을 제한하기보다 식단 전체의 조화와 질에 주목하고 있다. 지중해식 식단이나 DASH 식단*이 건강에 긍정적인 이유는 단순히 포화 지방이 적기 때문이 아니라 가공식품의 배제, 식물성 식품의 다양성, 항염 식이 섬유의 풍부함 등 전체 식사의 품질 때문이다. 요컨대 포화 지방은 그 자체로 '건강의 적'이 아니라 어떤 음식과 함께, 어떤

---

* 고혈압을 멈추는 식이 접근법(dietary approaches to stop hypertension)의 줄임말로, 고혈압 예방과 치료를 위해 미국 국립보건원에서 개발한 식단이다. 핵심은 나트륨 섭취를 줄이고 칼륨, 칼슘, 마그네슘이 풍부한 식품을 늘리는 것이다. 주로 채소, 과일, 통곡물, 저지방 유제품, 생선, 가금류, 견과류를 권장하며 붉은 고기, 설탕, 포화 지방이 많은 음식은 제한한다.

식습관 속에서, 어떤 생리적 맥락에서 섭취되느냐에 따라 건강에 미치는 영향이 달라진다. 건강한 식단을 구성하려면 포화 지방이라는 단일 영양소에 집착하기보다는 전체 식단의 질, 조리 방식, 개인의 대사 상태, 염증 수준 등을 통합적으로 고려해야 한다. 과학은 이제 영양을 단순한 수치가 아니라 삶의 복잡한 맥락 속에서 이해할 것을 요구하고 있다.

탄수화물에 대한 접근도 마찬가지다. 최근 저탄수화물 열풍은 빵, 밥, 과일까지 죄악시하는 경향이 있다. 그러나 프레드 프로벤자는 저서에서 식품을 '의미를 지닌 정보'로 바라본다. 즉, 우리가 섭취하는 탄수화물의 출처와 맥락이 중요한 것이다. 정제 탄수화물(흰 밀가루, 설탕)은 혈당 스파이크와 인슐린 저항성을 유도하지만, 통곡물이나 콩류 그리고 과일은 섬유소, 항산화 물질, 식물 유래 화학 물질 phytochemical을 제공하며, 장내 미생물과 협력하여 면역력을 강화한다. 미국 당뇨협회의 연구에 따르면 통곡물, 콩류, 채소와 같은 복합 탄수화물을 주로 섭취하는 사람은 제2형 당뇨병 발병 위험이 최대 30퍼센트 감소했다고 한다. 반면 설탕이 첨가된 음료를 매일 1~2잔 마시는 사람은 당뇨병 위험이 26퍼센트 증가할 수 있다고 한다.[82]

탄수화물의 품질을 평가하는 데는 혈당 지수GI와 혈당 부하 지수 glycemic load, GL* 개념이 쓰인다. 고구마 같은 일부 탄수화물은 혈당 지

---

* 특정 음식이 실제로 혈당에 미치는 영향을 나타내는 지표. 혈당 지수가 음식의 질만 고려한다면, 혈당 부하 지수는 질과 양을 모두 고려한다. 계산 방식은 '혈당 지수 × 1회 섭취분의 탄수화물 함량 ÷ 100'이다. 예를 들어, 수박은 혈당 지수가 높지만(72), 실제 탄수화물 함량이 적어서 혈당 부하 지수는 낮다(4). 반면 흰쌀밥은 혈당 지수도 높고(73), 탄수화물도 많아서 혈당 부하 지수가 높다(29). 일반적으로 GL 10 이하는 낮음, 11~19는 중간, 20 이상은 높음으로 분류한다. 당뇨 환자나 혈당 관리가 필요한 사람에게는 혈당 지수보다 더 실용적인 지표로 여겨진다.

수가 높지만, 섬유질과 영양소가 풍부하여 전체적인 혈당 부하 지수가 낮을 수 있다. 반면 과일 주스는 원래 과일에 비해서 섬유질이 제거되어 혈당에 미치는 영향이 훨씬 클 수 있다. 따라서 탄수화물을 선택할 때는 총량보다 그 품질과 식사 내 전체적인 맥락을 고려하는 것이 중요하다.

탄수화물과 그 최종 대사 산물인 포도당은 인체에서 필수적인 역할을 한다. 특히 적혈구와 뇌는 포도당에 대한 의존성이 매우 높다. 적혈구는 미토콘드리아가 없어서 산화적 인산화*를 할 수 없으므로, 오직 해당 과정을 통해 포도당으로부터만 ATP를 생산할 수 있다.[83] 뇌는 더욱 흥미롭다. 뇌는 체중의 약 2퍼센트에 불과하지만, 전체 포도당 대사의 약 20~25퍼센트를 차지할 정도로 포도당 의존도가 높다. 연구에 따르면 정상 상태에서 뇌는 하루에 약 120그램의 포도당을 소비하며, 이 에너지원은 인지 기능, 신경 전달 물질 합성, 시냅스 가소성, 신경 세포 발달에 필수적이다.[84]

그렇다면 탄수화물 섭취를 극도로 제한하는 케토제닉 다이어트에서는 어떤 일이 일어날까? 장기적인 탄수화물 제한 상태(일반적으로 하루 50그램 미만)에서 체내는 에너지원을 찾기 위해 케토시스 상태로 전환된다. 이 과정에서 간은 지방산을 케톤체ketone bodies로 전환하고, 약 3~4일 후부터 뇌는 이러한 케톤체를 에너지원으로 사용하기 시작한다. 연구에 따르면 케토시스 상태에서 뇌는 에너지 수요의

---

* 우리 몸의 세포에서 에너지를 만드는 가장 중요한 과정이다. 세포 내 미토콘드리아에서 일어나며, 음식에서 얻은 영양소를 최종적으로 우리 몸이 사용할 수 있는 에너지로 변환한다. 이 과정에는 산소가 필수적이다. 탄수화물, 지방, 단백질이 분해되면서 생긴 전자가 최종적으로 산소와 결합하며, 이때 방출되는 에너지로 ADP에 인산기를 붙여 ATP를 만든다.

약 70퍼센트까지 케톤체로 충당할 수 있게 되며, 나머지 30퍼센트는 여전히 포도당 신생 합성에 의존한다. 포도당 신생 합성은 주로 간과 신장에서 단백질이나 지방과 같은 비탄수화물 원료로부터 포도당을 새로 만드는 과정으로, 이는 뇌가 포도당 없이 기능할 수 없다는 것을 의미한다.[85]

많은 사람이 케토제닉 다이어트를 시작할 때 '케토 플루'라 불리는 피로, 두통, 인지 기능 저하, 짜증, 소화 문제를 경험한다. 연구에 따르면 이러한 증상은 전해질 불균형, 수분 손실, 그리고 뇌가 케톤체를 주 에너지원으로 전환하는 과정에서 발생한다. 또한 케토시스 상태에서는 인지 기능이 일부 개선될 수 있지만, 복잡한 인지 작업에서는 성능이 저하될 수 있다. 이는 뇌의 일부 영역이 케톤체보다 포도당을 더 효율적으로 사용하기 때문으로 추정된다.[86] 이뿐만 아니라 케토제닉 식단은 과일, 통곡물, 콩류의 제한을 수반하여 비타민, 미네랄, 항산화 물질, 식물 유래 화학 물질의 섭취가 감소될 수 있으며, 장기적으로는 마그네슘, 칼륨, 비타민 C, 엽산이 결핍될 위험을 높인다. 이러한 위험은 케토제닉 식단의 부작용인 탈수, 간염, 췌장염, 저혈당, 고중성 지방 혈증, 고콜레스테롤 혈증, 저마그네슘 혈증, 저나트륨 혈증 hyponatremia 등으로 이어질 수 있다.[87]

2015년에 발표된 메타 분석 연구는 장기적인 케토제닉 식단이 LDL 콜레스테롤 수치 상승과 관련될 수 있다고 보고했다.[88] 케토제닉 식단은 주로 고지방, 저탄수화물 식단이다. 따라서 포화 지방 섭취가 증가하는데, 포화 지방은 간에서 LDL 수용체의 발현을 억제할 수 있다. 이는 결과적으로 혈중 LDL이 제거되지 못하고 축적되게 한다. 또한 간은 잉여 지방산을 이용해 초저밀도 지단백^{very low-density lipoprotein}*(이하 'VLDL')을 생산하는데, 이는 혈액 내에서 LDL로 전환되어 최종적으로 LDL 수치를 높이는 방향으로 작용한다. 앞서 지방 섭취와 관련하여 언급했듯이 케토제닉 식이는 LDL 입자의 크기를 키우는 경향이 있어 일부에서는 덜 위험하다는 주장도 있다. 하지만 대규모 역학 연구에 따르면 LDL 콜레스테롤 수치가 증가할수록 심혈관 질환 발생률과 사망률이 높아진다고 보고하고 있으니, LDL 수치 증가를 간과해서는 안 된다.[89]

뇌 건강 측면에서 연구된 결과에 따르면 탄수화물이 풍부한 식사를 하면 인지 기능이 일시적으로 향상될 수 있으며, 장기적으로는 지중해식 식단처럼 복합 탄수화물이 풍부한 식사를 하면 알츠하이머병이나 인지 기능 저하 위험을 떨어뜨리는 것으로 나타났다.[90] 운동 수행력과 관련해서도 탄수화물은 중요한 역할을 한다. 연구에 따르면 적절한 탄수화물 섭취가 고강도 운동 성능을 향상하고, 근육 글리코겐 저장을 촉진하며, 운동 후 면역 기능 저하를 방지한다는 결과가 확인되었다.[91] 운동선수에게 탄수화물은 핵심적인 역할을 하는 셈이다. 개인의 대사적 특성에 따라 탄수화물 민감도가 크게 다를 수 있다. 유전적 요인, 장내 미생물 구성, 인슐린 감수성이 탄수

---

* 혈액 속에서 콜레스테롤, 중성 지방, 인지질 등의 지질과 단백질(아포지단백)이 결합하여 형성된 지단백 입자이다. 주로 간에서 합성되어 혈액으로 분비되며, 그 안에는 중성 지방이 풍부하게 들어 있다. VLDL은 혈액을 통해 말초 조직에 중성 지방을 운반하는 역할을 하고, 순환 과정에서 점차 중성 지방을 잃으면서 중간 지단백(intermediate-density lipoprotein, IDL)을 거쳐 LDL로 전환된다. 따라서 VLDL은 LDL의 전구체로 작용하며, 혈중 농도가 높으면 LDL 증가와 동맥 경화 위험으로 이어질 수 있다.

화물에 대한 혈당 반응에 영향을 미칠 수 있어, 개인화된 영양 관리 접근이 중요해 보인다.[92]

탄수화물에 대한 최적의 접근법은 개인의 건강 상태, 유전적 요인, 활동 수준, 목표에 따라 크게 달라질 수 있다. 개인에 따른 차이로 인해 일부는 저탄수화물 접근법에서 이점을 얻을 수 있지만, 다른 사람은 중간 또는 높은 수준의 복합 탄수화물 섭취에서 더 좋은 결과를 보일 수도 있다. 가장 중요한 것은 탄수화물의 품질로, 고도로 가공된 정제 탄수화물보다 자연 상태의 복합 탄수화물을 선택하는 것이 건강에 더 유리해 보인다. 전체적인 식이 패턴, 신체 활동, 스트레스 관리, 수면과 같은 요인을 함께 고려하는 종합적인 접근법이 최선의 건강 결과를 가져올 것이다.

떼루아terroir는 토양, 기후, 지형 등 지역의 환경적 특성이 농산물에 미치는 영향을 의미한다. 그러나 그 영향은 맛에만 국한되지 않는다. 이러한 요소들은 식품의 영양가와 생리 활성 물질 함량에도 중요한 영향을 미친다. 예를 들어 토양의 미네랄 구성은 그곳에서 자라는 식물의 영양소 프로필에 직접적인 영향을 준다. 연구에 따르면 유기물과 미생물이 풍부한 토양에서 자란 농작물은 더 높은 수준의 항산화 물질과 필수 비타민을 함유하는 경향을 보인다. 반면 오늘날의 토양은 현대 농업 방식이 초래한 토양 내 미네랄 고갈로 농산물의 미량 영양소가 감소해 건강에 대한 우려를 낳고 있다. 실제로 1950년부터 1999년까지 43개 작물의 영양소 데이터를 분석한 연구에서는 약 50년 동안 단백질, 칼슘, 인, 철, 비타민 B2, 비타민 C 함량이 유의미하게 감소한 것으로 나타났다.[93] 기후 또한 중요한 변수다. 식물은 기후 스트레스에 대응하여 다양한 방어 화합물을 생성하는데, 이들 중 상당수는 인간 건강에 유익한 식물 영양소로 작용한다. 연구에 따르면 안데스산맥의 고지대에서 재배된 감자는 해수면 근처에서 재배된 동일 품종보다 항산화 물질 함량이 더 높게 나타났으며, 이는 고지대의 강한 자외선 노출에 대한 식물의 방어 반응으로 해석된다.[94]

지금까지 우리는 단백질, 지방, 탄수화물이라는 세 가지 주요 영양소와 이를 둘러싼 환경적 요인을 살펴보았다. 이들은 모두 우리 몸에 직접적인 에너지를 공급하여 생명 활동의 기반을 이루는 핵심 요소다. 그러나 건강한 삶을 유지하기 위해 필요한 것은 에너지 공급원만이 아니다. 에너지를 만들지는 않지만, 그 활용과 대사 과정 전반을 조율하여 신체 기능을 원활하게 유지하는 또 다른 주역이 있다. 바로 비타민과 미네랄이다. 지금부터 영양 가이드의 마지막 퍼즐 조각으로, 이 두 가지 미량 영양소가 어떤 역할을 하고, 왜 반드시 균형 있게 섭취해야 하는지 살펴보고자 한다.

비타민은 인체의 정상적인 기능과 대사 과정에 필수적인 유기 화합물로, 대부분 체내에서 합성되지 않아 식품을 통해 섭취해야 하며, 체내의 특정 생화학적 반응에서 효소의 작용을 돕는 조효소로 작용하여 독특한 기능을 수행한다. 비타민은 물에 녹는 성질에 따라 수용성 비타민과 지용성 비타민으로 나뉜다. 수용성 비타민은 물에 잘 녹으며 비타민 B군(B1, B2, B3, B5, B6, B7, B9, B12)과 비타민 C가 해당되고, 지용성 비타민은 지방에 잘 녹으며 비타민 A, D, E, K가 해당된다.

비타민 B1(티아민thiamine)은 탄수화물 대사와 신경 기능에 관여하며, 티아민 피로포스페이트thiamine pyrophosphate*로 작용하여 여러 효소의 보조 인자 역할을 한다. 결핍 시 각기병과 신경 병증이 나타날 수 있다. 2003년 10월부터 11월 사이에 이스라엘의 소아 중환자실에 뇌병증을 앓는 여러 영아가 입원했는데, 조사 결과 이들은 동일한 브랜드의 대두 기반 조제분유를 먹은 것으로 드러났다. 티아민이 부족한 분유로 인해 유아 각기병이 발생한 것이다. 이 아기들은 티아민 보충 후 증상이 신속히 개선되었다.[95]

비타민 B2(리보플래빈riboflavin)는 에너지 생산, 세포 기능, 지방 대사를 돕고, 플라빈 아데닌 디뉴클레오타이드flavin adenine dinucleotide, FAD**와 플라빈 모노뉴클레오타이드flavin mononucleotide, FMN***의 전구체로서 산화 환원 반응에 참여한다. 이러한 특성 덕분에 리보플래빈은 신체 내 다양한 생화학적 경로에서 필수적인 대사 촉매 역할을 한다. 연구에 따르면 철분의 흡수, 운반, 저장, 활용 과정에 관여하며, 결핍 시 철분 이용에 부정적인 영향을 미칠 수 있다. 리보플래빈이 부족한 젊은 여성들에게 별도의 철분 보충 없이 리보플래빈만 보충했

---

*   비타민 B1이 체내에서 활성형으로 변환된 조효소로, 비타민 B1에 인산기 2개가 결합되어 생성된다. 탄수화물을 에너지로 바꾸는 과정에서 핵심적인 역할을 하며, 특히 포도당을 분해해서 에너지(ATP)를 생산하는 과정에 필수적이다. 뇌와 신경계는 포도당을 주요 에너지원으로 사용하기 때문에, 신경계의 정상적인 기능 유지에도 필수적이라 할 수 있다.
** 비타민 B2에서 만들어지는 조효소로, 세포의 에너지 대사에서 중요한 역할을 한다. 포도당, 지방산, 아미노산이 분해될 때 전자를 받아 전자 전달계로 운반하며, 이 과정에서 ATP 생산에 기여한다. 또한 항산화 효소의 작용을 도와 세포를 활성 산소로부터 보호하는 데도 관여한다.
*** 비타민 B2에서 만들어지는 조효소로, 세포의 에너지 대사에서 중요한 역할을 한다. 주로 미토콘드리아의 전자 전달계에서 전자를 운반하는 기능을 하며, 이 과정에서 ATP 생산에 기여한다. 또한 아미노산과 지방산 대사를 포함한 다양한 산화 환원 반응에 관여한다.

음에도 헤모글로빈hemoglobin 농도가 유의미하게 증가한 사례가 있으며, 이는 리보플래빈이 철분의 생체 이용률을 높이고 적혈구 생성에 기여할 수 있음을 시사한다.[96]

비타민 B3(니아신niacin)는 에너지 대사, DNA 복구, 콜레스테롤 수치 조절에 중요하며, 니코틴아미드 아데닌 디뉴클레오타이드 nicotinamide adenine dinucleotide, NAD[*]와 니코틴아미드 아데닌 디뉴클레오타이드 포스페이트nicotinamid adenine dinucleotide phosphate, NADP[**]의 구성 요소로 작용한다. 비타민 B3가 부족하면 펠라그라pellagra가 발생할 수 있다. 펠라그라는 노출 부위에 통증이나 가려움증을 동반한 홍반성 반점으로 시작해서, 부종이 발생하고, 물집이 생긴 후 터져 딱지가 생기며, 피부가 두꺼워지고, 색소 침착이 발생한다. 손, 얼굴, 목이 주요 발생 부위이고, 점막과 손톱도 영향을 받는다. 설사, 정신 이상의 소견을 보일 수도 있고, 심하면 사망에 이른다. 연구에 따르면 니아신이 VLDL 생성을 억제하고, HDL 생성을 늘리는 등 지질 프로필을 개선하여 심혈관 질환 위험을 낮출 수 있다고 한다. 하지만 니아신을 많이 복용할 경우 홍조가 발생할 수 있으며, 간 효소 수치가 높아질 수도 있다.[97]

---

[*] 비타민 B3에서 유래하는 조효소로, 세포의 에너지 대사에서 중요한 역할을 한다. 포도당, 지방산, 아미노산이 분해될 때 전자를 받아 전자 전달계로 운반하며, 이 과정에서 ATP 생산에 기여한다. 특히 포도당 분해 과정과 미토콘드리아에서의 에너지 생산에 필수적이며, DNA 복구와 노화 관련 세포 기능 조절에도 관여해 최근 장수와 관련된 연구에서 주목받고 있다.

[**] 비타민 B3에서 유래하는 조효소로, NAD와 구조가 비슷하지만 추가로 인산기가 하나 더 붙었다. 주로 생합성 반응과 항산화 작용에서 중요한 역할을 하며, 지방산, 콜레스테롤, 스테로이드 호르몬 등을 새로 만드는 과정에 필수적이다. 세포를 활성 산소로부터 보호하는 항산화 시스템에도 핵심적으로 관여하며, DNA와 RNA 합성 과정에서도 중요한 역할을 한다.

비타민 B5(판토텐산pantothenic acid)는 지방, 단백질, 탄수화물 대사와 세포 내 주요 생합성 과정에 관여한다. 그리스어로 '어디에나 존재한다'라는 뜻의 παντός(pantos)에서 명칭이 유래하였듯이, 대부분의 식품에 널리 분포되어 있다. 판토텐산의 주요 생리학적 역할은 CoA의 핵심 구성 요소로 작용하는 것이다. CoA는 TCA 회로에서 아세틸-CoA의 형태로 작용하면서 탄수화물, 지방, 단백질을 세포가 사용할 수 있는 에너지로 전환하는 매개체 역할을 한다. 또한 지방산의 합성과 산화, 콜레스테롤 및 스테로이드 호르몬 합성, 아세틸콜린과 같은 신경 전달 물질의 합성에도 깊이 관여한다. 판토텐산은 피부 장벽의 안정화, 피지 분비의 조절, 상처 치유 촉진 등 피부 건강에도 중요한 영향을 미치며, 스트레스에 대한 신체의 반응을 조절하는 데도 기여한다. 일반적으로 결핍이 드문 영양소이지만, 알코올 중독, 만성 스트레스, 영양 흡수 장애 등이 있을 경우 결핍 증상이 발생할 수 있으며, 이때 피로, 두통, 수면 장애, 소화 불량 등이 동반될 수 있다. 수용성 비타민 특성상 과잉 섭취 시 대부분 소변을 통해 배출되지만, 보충제 형태로 고용량을 복용할 경우 설사, 위장 장애, 근육 경련 등의 부작용이 보고된 바 있다.[98]

비타민 B6(피리독신pyridoxine)는 단백질 대사, 헤모글로빈 생성, 신경 전달 물질 합성에 중요한 역할을 한다. 체내에서 피리독살인산pyridoxal phosphate 또는 피리독살5'-인산pyridoxal 5'-phosphate으로 전환되어 아미노산의 합성 및 분해, 신경 전달 물질의 생성 등 100개 이상의 효소 반응에 관여하여 기분 조절과 신경 기능 유지에 기여하며, 성호르몬과 스트레스 호르몬의 균형을 유지하는 데 도움을 준다.

특히 월경 전 증후군premenstrual syndrome, PMS 증상 완화에 효과적일 수 있으며, 면역 세포의 성장과 분화를 지원하여 항체 생산과 염증 반응 조절에 관여한다. 피리독신 결핍도 드문 현상이지만, 만성 신장 질환이나 알코올 중독, 항결핵제 혹은 항우울제로 쓰이는 이소니아지드isonicotinylhydrazine나 항경련제인 페니토인phenytoin과 같은 특정 약물을 복용하는 환자에게서 결핍 위험이 발생할 수 있다. 결핍 시 말초 신경 병증*, 혼란, 신경 과민성, 우울증, 경련, 입술 갈라짐, 혀 염증, 구내염, 소구성 저색소성 빈혈 등이 나타날 수 있다. 일반적인 식단을 통한 과잉 섭취 부작용은 드물고, 고용량 보충제를 장기간 복용할 경우 신경 독성, 감각 이상, 운동 실조 등의 부작용이 보고되었다.[99]

비타민 B7(비오틴biotin)은 지방, 탄수화물, 단백질 대사에 관여하고, 카르복실화 효소carboxylase의 보조 인자로 작용해 아세틸-CoA 카르복실라제, 피루베이트 카르복실라제pyruvate carboxylase, 프로피오닐-CoA 카르복실라제propionyl-CoA carboxylase, 3-메틸크로토노일-CoA 카르복실라제3-methylcrotonyl-CoA carboxylase와 같은 효소들의 활성을 돕는다. 이를 통해 에너지 대사, 지방산 합성, 아미노산 대사에 관여하며, 히스톤 단백질의 생체 변형을 통한 유전자 발현 조절에도 중요한 역할을 한다. 비오틴은 소장에서 흡수되어 혈액 내에서 주로 비

---

* 뇌와 척수를 제외한 말초 신경계에 손상이 생겨 나타나는 임상 증후군이다. 말초 신경은 중추 신경계(뇌, 척수)와 온몸의 근육, 피부, 장기를 연결하는 신경으로, 운동 신경, 감각 신경, 자율 신경으로 구분된다. 증상은 손상된 신경 종류에 따라 다르게 나타나는데, 감각 신경 손상 시 손발 저림, 화끈거림, 감각 저하가 나타나고, 운동 신경 손상 시 근력 약화, 근육 위축이 나타나며, 자율 신경 손상 시 소화 불량, 기립성 저혈압 등이 나타날 수 있다.

오티니다제biotinidase*와 알부민albumin**에 결합된 형태로 존재하며, 세포 내에서 카르복실화 효소를 활성화한다. 비오틴은 피부, 모발, 손톱의 건강 유지에 중요하며, 신경계 기능에도 기여한다.[100] 비오틴 결핍은 면역 기능 저하와 밀접한 관련이 있으며, 특히 T 세포 증식과 사이토카인 생성에 부정적인 영향을 미친다는 연구 결과도 있다. T 세포는 적응 면역 반응에서 중추적 역할을 하며, 사이토카인은 면역 세포 간 통신을 담당하는 단백질로 면역 반응 조절에 필수적이다. 비오틴은 유전자 발현 조절과 세포 신호 전달 경로를 통해 이러한 면역 과정에 관여하는 것으로 보인다. 또한 비오틴은 모발 건강에 중요한 역할을 하여 종종 탈모 치료제로 마케팅된다. 비오틴이 모발과 손발톱의 주성분인 케라틴 단백질의 생성을 촉진하고, 모발 구조 형성에 관여하기 때문이다. 그래서 비오틴 결핍 시 탈모가 발생할 수 있으나, 일반적인 탈모는 대부분 다른 원인에 의해 발생한다. 연구에 따르면 비오틴 보충제는 비오틴 결핍이 확인된 환자에게는 도움이 될 수 있지만, 일반적인 탈모 환자에게는 그 효과가 명확히 입증되지 않았다.[101]

비타민 B9(엽산folate)는 인체의 정상적인 기능과 발달에 필수적이

---

* 비오틴을 재활용하는 데 필수적인 효소이다. 단백질에 결합된 비오틴을 분리하여 자유로운 비오틴으로 만드는 역할을 담당한다. 우리가 음식을 통해 섭취한 비오틴은 대부분 단백질과 결합된 형태(비오시틴)인데, 비오티니다제가 이를 분해하여 몸에서 사용할 수 있는 자유 비오틴을 만든다. 또한 체내에서 비오틴을 사용한 후 생성되는 비오틴 대사 산물을 처리하여 비오틴을 재활용하는 기능도 한다. 이를 통해 비오틴의 체내 이용률을 높이고 비오틴 결핍을 예방한다.

** 혈액 속에서 가장 많은 양을 차지하는 단백질로, 간에서 생성된다. 전체 혈장 단백질의 약 50~60퍼센트를 차지하며, 혈액의 삼투압을 유지하여 혈관 내 수분이 조직으로 빠져나가는 것을 방지하는 핵심적인 역할을 한다. 또한 지방산, 호르몬, 약물, 빌리루빈 등 다양한 물질을 운반하는 운반체 기능을 담당한다.

며, 다양한 생화학적 과정에서 중요한 역할을 담당하고 있다. 엽산은 DNA 합성부터 세포 분열, 아미노산 대사까지 광범위한 영향을 미치는데, 특히 태아 발달 과정에서 그 중요성이 더 두드러진다. 엽산은 테트라하이드로폴레이트tetrahydrofolate* 형태로 체내에서 일탄소 대사one-carbon metabolism**의 핵심 보조 인자로 작용한다. 이 과정은 DNA와 RNA를 구성하는 퓨린purine과 피리미딘pyrimidine 합성에 필수적이며, 세포 분열과 성장에 직접적인 영향을 미친다. 또한 엽산은 아미노산 대사에서도 중요한 역할을 하는데, 특히 호모시스테인을 메티오닌으로 전환하는 과정에 관여하여 단백질 합성과 메틸화 반응을 지원한다. 이러한 생화학적 기능은 엽산이 인체 내에서 담당하는 다양한 역할의 기초가 된다.[102] 특히 임신 초기에는 엽산의 역할이 매우 중요하다. 임신 전과 임신 초기에 엽산을 적절히 섭취하면, 신경관 결손neural tube defects 위험을 최대 70퍼센트까지 낮출 수 있다고 한다. 미국, 캐나다 등 여러 국가에서는 1990년대 후반부터 밀가루에 엽산을 의무적으로 강화하는 정책을 시행했고, 2004년 미국 질병통제예방센터Centers for Disease Control, CDC의 보고에 따르면 엽산 강화 정책 시행 후 신경관 결손 발생률이 약 35퍼센트 감소한 것으로 나

---

* 비타민 B9의 활성 형태인 조효소로, 체내에서 일탄소 화합물을 전달하는 역할을 담당한다. 엽산이 체내에서 디하이드로폴레이트를 거쳐 테트라하이드로폴레이트로 변환되어 생물학적 활성을 갖게 된다.
** 세포 내에서 하나의 탄소 원자를 포함한 화학기(메틸기, 포르밀기 등)를 다른 분자로 전달하는 대사 과정의 총칭이다. 주로 비타민 B9, B12가 핵심적으로 작용하며, 비타민 B6는 아미노산 대사에서, 비타민 B2는 관련 효소의 조효소로써 간접적으로 관여한다. 또한 콜린과 베타인은 메틸기 공여체로 이 과정에 참여한다.

타났다.[103] 또한 엽산은 조혈 작용*에도 중요한 역할을 한다. 적혈구 생성과 성숙 과정에 필수적으로, 엽산이 부족하면 거대 적혈 모구 빈혈megaloblastic anemia**이 발생할 수 있다. 실제 임상에서는 엽산 결핍으로 인한 빈혈이 다양한 집단에서 관찰되며, 특히 임산부, 알코올 의존증 환자, 특정 약물 복용자 등에서 더 흔하게 나타난다.[104] 인지 기능 측면에서도 엽산의 중요성이 강조된다. 장기간의 엽산 결핍이 인지 기능 저하와 관련이 있다는 연구 결과가 있으며, 특히 노인에게서 치매 위험 증가와 연관성이 있는 것으로 보고되고 있다. 네덜란드에서 진행된 한 연구에서는 3년간 엽산 보충제를 복용한 노인 그룹이 위약군에 비해 인지 기능 검사에서 더 우수한 결과를 보였다. 그러나 엽산의 과도한 섭취도 주의해야 한다. 과잉 섭취 시 비타민 B12 결핍 증상을 가릴 수 있어, 특히 비타민 B12가 부족한 노인층에서는 신경계 손상이 인지되지 않은 채 진행될 위험이 있다.[105] 또한 일부 연구에서는 특정 상황에서 과도한 엽산 보충이 암 발생을 촉진할 가능성이 제기되었으나, 이에 대한 결론은 아직 명확하지 않다. 한국에서도 엽산 강화 정책과 보충제 권장이 이루어지고 있으며, 특히 임신을 계획하는 여성들에게 임신 전부터 엽산 보충제 복용이 권장되고 있다. 대한산부인과학회의 권고안에 따르면, 임신 계

---

* 골수와 태아의 간 내에 있는 다능성 줄기세포로부터 적혈구, 백혈구, 혈소판 따위의 성숙한 혈액 세포가 발달하는 일을 말한다.

** 정상보다 크고 미성숙한 적혈구(거대 적혈 모구)가 생성되어 발생하는 빈혈로, 피로, 쇠약감, 호흡곤란 등의 증상이 나타난다. 주로 비타민 B9나 비타민 B12 결핍으로 인해 DNA 합성이 제대로 이루어지지 않아 발생한다. DNA 합성이 지연되면서 세포핵의 성숙이 늦어지는 반면, 세포질은 정상적으로 성숙하여, 그 결과 비정상적으로 큰 적혈구가 만들어진다.

획 중인 여성은 임신 전 최소 1개월부터 임신 초기 3개월까지 하루 400~800마이크로그램의 엽산을 섭취하는 것이 좋다고 한다.[106]

비타민 B12(코발라민 cobalamin)는 메틸화 반응에 참여하여 호모시스테인을 메티오닌으로 전환하는 과정을 촉진하고, DNA 합성과 적혈구 생성을 지원하며, 신경계의 미엘린초 형성에 관여한다. 또한 메틸말로닐-CoA 뮤타제 methylmalonyl-CoA mutase의 보조 인자로서 지방산과 아미노산 대사에도 중요한 역할을 담당한다. 코발라민 결핍은 심각한 건강 문제를 초래할 수 있다. 혈액학적으로는 거대 적혈 모구 빈혈이 대표적이며, 심한 경우 모든 혈구 세포가 감소하는 범혈구 감소증이 나타날 수도 있다. 신경학적으로는 말초 신경 병증, 아급성 연합성 척수 변성 subacute combined degeneration of the spinal cord, SCD*, 인지 기능 저하 등의 증상이 발생할 수 있으며, 이는 미엘린 형성 장애와 연관된다. 그 외에도 식욕 부진, 체중 감소 같은 위장관 증상, 우울증이나 신경 과민성 같은 정신 증상, 그리고 설염 등이 나타날 수 있다.[107] 코발라민은 독성이 비교적 낮지만, 아주 많은 용량을 섭취하면 두드러기나 발진 같은 알레르기 반응, 여드름 악화, 드물게는 혈전증 위험 증가 등의 부작용이 보고된 바 있다. 코발라민과 엽산은 생화학적으로 밀접하게 연관되어 있다. 두 영양소는 메틸화 반응

---

* 척수의 후주(posterior column)와 측주(lateral column)에 변성이 일어나는 신경학적 질환이다. 비타민 B12는 미엘린 형성과 유지에 필수적인데, 이것이 부족하면 신경 섬유를 둘러싸고 있는 수초가 손상되어 신경 전달 기능에 장애가 발생한다. 주요 증상으로는 양쪽 다리의 진동 감각과 위치 감각 저하, 보행 장애, 하지 근력 약화, 반사 이상 등이 나타난다. 환자는 어둠 속에서 균형을 잡기 어려워하고(롬베르그 징후 양성), 걸을 때 다리를 높이 들어 올리는 특징적인 보행 양상을 보인다. 심한 경우 하반신 마비까지 진행할 수 있다.

과 DNA 합성 과정에서 상호작용하며, 코발라민 결핍 시 엽산의 재활용이 제한되어 기능적 엽산 결핍이 발생할 수 있다. 엽산 단독 보충이 코발라민 결핍의 혈액학적 증상을 일시적으로 개선할 수 있으나, 신경학적 증상은 오히려 악화될 수 있다. 이를 엽산 함정folate trap이라고 한다. 따라서 두 영양소의 균형 잡힌 섭취가 매우 중요하다. 코발라민은 주로 동물성 식품에 존재하므로, 채식주의자는 결핍 우려가 있어 보충제나 강화식품 섭취가 권장된다. 또한 노인층에서는 위산 분비 감소로 인한 코발라민 흡수 장애가 흔하게 나타난다. 따라서 세계적인 고령화 추세에 따라 코발라민 결핍 문제에 대한 준비도 필요해 보인다.[108]

비타민 C(아스코르브산ascorbic acid)는 강력한 항산화제로 작용하며, 세포 내에서 자유 라디칼free radical*로부터 DNA, 단백질, 지질을 보호함으로써 산화 스트레스를 완화한다. 또한 비타민 C는 여러 효소 반응의 보조 인자로 기능한다. 중요한 기능 중 하나는 콜라겐 합성에 기여하는 것이다. 콜라겐은 피부, 혈관, 인대, 연골, 뼈 등 결합 조직의 주요 구조 단백질로, 이를 구성하는 프롤린proline과 라이신의 하이드록실화hydroxylation 반응**은 비타민 C 없이는 일어나지 않는다.

---

*   하나 이상의 짝짓지 않은 전자를 가진 원자나 분자로, 매우 불안정하고 반응성이 높은 화학종이다. 우리 몸에서 정상적인 세포 호흡 과정, 면역 반응, 해독 과정에서 자연스럽게 생성되지만, 자외선, 방사선, 흡연, 대기 오염, 스트레스, 과도한 운동 등에 의해서도 증가한다. 자유 라디칼이 과도하게 생성되면 세포막, DNA, 단백질, 지질에 손상을 주어 노화, 암, 심혈관 질환, 신경 퇴행성 질환 등의 원인이 된다.

** 분자에 하이드록실기(-OH)를 도입하는 화학 반응으로, 주로 산화 효소에 의해 촉매된다. 이는 탄소-수소 결합을 탄소-산소 결합으로 변환하는 과정으로, 라이신은 하이드록시라이신으로, 프롤린은 하이드록시프롤린으로 각각 변환된다.

이 기능 덕분에 비타민 C는 상처 치유, 혈관 건강, 조직 재생의 핵심적인 역할을 한다. 아울러 철분 흡수 증진도 빼놓을 수 없는 기능이다. 비타민 C는 식물성 식품에서 발견되는 비헴철을 장에서 잘 흡수할 수 있도록 환원 형태로 전환해 준다. 면역계에서도 비타민 C는 백혈구의 기능을 촉진하고, 염증 반응을 조절하며, 감염 방어에 기여한다. 뇌에서는 신경 전달 물질 합성, 특히 도파민에서 노르에피네프린으로의 전환 과정에 참여하여 정신 건강에도 일정 역할을 한다.[109] 인류는 오랜 시간 비타민 C 결핍에 취약했다. 가장 대표적인 사례는 16세기부터 18세기 사이의 대항해 시대에 발생한 괴혈병이다. 오랜 항해 중 신선한 과일과 채소의 부족으로 다수의 선원이 비타민 C 결핍에 시달렸고, 이로 인해 잇몸 출혈, 피하 출혈, 피로, 관절통, 상처 회복 지연, 심지어 사망에 이르는 사례가 속출했다. 영국 해군은 18세기 후반에 이르러서야 제임스 린드 James Lind의 실험을 바탕으로 레몬과 라임 주스를 보급하면서 괴혈병을 예방할 수 있게 되었다. 이는 식단과 건강 사이의 인과 관계를 과학적으로 입증한 초기 사례 중 하나로 간주되며, 이러한 역사적 교훈은 현대 영양학의 초석이 되었다. 비타민 C는 수용성 비타민이라 과잉 섭취하면 소변으로 배출되지만, 하루 2000밀리그램 이상의 고용량을 지속적으로 섭취할 경우 설사, 복부 팽만, 신장 결석 등의 부작용이 발생했다고 보고된 바 있다. 특히 신장 결석의 경우 옥살산 oxalic acid* 대사 경로에

---

*   체내에서 생성되거나 음식을 통해 섭취되는 유기산으로, 주로 간에서 대사된다. 수용성이 높지만, 칼슘과 결합하면 불용성 칼슘옥살산염(수산칼슘)을 형성한다. 정상적으로는 대부분 소변으로 배출되지만, 농도가 높아지면 신장에서 결정을 형성하여 신장 결석의 주요 원인이 된다. 전체 신장 결석의 약 75~80퍼센트가 칼슘옥살산염 결석이다.

미치는 영향 때문에 소변 내 옥살산 농도가 증가하는 것이 원인으로 지목된다. 이러한 가능성 때문에 비타민 C의 상한 섭취량은 성인 기준으로 하루 2000밀리그램으로 설정되어 있다.[110]

비타민 A는 동물성 레티놀retinol과 식물성 카로티노이드로 나뉘며, 이들은 체내에서 생리 활성형인 레티날retinal, 레티놀, 그리고 레티노산retinoic acid으로 전환되어 각각 시각, 세포 성장, 면역 기능, 생식 등에 기여한다. 특히 레티날은 망막의 시각 색소인 로돕신rhodopsin의 구성 요소로, 어두운 곳에서의 시각 적응에 필수적이다. 레티노산은 유전자 발현 조절에 관여하는 전사 인자로 작용하며, 표피 세포 분화, 상피 세포 유지, 태아 발생 시 장기 형성morphogenesis 등 세포 분화 과정에서 중심적 역할을 수행한다. 비타민 A의 결핍은 시각 장애, 특히 야맹증nyctalopia으로 먼저 나타나며, 장기적으로는 각막 건조증xerophthalmia과 실명으로 진행될 수 있다. 또한 면역 기능 저하와 상피 세포의 이상으로 인해 호흡기 및 소화기 감염 위험이 증가하고, 어린이의 성장 지연과 높은 사망률과도 연관된다.[111] 역사적으로도 비타민 A 결핍은 여러 사회적 문제와 얽혀왔다. 20세기 초, 동물성 식품을 거의 섭취하지 못하던 인구에서 각막 건조증이 풍토병처럼 나타나며 비타민 A의 중요성이 인식되었다. 1913년, 비타민 A가 처음으로 식이 필수 요소로 규명되었고, 1930년대에는 이 성분이 명확히 분리되며 '야맹증 예방 인자'라는 생리적 정체성이 확립되었다. 20세기 후반에는 녹황색 채소에 풍부한 천연 색소인 베타카로틴beta-carotene이 비타민 A의 전구체로서 기능한다는 것이 밝혀지면서, 채식 인구에서도 비타민 A 요구량을 충족할 수 있다는 과학적 근거가 마련되었다.[112] 한편, 비타민 A는 지용성이라 체내에 축적될 수 있어, 과잉 섭취 시 심각한 문제를 야기할 수 있다. 특히 보충제를 통한 고용량 섭취는 간독성, 두개 내압 상승, 피부 건조 및 탈모, 관절통 등의 급성 또는 만성 비타민 A 독성을 유발할 수 있다. 임산부의 경우 비타민 A 과다 섭취가 기형 발생 위험을 높이며, 이런 이유로 레티노이드(레티놀, 레티날, 레티노산 등) 성분이 포함된 여드름 치료제는 엄격한 처방 관리가 요구된다.[113]

비타민 D(칼시페롤calciferol)는 지용성 스테로이드계 비타민으로, 체내에서 햇빛의 자외선 B(280~320나노미터의 파장)를 받아 피부에서 생성되거나, 음식과 보충제를 통해 섭취되는 독특한 이중적 기원의 영양소이다. 비타민 D는 활성형인 칼시트리올calcitriol*로 전환되어 인과 칼슘의 항상성 유지에 핵심 역할을 하며, 뼈의 형성과 유지, 면역 조절, 세포 분화와 사멸, 염증 반응 조절 등 다양한 생리 기능에 관여한다. 비타민 D 수용체vitamin D receptor, VDR는 인체 대부분의 세포에 존재하며, 이는 비타민 D가 단지 뼈 건강에 국한된 것이 아니라, 전신적 기능을 갖는 호르몬 유사 물질임을 시사한다.[114] 비타민 D 결핍은 전통적으로 구루병rickets, 골연화증osteomalacia과 연관되었다. 구루병은 산업 혁명기 영국에서 햇빛이 차단된 도시 환경과 영양 부족이 겹쳐 대규모로 발병했으며, 어린이의 골격 변형과 성장 장애를 일으켜 사회적 문제로 대두되었다. 이로 인해 20세기 초에는 생선 기름

---

*   비타민 D의 가장 활성이 높은 호르몬 형태로, 1.25-디하이드록시비타민 D3(1,25-dihydroxy vitamin D3)라고도 불린다. 피부에서 생성된 비타민 D3가 간에서 25-하이드록시비타민 D3로, 다시 신장에서 칼시트리올로 최종 변환된다.

과 햇빛 요법이 유행했고, 이후 곡물과 우유에 비타민 D가 강화되어 식품 정책으로 자리를 잡았다. 현대에는 전 세계적으로 실내 생활 증가, 자외선 차단제 사용 확대, 피부암 예방 인식 증가 등이 결핍 위험을 다시 높이고 있으며, 특히 고위도 지역 거주자, 노인, 유색인종에서 결핍률이 높다.[115] 비타민 D 결핍은 뼈 건강 저해 외에도, 당뇨, 자가 면역 질환, 감염, 심혈관 질환, 심지어 우울증과 인지 저하까지 다양한 만성 질환과 연관성이 보고되고 있다. 특히 코로나19 팬데믹 기간에 비타민 D의 면역 조절 기능이 조명되며, 충분한 수치를 유지하는 것이 감염 예방과 중증도 감소에 유익할 수 있다는 연구들이 제시되었다.[116] 이로 인해 많은 국가가 공공 보건 차원에서 비타민 D 섭취 권고량을 재검토하거나 보충제를 권장하는 움직임이 일었다. 그러나 비타민 D는 지용성이기 때문에 과잉 섭취 시 독성이 발생할 수 있다. 고용량 보충제 복용이 장기간 지속될 경우 고칼슘 혈증, 신장 결석, 조직 석회화 등이 나타나며, 특히 하루 1만IU(0.25밀리그램) 이상을 장기간 섭취할 경우 위험이 크다. 일부 인터넷 정보나 대체의학적 주장에 따라 고용량을 맹신하여 복용하는 사례는 비타민 D 중독의 사회적 문제로 부상하고 있다.[117]

비타민 E(토코페롤 tocopherol)는 지용성 항산화제로서, 생체 내에서 세포막의 다가 불포화 지방산을 자유 라디칼로부터 보호하는 역할을 통해 생리적으로 매우 중요한 기능을 수행한다. 알파-토코페롤 alpha-tocopherol은 생물학적 활성이 가장 높은 형태로 간주되며, 이는 주로 세포막에 통합되어 지질의 과산화를 억제함으로써 세포의 구조적 안정성을 유지한다. 특히 뇌, 망막, 생식 세포처럼 산소 소비가 높고 지방산이 풍부한 조직에서의 항산화 기능은 노화 지연, 신경 보호, 생식 능력 유지 등에 중요한 의미를 지닌다.[118] 이 외에도 비타민 E는 단백질 발현 조절, 면역 기능, 세포 신호 전달에도 관여한다. 또한 LDL의 산화를 방지하여 동맥 경화의 위험을 줄이는 데에도 기여할 수 있다. 이러한 기능으로 인해 비타민 E는 심혈관 질환 예방과 관련해 많은 관심을 받아 왔다.[119] 비타민 E 결핍은 일반적으로 매우 드물지만, 낭포성 섬유증이나 담즙 정체성 간 질환과 같은 지방 흡수 장애 질환을 겪는 환자에게 발생할 수 있다. 이는 신경 병증, 근육 약화, 망막 변성 등의 증상을 유발한다. 특히 비타민 E는 신경 수초 유지에 관여하기 때문에 부족하면 운동 실조와 감각 이상과 같은 신경학적 장애가 나타날 수 있다. 신생아, 특히 미숙아의 경우 비타민 E 저장량이 적고 흡수 능력이 낮아서 용혈성 빈혈^{hemolytic anemia}*이나 뇌출혈의 위험이 증가할 수 있다.[120] 1990년대 이후 일부 역학 연구에서 심혈관 질환과 암 예방에 비타민 E가 긍정적인 영향을 줄 수 있다고 보고하면서, 대중과 보건 당국은 비타민 E 보충제를 중요한 영양제로 여기기 시작했다. 그러나 여러 대규모 무작위 임상시험에서 고용량 비타민 E 섭취가 오히려 전립선암 위험이나 전체 사망률을 높일 수 있다는 결과를 보고했다. 이러한 결과는 '항산화제의 과유불급'이라는 역설을 낳았으며, 영양 보충제가 반드시 건강에 이로운 것만은 아니라는 인식을 확산하게 했다.[121]

비타민 K는 혈액 응고와 뼈 대사에서 핵심적인 역할을 하며, γ-글

---

* 적혈구가 정상 수명(약 120일)보다 빨리 파괴되어 발생하는 빈혈이다. 적혈구 생산 속도보다 파괴 속도가 더 빨라져서 혈중 적혈구 수가 감소한다.

루탐산 잔기γ-glutamic acid residue의 카르복실화를 위한 보조 인자로 작용하여 여러 응고 인자들이 칼슘 이온과 결합해 기능을 발휘할 수 있도록 돕는다. 이 과정이 제대로 수행되지 않으면 혈액 응고 능력이 저하되어 작은 상처에도 출혈이 멈추지 않는 지혈 장애가 나타날 수 있다. 또한 뼈에서 오스테오칼신osteocalcin의 활성화에도 기여하며, 이는 뼈의 무기질화 과정에 필수적이다. 비타민 K는 K1(필로퀴논phylloquinone)과 K2(메나퀴논menaquinone)로 나뉘며, K1은 주로 녹색 잎채소에 풍부하고, K2는 장내 미생물에 의해 생성되거나 발효 식품에서 발견된다.[122] 일반적으로 건강한 성인은 장내 미생물의 합성과 식이 섭취를 통해 필요한 비타민 K를 충분히 얻을 수 있다. 그러나 항생제를 장기 복용하거나, 담즙 분비가 저하되거나, 소화기계 질환으로 인해 지방 흡수에 장애가 있을 때 비타민 K 결핍이 발생할 수 있다. 특히 영아의 경우 장내 미생물 형성이 미흡할 때 비타민 K 결핍이 발생할 수 있으며, 이는 신생아 출혈증hemorrhagic disease of the newborn으로 이어질 수 있다.[123] 이에 따라 선진국에는 대부분 출생 직후 신생아에게 비타민 K 주사를 투여하는 예방 정책이 정착되어 있다. 또한 비타민 K 결핍은 골다공증과 동맥 석회화와의 연관성도 제기되고 있다. 오스테오칼신과 매트릭스 Gla 단백질matrix Gla protein은 비타민 K 의존성 단백질로, 뼈 대사와 혈관 내 칼슘 침착 조절에 관여한다. 연구에 따르면 비타민 K 섭취가 부족한 노인은 골절 위험이 증가하고 동맥 석회화의 위험이 커진다. 반대로 충분한 K2 섭취는 혈관 건강을 유지하고 심혈관 질환 위험을 줄이는 데 도움이 되는 것으로 나타났다.[124] 비타민K는 1930년대 덴마크의 생화학자

헨리크 담Henrik Dam에 의해 처음 발견되었다. 그는 닭에게 지방이 제거된 식단을 제공했을 때 출혈 경향이 나타나는 것을 관찰하고, 응고와 관련된 새로운 지용성 비타민의 존재를 제안하였다. 이 발견은 미국의 에드워드 도이시Edward Doisy에 의해 화학적 구조가 밝혀졌고, 두 사람은 이 공로로 1943년 노벨 생리의학상을 공동 수상했다. 이로써 비타민 K는 지혈과 생화학적 작용 사이의 결정적 연결 고리를 제공한 물질로 역사적 의미를 지니게 된다. 비타민 K의 과잉 섭취는 일반적인 식단에서는 드물며, 독성도 거의 없다. 이는 체내 저장 능력이 제한되어 있고, 배설 경로가 잘 작동하기 때문이다.[125] 그러나 인위적인 고용량 보충제, 특히 인공 합성된 비타민 K3(메나디온menadione)의 경우에는 간 독성, 용혈성 빈혈, 신경 독성 등이 보고된 바 있어 식품 보충제로는 금기되어 있다. 채식주의자의 경우 K2 섭취 부족 위험에 노출될 수 있으며, 이는 동물성 발효 식품 또는 특정 유산균이 포함된 발효 채소를 통해 보완할 수 있다. 일본의 전통 발효 식품인 낫토는 K2의 중요한 공급원으로, 낫토 소비가 일반적인 지역에서는 골다공증 발생률이 낮다는 역학적 연구도 있다.[126]

미네랄은 생명체에 필수적인 무기질로 효소 활성 조절, 산-염기 균형 유지, 삼투압 조절, 세포 내 신호 전달, 골격 형성과 같은 다양한 생화학적 기능을 수행한다. 미네랄은 대량macro과 미량trace으로 분류되며, 칼슘Ca, 인P, 칼륨K, 마그네슘Mg, 나트륨Na, 염소Cl, 황S 등은 대량 미네랄로, 철Fe, 아연Zn, 셀레늄Se, 아이오딘, 구리Cu, 망간Mn, 크롬Cr, 몰리브덴Mo 등은 미량 미네랄로 분류된다. 미네랄은 인체가 자체적으로 합성할 수 없기에 외부로부터 음식을 통해 섭취해야 하며,

체내 항상성을 유지하기 위해 적절한 균형이 필요하다. 또한 과잉이나 결핍 모두에서 생리학적 문제를 유발하며, 이는 개인 건강을 넘어 사회적, 역사적 차원에서 중대한 영향을 끼쳐 왔다.

칼슘은 생명 유지에 필수적인 미네랄로 체내 총 무기질의 약 40퍼센트, 체중의 약 1.5~2.0퍼센트를 차지하며, 주로 뼈와 치아에 존재한다. 그러나 그 존재의 양보다 더 중요한 것은 칼슘이 생화학적으로 수행하는 정교한 역할이다. 칼슘은 근육 수축, 신경 전달, 혈액 응고, 호르몬 분비 조절, 세포 신호 전달에 관여하는 다기능 이온이다. 세포 내에서는 세포질 내 칼슘 농도가 매우 낮게 유지되며, 이 농도의 미세한 변화가 세포 내 다양한 효소 활성과 전사 조절에 중요한 신호로 작용한다. 예를 들어 신경 말단에서의 칼슘 유입은 신경 전달 물질의 방출을 유도하며, 심근 세포에의 칼슘 유입은 수축을 시작하는 신호로 기능한다. 또한 칼슘은 혈액 응고 과정에서 프로트롬빈 prothrombin 활성화에 필요한 응고 인자들의 구조 변형에 관여하여 지혈을 가능하게 한다. 영양학적으로 칼슘은 성장기와 노년기에 특히 중요한데, 청소년기에는 뼈 성장과 골 질량 축적에, 노년기에는 골다공증 예방과 근육 기능 유지에 필수적이다.[127] 체내 칼슘의 항상성은 부갑상샘 호르몬 parathyroid hormone, PTH, 비타민 D, 그리고 칼시토닌 calcitonin에 의해 정밀하게 조절된다. 섭취하는 칼슘이 부족하거나 비타민 D 상태가 불량할 경우 체내는 혈중 칼슘 농도를 유지하기 위해 뼈에서 칼슘을 동원하게 되며, 이로 인해 장기적으로는 골밀도 감소나 골다공증 위험이 커진다. 칼슘은 우유, 유제품, 멸치, 녹색 잎채소, 칼슘 강화식품 등을 통해 섭취할 수 있으며, 흡수율은 식이 성분, 위장 상태, 나이 등에 따라 달라진다.[128] 현대 사회는 칼슘 결핍과 과잉이 동시에 문제로 대두된다. 식습관의 서구화와 탄산음료 소비 증가, 나트륨 과잉 섭취 등으로 칼슘의 체외 배설이 증가하고 있으며, 특히 청소년과 젊은 여성의 골밀도 저하가 우려된다. 반면 고령층에서는 칼슘 보충제를 통한 과잉 섭취가 문제시되기도 한다. 보건복지부에서 제시하는 성인의 칼슘 하루 상한 섭취량은 2500밀리그램이다. 일부 연구에서는 과도한 칼슘 보충으로 동맥 경화나 신장 결석 위험이 증가할 수 있다고 지적하며, 칼슘을 음식으로부터 균형 있게 섭취하는 것이 보충제보다 안전하다는 점이 강조되고 있다.[129]

칼슘에 관한 논의는 정치적, 경제적 이해관계 속에서 이어졌다. 유제품 산업은 오랫동안 '뼈 건강'이라는 담론과 결합하여 공공 캠페인과 학교 급식의 주요 자원으로 자리매김했으며, 이는 과학적 권고와 상업적 이해가 복합적으로 얽힌 대표적인 사례로 평가된다. 서구에서는 유제품 중심의 칼슘 섭취가 일반화되어 있으나, 동아시아 지역에서는 유당 불내증lactose intolerance과 문화적 요인으로 유제품 섭취가 제한적인 경우가 많다. 이로 인해 멸치, 두부, 김, 무청 등 비유제품 기반의 칼슘 섭취원이 강조되고 있으며, 특히 일본과 한국에서는 칼슘이 강화된 간장, 두유 등의 개발이 이루어지고 있다. 최근에는 채식주의 식단의 확산과 함께 식물성 칼슘 섭취원의 다양화와 흡수율 개선도 중요한 이슈로 떠오르고 있다. 일본과 한국은 전통적으로 유제품 소비가 적었으나, 서구식 식생활의 도입과 함께 유제품 섭취가 증가하였으며, 이에 따라 건강에 미치는 영향에 대한 관심도 높아졌다.[130] 일본에서는 제2차 세계 대전 이후 미군의 영향으로 유제품 소비가 급격히 증가했다. 1948년부터 1952년까지 일본의 유방암 사망자는 연평균 1374명이었으나, 1993년부터 1997년까지는 연평균 7589명으로 증가했다. 이러한 증가는 단순한 인구 증가만으로는 설명되지 않으며, 식생활 변화와의 관련성이 제기되었다. 한국의 코호트 연구에서도 서구식 식단인 유제품, 달걀, 기름, 과일, 빵 등이 유방암 위험 증가와 관련이 있는 것으로 나타났다.[131] 하지만 40세에서 69세 사이의 여성 9만 3306명을 대상으로 한 연구에 따르면, 우유 섭취가 전체 인구의 유방암에 미치는 유의미한 연관성이 발견되지 않았을 뿐만 아니라, 50세 미만 여성에서는 하루 1회 이상 우유를 섭취하는 경우 유방암 위험이 42퍼센트 감소하는 것으로 나타났다.[132] 이러한 연구 결과들은 유제품 섭취와 유방암 발생률 사이의 관계가 단순하지 않으며, 연령이나 폐경 상태, 식단 구성 등 다양한 요인에 따라 달라질 수 있음을 보여 준다.

인은 칼슘 다음으로 체내에 풍부한 무기질로 전체 인의 약 85퍼센트가 뼈와 치아에 존재한다. 나머지 15퍼센트는 세포 내외에 분포하며, 대사와 유전자 발현, 에너지 생산에 관여하는 다양한 생화학적 반응의 핵심 요소로 기능한다. 특히 인은 ATP와 같은 에너지 운반 분자의 필수 구성 성분이며, DNA와 RNA를 구성하는 기본 구조인 인산 골격 phosphodiester backbone*을 구성한다. 이는 인이 생명체의 기본 정보 단위인 유전 물질의 구조적 안정성뿐 아니라, 단백질 합

---

* DNA와 RNA를 구성하는 기본 구조로, 당과 인산이 교대로 연결되어 형성되는 사슬을 말한다. 이 골격은 핵산 분자의 구조적 뼈대 역할을 하며, 염기(A, T, G, C, U)들이 이 골격에 부착되어 있다.

성과 세포 복제에서까지 결정적인 역할을 한다는 의미다. 또한 세포막의 기본 구조인 인지질은 인을 포함한 분자로, 세포의 선택적 투과성을 유지하고 세포 간 신호 전달에 관여한다. 인은 대체로 다양한 식품, 특히 단백질이 풍부한 음식에 존재하므로 결핍이 드물지만, 특정 조건에서는 인의 결핍이 발생할 수 있다. 예를 들어 장기적인 영양 결핍, 만성 알코올 중독, 재급식 증후군refeeding syndrome* 등의 건강 상태 이상이나 인산염의 재흡수를 방해하는 X 연관 저인산혈증X-linked hypophosphatemia, XLH**과 같은 유전 질환 등으로 인의 결핍이 발생할 수 있다. 이 경우 세포 내 ATP 생성 부족, 근력 저하, 골연화증, 식욕 저하 등의 증상이 나타나며 심하면 호흡 부전까지 유발될 수 있다.[133] 인의 과잉은 만성 신장 질환 환자에게서 흔히 나타나며, 혈청 칼슘과의 불균형을 야기해 이차성 부갑상샘 기능 항진증***, 혈관 석회화, 심혈관계 합병증으로 이어질 수 있다. 특히 가공식품에 널리 사용되는 인산염 첨가물은 흡수율이 높아 식품 첨가물에 의

---

* 장기간의 영양실조나 기아 상태에 있던 환자에게 갑작스럽게 음식이나 영양을 공급할 때 발생하는 심각한 대사 이상이다. 기아 상태에서는 인슐린 분비가 억제되고 체내 전해질(특히 인, 칼륨, 마그네슘) 저장량이 감소한다. 이때 갑자기 탄수화물을 공급하면 인슐린이 급격히 분비되어 포도당과 전해질이 세포 내로 이동하면서 혈중 농도가 급격히 떨어지고, 특히 저인산혈증이 두드러진다. 이로 인해 심부전, 부정맥, 호흡 곤란, 근력 약화, 경련, 의식 장애, 적혈구 용혈, 신부전 등이 나타날 수 있으며, 심한 경우 사망에 이를 수 있다.
** X 염색체에 위치한 PHEX 유전자의 돌연변이로 발생하는 유전성 골질환이다. 이 유전자에 이상이 있으면 인산 조절 호르몬인 FGF23이 과도하게 증가하여 신장에서 인산 재흡수가 감소하고 비타민 D 활성화가 억제된다. 남녀 모두에서 발현하지만, 남성은 증상이 더 뚜렷하고, 여성은 증상의 정도가 다양하다.
*** 부갑상샘 자체의 문제가 아니라, 다른 원인으로 혈중 칼슘이 감소하거나 인산이 증가할 때, 이를 보상하기 위해 부갑상샘 호르몬(PTH)의 분비가 증가하는 상태이다. 주요 증상으로는 골통증, 근력 약화, 골절 위험 증가, 골다공증 등이 나타나며, 만성 신부전 환자에게서는 혈관 석회화, 부정맥, 가려움증 등도 동반될 수 있다.

한 인 섭취 증가가 새로운 공중 보건 문제로 부각되고 있다. 실제로 미국과 유럽에서는 이러한 인산염의 과도한 섭취가 저소득층이나 가공식품 위주의 식습관을 가진 계층에서 더욱 두드러지게 나타났다는 보고가 있다. 따라서 한국에서도 가공식품 위주의 식사를 자주 하는 사람의 경우 이와 관련한 건강 문제를 경계해야 한다. 보건복지부에서는 인의 하루 상한 섭취량을 3500밀리그램으로 제시하고 있다. 인은 환경 생태계에서도 우려를 낳고 있다. 19세기 후반, 인이 풍부한 조분석guano이나 인광석phosphate rock을 비료로 이용하기 시작하면서 농업 생산성이 폭발적으로 향상되었다. 그러나 이와 동시에 인 자원의 불균형적 소비와 유출이 생태계에 심각한 문제를 일으켰다. 예를 들어 농경지에서 흘러 나간 인은 호수와 하천의 부영양화eutrophication를 유발해 조류 번식이 증가하고, 이는 수중 산소 고갈과 생물 다양성 감소로 이어졌다. 따라서 인의 지속 가능한 관리가 국제적인 환경 이슈로 대두되고 있다.[134]

칼륨은 체내에서 가장 풍부한 세포 내 양이온으로, 생명 유지에 필수적인 전기 화학적 균형을 조절하는 데 중심적인 역할을 한다. 전체 칼륨의 약 98퍼센트는 세포 내부에 존재하며, 나트륨과 함께 세포막의 전위 차이를 유지하는 나트륨-칼륨 펌프(Na^+/K^+-ATPase)의 작용을 통해 세포 내외 환경의 항상성을 조절한다. 이러한 기전은 신경 자극의 전달과 심장 박동의 조절을 포함하는 근육 수축, 체액, 산-염기 균형 유지에 필수적이며, 세포의 부피를 일정하게 유지하고 효소 작용과 물질대사에도 깊이 관여한다. 칼륨은 대부분의 과일과 채소에 있으며, 특히 바나나, 감자, 시금치 등에 풍부하다. 그러나 가공식품 위주의 식단은 칼륨 섭취를 줄이고 나트륨 섭취를 높여, 이 둘 사이의 이상적인 비율을 무너뜨린다. 보건복지부는 성인의 하루 칼륨 충분 섭취량을 약 3500밀리그램으로 권고하며, 특히 고혈압 예방과 심혈관 질환 위험 감소에 주목하고 있다. 칼륨은 나트륨과 길항 작용을 하여 과도한 나트륨 섭취로 인한 혈압 상승을 완화하고, 동맥 경화를 억제하는 데 중요한 역할을 한다.[135] 칼륨 결핍은 일반적으로 식이 부족보다는 이뇨제 사용, 구토, 설사, 만성적 신장 질환에 의해 유발되며, 근육 약화, 부정맥, 피로감, 심하면 마비나 호흡 부전까지 초래할 수 있다. 이처럼 칼륨 수치 이상은 생명을 위협할 수 있어 병원에서는 환자의 혈중 칼륨 농도를 자주 모니터링하며, 급성기 치료에서는 중요한 지표로 관리한다. 반면 칼륨 과잉은 특히 신장 기능이 저하된 환자에게서 자주 발생하며, 심실세동이나 심정지 등의 치명적인 심장 질환을 유발할 수 있다. 신장 기능이 정상적일 때는 과잉 섭취한 칼륨이 소변으로 쉽게 배출되지만, 만성 신장 질환 환자나 칼륨 보존 이뇨제를 복용하는 환자에게는 칼륨 축적이 생명을 위협할 수 있는 문제로 발전한다. 전통적으로 농산물 중심의 식단을 유지하던 사회는 칼륨 섭취가 풍부하고 나트륨 섭취가 낮은 식습관을 가졌지만, 산업화 이후 가공식품이 일상화되면서 나트륨 섭취가 급증하고 칼륨 섭취가 상대적으로 부족해지기 시작했다. 이는 고혈압이나 심혈관 질환이 만연하게 된 것과 직결되며, 이 같은 식이 불균형은 개인의 문제를 넘어 식품 시스템과 보건 정책의 문제이기도 하다.[136]

마그네슘은 약 60퍼센트가 뼈에, 나머지는 근육과 연부 조직에 존재하며, 혈중에는 전체의 1퍼센트 미만만이 존재한다. 마그네슘은 300개 이상의 효소계에 조효소로 작용하며, 에너지 생성(ATP 합성), 단백질과 핵산의 생합성, 신경 전달, 근육 수축, 혈당과 혈압 조절, 심혈관 기능 유지 등 다양한 대사 기능의 기반을 형성한다. 특히 ATP는 대부분 마그네슘과 결합한 형태인 Mg-ATP로 존재하여 에너지 전달과 효소 작용에 실질적으로 이용된다. 이처럼 마그네슘은 생체 내 항상성 유지에 필수 불가결한 역할을 하며, 이러한 기전적 연계성으로 인해 결핍이 단일한 대사 이상이 아닌, 다기관 시스템 전반에 걸친 이상을 초래한다. 보건복지부는 마그네슘의 성인 하루 권장 섭취량을, 여성은 280밀리그램, 남성은 370밀리그램으로 제시하고 있다. 마그네슘은 통곡물, 견과류, 콩류, 녹색 잎채소, 해조류 등에 풍부하지만, 식품 정제 과정에서 쉽게 손실되며, 과도한 나트륨 섭취, 음주, 이뇨제 사용, 만성 스트레스 등도 체내 마그네슘 농도를 낮출 수 있다.[137] 마그네슘 결핍 시 초기에는 피로, 근육 경련, 식욕 부진 등의 비특이적 증상으로 나타나지만, 진행 시 부정맥, 저칼륨 혈증, 저칼슘 혈증, 경련, 심지어 우울과 불안 등을 포함하는 정신 신경계 이상까지 유발할 수 있다. 연구에 따르면 마그네슘 결핍은 제2형 당뇨병, 대사 증후군, 심혈관 질환, 편두통, 불면증, 골다공증 등과 관련이 있으며, 이에 따라 중요성이 재조명되고 있다. 반면 마그네슘 과잉은 대부분 신장 기능이 저하된 환자에게 발생하며, 고용량 보충제나 마그네슘 함유 제산제(antacid) 과용 시에도 발생할 수 있다. 증상은 메스꺼움, 저혈압, 근력 저하, 호흡 억제, 심하면 심정지까지 포함될 수 있다.[138] 20세기 중반까지만 해도 농산물의 마그네슘 함량이 상대적으로 높았으나, 화학 비료 사용, 토양 고갈, 식품 가공 산업화로 인해 식이 마그네슘 섭취가 점차 감소해 왔다. 실제로 통곡물 대신 정제된 백미나 밀가루를 주식으로 하는 현대인의 식단은 마그네슘이 결핍되기 쉬운 구조다. 한편, 마그네슘 보충제가 '자연 치료'나 '수면 개선'의 수단으로 대중적 관심을 끌었지만, 신장 기능 저하자 등 특정 인구군에서는 오히려 부작용을 초래할 수 있어 개인별 상태에 따른 섭취 조절이 필요하다.[139]

나트륨은 세포 외 액에서 주요한 양이온으로 작용하며, 칼륨과 함께 세포 내외 환경의 항상성을 조절하는데 기여한다. 하지만 나트륨의 대사는 극히 정밀하게 조절되어야 한다. 섭취량이 과하거나 부족할 경우 인체 건강에 중대한 영향을 끼치기 때문이다. 나트륨 부족은 일반적으로 과도한 수분 섭취나 장기적인 이뇨제 사용, 심부전, 간경변, 신장 질환 등의 상태에서 나타나는 저나트륨 혈증으로 이어질 수 있으며, 이는 두통, 피로감, 혼란, 경련, 심할 경우 뇌부종으로 인한 의식 상실이나 사망까지 이를 수 있다. 반면 나트륨 과잉 섭취는 고혈압과 심혈관 질환의 주요 위험 인자로 작용하며, 특히 나트륨 섭취량이 많을수록 혈압이 비례하여 상승하는 현상은 다양한 역학 연구에서 일관되게 관찰되었다.[140] 인류 역사상 나트륨은 소금의 형태로 저장 식품의 방부제이자 생존 자원으로 중요하게 여겨졌으며, 많은 지역의 경제에서 중심적인 역할과 과세의 기초로도 사용되었다. 소금은 때때로 프랑스 혁명이나 인도 독립 전쟁과 같은 분쟁의 발발에 연루되기도 했는데, 이는 나트륨이 영양소 이상의 중요한 의미를 지녔음을 보여 준다. 현대 사회에서는 나트륨의 과잉 공급이 오히려 문제로 부각되었다. 산업화 이후 가공식품과 인스턴트식품이 증가하면서, 나트륨 섭취가 자연 상태의 식품만 섭취할 때와 다르게 과잉 상태에 도달했다. 특히 20세기 중반 이후 미국, 영국, 일본 등지에서는 고염식 문화가 고혈압과 심혈관 질환 유병률 증가와 직접적으로 연관됨이 밝혀지면서 공중 보건 정책이 개입하기 시작했다.[141] 보건복지부는 성인의 나트륨 충분 섭취량을 하루 1500밀리그램으로 설정하고 있다. 이 수치는 나트륨의 생리적 요구량을 충족하되, 만성 질환 예방을 위해 최소한으로 억제한 값이다. 동시에 상한 섭취량은 2300밀리그램이며, 이를 장기간 초과해 섭취할 시 혈압 상승과 그에 따른 심혈관계 위험이 증가할 수 있다고 경고한다.[142]

일부 다이어트 프로그램이나 자연주의 식이 요법 지지자 사이에서는 천일염sea salt이 정제염refined salt에 비해 '건강한 소금'이라는 인식이 있다. 이들은 천일염에 미네랄이 풍부하고, 자연에서 온다는 이유로 고혈압 등 건강 문제를 일으키지 않는다며 오히려 섭취를 권장하기도 한다. 그러나 이는 과학적 근거가 부족하며, 실제로 건강에 해로울 수 있는 위험한 오해다. 우선 천일염이 혈압에 미치는 영향은 정제염과 본질적으로 다르지 않다. 소금의 주요 성분은 어디에서 얻었든 간에 염화 나트륨NaCl이며, 대부분의 천일염 역시 약 90퍼센트 이상 염화 나트륨을 포함하고 있다. 정제염은 염화 나트륨 비율이 약 97~99퍼센트로 더 높을 수 있으나, 양쪽 모두 체내 나트륨 부담이라는 측면에서는 거의 비슷한 효과를 가진다.[143] 즉, 미네랄 함량이 다소 높다는 이유만으로 천일염을 자유롭게 섭취해도 된다는 주장은 생리학적으로 근거가 없다. 천일염에 미량으로 포함된 칼슘, 칼륨, 마그네슘 등은 실제 섭취량 기준에서 보면 극히 적은 수준이며, 이들 미네랄이 소금에 포함된 형태로 혈압 조절에 유의미한 영향을 줄 만큼 충분하진 않다는 것이 다수의 연구에서 확인되었다. 오히려 일부 천일염 제품에는 중금속이나 미생물에 의한 오염 위험이 존재하기에 위생적, 화학적 안전성에서 정제염보다 취약할 수 있다. 나트륨 섭취와 고혈압 사이의 연관성은 소금의 종류와 관계없이 입증된 바 있다. 특히 대규모 인구 기반 연구들은 소금 섭취량이 많을수록 혈압이 상승하며, 이는 염 종류와 무관하게 나타난다는 점을 강조하였다. 즉, '자연에서 온 소금'이라는 슬로건은 건강 효과에 관한 과학적 근거 없이 소비자의 신뢰를 악용하는 마케팅에 가깝다. 이러한 맥락에서 보면, 천일염이라고 해서 자유롭게 섭취해도 된다는 주장은 위험한 영양 정보의 확산이며, 특히 고혈압 또는 신장 질환 위험이 있는 사람에게는 심각한 건강 악화를 초래할 수 있다. 실제로 대한고혈압학회와 같은 전문 기관에서는 소금 섭취의 제한을 소금 종류와 관계없이 적용할 것을 권고하고 있다. 따라서 나트륨 섭취는 정제염이든 천일염이든 모두 충분 섭취량 이하로 제한되어야 하며, 앞서 언급한 한국인의 나트륨 충분 섭취량인 하루 1500밀리그램(약 3.8그램의 소금)을 넘지 않는 식단 구성이 건강 유지에 필수적이다.[144]

염소는 체내에서 나트륨 및 칼륨과 함께 삼투압 조절, 산-염기 균형 유지, 신경 자극 전달 등 다양한 생리적 기능을 수행한다. 염소 이온은 주로 세포 외 액에 존재하며, 특히 위액의 구성 성분인 염산 HCl의 생성을 통해 소화 과정에서 핵심 역할을 한다. 위산은 단백질 변성을 촉진하고, 위 내 살균 작용을 수행하며, 위에서 분비되는 펩시노겐pepsinogen을 활성화해 단백질 분해를 시작한다. 또한 염소는 신장에서 나트륨과 함께 재흡수되어 전해질 균형과 혈압 유지에 중요한 역할을 한다. 염소는 일반적으로 소금의 형태로 섭취되며, 대부분의 사람은 식단을 통해 충분한 양을 섭취하고 있다. 하지만 앞서 나트륨과 관련해서 살펴보았듯이, 소금에 대한 과도한 섭취는 현대 사회에서 심각한 건강 문제로 이어지고 있다. 이는 단순히 염소 자체의 과잉보다는 염소가 포함된 소금의 과잉 섭취와 관련이 있으며, 나트륨의 영향과 밀접하게 연결되어 있다. 염소의 결핍은 상대적으로 드물지만, 심한 탈수나 장기적인 이뇨제 복용, 구토, 설사 등으로 인해 발생할 수 있으며, 이 경우 산-염기 불균형, 식욕 저하, 근육 약화, 혼란 상태 등의 증상이 나타날 수 있다. 보건복지부에 따르면 성인 남성과 여성 모두에게 염소의 충분 섭취량은 하루 2300밀리그램으로 설정되어 있다. 이는 나트륨 섭취 기준을 참고하여 설정된 수치로, 일반적인 식사에서 나트륨과 염소가 함께 섭취된다는 점을 고려한 것이다. 상한 섭취량은 명확히 설정되어 있지 않지만, 염소 자체보다는 나트륨을 포함한 소금의 과잉 섭취를 경고하는 맥락에서 주의가 요구된다. 따라서 현대인의 식단 관리에서 염소는 결핍보다는 과잉으로 인한 건강 위험이 더 현실적인 문제로 부각되고 있다.[145]

황은 체내에서 아미노산, 비타민, 효소, 보조 인자 등의 구성 성분으로 작용하면서 다양한 생화학적 기능을 수행한다. 황은 메티오닌, 시스테인cysteine 등의 황 함유 아미노산의 형태로 단백질 구조의 안정성과 효소 반응 조절에 기여하며, 특히 시스테인은 단백질 간 이황화 결합disulfide bond을 통해 3차원 구조를 유지하는 데 핵심적인 역할을 한다. 이 외에도 황은 중요한 항산화제인 글루타티온glutathione의 구성 성분으로서 산화 스트레스를 억제하고 세포를 보호하는 데 기여한다. 또한 황은 인슐린, 헤파린heparin*과 같은 생리 활성 물질의 기능 유지에도 관여하며, 황산염의 형태로 간에서 해독 작용에 사용된다. 황은 일반적으로 단백질 식품, 특히 동물성 식품(육류, 생선, 달걀)과 일부 식물성 식품(양파, 마늘, 브로콜리, 양배추 등 십자화과 채소)을 통해 섭취된다. 대개 메티오닌과 시스테인 형태로 섭취되기 때문에, 별도로 황 자체의 결핍이 나타나는 경우는 거의 없다. 그러나 식물성 식단 위주의 제한적 단백질 섭취 또는 신장 질환이나 간 기능 저하 등 대사 관련 질환이 있는 경우 황 함유 아미노산 대사에 문제가 생길 수 있다. 이 경우 피로감, 면역력 저하, 간 해독 능력 감소, 피부 및 손톱 트러블 등이 발생할 수 있다.[146] 반면 황의 과잉 섭취는 대부분의 경우 인체에서 효과적으로 조절되고, 독성을 보이지는 않지만, 메틸설포닐메탄methylsulfonylmethane, MSM과 같은 일부 유황 보충제나 황산염을 함유한 물질의 과잉 섭취 시 설사나 복통 등 위장 장애가 보고된 바 있다. 황의 섭취 기준은 그 자체보다는 단백질 섭취량을 기준으로 산정되는 경우가 많다. 실제로 보건복지부에서는 황의 권장 섭취량 혹은 상한 섭취량을 명확히 제시하지 않고, 단백질 섭취를 통해 황이 충분히 공급된다는 전제하에 별도의 정량적 기준을

---

* 혈액 응고 작용을 막는 황산화된 다당류의 일종이다. 고등 동물의 각종 조직에 널리 분포되어 있으며, 수술 후의 혈전을 막는 데 쓰인다.

설정하지 않았다. 즉, 단백질을 충분히 섭취하는 식단을 유지할 경우 추가적인 황 보충은 필요하지 않으며, 일반적인 식단에서는 황 결핍 위험이 매우 낮다고 평가된다. 이러한 점은 현대인들이 황을 개별 영양소로 보기보다 단백질 대사의 일부로서 통합적으로 이해해야 함을 시사한다. 역사적으로 황은 의약, 화학, 농업 분야에서 중요한 물질로 취급되었다. 고대 이집트에서는 황이 방부제로 사용되었으며, 중세 유럽에서는 '지옥의 원소'로 불리며 연금술의 핵심 재료로 간주되었다. 근대에 이르러 황은 농업에서 황산암모늄, 황산칼륨 등 비료 원료로 대량 사용되기 시작했으며, 이는 농업 생산성 향상에 기여했다. 하지만 동시에 토양 내 황 농도의 변화, 수질 오염 등 환경 문제를 야기했으며, 특히 산업 혁명 이후 석탄과 석유의 연소로 인해 대기 중 이산화황의 농도가 급증하며 산성비 문제가 심각해졌다. 이는 삼림 생태계 파괴와 수질의 산성화로 이어져 전 세계적인 환경 이슈로 부상하였다. 이러한 과잉 황 노출은 인간의 건강에도 간접적인 영향을 미치며, 특히 호흡기 질환과 관련된 위험이 증가할 수 있다는 연구가 보고되고 있다.[147]

 철은 산소 운반, 에너지 대사, DNA 합성, 면역 기능 유지 등 다양한 생화학적 과정에 필수적으로 관여한다. 철은 특히 적혈구 내 헤모글로빈과 근육 내 미오글로빈의 중심 원소로, 산소를 결합하고 운반하는 역할을 수행한다. 이 외에도 세포 내에서 사이토크롬 cytochrome 효소를 비롯한 여러 산화 환원 효소의 구성 성분으로 작용하며, 미토콘드리아의 ATP 생산 과정에 필수적이다. 또한 철은 림프구 기능과 자연 살해 세포의 활성에 관여하여 면역 기능에도 밀접하게 연결되어 있다. 철 결핍은 전 세계적으로 가장 흔한 미량 영양소 결핍 문제로, 특히 여성과 어린이, 성장기 청소년, 임산부에게서 높은 유병률을 보인다. 철 결핍은 체내 산소 운반 능력을 떨어뜨리며, 결과적으로 철 결핍성 빈혈을 유발한다. 이 질환은 피로감, 창백함, 집중력 저하, 면역력 약화 등의 증상을 동반하며, 어린이의 경우 인지 발달 지연과 학습 능력 저하로 이어질 수 있다.[148] 이러한 영향은 단순한 생리학적 문제를 넘어 사회적 손실로 연결된다. WHO는 철 결핍으로 인한 생산성 저하가 개발 도상국 경제에 막대한 부담을 안기고 있다고 경고한 바 있으며, 특히 여성의 건강권과 교육권, 노동 참여에 미치는 간접적 효과는 지속적인 사회 불평등의 원인이 되기도 한다. 역사적으로 철 결핍은 곡물 위주의 식생활, 특히 전통적인 채식 중심 식단에서 자주 발생했다. 이는 철의 흡수율과 관련이 있다. 동물성 식품에 포함된 헴철은 식물성 식품의 비헴철보다 흡수가 용이하며, 비타민 C나 육류와 함께 섭취할 경우 흡수율이 증가한다. 반면 피틴산phytic acid*, 폴리페놀, 칼슘 등의 물질은 철 흡수를 억제한다. 이로 인해 20세기 중후반 여러 나라에서는 철 결핍을 해결하기 위한 식품 강화 정책이 시행되었으며, 대표적으로 밀가루에 철을 첨가하는 정책이 시행되었다.[149] 철의 과잉 섭취에 따른 문제도 무시할 수 없다. 혈색소 침착증hemochromatosis은 철이 과다 흡수되어 간, 심장, 췌장 등에 축적되어 손상을 일으키는 유전적 질환으로, 철 섭

---

* 식물의 씨앗, 견과류, 곡물, 콩류에 자연적으로 존재하는 유기산이다. 식물이 인을 저장하는 주요 형태이며, 식물이 발아 시 에너지원으로 사용하는 인과 기타 무기질의 저장고 역할을 한다. 피틴산은 철, 아연, 칼슘, 마그네슘 등의 무기질과 결합하여, 이들 무기질의 장내 흡수를 방해할 수 있다. 특히 철과 아연 결핍이 우려되는 사람들에게는 문제가 될 수 있다.

취에 있어 적절한 진단과 관리가 필요하다. 보충제를 통한 장기간의 철 과잉 섭취는 산화 스트레스를 높여 세포 손상을 유발하며, 대장암이나 심혈관 질환 등과 연관성이 제기되고 있다. 이러한 맥락에서 보건복지부는 철에 대한 권장 섭취량과 상한 섭취량을 함께 제시하고 있다. 성인 남성의 경우 권장 섭취량은 하루 10밀리그램이며, 가임기 여성의 경우 월경으로 인한 철 손실을 고려해 하루 14밀리그램으로 설정되어 있다. 동시에 철의 상한 섭취량은 성인의 경우 하루 45밀리그램으로 제시되어 있어, 특히 보충제를 복용하거나 철 강화 식품을 병용하는 경우, 이를 초과하지 않도록 주의가 필요하다. 이는 철의 부족과 과잉이 모두 건강에 중대한 영향을 미칠 수 있다는 점에서 '균형'이 무엇보다 중요하다는 사실을 반영한다.[150]

아연은 인체에서 두 번째로 풍부한 미량 무기질로, 300개 이상의 효소에서 보조 인자로 작용하며 단백질 합성, 세포 분열, 면역 반응, 항산화 방어, 상처 치유, DNA 합성 등 생화학적으로 광범위한 기능을 수행한다. 특히 아연은 세포 내 전사 인자의 구조를 안정화하는 아연 손가락 zinc finger 단백질을 통해 유전자 발현 조절에서 핵심적인 역할을 하며, 이로 인해 성장과 발달, 생식 기능 유지에 결정적인 영향을 미친다. 면역학적으로는 자연 살해 세포의 활성, 인터류킨-2 interleukin-2, IL-2* 생산, T 세포의 성숙 및 분화 등에 관여해 감염에 대한 저항력을 높이며, 결핍 시 면역 기능 저하로 세균과 바이러

---

*   면역계에서 분비되는 사이토카인의 일종으로, 주로 조력 T 세포에서 생산되는 단백질이다. T 세포의 증식과 분화를 촉진하고, 자연 살해 세포를 활성화하며, 조절 T 세포의 항상성을 유지함으로써 세포성 면역에서 중요한 신호 분자로 작용한다.

스 감염 위험이 현저히 증가한다.[151] 아연 결핍은 곡물 위주의 식단과 함께 피틴산이 많은 식품을 주로 섭취하는 인구에서 빈번하게 발생한다. 피틴산은 곡물과 콩류에 풍부한 식물성 화합물로, 아연과 결합하여 불용성 복합체를 형성함으로써 흡수를 억제한다. 이로 인해 아연의 생체 이용률이 감소하고, 이는 성장 지연, 면역력 저하, 설사, 피부 질환, 식욕 감퇴 등의 증상으로 이어질 수 있다. 20세기 중반 이란과 이집트 등의 일부 농촌 지역에서 청소년 남성의 이차 성징 지연과 왜소증이 문제화되었고, 피틴산이 풍부한 곡물 중심 식단에 따른 아연 결핍이 그 원인이라는 점이 밝혀진 바 있다. 이 사건은 필수 영양소로서 아연의 생리적 중요성이 본격적으로 재조명되는 계기가 되었다.[152] 반면 아연의 과잉 섭취는 음식을 섭취하는 것만으로는 드물게 발생하지만, 고용량의 아연 보충제를 남용하면 발생할 수 있다. 아연의 과잉 섭취는 구리의 흡수를 억제하여 이차적인 구리 결핍을 유발하며, 이에 따라 빈혈, 면역 이상, 신경학적 장애가 나타날 수 있다. 또한 하루 150~450밀리그램 수준의 고용량 아연 섭취는 메스꺼움, 구토, 복통, 두통, 그리고 장기적으로는 HDL 저하와 같은 부작용을 유발할 수 있다. 이러한 관점에서 보충제를 통한 아연 섭취는 의료적 지침에 따라 신중하게 이루어져야 한다. 보건복지부에 따르면 아연의 하루 권장 섭취량은 성인 남성이 10밀리그램, 성인 여성이 8밀리그램이다. 또한 상한 섭취량은 성인 기준 하루에 35밀리그램으로 설정되어 있다. 이는 아연의 생리적 요구량이 비교적 낮지만, 과잉 섭취에 의한 부작용 가능성이 존재함을 반영한다. 특히 건강 기능 식품이나 감기 치료용 아연 정제를 사용할 경우, 일

일 상한 섭취량을 초과하지 않도록 주의할 필요가 있다.[153]

셀레늄은 갑상샘 호르몬 대사, 면역 반응 조절 등 다방면에 걸쳐 생화학적으로 중요한 역할을 수행한다. 특히 셀레늄은 글루타티온 퍼옥시다제glutathione peroxidase, GPx와 티오레독신 환원 효소thioridoxin reductase와 같은 셀레노 단백질selenoproteins의 핵심 구성 성분으로 작용하여 세포 내에서 과산화물과 활성 산소를 제거한다. 이로 인해 세포 손상을 억제하고, 만성 염증, 암, 심혈관 질환 등의 발생 위험을 낮추는 중요한 방어 기전으로 작용한다. 또한 셀레늄은 갑상샘에서 생성되는 호르몬인 트라이아이오도타이로닌triiodothyronine(이하 'T3')과 티록신thyroxine, T4의 전환에 관여하는 탈아이오딘화효소deiodinase의 필수 인자로 작용하여 갑상샘의 기능 유지에도 중요한 역할을 한다.[154] 셀레늄 결핍은 전 세계적으로 드문 일이지만, 특정 지역에서는 토양의 셀레늄 함량이 낮아 인구 집단 전체에 영향을 미쳤던 사례가 있다. 대표적으로 20세기 중반 중국 허난성에서 있었던 케샨병Keshan disease 유행은 역사적으로 중요한 셀레늄 결핍 사례로 꼽힌다. 이 질환은 주로 어린이와 여성에서 관찰되며, 심근 병증을 유발해 갑작스러운 심장 마비를 초래할 수 있다. 케샨병의 원인이 셀레늄 결핍으로 밝혀진 이후 정부 주도의 셀레늄 강화 정책을 통해 발병률이 크게 감소하였다. 이 사례는 특정 미량 원소의 결핍이 어떻게 집단적 건강 재앙으로 이어질 수 있는지를 극명하게 보여 주는 동시에, 셀레늄의 생리학적 중요성과 식단 개선을 통한 예방 전략의 효율성을 입증하는 중요한 전환점이 되었다.[155] 셀레늄의 과잉 섭취는 드문 일이지만, 발생 시 심각한 독성을 유발할 수 있다. 셀레늄 중독증selenosis은 주로 보충제를 과다 복용하거나, 셀레늄 농도가 비정상적으로 높은 토양에서 식품을 장기간 섭취할 때 발생한다. 증상으로는 탈모, 손톱의 이상 성장, 피부 발진, 마늘 냄새가 나는 호흡, 위장 장애, 신경 이상 등이 있다. 이러한 독성은 셀레늄이 산화 환원 효소계에 작용하는 특성과 관련이 있으며, 일정 수준 이상에서는 생리적 산화 스트레스 조절 기능을 오히려 방해하는 것으로 알려져 있다. 이러한 이중적 특성으로 인해 셀레늄 섭취는 결핍과 과잉 모두 주의가 필요하다. 보건복지부에 따르면, 성인의 하루 셀레늄 권장 섭취량은 60마이크로그램, 상한 섭취량은 하루에 400마이크로그램으로 제시된다. 일반적인 식단에서는 셀레늄 과잉의 가능성이 낮지만, 셀레늄 보충제를 복용하거나 브라질너트처럼 셀레늄 함량이 매우 높은 식품을 지속적으로 섭취할 경우에는 상한 섭취량을 초과하지 않도록 주의가 요구된다. 브라질너트 한 알에 들어 있는 셀레늄 함량은 70~90마이크로그램에 달하기 때문에, 과용 시 급성 중독의 가능성이 있으므로 섭취에 주의해야 한다.[156]

아이오딘은 갑상샘 호르몬의 핵심 구성 성분으로 작용한다. T3와 티록신은 모두 아이오딘을 포함하고 있으며, 이 호르몬들은 기초 대사율 조절, 체온 유지, 성장 발달, 특히 태아기 및 유아기의 뇌 발달에 지대한 영향을 미친다. 갑상샘 자극 호르몬의 신호에 따라 갑상샘에서 아이오딘을 흡수하여 호르몬을 합성하고 분비하는 생화학적 과정은 인체 항상성 유지에 필수적이다. 아이오딘의 대사는 주로 소장에서 흡수된 뒤 혈류를 통해 갑상샘으로 운반되어 저장되며, 필요한 양만큼 T3와 티록신으로 전환된다. 신장은 아이오딘 배설의 주요 통로로 작용한다. 갑상샘 기능이 정상적으로 유지되기 위해서는 일정량의 아이오딘 섭취가 필요하며, 보건복지부에서 제시한 성인 기준 아이오딘의 권장 섭취량은 하루 150마이크로그램이다. 이는 일상적인 식단에 해조류가 자연스럽게 포함되는 한국인의 식습관을 고려한 수치다. 아이오딘 결핍은 고대부터 현대에 이르기까지 다양한 사회적, 역사적 문제를 야기해 왔다. 가장 잘 알려진 결핍 증상은 갑상샘이 비대해지는 갑상샘종 goiter 이며, 이는 아이오딘 부족으로 인해 충분한 갑상샘 호르몬을 합성하지 못해, 그 보상 작용으로 갑상샘이 비정상적으로 커지는 것이다. 특히 내륙 지역이나 고산 지대처럼 토양과 식수에 아이오딘이 희박한 지역에서 이러한 현상이 빈번하게 발생했다. 예컨대 알프스산맥 주변 지역이나 히말라야 지역에서는 역사적으로 갑상샘종이 널리 퍼져 있었으며, 이는 크레틴병 cretinism 이라는 신경·정신 발달 지연 증상과도 관련이 있다. 이로 인해 20세기 초반부터 미국과 유럽에서는 아이오딘 강화 소금 iodized salt 의 보급이 공중 보건 정책으로 채택되었고, 이는 크레틴병과 갑상샘종의 급격한 감소를 가져왔다.[157] 아이오딘의 과잉 섭취 역시 문제를 야기할 수 있다. 과도한 아이오딘 섭취는 갑상샘 항진증 hyperthyroidism 이나 하시모토 갑상샘염 Hashimoto's thyroiditis 과 같은 자가면역성 갑상샘 질환의 유발 요인이 될 수 있다. 특히 해조류 섭취가 많은 한국이나 일본 등의 지역에서는 과잉 섭취의 우려가 자주 제기되어 왔으며, 이에 따라 보건복지부는 아이오딘의 상한 섭취량을 성인 기준 하루 2400마이크로그램으로 설정했다. 이는 해조류를 통해 하루에 수천 마이크로그램의 아이오딘을 섭취할 수 있는 동아시아

인의 식습관을 고려한 조치로, 해조류를 주식처럼 자주 섭취하는 사람은 주의가 필요하다. 현대 사회에서 아이오딘은 여전히 건강 불균형의 지표가 되고 있다. 선진국에서도 채식주의자나 해조류 섭취가 적은 사람 혹은 정제된 가공식품만을 섭취하는 사람에게서 아이오딘 결핍이 문제가 되기도 한다. 반면 건강식 추세로 인해 해조류를 과도하게 섭취하거나 보충제를 무분별하게 복용하는 사례에서는 과잉 섭취에 따른 갑상샘 기능 이상이 보고되곤 한다.[158]

구리는 주로 산화 환원 반응을 촉진하는 효소들의 보조 인자로 작용하며, 에너지 생성, 철 대사, 신경 전달, 결합 조직 형성, 그리고 항산화 방어 체계에 이르기까지 광범위한 생리적 역할을 담당한다. 특히 구리는 항산화 효소, 사이토크롬 c 산화 효소 cytochrome c oxidase, 도파민 베타 수산화 효소 dopamine β-hydroxylase, 리실 산화 효소 lysyl oxidase, LOX 등의 효소에 포함되어 있으며, 이들 효소는 세포 호흡, 신경 전달 물질 합성, 콜라겐 및 엘라스틴*의 안정화에 필수적이다. 구리의 체내 대사는 주로 위장에서 흡수되어 간으로 운반된 후 세룰로플라스민 ceruloplasmin이라는 단백질에 결합하여 혈중에 분포하게 된다. 세룰로플라스민은 혈액 내 구리의 약 95퍼센트를 운반하며, 동시에 철 대사에서 철분을 산화해 트랜스페린 transferrins**에 결합

---

*   결합 조직의 탄성 섬유를 구성하는 주성분 단백질로, 고무줄처럼 늘어났다가 다시 원래 모양으로 돌아오는 성질을 지닌다. 주로 피부, 혈관 벽, 폐, 인대 등에 풍부하게 분포하며, 이러한 조직들이 늘어나고 수축할 수 있도록 도와준다.

**   혈액에서 철분을 운반하는 주요 단백질로, 주로 간에서 합성된다. 하나의 트렌스페린 분자는 최대 2개의 3가 철(Fe^{3+})과 결합할 수 있으며, 혈액을 통해 철분을 온몸의 조직과 세포로 안전하게 운반하는 역할을 담당한다. 정상적으로는 트렌스페린의 약 20~45퍼센트만이 철분과 결합되어 있으며, 이를 트렌스페린 포화도라고 한다.

할 수 있는 형태로 전환하는 역할도 수행한다. 따라서 구리는 철 결핍성 빈혈과도 간접적으로 연관되어 있다. 한국 보건복지부가 제시한 성인의 구리 상한 섭취량은 하루 10밀리그램으로, 이는 보충제 남용이나 산업적 노출로 인한 과잉 섭취를 방지하기 위한 기준이다.[159] 구리 결핍은 일반적인 식단에서 드물지만, 장기적인 수액 치료 환자나 위장관 흡수 장애 환자, 혹은 아연을 과다 섭취하는 경우에 발생할 수 있다. 구리 결핍은 빈혈, 백혈구 감소증, 뼈 이상, 신경병증 등의 증상으로 나타나며, 특히 미엘린 합성에 장애가 생겨 감각 이상이나 보행 장애를 초래할 수 있다. 반면 구리의 과잉 섭취는 급성 위장 장애를 일으킬 수 있으며, 장기적으로는 간 손상, 신장 이상, 신경학적 문제로 이어질 수 있다. 유전적 질환 중 하나인 윌슨병 Wilson's disease은 구리를 간에서 제대로 배출하지 못해 체내에 축적되어 간경화, 신경계 장애, 그리고 각막에 둥근 줄이 보이는 구리 침착 현상인 카이저-플라이셔 고리 Kayser-Fleischer ring를 유발하는 대표적 사례다.[160] 또한 아동을 대상으로 한 구리 보충제 남용은 신생아 간염과 같은 심각한 부작용을 초래한 바 있으며, 이는 영양 보충의 필요성과 한계를 동시에 보여 주는 역사적 사례로 남아 있다.[161]

망간은 인체 내에서 주로 효소의 보조 인자로 작용하며, 항산화 방어 체계, 뼈의 발달, 에너지 대사, 그리고 아미노산, 콜레스테롤, 탄수화물에 관여한다. 대표적으로 망간은 미토콘드리아의 항산화 효소인 망간 초과 산화물 불균등화 효소 manganese superoxide dismutase, MnSOD의 중심 금속 원소로 작용하여, 활성 산소로부터 세포를 보호하는 데 필수적이라 할 수 있다. 또한 포도당 신생 합성이나 요소 회로urea cycle 등 에너지 생성 관련 대사 과정에 필수적인 효소들의 기능에도 관여하며, 아미노산인 프롤린이나 아르기닌 대사와도 연관이 깊다. 망간은 소장에서 흡수되어 간을 경유한 뒤 대부분 담즙을 통해 배출되므로 항상성이 잘 유지되며, 일반적인 식단을 섭취하는 사람에게 결핍은 드문 일이다. 그러나 인위적인 정제 탄수화물 위주의 식생활과 장기적으로 총 비경구 영양total parenteral nutrition, TPN*에 의존하거나 크론병과 같은 특정 장 질환을 겪는 환자에게서 망간 결핍이 관찰된 사례가 있다. 이는 뼈 성장 이상, 생식 기능 저하, 혈액 응고 장애, 신경 전달 이상과 같은 생리적 이상으로 이어질 수 있다.162 역사적으로 망간 결핍에 관한 사회적 이슈는 상대적으로 주목받지 못했지만, 과잉 섭취에 따른 중독은 특히 산업 현장에서 심각한 문제로 부각되어 왔다. 광산이나 망간 제련소에서 일하며 장기간 높은 농도의 망간에 노출될 경우, 중추 신경계에 손상이 일어나 망간 중독증manganism이라 불리는 신경학적 증후군이 나타난다. 이는 파킨슨병과 유사한 증상을 보이며 운동 기능 저하, 근육 경직, 정서 불안정 등을 유발한다. 특히 20세기 중반 소련과 중국 등지의 망간 광산 인부 사이에서 나타난 직업성 중독 사례는 국제노동기구International Labour Organization, ILO에서 산업 안전 기준을 강화하는 계기가 되었다. 또한 최근에는 지하수나 일부 건강 보조 식품에 망간 농도가 과도하게 높을 경우, 이를 섭취한 영유아의 인지 발달에 영향

---

* 소화관을 통하지 않고 정맥을 통해 환자에게 필요한 모든 영양소를 공급하는 영양 요법이다. 탄수화물, 단백질, 지방, 비타민, 무기질, 전해질 등 생존에 필요한 모든 영양 성분을 정맥 주사로 직접 혈관에 주입한다. 주로 소화관 기능이 손상되었거나 사용할 수 없는 상황에서 시행된다.

을 줄 수 있다는 보고도 있다. 이에 따라 유아기에는 특히 식단 또는 환경적 망간 노출에 신중해야 한다는 인식이 높아지고 있으며, 국내외에서 식수 내 망간 기준을 엄격하게 관리하려는 움직임도 강화되고 있다.[163] 보건복지부에 따르면 성인 남성의 경우 하루 4.0밀리그램, 여성의 경우 3.5밀리그램이 충분 섭취량이라고 한다. 이는 대규모 역학 조사에서 건강한 인구의 섭취량을 근거로 삼아 설정된 수치로, 체내 항상성 유지 능력을 감안할 때 결핍을 방지하기에 충분한 수준이다. 반면 상한 섭취량은 성인의 경우 하루 11밀리그램으로 정해져 있으며, 이는 주로 경구 보충제를 통한 과잉 섭취 위험을 고려한 것이다. 망간은 미량이지만 인체에 없어서는 안 될 중요한 무기질이며, 식물성 식품(통곡물, 견과류, 콩류 등)에 풍부하게 포함되어 있어 균형 잡힌 식단을 통해 손쉽게 섭취할 수 있다.

크롬은 포도당 대사와 인슐린 기능 조절에 관여하는 중요한 미량 무기질로 오랫동안 인식되어 왔다. 생화학적으로 크롬은 인슐린의 작용을 보조하여 세포가 포도당을 더 효율적으로 흡수하도록 돕는 역할을 한다고 알려져 있으며, 이와 관련된 복합체인 크로모듈린chromodulin은 인슐린 수용체에 작용하여 세포 내 신호 전달을 증폭하는 것으로 알려져 있다.[164] 이를 바탕으로 1970년대 미국에서 제2형 당뇨병 환자에게 긍정적인 영향을 줄 수 있다는 이유로 크롬이 주목받았고, 일부 건강 기능 식품 산업은 이를 적극적으로 활용해 '혈당 조절 보조제'로 크롬을 포장하기 시작했다. 크롬은 자연 상태에서는 3가(Cr^{3+})와 6가(Cr^{6+}) 형태로 존재하며, 이 중 인체 내에서 생리적으로 활용할 수 있는 형태는 3가 크롬이다. 곡물, 브로콜리, 육류, 맥주

효모 등에 함유된 이 무기질은 식품 성분에 따라 흡수율이 0.4~2.5퍼센트로 낮은 편이지만, 비타민 C나 니아신이 흡수를 촉진할 수 있다.[165] 흥미롭게도 1970년대 미국에서 장기적으로 총 비경구 영양 용액을 처방받던 환자들이 설명되지 않는 고혈당, 체중 감소, 말초 신경 병증을 겪었고, 크롬이 총 비경구 영양 용액에 포함되지 않았다는 점이 확인되었다.[166] 이로써 크롬 결핍의 존재가 임상적으로 처음 입증되었고, 이후 크롬은 조건부 필수 미량 원소로 인정받게 되었다. 그러나 크롬의 생리적 필요성과 역할에 대해선 아직 논쟁의 여지가 있다. 일부 연구에서는 크롬 보충이 당 대사에 별다른 영향을 미치지 못한다는 결론을 내리기도 했으며, 특히 건강한 성인이나 인슐린 감수성이 정상 범주인 사람에게는 큰 효과가 없다는 주장도 있다.[167] 그럼에도 크롬과 피콜린산이 결합된 형태인 크롬 피콜리네이트*chromium picolinate 보충제가 체중 감소나 근육 생성에 도움이 된다는 마케팅이 1990년대부터 퍼졌고, 이는 보디빌딩 문화와 맞물리며 크롬을 대중적인 보충제로 자리매김하게 했다. 이 과정에서 일부에서는 고용량 크롬 섭취로 인해 DNA 손상, 간 기능 이상, 신장 독성 등의 부작용이 보고되었고, 특히 크롬 피콜리네이트 형태가 산화 스트레스를 유발할 가능성에 대한 우려도 제기되었다. 보건복지부에서는 크롬에 대해 연령별 충분 섭취량만을 설정하고 있으며, 성인을 기준으로 남성은 하루에 35마이크로그램, 여성은 하루에 25마

---

* 순수한 크롬은 체내 흡수율이 매우 낮지만(1~3퍼센트), 피콜린산과 결합하면 흡수율이 크게 향상된다. 피콜린산은 필수 아미노산인 트립토판에서 유래하는 천연 화합물로, 크롬을 세포 내로 운반하는 역할을 한다.

이크로그램을 권고하고 있다. 이는 건강한 사람들의 평균 섭취량을 기준으로 설정된 값으로, 과학적으로 확정된 생리적 필요량이 명확하지 않다는 점을 반영한다. 반면 안정성에 관한 연구 부족으로 인해 상한 섭취량은 설정되어 있지 않다. 그러나 여러 보충제의 장기 섭취 및 산업용 노출 사례들을 감안할 때, 과량 섭취에 대한 주의는 필요하다. 더불어 6가 크롬은 산업 현장에서 사용되는 독성 물질로, 용접, 도금, 염료 생산 등의 환경에서 노출될 수 있으며, 강력한 발암 물질로 분류된다. 대표적인 사례로는 1990년대 미국 캘리포니아주 힝클리(Hinkley) 지역에서 발생한 지하수 6가 크롬 오염 사건이 있다. 이는 후에 영화 〈에린 브로코비치〉로 대중화되었고, 대기업 PG&E가 수백 명의 주민에게 손해 배상금을 지급하면서 산업 오염과 지역 사회 건강 사이의 긴장 관계를 조명한 역사적 사례로 기록되었다. 이 사건은 크롬 자체에 대한 사회적 경각심을 높였고, 특히 공업용 크롬의 안전 관리 필요성이 국제적으로 강조되는 계기가 되었다.[168]

몰리브덴은 대사 과정에서 산화 환원 반응에 관여하는 중요한 보조 인자로 작용하며, 몰리브도프테린(molybdopterin)이라는 복합체 형태로만 생물학적 활성을 나타낸다. 대표적인 몰리브덴 의존성 효소로는 황산염 산화 효소(sulfite oxidase), 자낙산 산화 효소(xanthine oxidase), 알데하이드 산화 효소(aldehyde oxidase) 등이 있으며, 이들은 아미노산 대사, 요산 생성, 해독 작용 등 생명 유지에 필수적인 경로에 관여한다.[169] 특히 황산염 산화 효소는 아황산염(sulfite)을 무독성의 황산염으로 전환해 체내에 축적되는 것을 방지하며, 이 효소가 결핍되면 심각한 신경학적 장애나 사망에 이를 수 있는 드문 유전병이 발생한다. 몰리브덴은 대개 곡류, 콩류, 견과류 등 식물성 식품에 풍부하게 함유되어 있으며, 흡수율이 높고 체내 요구량이 낮아 일반적인 식생활에서는 결핍이 거의 보고되지 않는다.[170] 반면 과잉 섭취에 대해서는 비교적 안전한 것으로 간주되어 왔으나, 특정 지역에서는 과량 노출에 따른 건강 문제가 사회적 이슈로 대두되기도 했다. 예를 들어 아르메니아 북부와 러시아 우랄 지역 일부에서는 지하수와 토양에 몰리브덴 함량이 이례적으로 높았고, 이로 인해 주민들 사이에서 통풍 유사 증상이 확산되었다는 보고가 있다. 이를 두고 몰리브덴이 요산 대사에 관여하는 자낙산 산화 효소 활성을 촉진하여, 요산 농도를 높이고 관절에 결정이 침착되는 통풍성 관절염을 유발할 수 있다는 기전이 제안되었다. 이에 따라 WHO는 몰리브덴 섭취에 대한 상한선을 설정하는 데 주의를 기울였으며, 산업적 노출 환경에서는 흡입을 통한 고농도 노출에 따른 간 및 신장 독성 가능성도 지적되었다.[171] 보건복지부에 따르면 성인 남녀 모두에 대한 몰리브덴의 상한 섭취량은 하루 2000마이크로그램으로 설정되어 있다. 이는 보충제나 산업 환경을 통한 고용량 노출의 안정성을 고려한 수치이며, 일반 식사를 통한 섭취로는 초과 위험이 매우 낮다. 실제 평균 식이 섭취량은 하루에 100~200마이크로그램 수준으로 상한 섭취량에 한참 못 미치기 때문에 일반인은 몰리브덴 과잉 섭취를 걱정할 필요가 거의 없다.[172]

미량 영양소의 생체 이용률은 식품에 존재하는 영양소 함량만큼이나 중요하다. 미네랄의 생체 이용률은 그 형태와 섭취하는 식품에 크게 좌우된다. 철분의 경우 동물성 식품에 함유된 헴철은 식물성 식품의 비헴철보다 흡수율이 현저히 높다. 그러나 비헴철의 낮은 흡수율은 비타민 C가 풍부한 식품과 함께 섭취함으로써 크게 개선될 수 있다. 이는 비타민 C가 철분을 더 흡수하기 쉬운 형태로 유지하는 데 도움을 주기 때문이다. 많은 식물성 식품에는 피테이트phytate나 옥살레이트oxalate와 같은 항영양소가 포함되어 있다. 연구에 따르면 이러한 화합물들은 칼슘, 아연, 철분과 같은 미네랄의 흡수를 저해할 수 있다. 다행히도 발효, 담금, 발아와 같은 전통적인 식품 가공 방법이 이러한 항영양소의 함량을 줄여 미네랄의 생체 이용률을 높일 수 있다.[173]

미네랄 간의 상호작용도 흡수에 영향을 미친다. 장기간 고용량의 아연 보충제를 섭취하면 구리의 흡수가 방해받아 구리 결핍이 발생할 수 있다. 이는 영양소 간의 복잡한 상호작용을 보여 주는 대표적인 예이다. 칼슘은 장내에서 다른 양이온성 금속 영양소들과 같은 흡수 경로를 공유하는데, 그 결과 다량의 칼슘을 섭취하면 철이나 아연, 마그네슘의 흡수가 억제된다. 특히 철분 보충제를 복용할 때는 칼슘이 풍부한 유제품을 함께 섭취하지 않는 것이 좋다. 같은 맥락에서 철 역시 고용량일 경우 아연이나 망간, 마그네슘 흡수에 부정적인 영향을 줄 수 있으며, 이 역시 경쟁적 흡수 기전을 통해 설명된다.[174] 마그네슘과 칼슘은 흡수 단계뿐만 아니라 생리적 기능 면에서도 서로 길항적인 관계를 보인다. 칼슘은 근육 수축에 관여하고, 마그네슘은 이완에 관여하기 때문에, 두 영양소는 신경 전달, 근육 운동, 심장 박동 조절 등에서 서로 균형을 이루어야 한다. 이 둘은 한쪽이 과잉이면 다른 한쪽의 작용이 억제되어 신체 기능의 불균형

을 초래할 수 있다.[175]

　비타민의 생체 이용률 역시 다양한 요인에 의해 영향을 받는다. 연구에 따르면 비타민 A, D, E, K와 같은 지용성 비타민은 식사에 건강한 지방이 함께 있을 때 흡수가 최적화된다. 예를 들어 토마토소스에 올리브유를 추가하면 리코펜lycopene*의 흡수가 2~3배 증가할 수 있다. 이는 지방이 지용성 영양소의 용해와 흡수를 촉진하기 때문이다.[176] 지용성 비타민 사이에서도 길항 작용이 발견된다. 비타민 A와 D는 모두 핵 수용체를 통해 작용하는데, 고용량의 비타민 A는 비타민 D의 수용체 결합을 방해하여 뼈의 형성과 분해 그리고 면역 조절 기능에 영향을 줄 수 있다. 비타민 A의 급성 및 만성 독성 효과에 관한 연구에 따르면 비타민 A의 과다 섭취가 뼈 건강이나 칼슘 항상성에 이상을 초래할 수 있으며, 특히 고용량 비타민 A를 장기간 복용할 경우 독성과 관련한 주의가 필요함을 강조했다.[177] 마찬가지로 비타민 E를 고용량 섭취할 시 비타민 K의 작용을 억제하여 혈액 응고 기능 저하와 출혈 경향을 높일 수 있다. 이는 항응고제를 복용 중인 사람에게 특히 치명적일 수 있어 의료적 추적 관찰이 요구된다.[178] 물질대사의 관점에서 보면 비타민 B6의 과잉 섭취는 아연의 체외 배설을 촉진해 상대적인 아연 결핍을 유발할 수 있으며, 이는 곧 면역 기능 저하나 피부 문제로 이어질 수 있다.[179] 또한

---

*　토마토, 수박, 자몽 등 붉은색 과일과 채소에 함유된 카로티노이드 색소로, 강력한 항산화 작용을 한다. 베타카로틴과 달리 비타민 A로 변환되지 않으며, 자유 라디칼과 단일 산소를 효과적으로 제거한다. 각종 암 예방, 심혈관 질환 예방, 자외선으로부터의 피부 보호 등이 보고되고 있으며, 특히 전립선 건강과의 연관성이 주목받고 있다. 지용성 성분이므로 기름과 함께 섭취하거나 가열 조리할 때 흡수율이 높아진다.

오메가-3 지방산은 대표적인 항염증 지방산이지만, 산화에 취약한 성질을 가지고 있어 다량 섭취 시 체내에서 산화 스트레스가 증가하고, 이를 억제하기 위한 비타민 E의 소모를 가속하게 된다. 이는 항산화 영양소의 상대적 결핍을 초래할 수 있으며, 이 두 영양소는 항상 함께 고려되는 것이 좋다.[180] 수용성 비타민의 경우 조리 방법과 저장 조건이 그 함량과 이용률에 큰 영향을 미친다. 수확 후 저장 및 운송 중에 과일과 채소가 비타민 C와 다른 항산화 물질의 상당 부분을 잃을 수 있으므로, 신선한 제철 식품을 선택하는 것이 영양소 섭취를 최적화하는 데 효율적이다. 이러한 특성 때문에 영양소는 단순히 '많이 먹으면 좋다.'라는 접근보다는, 특정 영양소를 보충하려는 목적을 가질 때 그로 인해 다른 영양소의 흡수나 기능이 방해되지 않는지를 고려해야 하며, 복합체 섭취 시 상호작용 정보를 확인하는 것이 좋다. 특히 길항 작용이 확인된 영양소 조합의 경우 시간차를 두고 복용하거나 식사와 함께 섭취하는 방식 등으로 흡수 경쟁을 최소화하는 것이 바람직하다.[181]

크로노뉴트리션crononutrition은 영양소 섭취 타이밍이 대사 건강에 미치는 영향을 연구하는 분야로, 최근 주목받고 있다. 이미 많은 연구에서 증명되었듯이 간헐적 단식과 시간제한 식사는 세포 수준에서 스트레스 저항력을 높이고 체중 관리와 인슐린 감수성 개선에 효과적일 수 있다. 식사 시간대도 중요한 고려 사항이다. 아침에 더 많은 칼로리를 섭취하고 저녁에 가볍게 먹는 식사 패턴이 체중 감소와 혈당 조절 개선에 더 효과적이다.[182] 이는 우리 몸의 일주기 리듬과 호르몬 분비 패턴이 영양소 처리 능력에 영향을 미치기 때문이다. 또한 영양소 요구량과 이용률은 개인마다 크게 다를 수 있다. 연구에 따르면 유제품을 오래 소비해 온 인구 집단이 유당을 소화하는 유전적 능력이 더 발달했다고 한다. 이는 식품과 인간 사이의 공진화 관계를 보여 주는 좋은 예이다.[183] 즉, 지역 식품과 공진화한 장내 미생물군이 해당 식품의 영양소 추출과 이용을 최적화하는 데 도움이 될 수 있다는 것이다. 이는 조상 대대로 섭취해 온 전통 식품이 현대의 가공식품보다 개인에게 더 적합할 수 있음을 시사한다.[184]

특정 인구 집단에서 특정 영양소 결핍 위험이 더 많이 나타나기도 한다. 연구에 따르면 전 세계적으로 흔한 미량 영양소 결핍에는 철분, 아이오딘, 아연, 비타민 A, 엽산이 있다. 특히 임산부, 영유아, 노인과 같은 취약 집단에서 이러한 결핍이 더 흔하게 나타난다.[185] 영양소 생체 이용률을 최적화하기 위한 실용적인 접근법으로는 다음과 같은 전략이 있다. 첫째, 식품 다양성을 확보한다. 매주 30가지 이상의 다양한 식물성 식품을 섭취하면 장내 미생물 다양성이 증가하고, 이는 면역 기능 향상, 염증 감소, 그리고 대사 건강을 개선한다. 둘째, 제철 및 지역 식품을 선택한다. 지역에서 생산된 제철 식품은 영양소 함량이 더 높고 환경 발자국product environmental footprint이 더 작다. 제철 및 지역 식품 선택이 영양뿐만 아니라 환경적 지속 가능성에도 영향을 미칠 수 있음을 명심하자. 셋째, 전통적인 식품 가공 방법을 활용한다. 발효, 담금, 발아와 같은 전통적인 식품 가공 방법은 항영양소를 줄이고 영양소 생체 이용률을 향상할 수 있다. 넷째, 영양소 시너지를 활용한다. 식품을 현명하게 조합하여 영양소 흡수를 최적화한다. 예를 들어 비타민 C가 풍부한 채소와 함께 철분이 풍부한 식재료를 섭취하거나, 건강한 지방과 함께 카로티노이드가 풍부한 식품을 섭취한다. 다섯째, 크로노뉴트리션 원칙을 적용한다. 일일 생체 리듬에 맞춘 식사 타이밍을 통해 대사 효율을 최적화하는 것이다. 아침 식사를 중요시하고, 필요에 따라 간헐적 단식이나 시간제한 식사를 고려한다. 여섯째, 영양소 길항 작용을 피한다. 서로의 흡수를 방해할 수 있는 보충제를 동시에 섭취하는 일은 피해야 한다. 일곱째, 고품질 식품을 선택한다. 가능하면 유기농, 전통 품종, 지역 생산 식품을 선택하여 영양소 밀도를 최대화한다.[186] 영양소의 생체 이용률을 최적화하는 것은 단순히 충분한 양을 섭취하는 것 이상의 의미를 갖는다. 식품의 원천, 조리 방법, 식품 조합, 섭취 시간, 개인의 생리적 특성 등 다양한 요소를 고려한 통합적 접근이 필요하다.

CHAPTER

운동하는 행복한 삶

8

지식에서 행동으로

운동은 단순한 신체 활동을 넘어 인생의 질을 결정짓는 핵심 요소다. 대니얼 리버먼Daniel E. Lieberman에 따르면 인간은 본질적으로 움직이도록 진화했으며, 현대 사회의 좌식 생활은 우리의 본성에 반하는 삶의 방식이라고 볼 수 있다.[1] 많은 사람이 이 같은 사실을 알면서도 운동을 실천하지 못하는 이유는 무엇일까? 지식과 실행 사이에는 '행동의 계곡'이 존재하기 때문이다. 이 계곡을 건너는 다리가 바로 '행동력'이다. 그리고 이 행동력을 발휘하는 '시점'은 생각보다 훨씬 중요한 요소다.

사람들은 하루 중 시간대에 따라 인지적, 신체적 능력이 달라지는 일상적인 패턴을 가지고 있다. 다니엘 핑크에 따르면 크게 '아침형', '저녁형', 그리고 그 중간 형태인 '제3 유형'으로 구분된다. 이러한 유형별로 사람마다 최적의 운동 시간이 다르다. 아침형 인간은 기상 후 1~2시간 이내에 운동할 때 가장 높은 성과를 얻을 수 있으며, 저녁형 인간은 오후나 이른 저녁 시간에 운동하는 것이 효과적이다. 그리고 제3 유형은 각자의 에너지 패턴을 관찰하고 가장 활력이 넘치는 시간을 찾는 것이 중요하다. 우리의 생체 리듬은 하루 동안 정점기peak, 침체기trough, 회복기recovery라는 세 단계를 거친다. 아침형 인간은 오전에 정점기, 오후에 침체기, 저녁에 회복기를 경험하고, 저녁형 인간은 이 패턴이 몇 시간씩 뒤로 밀린 형태로 나타난다. 자신의 정점기에는 높은 집중력이 필요한 고강도 운동이나 새로운 기술을 학습하는 게 좋다. 침체기에는 단순 반복적인 가벼운 유산소 운동을, 회복기에는 창의적 사고를 필요로 하는 모빌리티 운동*을 배치하는 것이 효과적이다.[2]

행동력은 생각에서 그치지 않고 실제 행동으로 옮기는 힘이다. 이러한 행동력은 거대한 변화보다 '미세한 습관'에서 시작된다. 습관은 정체성의 표현이며 "나는 운동하는 사람이다."라는 정체성을 형성하는 것이 지속적인 행동의 핵심이다. 이러한 습관 형성 과정에서 '습관의 동기화'를 적용할 수 있다. 특정 활동을 특정 시간대에 일관되게 수행함으로써 시간 암시temporal cues를 만들어 내는 것이다. 예를 들어 매일 같은 시간에 운동하면, 그 시간이 되었을 때 몸이 자연스럽게 운동을 준비하는 상태로 진입한다.

행동력은 의지력이 아니라 체계적인 시스템과 전략에서 비롯된다. '나는 운동을 해야 해.'라는 막연한 생각보다 '오늘 7시 30분에 산

---

* 관절의 가동 범위를 넓히고 근육의 유연성을 높이기 위한 운동이다. 일반적인 스트레칭과 달리 관절을 여러 방향으로 천천히 움직이면서 몸이 움직이는 범위를 개선하는 것이 목적이다.

책하러 나간다.'처럼 시간이 명확하게 지정된 구체적인 계획이 행동으로 이어질 확률이 높다. 성공적인 운동 습관을 형성하기 위해서는 자신과의 약속을 소중히 여기는 태도가 필요하다. "행동이 감정을 만든다."라는 말처럼 운동을 시작하는 행동 자체가 동기와 열정을 생성한다. 작은 약속이라도 꾸준히 지키는 경험이 쌓이면 자기 효능감이 향상되고, 이는 더 큰 도전에 대한 자신감으로 이어질 수 있다. 이러한 약속은 자신의 '생체 시간'에 맞춰 설정하는 것이 중요하다. 예를 들어 아침형 인간이 저녁 늦게 운동하겠다고 약속한다면, 이를 지키기 어려울 것이다. 자신의 에너지 수준이 가장 높은 시간대를 선택하는 것이 효과적이고, 또는 의도적으로 에너지가 떨어지는 때에 '방어적 운동 시간'을 설정하는 전략도 효과적이다.

나는 기존에 하던 행동에서 새로운 행동으로 전환할 때 'right now 원칙'을 활용한다. 이는 나의 행동력을 높이는 유용한 전략이다. 운동하고 싶은 생각이 들면, 그 즉시 일어나 운동복을 입거나 신발을 신는 등의 행동을 취하는 것이다. 생각과 행동 사이의 시간이 길어질수록 실행 가능성은 낮아진다. '이것만 해 놓고 30분 뒤에 해야지.', '나에게 정말 필요하지만, 내일부터 해야지.' 내 경험에 의하면 이런 생각은 행동으로 잘 이어지지 않는다. 30분 뒤에 하려고 했던 것이 한 시간 뒤로 밀리고 또 밀리게 된다. 계획에 따른 행동은 없고, 결국 후회만 남는다. 이와 유사한 개념으로 멜 로빈스Mel Robbins가 제시한 '5초의 법칙'이 있다. 우리의 뇌는 불편함, 두려움, 긴장감을 피하려는 자동 반응을 가지고 있다. 따라서 무언가를 하겠다고 마음먹었을 때 5초 안에 행동으로 옮기지 않으면 뇌가 그 행동을 멈추게 한다. 따라서 어떤 행동을 해야겠다는 충동이 들면, 즉시 마음속으로 5, 4, 3, 2, 1을 세고 바로 행동으로 옮겨야 행동력이 높아진다. 이 단순한 카운트다운은 뇌의 자동적인 회피 반응을 차단하고 의식적인 결단을 내릴 수 있는 창을 열어 준다.[3]

행동의 문턱을 낮추는 전략으로는 제임스 클리어의 '5분 규칙'도 있다. 새로운 운동 습관을 시작할 때 '단 5분만' 해 보자는 약속으로 시작하는 것이 부담을 크게 줄일 수 있다는 전략이다. 이러한 즉각적 행동 전략은 특히 결정적인 시간대에 효과적이다. 하루 중 특히 오전 시간과 일과 후 시간이 습관 형성에 중요한데, 이 시간대에 짧은 운동 습관을 형성하면 하루 전체의 리듬을 긍정적으로 설정하는 '시작 효과'와 '종료 효과'를 활용할 수 있다. "어제와 똑같이 살면서 다른 미래를 기대하는 것은 정신병 초기 증세다."라는 말처럼, 같은 행동을 반복하면서 다른 결과를 기대하는 것은 합리적이지 못하다. 발전을 위해서 우리는 사고방식과 행동 패턴에 변화를 주어야 한다.[4]

운동 계획을 지키지 못했을 때 자책하기보다는 그 경험에서 배우는 태도가 중요하다. 이때 단순히 반복하는 연습이 아닌 목적을 가진 연습이 필요하다. 자신의 한계를 조금씩 넘어서는 도전적 과제를 설정하고, 즉각적인 피드백을 통해 개선하는 과정이 중요한 것이다. 실패의 원인이 '의지력 부족'이 아니라 '잘못된 타이밍'에 있을 수 있다는 점을 인식하는 것도 중요하다. 자신이 운동에 실패하는 시간 패턴을 분석해 보면, 특정 시간대에 집중적으로 실패가 발생한다는 것을 알 수 있을 것이다. 이는 그 시간대가 자신의 생체 리듬상 운동하기에 부적합한 시간이라는 뜻이다. 의지력에만 의존하는 것보다 환경을 적극적으로 조성하는 것이 좋은 습관을 형성하는 데 훨씬 더 효과적이다.

우리가 무언가를 실행하려 할 때, 그 행동을 지속하게 만드는 힘은 종종 의지가 아니라 눈앞에 놓인 환경적 단서에서 비롯된다. 환경을 의도적으로 설정해 좋은 습관이 눈에 잘 띄고, 나쁜 습관이 보이지 않게 만들어 보자. 예를 들어 매일 아침 운동을 습관화하고 싶다면, 전날 밤에 운동복과 운동화를 침대 옆에 미리 꺼내 두는 것만으로도 다음 날 행동할 확률이 크게 높아진다. 눈을 뜨는 순간 운동이라는 선택지가 시각적으로 드러나며, 이를 무의식적으로 받아들이게 되기 때문이다. 반대로 자주 밤늦게까지 스마트폰을 사용하는 습관을 줄이고 싶다면, 자기 전 스마트폰을 다른 방에 두거나, 화면을 흑백 모드로 바꾸는 것만으로도 사용을 억제하는 데 도움이 된다. 여기에 시간적 요소를 추가할 수 있다. '전환점'이라는 개념을 활용하여, 하루 중 자연스러운 전환 시간에 운동 습관을 연결하는 것이다. 예를 들면 출근 전, 점심시간, 퇴근 직후와 같은 전환점에 운동 장비를 준비해 두거나, 이동 경로에 헬스장 같은 운동 장소를 배치하는 것은 환경 설계와 시간 과학을 결합한 전략이 된다.

성공한 사람들은 아침 의식morning ritual을 가지고 있는 경우가 많으며, 이를 통해 하루의 시작을 통제함으로써 행동력을 높인다. 아르투어 쇼펜하우어Arthur Schopenhauer는 의지의 중요성을 강조했다. 그에 따르면 의지는 단순한 욕망이나 충동이 아니라 삶의 본질적인 동력이다. 그는 인간이 행복을 추구하는 것이 아니라 고통을 피하려한다면서, 고통을 피하려는 욕구보다 의미 있는 목표를 추구하는 것이 중요하다고 강조했다. 이는 우리가 쾌락이나 편안함을 넘어 더 높은 가치와 의미를 추구할 때 진정한 만족을 얻을 수 있음을 시사한다.[5] 이러한 관점에서 볼 때 아침 의식은 단순한 습관의 의미를 넘어, 쇼펜하우어가 강조한 의지를 구체화하는 방법이라고 생각할 수 있다. 하루의 시작을 의식적으로 설계함으로써 우리의 의지를 강화하고 행동력을 높이는 철학적 실천이 되는 셈이다. 아침 의식은 우리 몸의 생리적 반응과도 연관이 있는데, 특히 코르티솔 각성 반응 cortisol awakening response 이라는 현상에 주목할 필요가 있다. 기상 후 약 20~30분 동안 코르티솔 수치가 급격히 상승하는데, 이 시간대는 새로운 습관을 형성하기에 이상적인 시간이다. 물론 이는 아침형 인간에게 더 유리한 전략으로, 저녁형 인간은 자신의 생체 리듬에 맞는 '개인화된 아침 시간'을 설정하는 것이 중요하다.[6]

'내면의 대화'가 행동력에 미치는 영향도 크다. "나는 운동이 너무 힘들어."라는 부정적 자기 대화는 실제로 행동을 방해하는 요소가 된다. 이러한 내적 독백이 반복될수록 우리의 뇌는 그것을 현실로 받아들이고, 결과적으로 행동 변화에 대한 저항이 커지게 된다. 벤저민 하디 Benjamin Hardy 의 '퓨처 셀프' 개념은 이러한 내면의 대화를 바꾸는 획기적인 접근법이다. 그에 따르면 미래의 자신과 심리적 연결성을 강화할수록 현재의 의사 결정과 행동력이 크게 향상된다고 한다. 대부분의 사람은 현재의 자아와 미래의 자아를 분리된 존재로 인식하는 경향이 있으며, 이러한 분리가 클수록 미래를 위한 현재의 희생과 투자가 어려워진다. 미래의 자신을 구체적으로 상상하고, 미래의 자신과 정기적으로 대화하는 방법은 현재의 결정에 깊은 영향을 미친다. '10년 후의 건강한 나는 지금 나의 선택을 어떻게 생각할까?' 이러한 질문은 상상 이상의 효과가 있다. 이는 실제로 신경과학적으로도 미래 자아와의 심리적 연결성을 강화하는 것으로 나타났다.[7]

영화나 소설에서 자주 등장하는 장면처럼, 과거의 시점으로 돌아가 후회되는 선택의 순간에 개입하고 싶은 욕구는 인간의 보편적 감정이다. 하디는 이 개념을 뒤집어 우리가 미래의 자아를 현재로 초대하여 지금의 선택에 조언을 구하는 방식을 제안한다. '50살의 나는 지금 이 결정을 어떻게 볼까?', '은퇴한 나는 지금 이 시간 투자에 관해 무슨 말을 해줄까?' 이러한 질문은 현재의 결정에 시간적 깊이와 의미를 부여한다. 사람들의 행동 양식은 그들이 어떤 시간 관점을 우선시하느냐에 크게 영향을 받는다. 과거, 현재, 미래 중 어느 시간 관점에 더 무게를 두느냐에 따라 의사 결정 패턴과 행동 경향이 달라진다. 하디의 개념은 미래 지향적 시간 관점을 가지는 것이 더 효과적이라는 사실을 보여 준다. 그는 여기서 더 나아가 '미래 자아와의 관계'라는 차원으로 개념을 발전시켰다. '오늘 운동하면 한 달 후에 더 건강해질 것'이라는 미래 지향적 관점을 넘어, '한 달 후의 더 건강한 내가 지금의 나에게 감사할 것'이라는 관계적 사고로 전환하는 것이다. 그러면 현재의 운동 행동력이 현저히 증가하게 된다고 한다.[8]

쇼펜하우어가 강조한 '현재의 순간'은 얼핏 보면 '미래의 자아'에 초점을 맞추는 하디의 관점과 충돌하는 것처럼 보일 수 있다. 그러나 두 철학은 상호 보완적이라고 봐야 한다. 쇼펜하우어가 지적했듯이 많은 사람이 과거의 후회나 미래의 불안에 사로잡혀 현재의 순간을 놓치고 있다. 그런데 하디의 퓨처 셀프 개념은 미래를 걱정하거나 미래에 대한 불안을 느끼는 것이 아니다. 미래의 자아와 의미 있는 관계를 형성해 현재의 선택에 더 깊은 의미를 부여하는 것이다. 지금 이 순간의 선택이 가진 시간적 연속성과 의미를 인식하고, 이를 통해 현재에 더 충실하게 된다. 현재에 충실하면서도, 그 순간이 가진 미래의 의미를 깊이 이해하는 것이 두 철학적 관점이 만나는 지점인 셈이다.

긍정적 사고방식은 행동 변화의 시작점이 된다. '미래의 나를 위해 오늘 조금이라도 움직일 수 있어.' 이러한 긍정적 자기 대화는 행동의 문턱을 낮추고, 시작하는 용기를 준다. 자신에 대한 믿음이 행동력의 근원이 되는 것이다. 여기에 '시간 단서'를 결합하면 행동이 더 구체화되면서 실행력을 강화한다. '나는 매일 아침 7시에 조깅하는 사람이야.' 이처럼 시간이 명확히 지정된 정체성 확언을 사용하는 것이 효과적인 이유다.

큰 변화를 만드는 것은 '작은 성취'로부터 비롯된다. 인간의 몸은 쉽게 적응하기 때문에 점진적으로 운동 강도를 높이는 '점진적 과부하의 원칙'을 적용하는 것이 중요하다. 첫날부터 무리한 운동 계획을 세우기보다, 쉽게 달성할 수 있는 작은 목표부터 시작하여 점진적으로 난도를 높이는 것이다. 다니엘 핑크는 이러한 점진적 접근에 시간적 맥락을 더한다. 그에 따르면 우리는 시작과 마무리 시간에 더 강한 몰입과 동기를 경험하는 경향이 있다고 한다. 이는 연구에서 밝혀진 초두 효과 primacy effect와 최신 효과 recency effect의 심리학적 접근을 기반으로 한다. 따라서 운동의 시작과 끝에 긍정적 경험을 배치하면 전반적인 만족도와 지속성을 향상할 수 있다.

새로운 주의 시작, 월초, 생일 등의 특별한 시간적 기점을 활용해 새 출발 효과fresh start effect를 만들어 내는 것도 동기 부여에 효과적이다. 핑크는 시간적 랜드마크temporal landmarks가 심리적 연속성을 깬다고 말한다. 과거의 실패나 미루던 습관과 심리적으로 거리를 두면서, 새로운 시작에 대한 강한 동기를 부여하는 것이다. 연구에 따르면 새해, 생일, 학기 시작과 같은 시간적 랜드마크 직후에 사람들이 운동, 다이어트, 금연과 같은 목표 지향적 행동에 더 적극적으로 참여하는 경향이 있다고 한다.[9] 이 연구는 구글 검색 데이터, 대학 체육관 방문 기록, 목표 설정 웹사이트 활동 등의 분석을 통해 시간적 랜드마크가 동기 부여에 미치는 실질적 영향을 증명했다. 더 흥미로운 점은 시간적 랜드마크를 개인화할 수 있다는 것이다. 예를 들어 첫 출근일, 승진일, 자격증 취득일, 결혼 기념일 등 자신만의 의미를 부여할 수 있는 날을 시간적 랜드마크로 설정할 수 있다.[10] 핑크는 이처럼 개인적인 시간적 랜드마크를 설정하는 것도 효과적이라고 제안했다.

우리의 행동력은 개인의 리듬뿐만 아니라 사회적 맥락에서의 시간 경험에도 영향을 받는다. 그룹 운동이나 함께하는 활동이 더 효과적인 이유 중 하나가 이러한 사회적 시간의 동기 부여 효과 때문이다. '나는 매주 토요일 아침 러닝 그룹과 함께 달리는 사람이야.' 이러한 자기 대화는 개인적 결심을 넘어 사회적 책임감과 소속감을 통해 행동력을 더 강화할 수 있다. 연구에 따르면 그룹 기반 건강 증진 프로그램 참가자가 개인 프로그램 참가자보다 더 높은 참여율과 성공률을 보였다고 한다. 이는 사회적 시간의 공유가 개인의 행동력에 미치는 긍정적 영향을 시사한다.[11]

앞서 다뤘던 것처럼 지속적인 행동력을 위해서는 적절한 휴식과 회복이 필수적이다. 다니엘 핑크는 이와 관련해서 짧은 휴식micro-breaks의 중요성을 강조한다. 예를 들어 1~2분간 창밖을 바라보거나, 자리에서 일어나 가볍게 스트레칭을 하거나, 짧게 산책하는 것 등이 짧은 휴식에 해당한다. 또한 일주일에 하루는 완전한 휴식을 취하고, 그날에는 회복을 중심에 둔 자기 대화를 실천하는 것도 필요하다. 연구에 따르면 적절한 심리적 분리와 회복 경험이 다음 날의 행동력과 웰빙에 긍정적인 영향을 미친다고 한다.[12]

진정한 변화는 거창한 계획이 아니라, 일상의 작은 실천에서 시작된다. '1퍼센트 더 나아지기'라는 원칙은 단순하지만 놀라운 잠재력을 가지고 있다. 제임스 클리어는 매일 1퍼센트씩만 개선되어도, 1년 후에는 37배 향상된 결과를 얻을 수 있다고 말한다. 이는 복리의 마법을 우리 삶에 적용하는 것이다. 이 마법을 더 강력하게 만드는 방법이 있다. 바로 기록이다. 작은 실천을 꾸준히 기록하면, 눈으로 확인할 수 있는 성장의 궤적이 그려진다. 하루 10개의 스쾃, 1분 달리기처럼 사소해 보이는 성취도 빠짐없이 적어 두고 자축하길 바란다. 이렇게 쌓인 작은 승리들은 자기 효능감을 높이고, 더 큰 도전에 맞설 용기를 준다. 성취의 기록은 단순한 행동 목록이 아니라, 자신의 변화 과정을 증명하는 여정의 지도인 셈이다.[13]

특히 성취감과 함께 자신의 생체 리듬 패턴을 함께 기록하면 자신에게 최적화된 행동 시간을 발견하는 데 큰 도움이 된다. "오전 7시 운동은 활력이 넘쳤지만, 오후 4시 운동은 힘들었다." 이러한 기록은 다니엘 핑크가 강조하는 '시간 지능'의 핵심 요소다. 행동의 '무엇'과 '어떻게'만큼 '언제'가 중요하다는 것이다. 이처럼 개인화된 최적 시간대의 발견은 자신의 생체 리듬상 가장 효과적인 시간대에 행동을 배치함으로써 장기적 습관 형성의 길잡이가 된다.

행동력은 의지의 문제가 아니다. 자신의 생물학적 리듬을 이해하고, 작은 성취를 쌓아가며, 실패에서 배우고, 환경을 조성하는 총체적인 과정이다. 지금 우리가 내리는 작은 결정 하나하나가 미래의 우리를 만든다. '언제' 행동할지를 결정하는 것은 단순한 일정 관리의 문제가 아니라, 생물학적으로 프로그래밍된 우리 몸의 리듬에 맞춰 최적의 성과를 얻기 위한 중요한 전략적 선택이다.

오늘 당신의 작은 행동이 내일의 더 강한 당신을 만든다. 그리고 그 행동의 타이밍을 자신의 생체 리듬에 맞게 조정할 때, 그 효과는 더욱더 커진다. 바로 지금! Right now! 행동하는 용기와 함께 '최적의 시간'을 선택하는 지혜가 당신의 삶을 바꾸는 첫걸음이 될 것이다. 1퍼센트 더 나아지기 위한 여정은 의미 있는 작은 걸음들의 누적으로 채워진다. 그리고 그 걸음을 내딛는 최적의 순간을 선택하는 것이 변화의 속도와 지속성을 결정한다. 행동하라. 변화가 필요하다고 느껴지는 지금, 그리고 당신에게 가장 효과적인 순간에!

긍정적인 말과
이타적 행동의 중요성

인간의 뇌는 언어의 힘에 깊이 반응한다. "코끼리에 대해 생각하지 마라."라는 간단한 문장을 접했을 때, 역설적으로 뇌는 코끼리를 떠올릴 수밖에 없다. 이처럼 어떤 것을 하지 않으려 시도하는 과정에서 필연적으로 그것을 인식해야 하는 현상은 특히 운동 습관 형성과 통증 관리에서 중요한 의미를 지닌다. 심리학자 대니얼 웨그너 Daniel Merton Wegner에 따르면 우리가 '운동을 쉬지 말아야지.' 또는 '통증에 집중하지 말자.'라고 생각할 때, 뇌는 먼저 '운동을 쉬는 상황'이나 '통증'을 떠올려야만 그것을 억제할 수 있다. 이러한 인지적 과정에서 두 가지 시스템이 작동한다. 하나는 억제하려는 생각을 대체할 새로운 대상을 찾는 역할을 하고, 다른 하나는 억제 대상이 다시 떠오르지 않도록 감시하는 역할을 한다. 그러나 이 감시 시스템은 아이러니하게도 그 대상에 대한 주의를 유지해야 작동할 수 있어, 결

국 '생각하지 않으려는 생각'을 강화하게 된다.[14]

이러한 현상은 운동 동기 부여에 직접적으로 적용된다. '오늘은 운동을 빠지면 안 돼.'라는 생각은 겉보기에 의지가 담긴 말처럼 들리지만, 그 이면에는 '운동을 쉬고 싶다.'라는 전제가 깔려 있다. 뇌는 이 문장을 처리하는 과정에서 먼저 '운동을 쉬는' 상황을 활성화하고, 그 후에야 그것을 부정하려 시도한다. 그러나 이 과정에서 부정의 명령보다 대상 자체가 더 강하게 각인되어, 역설적으로 운동을 쉬고 싶은 마음이 강화될 수 있다. 반면 '오늘 운동하면 기분이 상쾌해질 거야.' 또는 '움직임을 통해 내 몸이 강해지고 있어.'와 같은 긍정적 자기 대화는 뇌에 명확한 목표 상태를 제시한다. 연구에 따르면 이러한 긍정적 자기 대화는 전전두피질의 활성화를 촉진하는 동시에 보상 회로인 복측 선조체 ventral striatum*와 측좌핵 nucleus accumbens**을 활성화해 도파민 분비를 촉진한다. 이는 운동에 대한 내재적 동기 부여와 직접적인 관련이 있으며, 행동의 지속성에 결정적인 영향을 미친다.[15]

특히 주목할 만한 점은 통증 관리 영역에서 이러한 언어적 효과가 더 두드러진다는 점이다. 만성 통증 환자에게서 언어적 표현이 통증 인식에 미치는 영향을 조사했더니 "통증을 없애야 해." 또는

---

* 측좌핵과 후각 결절을 포함하는 뇌 영역으로, 보상과 쾌감을 처리하는 시스템을 담당하는 중요한 부위다. 도파민 신호를 매개로 학습, 동기 부여, 행동 선택에 중요한 역할을 하며, 약물 및 행동 중독과도 밀접하게 관련된다.
** 복측 선조체의 중요 구성 요소로, 뇌의 보상 회로에서 핵심적인 역할을 한다. 대중적으로 '쾌락 중추'라고도 불리며, 복측 피개 영역에서 분비된 도파민 신호가 이곳에 전달되면서 '더 하고 싶다.'라는 동기와 보상 학습이 강화된다.

"안 아프고 싶어."와 같은 부정적인 표현은 오히려 통증에 대한 과도한 집중과 파국화 catastrophizing를 유발할 수 있었다. 반면 "지금 몸이 보내는 신호에 주의를 기울이고, 안전하게 움직일 수 있는 방법을 찾자."처럼 긍정적이고 수용적인 언어는 통증에 대한 두려움을 완화하고 움직임의 질을 향상했다.[16] 통증 수용 언어가 통증 관리에 미치는 영향을 분석한 연구에 따르면 통증을 부정하거나 회피하는 언어보다 통증을 있는 그대로 인정하면서 적응적 대처를 강조하는 언어가 실제 통증 인식과 삶의 질 향상에 더 효과적이라는 결과를 보여 주었다. 이는 운동 재활 과정에서 특히 중요한데, "통증 없이 움직여야 해."라는 목표 대신 "안전한 범위 내에서 점진적으로 움직임을 늘려 가자."라는 접근이 더 성공적인 재활 결과로 이어진다고 한다.[17]

이러한 언어적 접근 효과는 통증 신경과학에서 말하는 통증 매트릭스 pain matrix와도 연관된다. 신경 행렬 이론 neuromatrix theory에 따르면 통증은 단순한 신체적 손상의 신호가 아니라 신체적, 인지적, 정서적 요소가 복합적으로 작용하는 뇌의 출력물이다.[18] 여기서 우리가 사용하는 언어는 통증 매트릭스의 인지적, 정서적 구성 요소에 직접적으로 영향을 미친다. '이 통증은 내 몸이 회복되고 있다는 신호야.' 같은 긍정적 재구성은 동일한 감각 입력에 대해 뇌가 다른 방식으로 해석하도록 유도함으로써 통증 경험 자체를 바꿀 수 있다. 연구 결과는 이러한 효과가 단순한 심리적 현상이 아니라 실제 신경 생리학적 변화와 연결됨을 보여 준다. 긍정적 자기 대화는 전전두피질과 전대상피질anterior cingulate cortex, ACC*의 활성화를 통해 하향식 통증 조절 시스템을 강화하며, 이는 운동 중 발생하는 불편함이나 통증에 대한 내성을 높인다. 운동선수가 극한의 신체적 도전 속에서 수행을 유지할 수 있는 능력도 부분적으로 이러한 언어적 조절 능력에 기인한다.[19]

또한 언어는 정체성 형성에도 중요한 역할을 한다. 자기 결정 이론에서 강조하듯, "나는 매일 아침 꾸준히 운동하는 사람이다." 또는 "나는 내 몸의 신호에 민감하게 반응하는 사람이다."와 같은 정체성 기반 언어는 동기 부여를 넘어 신경 가소성을 통해 뇌의 자기 개념 네트워크를 재구성한다.[20] 이렇게 형성된 자기 이미지는 일시적인 의지력보다 훨씬 강력하고 지속적인 행동 변화의 원동력이 된다. 특히 만성 통증 환자의 재활 과정에서는 "나는 지금부터 통증 환자가 아니라 자신의 건강을 능동적으로 관리하는 사람이다."라는 정체성 전환이 통증 관리와 기능 회복에 결정적인 역할을 한다는 결과가 보고되었다. 이러한 정체성 변화는 적절한 자기 언어의 반복적 사용을 통해 강화되며, 뇌의 행동 통제 시스템에 지속적인 영향을 미친다.[21]

언어와 신체와 감정은 서로 긴밀하게 상호작용한다. 예를 들어 어깨가 긴장되면 불안과 짜증이 심해진다. 여기에 부정적인 말까지 더하면 어깨가 더 긴장된다. 이게 바로 걱정 많은 사람의 어깨와 목에 통증이 자주 발생하는 이유다. 어린 나이에 스트레스 상황에 자

---

* 전두엽과 두정엽 사이에 위치한 뇌 부위로, 감정 조절과 인지 기능을 연결하는 중요한 역할을 한다. 주요 기능은 크게 세 가지다. 첫째, 갈등이나 오류를 탐지하고 적절한 행동 조절을 유도한다. 둘째, 신체적 고통뿐 아니라 사회적 배제와 같은 심리적 고통의 주관적 경험을 처리한다. 셋째, 타인의 고통에 대한 공감과 정서 이해에 관여한다.

주 노출되거나 근심 걱정과 함께 살면, 이른 나이에도 몸이 구부정해질 수 있다. 목이 앞으로 나오고 어깨가 한쪽으로 무너지는 등 안 좋은 자세를 보이게 된다. 아마 여러분도 주변에서 이런 자세를 가진 10대나 20대를 흔히 볼 수 있을 것이다.

노인의 걸음을 자세히 관찰하면 무릎을 약간 구부리고 걷는 것을 발견할 수 있을 것이다. 이러면 무릎을 바르게 펴고 걸을 때보다 무게 분산 효과가 감소하게 된다. 즉, 걸을 때 다리 전체가 아닌 허벅지 근육이 무게를 감당하게 되고, 허벅지에 만성적인 피로와 통증이 쌓이게 된다. 또한 이러한 피로는 허벅지 근육 건이 부착된 무릎 관절을 덮고 있는 관절낭 아래쪽에 통증과 염증 반응을 일으킨다. 이러한 통증을 관절 문제라 생각해 병원을 찾지만, 해결되지 않으면 노화로 치부하고, "늙어서 그렇지 뭐."라며 자기 뇌에 부정적인 말을 하게 된다.

이때 명심해야 할 것이 '습관화는 가장 단순한 형태의 학습'이라는 점이다. 반복이 지속되면 그 패턴이 무의식적으로 학습된다. 습관화는 서서히 진행되는 적응 과정이며, 중추 신경계에 특정한 패턴으로 각인된다. 최근 자세가 틀어진 사람을 자주 보게 된다. 이는 안 좋은 자세의 반복이 그 사람의 신경근 시스템에 각인된 결과다. 즉, 습관화된 패턴이 겉으로 드러난 것이다. 따라서 잘못된 습관을 교정하면 틀어진 체형도, 잘못된 움직임 패턴도 얼마든지 교정할 수 있다. 나이 많은 사람도 예전에는 자기 근육을 제대로 통제할 수 있었다. 다만 오랜 시간 동안 잘못된 습관을 지속함으로써 잊어버린 것뿐이다. 잊어버린 통제력은 학습을 통해 다시 회복할 수 있다.

습관 형성에 관한 연구는 이러한 과정이 어떻게 자동화되는지 보여 준다. 긍정적 자기 대화가 지속적으로 사용될 때, 전두엽-선조체 회로의 강화를 통해 운동이나 통증 관리 행동이 점차 의식적 노력 없이도 자연스럽게 일어나는 습관으로 발전한다. 이는 특히 운동 재활 프로그램의 장기적 성공에 있어 중요한데, 환자가 치료사의 지도 없이도 자발적으로 운동을 지속할 수 있게 하는 원동력이 되기 때문이다.[22] 통증 신경과학 교육pain neuroscience education, PNE 연구는 이러한 언어적 개입의 실제적 효과를 보여 준다. 환자에게 통증의 신경생물학적 기전을 교육하고, 긍정적이고 능동적인 언어 사용을 장려했을 때, 통증에 대한 두려움과 회피 행동이 감소하고, 기능적 개선이 증가했다. 이에 따라 단순히 통증을 참거나 무시하는 접근이 아니라, 통증에 대한 이해와 수용을 바탕으로 한 적극적 관리 전략의 중요성이 강조되고 있다.[23]

이러한 연구 결과들을 종합하면, 운동 습관 형성과 통증 관리에 있어 효과적인 언어 전략을 도출할 수 있다. 첫째, 회피가 아닌 접근 언어를 사용한다. "운동을 빠지지 말아야지." 대신 "오늘 운동을 통해 활력을 얻을 거야."라고 말하는 것이 뇌의 동기 부여 시스템을 더 효과적으로 활성화한다. 둘째, 정체성 기반 표현을 활용한다. "나는 활동적인 생활 방식을 가진 사람이다."처럼 자기 개념을 강화하는 것이다. 셋째, 구체적 목표와 연결한다. "이 운동은 내 관절의 안정성을 높이고 있어."처럼 운동의 가치를 명확히 하면 좋다. 넷째, 과정에 초점을 맞춘다. "매번 조금씩 더 편안하게 움직이고 있어."처럼 점진적 진보를 인식하는 것이 중요하다. 마지막으로 감각적 보상에 주목한다. "운동 후의 상쾌함과 성취감이 기분을 좋게 만들어!"처럼 긍정적 경험을 강화하는 언어를 사용한다. 이러한 언어적 접근은 단기적인 운동 참여뿐만 아니라 장기적인 습관 유지에도 유의미한 영향을 미친다. 이는 특히 통증이나 부상으로 인해 운동을 중단했던 사람이 다시 활동적인 생활로 돌아오는 과정에서 더 중요한 역할을 한다.[24]

긍정적인 말과 함께 이타적인 사고와 행동도 자신의 건강과 운동 습관에 긍정적인 영향을 미친다. 애덤 그랜트_{Adam Grant}는 저서 《기브앤테이크》에서 사람들을 기버_{giver}, 테이커_{taker}, 매처_{matcher}로 구분했다. 기버는 타인에게 아낌없이 주는 사람, 테이커는 자신의 이익을 우선시하는 사람, 매처는 주고받는 것의 균형을 추구하는 사람이다. 그의 연구에 따르면 기버, 즉 이타적 사고를 가진 사람은 장기적으로 더 성공하고 행복한 삶을 살아간다고 한다.[25] 이러한 기버의 성공 원리를 건강과 운동 습관에 적용했을 때 나타나는 효과는 무척 놀랍다. 이타적 관점에서 운동을 바라보면 동기 부여와 지속성에서 뚜렷한 변화가 일어난다. 펜실베이니아대학교의 연구에 따르면 자기 확언을 통해 가족이나 사회적 관계와 같은 핵심 가치를 떠올리게 했을 때, 건강 메시지에 대한 수용도가 높아지고 실제 신체 활동량도 증가하는 것으로 나타났다. 이는 가족을 위해 건강해지기, 사랑하는 사람에게 좋은 롤 모델 되기와 같은 타인 지향적 동기가 행동 변화를 촉진할 수 있음을 보여 준다.[26] 그랜트가 주장하는 사회적 책임감이 건강 분야에서도 행동 변화의 강력한 동인이 될 수 있다는 것이다. 또 다른 연구에 따르면 운동이 자선 기부와 연결됐을 때 참여율이 크게 증가한다고 한다. 운동을 완료할 때마다 일정 금액이 취약 계층에 기부된다는 조건이 주어지면, 개인 보상을 받는 조건보다 훨씬 높은 참여율과 지속성을 보인다고 한다.[27] 이는 그랜트의 이론과 일치하는 결과로, 자기 행동이 타인에게 미치는 긍정적 영향을 인식할 때 개인의 동기 부여가 강화된다는 점을 보여 준다.

이타적 행동의 효과는 신경생물학적으로도 설명할 수 있다. 이타적 행동은 옥시토신 분비를 촉진하는데, 이로 인해 스트레스 호르몬인 코르티솔이 감소하고, 심혈관 건강에 긍정적인 영향을 미친다.[28] 또한 남을 돕는 행위는 도파민 분비를 촉진하는 데, 이는 기버스 하이giver's high라고도 불린다. 존스홉킨스대학교의 연구에 따르면 이러한 신경화학적 변화는 운동 동기와 신체 활동의 즐거움을 증가시킨다.[29] 타인을 돕는 과정에서 느끼는 보람과 기쁨이 운동을 지속하는 내적 동력이 되는 것이다. 집단 운동의 효과 또한 신경생물학적으로 설명할 수 있다. 옥스퍼드대학교의 연구에 따르면 사회적 유대감을 형성하는 그룹 운동은 개인 운동보다 엔도르핀 분비량이 더 높았으며, 통증 인지 감소와 행복감 증가로 이어졌다고 한다.[30] 이는 그랜트가 말하는 '사회적 자본' 개념과 직결되며, 이타적 관계를 통해 형성된 네트워크가 건강 증진의 촉매제로 작용함을 보여 준다.

그랜트는 모든 기버가 성공하는 것은 아니며, 성공적인 기버는 자기 관리와 타인에 대한 배려 사이에서 균형을 유지한다고 설명한다. 이를 건강 관리에 적용하면 자신의 웰빙을 위해 시간을 투자하는 것이 궁극적으로 타인에게 더 효과적으로 봉사할 수 있게 한다는 관점이 된다. 스탠퍼드대학교의 연구는 이러한 균형 잡힌 접근법이 번아웃을 예방하고 장기적인 건강 유지의 핵심임을 확인했다. 이는 지속 가능한 건강 관리의 중요한 원칙이 된다. 자기 자신을 돌보는 것이 이기적인 행동이 아니라, 타인을 더 잘 도울 수 있는 필수 조건임을 이해한다면, 더 지속적인 동기 부여를 이끌어 낼 수 있다.[31]

실제로 이타적 관점에서 운동 목표를 재설정하는 것은 동기 부여와 성취감을 높이는 효과적인 전략이다. '체중 10킬로그램 감량'보다는 '아이들과 활발히 놀아줄 수 있는 체력 기르기' 같은 목표가 더 지속 가능한 동기를 제공한다. 연구에 따르면 사람들은 자신이 누군가를 도왔던 경험을 떠올릴 때 친사회적 행동 의지가 강화되는 것으로 나타났다.[32] 이는 자신의 행동이 타인에게 미치는 긍정적 영향을 인식하는 것이 자기 자신의 성과를 높이는 강력한 도구가 될 수 있음을 보여 준다. 이러한 이론과 연구 결과를 일상에 적용할 수 있는 방법은 다양하다. 예를 들어 자선 달리기나 걷기 행사에 참여하는 것은 목적 있는 신체 활동으로 동기 부여를 높인다.[33] 그리고 운동 초보자를 돕기 위한 자발적인 멘토링은 자신의 운동 습관도 강화하는 이중 효과가 있다. 가족과 함께하는 활동은 책임감과 즐거움을 동시에 누리도록 하며, 지역 사회 건강 증진 활동에 참여하는 것은 건강 습관과 인간관계를 모두 개선하는 효과가 있다.[34] 이러한 활동들은 그랜트가 말하는 '5분의 친절 법칙'과 일맥상통하며, 작은 이타적 행동이 시간이 지남에 따라 큰 효과를 만들어 낸다는 원리를 건강 영역에 적용한 것이다.

이타적 사고방식은 성공 전략을 넘어 건강과 웰빙의 새로운 패러다임을 제시한다. 타인을 위한 동기가 자신의 건강 습관을 강화하고, 이는 다시 효과적으로 타인에게 기여할 수 있는 선순환을 만든다. 이타적 관점으로 운동과 건강을 바라보는 것은 지속 가능한 웰빙의 핵심 요소임이 과학적으로 증명되고 있다. 주는 것give이 받는 것take으로 돌아오는 선순환의 법칙이 건강과 운동 영역에서도 강력하게 작용할 수 있음을 명심하자.

우리가 가진 초능력

어린 시절 우리는 누구에게 배운 적도 없는데 문틀을 양발과 양손을 이용해 오르곤 했다. 이것이 초능력은 아니지만, 이 행동이 인간의 본질적 능력을 상징적으로 보여 준다는 점은 주목할 만하다. 문틀을 오르는 행동은 자연스럽게 나오지만, 그냥 나오지는 않는다. 친구나 형제자매가 하는 행동을 보고 모방한 결과다. 첫 시도에서는 모방이 실패할 수 있다. 하지만 우리는 거기서 포기하지 않고 될 때까지 계속해서 시도한다. 더 면밀하게 분석하고 조언을 구하기도 한다. 모방이 완성되면 안주하지 않고 더 나은 방법 혹은 새로운 변화를 시도하고 이를 기록한다. 또 다른 이는 그 기록을 바탕으로 새로운 모방과 발전을 꾀한다. 즉, 인간은 목표 의식을 가지고 모방과 발전 그리고 기록을 통한 선순환으로 자신과 세상을 발전시켜 왔다. 이것이 바로 우리 모두가 가진 초능력이다.

이게 뭐가 초능력이냐고 생각하는 사람도 있을 것이다. 하버드 대학교의 대니얼 리버먼 교수가 이야기했듯이 인간은 아무리 노력해도 치타보다 빨리 달릴 수 없고, 고릴라보다 힘이 강해질 수 없으며, 새처럼 하늘을 날 수 없다. 그러나 인간은 동물이 가지지 못한 결정적인 능력이 있다. 동물이 본능에 이끌린 삶을 살아갈 때, 인간은 개척해 나가는 삶을 산다. 동물은 수백만 년의 진화를 통해 특화된 신체 능력을 얻었지만, 치타가 하늘을 날 수 없듯이 그 한계를 초월하지는 못했다. 반면에 인간은 지식의 축적과 공유라는 독특한 방식으로 발전했다. 인간은 그 초능력으로 치타보다 빨리 달릴 수 있는 자동차를 만들었고, 새보다 빠르게 날 수 있는 비행기를 발명했다. 인간이 아닌 다른 동물의 관점에서 본다면, 인간은 그야말로 초능력자로 보이지 않을까? 우리가 창조한 기술과 문명은 자연의 법칙 내에서 작동하지만, 그 결과물은 마치 마법과도 같다. 수백 년 전의 우리 조상들에게 현대 기술을 보여 준다면, 그들 역시 우리를 두고 기적을 일으키는 초능력자라 생각하지 않을까?

인간의 진정한 초능력은 모방, 발전, 기록이라는 세 가지 핵심 능력을 통해 개인의 능력을 넘어서는 집단적 초월에 있다. 개인으로서는 나약하지만, 타인의 성공적 행동을 모방함으로써 학습 속도를 높이고, 기존 지식에 혁신을 더해 발전하며, 기록을 통해 지식과 경험을 시간과 공간을 넘어 전달해 왔다. 그렇게 지구상 어떤 생물보다 강력한 영향력을 발휘할 수 있게 되었다. 이러한 집단적 학습 메커니즘은 인류만이 가진 독보적 특성이다. 우리 조상들은 과거의 경험을 현재에 적용하는 데 그치지 않고, 미래를 상상하고 계획하는 능력을 발휘했다. 그들은 현재의 행동이 어떤 결과를 가져올지 예측하며 더 나은 선택을 모색했다. 이는 벤저민 하디가 말한 '퓨처 셀프' 개념과도 맞닿아 있다. 우리는 정신적 시간 이동을 통해 미래에서 이상적인 자아를 그리고, 그 자아에 도달하기 위해 현재의 행동을 조율한다. 인간은 즉각적인 만족을 유예하고 장기적인 목표를 향해 노력을 지속할 수 있는 독특한 존재이며, 이것이 인간이 문명을 이룩하고 진보를 이루어 낸 원동력이다.

인류의 초월적 능력은 개인의 지식 확장에만 국한되지 않는다. 우리는 과거 세대의 지혜와 경험을 학습하고, 현재 세대의 혁신과 발견을 통해 이를 확장하며, 미래 세대에게 더 발전된 형태로 전달한다. 이 과정에서 언어, 문자, 인쇄술, 디지털 기술과 같은 혁신적 도구들이 지식 전달의 효율성을 극대화했다. 오늘날 우리가 누리는 과학, 기술, 예술, 철학적 성취는 수천 년에 걸친 집단적 학습과 지식 축적의 결과물이다. 한 개인이 평생에 걸쳐 이룰 수 있는 것보다 훨씬 더 큰 성취를 인류는 세대를 거듭하며 이루어 냈다. 이것이야말로 인간만이 지닌 시간을 초월하는 지식 전달과 적용 능력의 본질이다. 우리의 진정한 능력은 개인의 재능이나 천재성에 있지 않다. 지식을 나누고 계승하며 끊임없이 발전하는 집단적 시스템, 즉 '문화적 초월 기전'에 있다. 우리는 과거의 지혜를 현재에 활용하고, 미래를 상상하며, 더 나은 세상을 창조해 나가는 유일한 종이다. 이러한 시간적 초월성이 인류가 지구상에서 가장 영향력 있는 종으로 부상할 수 있었던 핵심 요소다.

시간 초월적 지식 전달의 핵심에는 독서가 있다. 독서만큼 미래를 위한 확실한 투자는 없다. 독서는 인간이 누릴 수 있는 최고의 사회적 소통이다. 책을 통해 우리는 수천 년 전에 살았던 사람의 생각과 경험을 접하고, 그들의 지혜를 현재에 적용할 수 있다. 이것은 단순한 정보 습득이 아닌 시공간을 초월한 대화이며, 내면적 성장을 위한 필수 과정이다.

미디어 도구와 비교했을 때 독서가 지니는 우수성은 여러 측면에서 확인할 수 있다. 독서는 정보를 수동적으로 소비하는 것이 아니라, 적극적인 참여를 요구한다. 책을 읽을 때 우리는 텍스트를 해석하고 이해하며 비판적으로 사고하는 과정을 거친다. 이러한 깊은 몰입은 현대 미디어가 제공하는 단방향적 정보 소비와는 근본적으로 다르다. 연구에 따르면 깊은 독서는 공감 능력, 비판적 사고력, 자기 성찰 능력을 향상한다. 이는 대부분의 디지털 미디어가 제공하는 빠른 정보 전달과 달리 내면화와 심층적 이해를 가능하게 한다.[35]

독서는 시간적 깊이를 제공한다. 우리는 고대 그리스 철학자들의 사상부터 현대 과학자들의 발견까지, 인류 지식의 전체 스펙트럼에 접근할 수 있다. 이러한 시간적 연속성은 현재 유행하는 주제에 집중하는 미디어와 달리, 역사적 맥락과 지식의 진화 과정을 이해할 수 있게 한다. 니콜라스 카Nicholas George Carr는 저서《생각하지 않는 사람들》에서 디지털 미디어가 제공하는 정보가 종종 맥락이 결여되어 있고, 역사적 연속성을 파악하기 어렵다고 지적했다.[36] 독서는 독자에게 속도와 해석의 자율성을 부여한다. 우리는 책을 읽으며 멈추고, 되돌아가고, 성찰할 수 있다. 이러한 자율성은 정보의 비판적 평가와 깊은 이해를 가능하게 한다.

반면 많은 현대 미디어는 비판적 사고와 깊은 이해를 제한하는 것으로 보인다. 우리는 디지털 정보의 바닷속에 살고 있다. 하루에도 수백, 수천 개의 정보가 쏟아지지만, 정작 우리가 보는 뉴스 피드, 유튜브 추천 영상, 검색 결과는 놀랍도록 나와 비슷한 생각을 반영한다. 이것은 단순한 우연이 아니다. 이는 필터 버블filter bubble이라는 알고리즘적 필터링 시스템의 결과물이다. 구글, 페이스북, 유튜브, 넷플릭스 등 주요 플랫폼은 사용자 만족도를 높이기 위해 개인 맞춤형 알고리즘을 사용한다. 이 알고리즘은 사용자의 클릭과 반응 데이터를 학습해, 가장 관련성 높고 좋아할 만한 콘텐츠를 계속 제공한다. 그 결과 시간이 지날수록 사용자는 자신의 기존 취향이나 의견과 유사한 정보에만 노출된다. 필터 버블은 개인의 문제를 넘어 민주주의와 집단 지성의 위기로 이어진다. 예컨대 선거 시기에 허위 정보와 극단적 주장이 필터 버블을 타고 확산되면, 사실 기반의 토론이 불가능해지고, 정치적 양극화와 혐오 그리고 음모론이 힘을 얻게 된다. 우리는 정보의 자유 속에서 살아간다고 믿지만, 알고리즘이 쳐 놓은 얇고 촘촘한 그물이 어느새 우리의 시야를 제한하고 세계를 왜곡하고 있다. 따라서 우리는 독서를 통해 스스로 정보의 다양성과 이질성을 향해 문을 열어야 한다.37

독서는 다층적 해석과 세대 간 대화를 가능하게 한다. 단순히 고전 작품이 오늘날에도 읽히는 것을 넘어, 여러 세대의 독자에게 다양한 의미로 해석되고, 이를 통해 지식이 확장되고 재해석된다. 한스게오르크 가다머Hans-Georg Gadamer에 따르면 텍스트의 의미는 저자의 의도, 텍스트 자체, 그리고 독자의 해석이 만나는 지점에서 형성된다.[38] 이러한 다층적 대화는 독서가 제공하는 독특한 가치다. 책은 복잡한 아이디어와 체계적인 구조를 전달하는 데 탁월하다. 한 권의 책은 저자의 일관된 사고 체계와 논리적 구조를 담고 있어, 독자는 완전한 맥락 속에서 지식을 습득할 수 있다. 또한 디지털 미디어는 지속적인 알림과 하이퍼링크로 주의를 분산하지만, 책은 장시간 집중할 수 있는 환경을 제공한다. 이러한 깊은 몰입은 복잡한 개념을 이해하고 창의적 사고가 발전하는 데 필수적이다. 연구에 따르면 지속적인 주의 전환은 인지적 자원을 고갈하고 깊은 사고를 방해한다고 한다. 따라서 독서는 문화적 초월 기전으로서 가장 우수한 도구이며, 급변하는 디지털 시대에도 그 가치는 변함없이 중요하다.[39]

독서를 통한 내면적 소통이 인간의 정신적 발전을 이끌어 낸다면, 운동은 신체적 발전을 넘어 또 다른 차원의 소통을 가능하게 한다. 운동은 흔히 개인적인 신체 단련으로 여겨지지만, 실제로는 깊은 사회적, 내면적 소통의 도구가 된다. 팀 스포츠를 통해 우리는 언어적 소통을 넘어선 신체적 협력과 암묵적 이해를 배우며, 개인 운동을 통해서는 자기 신체와 정신 사이의 내면적 대화를 경험한다. 이러한 운동의 소통적 측면은 독서의 그것과 놀랍도록 유사하다. 책을 읽으며 저자와 대화하듯, 운동을 통해 우리는 몸과 대화한다. 신체의 한계를 시험하고, 그것을 조금씩 확장해 가는 과정은 인간의 초능력인 '모방-발전-기록'의 선순환을 신체적 차원에서 구현하는 것이다. 다른 이의 운동 기술을 모방하고, 그것을 발전시키며, 그 과정과 결과를 기록함으로써, 우리는 신체적 지식 또한 축적하고 전달하고 있다.

독서와 운동은 각각 정신과 신체라는 영역에서 작용하지만, 둘 다 인간의 근본적인 초능력을 발휘하는 방식이다. 이 두 활동이 균형 있게 결합될 때, 우리는 진정한 통합적 발전을 이룰 수 있다. 독서를 통해 얻은 지식이 운동의 질을 높이고, 운동을 통해 단련된 신체와 정신은 다시 독서의 깊이를 더하는 선순환 구조가 형성된다. 아리스토텔레스는 《니코마코스 윤리학》에서 지식의 형태를 이론적 지식episteme, 기술적 숙련techne, 그리고 실천적 지혜phronesis 세 가지로 구분했다. 그중 실천적 지혜는 알고 있는 지식을 적절한 맥락에서 실천할 줄 아는 것이 성숙한 인간의 덕목이라는 점을 가리킨다.[40] 이러한 실천적 지혜는 이론적 지식과 기술적 숙련이 합해진 것 이상이며, 두 영역을 통합하는 메타인지적 능력이라 할 수 있다. 독서를 통해 얻은 지식을 운동과 같은 실천적 영역에 적용하고, 그 경험에서 얻은 통찰을 다시 이론적 이해에 통합하는 과정이기 때문이다.

지식은 실천 없이는 죽은 것에 불과하고, 실천은 지식 없이는 방향을 잃은 행동에 그치며, 성장은 지식과 실천의 유기적 결합 없이는 일어나지 않는다. 이 세 요소가 유기적으로 연결될 때 인간은 비로서 진정한 의미의 발전을 이룩할 수 있다. 이러한 관점에서 볼 때 독서와 운동은 단순한 취미나 습관이 아니라, 인간의 본질적 능력을 최대로 발휘하기 위한 필수적인 활동이라 할 수 있다. 이 두 활동을 통해 우리는 자신의 내면과 소통하고, 타인과 소통하며, 나아가 인류의 집단적 지식과 소통한다. 운동의 소통적 측면은 독서의 그것과 유사한 방식으로 인간의 내면과 세계에 접근한다. 우리는 책을 읽을 때 저자의 사유와 대화를 나누며, 자신이 속한 세계의 의미를 재구성한다. 마찬가지로 우리는 운동을 통해 자기 몸과 대화하며, 그 가능성과 한계를 재발견한다. 이 두 활동은 서로 다른 감각 채널을 사용하지만, 공통적으로 인간이 가진 핵심 능력인 '모방-발전-기록'이라는 학습의 원형을 실행에 옮긴다.

이러한 관점은 데이비드 콜브David Kolb의 '경험 학습 이론'과 밀접한 관련이 있다. 이 이론은 학습을 정보의 축적으로만 보지 않는다. 구체적 경험 → 반성적 관찰 → 추상적 개념화 → 능동적 실험이라는 순환 과정을 통해 완성된다고 본다.[41] 이 과정에서 운동은 '구체적 경험'으로 기능하며, 신체적 시도와 오류를 통해 새로운 전략이 도출되고, 이는 곧 새로운 움직임의 습득으로 이어진다. 독서 역시 그와 유사하게 정신적 실험을 통해 반성적으로 개념을 조합하고 사유하는 성장의 사이클을 구성한다. 사회문화적 학습 이론 또한 이러한 신체-정신 통합적 학습 방식에 강력한 이론적 근거를 제공한다. 인간의 고등 사고 과정은 사회적 상호작용과 문화적 도구를 통해 매개되는데, 특히 근접 발달 영역zone of proximal development, ZPD*에 해당하는 과제를 통해 이루어진다. 이는 우리가 운동에서 타인의 자세, 템포, 리듬 등을 관찰하고 모방하면서 발전하는 과정과 독서를 통해 타인의 사유를 빌려 자신만의 언어로 변형해 내는 과정을 모두 설명해 준다.[42]

지식과 실천 사이의 연계는 '인지 행동 이론'에서도 중요하게 다

---

* 심리학자 비고츠키(Vygotsky)가 제시한 교육심리학의 핵심 개념으로, 학습자가 혼자서는 할 수 없지만, 교사나 더 능숙한 동료의 도움을 받으면 해낼 수 있는 과제의 범위를 말한다. 이는 학습자의 '현재 발달 수준'과 '잠재적 발달 수준' 사이에 해당하며, 이 범위에서 적절한 지원이 주어질 때 최적의 학습이 이루어진다.

루어진다. 인간의 행동은 내면의 인지 구조와 긴밀하게 연결되어 있으며, 반복되는 실천은 인지적 틀의 수정과 확장을 이끈다. 운동은 바로 이러한 인지-신체 간의 상호작용이 극대화되는 현장이다. 새로운 운동 기술을 연습하는 과정에서 우리는 자기 효능감, 신체 이미지, 집중력, 감정 조절력 등 복합적인 심리적, 인지적 자원을 재구성하게 된다. 이는 독서를 통해 새로운 가치관을 수용하고 내면화하는 정신적 과정과 본질적으로 다르지 않다.[43]

또한 운동과 독서가 모두 사회적 맥락 속에서 학습되고 계승된다는 점은 에티엔 벵거Etienne Wenger의 실천 공동체communities of practice 이론과도 맞닿아 있다. 그는 인간이 특정 활동에 참여함으로써 지식의 소극적 소비자가 아닌 능동적 실천자로 변화하며, 그 과정을 통해 자기 정체성을 형성한다고 보았다.[44] 운동은 특정 공동체의 기술, 리듬, 문화를 재현하고 전유하는 실천의 장이며, 독서는 인류의 축적된 정신을 계승하고 확장하는 또 다른 실천의 장이다. 그리고 이 둘은 인간이 '능동적인 참여를 통해 배운다.'라는 점에서 동일한 학습 구조를 지닌다.

이러한 이론들을 통합적으로 고려할 때, 독서와 운동은 인간의 본질적인 학습과 창조 능력을 실현하는 구조화된 활동임을 알 수 있다. 이는 '지식-실천-성장'으로 개념화할 수 있다. 인간의 성장과 발전은 이 세 가지 핵심 요소의 유기적 순환에 기반한다. 첫째, 독서처럼 외부로부터 지식을 수용하는 과정은 새로운 인지 구조를 형성한다. 둘째, 운동이나 활동처럼 그 지식을 실제 삶에 적용하고 실험하는 실천의 단계를 거친다. 마지막으로, 그러한 실천을 통해 내면화된 변화가 성장으로 이어진다. 이때의 성장은 단순히 지식의 축적이 아니라, 자기 자신의 구조적 변형을 의미한다. 이 순환적 구조는 게오르크 헤겔Georg Wilhelm Friedrich Hegel의 변증법적 논리와도 유사하다. 헤겔은 진리의 진보가 정명제thesis와 반명제antithesis의 충돌을 통해 더 고차원적인 종합으로 나아간다고 보았으며, 이는 지식과 실천이라는 두 항의 긴장과 충돌 속에서 성장이 이루어진다는 개념과 철학적으로 공명한다. 결국 인간은 반복되는 실천과 내면화의 과정을 통해 학습자를 넘어, 지식을 창출하고, 자기 자신을 재구성하는 존재로 거듭날 수 있다.[45]

독서와 운동은 그 자체로 삶의 철학이자, 인간 정신과 신체의 통합적 작동을 이끄는 실천이 된다. 이 두 활동이 상호 순환적으로 연결될 때, 우리는 개인의 한계를 넘어서는 인지적, 신체적 진보를 이룰 수 있으며, 사회적 존재로서 인간성을 깊이 있게 확장해 갈 수 있다. 즉, 지식-실천-성장의 선순환 구조야말로 우리가 가진 초능력으로 이끄는 궁극의 원동력이자, 인간이라는 종이 시간을 초월해 발전해 나가는 핵심 기전인 셈이다. 교육 시스템에서는 종종 지적 발달과 신체적 발달을 별개의 영역으로 취급하지만, 지식-실천-성장 개념은 이러한 이분법적 사고를 넘어서 전인적 교육의 가능성을 열어준다. 학교에서의 독서와 체육 활동이 유기적으로 연결될 수 있다면, 학생들은 더 심층적인 학습을 경험할 수 있을 것이다.

이 개념은 또한 평생 학습의 중요성으로 연결된다. 지식의 습득과 실천 그리고 성장은 특정 시기에 한정된 활동이 아니라, 생애 전반에 걸친 지속적인 과정이다. 나이가 들어감에 따라 신체 능력이 떨어질 수는 있지만, 독서와 운동의 통합적 실천은 그 형태를 달리하며 계속될 수 있다. 이는 고령화 사회에서 인지적, 신체적 건강을 유지하기 위한 중요한 시사점을 제공한다. 지식-실천-성장의 선순환 구조 속에서 우리는 끊임없이 자신을 초월하고 재창조하는 존재로 거듭날 수 있다. 이러한 자기 확장과 재창조의 과정이야말로 개인과 집단이 더 높은 차원의 성숙을 이루는 핵심 동력이 될 것이다.

감사의 말

한 사람의 걸음은 언제나 홀로 이루어지는 듯 보이지만, 그 뒤에는 수많은 발자취가 겹겹이 쌓여 있습니다. 오늘의 제가 이 자리에 서기까지 걸어온 길은 결코 제 힘만으로 닦아낸 것이 아니었습니다. 이 글은 감사 인사이자, 앞으로 제가 걸어갈 길 위에서 절대 잊지 말아야 할 것들을 위한 다짐이기도 합니다. 받은 영감과 배움을 다시 세상에 환원하며, 더 많은 이들에게 힘과 빛을 나누고자 합니다.

먼저 저를 믿고 함께해 준 회원분들은 때때로 의도치 않게 저에게 높은 과제를 주었습니다. 그러나 그 과제는 저를 단련하는 불꽃이 되었고, 제 안의 가능성을 일깨우는 거울이 되었습니다. 그들의 고통은 저를 끊임없이 시험했고, 그 고통을 줄여 드리기 위한 시험 속에서 저는 한층 더 단단해질 수 있었습니다. 이에 이 책을 펴내며, 무엇보다도 회원분들께 마음 깊이 고마움을 전합니다.

또한 수많은 명저는 제 여정의 등불이 되어 주었습니다. 저자들의 치열한 사유와 성실한 기록은 제게 새로운 시각을 열어 주었고, 창의적 시도를 가능하게 했습니다. 책 속에서 만난 문장들은 지식의 전달을 넘어 제 삶과 사유를 풍요롭게 가꾸어 주었습니다. 시대와 국경을 넘어 울림을 준 저자분들께 경의를 표합니다.

저의 존재를 발견하고 그 가능성을 누구보다 먼저 알아본 분이 있습니다. 바로 이 책의 기획자이자 든든한 길잡이가 되어 준 고영성 대표입니다. 그는 저에게 단순한 조언자가 아니라, 제 안에 잠들어 있던 톱니바퀴를 하나하나 맞추어 주신 장인과도 같은 분이었습니다. 저의 여정과 결정을 존중하면서도, 그 길이 더욱 단단하고 의미 있게 이어질 수 있도록 해 주었습니다. 때로는 제 시야가 흐려져 길을 잃을 때, 명저들을 손수 건네주며 저를 다시금 일으켜 세우는 등불이 되었습니다. 그 책들은 제 사고를 확장하고, 주저하던 발걸음을 앞으로 내딛게 하는 용기가 되었습니다. 그렇게 이 책이 세상에 나올 수 있었습니다. 무한한 고마움과 존경을 담아 이 말씀을 드립니다. 고영성 대표께서 혜안과 헌신으로 저라는 사람을 끝까지 믿고 지켜봐 주지 않았다면, 이 책은 결코 세상의 빛을 보지 못했을 것입니다.

저의 거친 원고를 다듬어 주신 윤충희 편집장께도 마음을 다해 감사드립니다. 그는 난해하고 무겁게만 느껴지던 돌덩이 같은 제 글을 다이아몬드처럼 반짝이는 책으로 세공하겠다는 일념으로, 절대 타협하지 않으며 한 줄 한 줄에 정성과 노고를 쏟아 주었습니다. 단순히 글을 다듬는 이가 아니라, 제 생각의 결을 섬세하게 읽어내고,

그 속에 숨은 빛을 끌어내 준 장인이었습니다. 덕분에 제 글은 독자분들께 온전히 닿을 수 있는 단단하고 투명한 언어로 다시 태어날 수 있었습니다. 편집장의 헌신에 감사의 말씀을 드립니다.

저에게 새로운 지평을 열어 주신 신영준 박사께 특별한 감사를 전합니다. 그는 제가 미처 깨닫지 못했던 저의 가치를 통찰력 있는 눈으로 알아봐 주었습니다. 한 사람, 한 사람과의 만남에 집중하던 저에게, 더 많은 사람을 위해 긍정적인 변화를 일으킬 수 있는 구체적인 방향을 제시해 주었습니다. 무엇보다 이 책의 제목을 제안해 주어, 저의 이름과 제가 걸어온 길의 의미를 세상에 당당히 내보일 수 있는 용기를 주었습니다. 이 책의 제목은 저를 향한 신영준 박사의 신뢰가 가득 담긴 선물이었습니다.

저를 세상에 내보일 준비를 함께 고민하고 땀 흘려 준 상상스퀘어 직원분들께 진심으로 고마움을 표합니다. 책이 세상과 만나는 과정은 혼자만의 힘으로는 완성될 수 없는 여정이었습니다. 보이지 않는 곳에서 세심하게 챙겨 주고, 때로는 무거운 짐을 함께 나누어 지며, 제 부족한 부분을 따뜻하게 메워 준 분들이 있었기에, 이 책이 비로소 독자 앞에 설 수 있었습니다. 작은 순간에도 진심을 다한 상상스퀘어 직원분들의 마음이 이 책의 한 장 한 장에 배어 있습니다.

항상 저를 지켜보며 멀리서도 한결같은 사랑과 응원을 보내 주신 부모님께 깊은 사랑과 감사의 말씀을 올립니다. 고향을 떠나 낯선 곳에서 살아가는 동안, 부모님의 마음은 늘 저를 향한 걱정과 기도로 가득 차 있음을 잘 알고 있습니다. 제가 어려움에 부딪힐 때마다 보이지 않는 곳에서 보내 주신 격려와 믿음은 제게 가장 확고한 희망이 되었고, 그 힘으로 저는 다시 일어서 앞으로 나아갈 수 있었습니다. 부모님께서 보여 주신 사랑은 깊은 뿌리처럼 제 삶의 모든 순간을 지탱해 주었습니다. 책이라는 열매가 맺어지기까지의 여정도 부모님의 끝없는 희생과 응원이 있었기에 가능했습니다. 지금까지 저를 믿어 주시고 제 가능성을 지켜봐 주신 부모님, 그 은혜를 가슴 깊이 새깁니다.

가까이에서 서로 의지하던 딸과 떨어져 지내시며, 멀리서 소식을 주고받는 것으로 마음을 달래시면서도, 한결같이 저를 응원해 주신 장인어른과 장모님께 진심을 다해 감사드립니다. 저를 사위로 맞아 주신 그날부터 지금까지, 두 분은 줄곧 따뜻한 시선으로 저를 지켜봐 주셨습니다. 제가 걸어가는 길이 낯설고 험난할 때마다, 두 분의 믿음과 격려가 제게 큰 위로가 되었습니다. 특히 오랜만에 만난 외손녀들과 헤어지실 때마다 눈시울을 훔치시던 모습은 가족을 향한 깊은 사랑이 무엇인지 제 마음 깊숙한 곳에 새겨 주었습니다. 이 글을 통해 두 분께 감사한 마음을 한가득 담아 전합니다. 두 분의 깊은 사랑과 배려의 마음을 잊지 않고, 앞으로 더 단단하고 성실한 모습으로 보답하겠습니다.

제가 고향을 떠나 생활하는 동안에도 부모님 곁을 지키며 저의 걱정을 덜어 준 형과 형수께 감사의 마음을 전합니다. 멀리 떨어져 있는 제 마음 한편에는 줄곧 부모님에 대한 염려가 자리하고 있었지만, 두 분이 곁에서 함께해 주신 덕분에 안심하고 제 길을 걸어갈 수 있었습니다. 부모님의 일상을 살뜰히 챙기고, 제가 미처 다 하지 못한 부분을 대신 감당해 준 그 마음은, 저에게 말로 다 표현할 수 없는 커다란 은혜입니다. 두 분이 보여 준 사랑과 헌신은 가족의 의무를 넘어 제 삶을 지탱하는 보이지 않는 기둥이 되어 주었습니다. 지금까지 가족을 위해 묵묵히 헌신하는 형과 형수의 은혜를 가슴에 깊이 새깁니다.

제가 지금 사는 지역에 정착하고 자리를 잡을 수 있도록 물심양면으로 도와준 누나와 매형께도 고마운 마음을 전합니다. 낯선 환경 속에서 망설여질 때마다 두 분은 매번 가장 가까운 곳에서 기댈 수 있는 굳건한 언덕이 되어 주었습니다. 도움이 필요할 때마다 주저 없이 손을 내밀어 주었고, 그 손길은 제 마음에 위로와 용기를 주었습니다. 두 분의 진심 어린 뒷받침이 없었다면, 지금의 제가 이 자리에 서기까지 많은 시간을 헤매었을지도 모릅니다. 가족으로서, 인생의 동반자로서 저를 지지해 준 누나와 매형께 감사한 마음을 평생 간직하겠습니다.

제 삶의 선순환을 끊임없이 자극하며 매일을 빛나게 해 주는 사랑하는 유나와 유이에게 아빠의 마음을 전합니다. 아이들의 웃음은 제게 가장 큰 위로이자 희망이 되었고, 그 순수한 눈빛이 제가 걸어가야 할 길을 다시금 확인하는 지도가 되었습니다. 지치고 힘든 순간에도, 아이들이 보여 준 작은 성취와 따뜻한 마음이 제 삶을 다시 일으켜 세우는 힘이 되었습니다. 아이들과 함께 나눈 시간은 단순한 일상의 조각이 아니라 저를 더 나은 사람으로 성장하게 하는 소중한 자양분이었습니다. 아이들의 존재만으로도 제 삶은 풍요로워졌고, 앞으로 제가 나아가야 할 이유와 목적을 분명히 일깨워 주었습니다. 아빠의 가장 큰 기쁨이자 희망인 유나와 유이에게, 아빠는 한결

같이 너희를 사랑한단다.

    마지막으로 지금까지 제 곁에서 서로 돕고 의지하며 함께 걸어온 사랑하는 아내 수경에게 깊은 감사의 마음을 전합니다. 저와의 소박하지만 진실한 동행을 기꺼이 선택한 아내는 제 삶의 가장 큰 선물입니다. 겉으로는 가녀린 모습이지만, 위기가 닥치거나 제가 힘겨움에 주저앉을 때면, 누구보다 강한 희망을 보여주었습니다. 아내는 제가 기대어 쉴 수 있는 따뜻한 피난처를 열어 주었고, 그 품은 세상의 어떤 위로보다도 깊고 넓었습니다. 아내는 제 삶을 단단히 붙잡아 주는 뿌리이자, 앞으로 나아갈 수 있도록 이끄는 등불이었습니다. 이 책이 독자와 만날 수 있게 된 것도 아내의 헌신과 사랑이 있었기에 가능했습니다. 착하고 아름다운 아내에게, 당신과 함께하는 길이야말로 내 인생의 가장 큰 축복입니다. 진심을 다해 사랑을 전합니다.

참고문헌

| CHAPTER 1 | 운동하는 사람들

1. 안데르스 에릭슨, 로버트 풀(2016). 1만시간의 재발견. 비즈니스북스.
2. Kays, J. L., Hurley, R. A., & Taber, K. H. (2012). The dynamic brain: neuroplasticity and mental health. The Journal of neuropsychiatry and clinical neurosciences, 24(2), 118-124.
3. Daniel L. Plotkin et al.,(2021). Muscle Fiber Type Transitions with Exercise Training: Shifting Perspectives. Sports 9(9), 127-138.
4. McArdle, W. D., Karch, F. I., & Karch, V. L.(2015). Exercise Physiology. 제8판
5. Costill, D. L.(1976). Skeletal muscle enzymes and fiber composition in male and female track athletes, Journal of Applied Physiology, 40, 149-154.
6. Handsfield, G. G. et al.,(2017). Adding muscle where you need it: non-uniform hypertrophy patterns in elite sprinters. Scandinavian Journal of Medicine & Science in Sports, 27(10), 1050-1060.
7. Bray, M. S. et al.,(2009). The human gene map for performance and health related fitness phenotypes: the 2006-2007 update. Medicine and science in sports and

exercise, 41, 35-73.

8   Pitsiladis, Y.et al.,(2013). Genomics of elite sporting performance: what little we know and necessary advances. British journal of sports medicine, 47(9), 550-555.

9   Moran, C. N. et al.,(2007). Association analysis of the ACTN3 R577X polymorphism and complex quantitative body composition and performance phenotypes in adolescent Greeks. European Journal of Human Genetics, 15(1), 88-93.

10   Ama, P. F. et al.,(1986). Skeletal muscle characteristics in sedentary black and Caucaisian males. Journal of Applied Physiology, 61, 1758-1761.

11. Barres, R. et al.,(2012). Acute exercise remodels promoter methylation in human skeletal muscle. Cell metabolism, 15(3), 405-411.

12   McGee, S. L., & Hargreaves, M. (2019). Epigenetics and exercise. Trends in Endocrinology & Metabolism, 30(9), 636-645.

13   → 12.

14   Wilson, J. M., Loenneke, J. P., Jo, E., Wilson, G. J., Zourdos, M. C., & Kim, J. S. (2012). The effects of endurance, strength, and power training on muscle fiber type shifting. The Journal of Strength & Conditioning Research, 26(6), 1724-1729.

15   Southerton, D.(2013). Habits, routines and temporalities of consumption: From individual behaviours to the reproduction of everyday practices. Time & Society, 22(3), 335-355.

16   Ouellette, J. A., & Wood, W.(1998). Habit and intention in everyday life: The multiple processes by which past behavior predicts future behavior. Psychological bulletin, 124(1), 54.

17   McEwen, B. S.(2000). Allostasis, allostatic load, and the aging nervous system: role of excitatory amino acids and excitotoxicity. Neurochemical research, 25, 1219-1231.

18   Cross, R.(1998). The sweet spot of a baseball bat. American Journal of Physics, 66(9), 772-779.

19   Seiler, S.(2010). What is best practice for training intensity and duration distribution in endurance athletes?. International journal of sports physiology and performance, 5(3), 276-291.

20   Noble, B. J. et al.,(1983). A category-ratio perceived exertion scale: relationship

21. Gina Kolata(2001, Aprill 24). 'Maximum' Heart Rate Theory Is Challenged. The New York Times, F, p1.
22. Samuel, R. D. et al.,(2024). Adaptation to change: A meta-model of adaptation in sport. International Journal of Sport and Exercise Psychology, 22(4), 953-977.
23. Budde, H., & Gronwald, T.(2025). Outside one's comfort zone: interactions between motor adaptation and executive functions. Journal of Neurophysiology, 133(1), 121-123.
24. Rhea, M. R. et al.,(2003). A meta-analysis to determine the dose response for strength development. Medicine & Science in Sports & Exercise, 35(3), 456-464.
25. 제임스 클리어(2019). 아주 작은 습관의 힘. 비즈니스북스.
26. Weick, K. E.(1984). Small wins: Redefining the scale of social problems. American Psychologist, 39(1), 40–49.
27. Marc Nocon. et al.,(2008). Association of physical activity with all-cause and cardiovascular mortality: a systemic review and meta-analysis. European Journal of Preventive Cardiology 15(3), 239-246.
28. Julianne Holt-Lunstad. et al.,(2017). Advancing Social Connection as a Public Health Priority in the United States. American Psychologist 72(6), 517-530.
29. Holt-Lunstad, J., Smith, T. B., & Layton, J. B.(2010). Social relationships and mortality risk: a meta-analytic review. PLoS medicine, 7(7)
30. Wolf, S. et al.,(1989). Roseto, Pennsylvania 25 years later--highlights of a medical and sociological survey. Transactions of the American Clinical and Climatological Association, 100, 57–67.
31. Lima, M. L. et al.,(2017). All You Need Is Facebook Friends? Associations between Online and Face-to-Face Friendships and Health. Frontiers in psychology, 8, 68.
32. Chang, P. F. et al.,(2015). Age differences in online social networking: Extending socioemotional selectivity theory to social network sites. Journal of broadcasting & electronic media, 59(2), 221-239.
33. Seltzer, L. J. et al.,(2012). Instant messages vs. speech: hormones and why we still need to hear each other. Evolution and human behavior : official journal of the

Human Behavior and Evolution Society, 33(1), 42–45.

34 Oh, J., Kim, M., & Chu, S. H.(2022). Role of Oxytocin in Post-traumatic Stress Disorder: A Systematic Review. Journal of Korean Biological Nursing Science, 24(1), 1-16.

35 Boecker, H. et al.,(2008). The runner's high: opioidergic mechanisms in the human brain. Cerebral cortex (New York, N.Y. : 1991), 18(11), 2523–2531.

36 대니얼 리버먼(2024). 운동하는 사피엔스. 프시케의숲.

| CHAPTER 2 | 운동과 신체 발달

1 Frank, C., Kobesova, A., & Kolar, P.(2013). Dynamic neuromuscular stabilization and sports rehabilitation. Int. J. Sports Phys. Ther. 8(1), 62-73.

2 →1.

3 심태영(2024). 유산소 운동과 복식호흡 훈련의 병행이 경계성 고혈압 성인의 혈압 및 뇌기능지수에 미치는 영향. 한국스포츠학회, 22(1), 281-293.

4 Perri, M. A.(2007). Rehabilitation of breathing pattern disorders. Rehabilitation of the Spine: a Practitioners Manual. Lippincot, Williams and Wilkins, Baltimore, 369-387.

5 Jina Yeo. et al.,(2022). Utility of the breath-holding test in patients with systemic sclerosis. Rheumatology, 61(10), 4113–4118.

6 ERICKSON D. J.(1964). CONSERVATIVE MANAGEMENT OF CERVICAL SYNDROMES. Postgraduate medicine, 36, 194–200.

7 Winter, D. A. et al.,(1990). Biomechanical walking pattern changes in the fit and healthy elderly. Physical therapy, 70(6), 340-347.

8 김한솔(2024). 원샷한솔OneshotHansol-YouTube. 2024년 3월 1일 검색, URL: https://www.youtube.com/watch?v=bp87B1ATvRE

9 William L. D. et al.,(2018). Surfer's myelopathy: A rare presentation in a teenage gymnast and review of the literature, Journal of Clinical Neuroscience, 50, 157-160.

10 Chang, C. W. et al.,(2012). Surfers' myelopathy: a case series of 19 novice surfers

with nontraumatic myelopathy. Neurology, 79(22), 2171-2176.

11 Foo, D., & Rossier, A. B.(1981). Preoperative neurological status in predicting surgical outcome of spinal epidural hematomas. Surgical neurology, 15(5), 389-401.

12 Koshino, T. et al.,(1999). Does the Adamkiewicz artery originate from the larger segmental arteries?. The Journal of Thoracic and Cardiovascular Surgery, 117(5), 898-905.

13 Gandhi, J. et al.,(2021). Surfer's myelopathy: A review of etiology, pathogenesis, evaluation, and management. The journal of spinal cord medicine, 44(1), 2–7.

14 Manohar M. P.(2003). Clinical spinal instability and low back pain. Journal of Electromyography and Kinesiology, 13(4), 371-379.

15 Wilke, J. et al.,(2016). What is evidence-based about myofascial chains: a systematic review. Archives of physical medicine and rehabilitation, 97(3), 454-461.

16 Lefèvre-Colau, M. M. et al.,(2018). Kinematic patterns in normal and degenerative shoulders. Part II: Review of 3-D scapular kinematic patterns in patients with shoulder pain, and clinical implications. Annals of physical and rehabilitation medicine, 61(1), 46–53.

17 Catani M.(2017). A little man of some importance. Brain : a journal of neurology, 140(11), 3055–3061.

18 Ken To. et al.,(2024). A multi-omic atlas of human embryonic skeletal development. Nature 635, 657-667.

19 Groeneveld E. H., & Burger E. H.(2000). Bone morphogenetic proteins in human bone regeneration. European Journal of Endocrinology, 142(1), 9–21.

20 →18.

21 Mohammad T. et al.,(2012). An Autoinhibited Noncanonical Mechanism of GTP Hydrolysis by Rheb Maintains mTORC1 Homeostasis, Structure, 20(9), 1528-1539.

22 Calbet, J. A. L. et al.,(1998). Bone mineral content and density in professional tennis players. Calcified tissue international, 62, 491-496.

23 Valero T.(2014). Mitochondrial biogenesis: pharmacological approaches. Current pharmaceutical design, 20(35), 5507–5509.

24. San-Millán, I., & Brooks, G. A.(2018). Assessment of Metabolic Flexibility by Means of Measuring Blood Lactate, Fat, and Carbohydrate Oxidation Responses to Exercise in Professional Endurance Athletes and Less-Fit Individuals. Sports medicine(Auckland, N.Z.), 48(2), 467–479.

25. Cong, H. et al.,(2011). Inhibition of atrogin-1/MAFbx expression by adenovirus-delivered small hairpin RNAs attenuates muscle atrophy in fasting mice. Human gene therapy, 22(3), 313–324.

26. Katagiri, T., & Watabe, T.(2016). Bone morphogenetic proteins. Cold Spring Harbor Perspectives in Biology, 8(6), a021899.

27. Khan, O. M. et al.,(2024). Development and characterization of a low intensity vibrational system for microgravity studies. npj Microgravity, 10(1), 107.

28. Helaehil, J. V. et al.,(2023). Electrical stimulation therapy and HA/TCP composite scaffolds modulate the wnt pathways in bone regeneration of critical-sized defects. Bioengineering, 10(1), 75.

29. John L. T., et al.,(2010). Stryer 핵심 생화학: Biochemistry A Short Course. 이퍼블릭.

30. Fu, Z. et al.,(2021). Fatty acid oxidation and photoreceptor metabolic needs. Journal of lipid research, 62.

31. Steinberg, G. R., & Hardie, D. G.(2023). New insights into activation and function of the AMPK. Nature reviews Molecular cell biology, 24(4), 255-272.

32. → 31.

33. Jiménez Jaime, T. et al.,(2015). Effect of calorie restriction on energy expenditure in overweight and obese adult women. Nutr Hosp, 31(6), 2428-2436.

34. Webber, J., & Macdonald, I. A.(1994). The cardiovascular, metabolic and hormonal changes accompanying acute starvation in men and women. The British journal of nutrition, 71(3), 437–447.

35. American Heart Association.(2024). 8-hour time restricted eating linked to a 91% higher risk of cardiovascular health. AHA's Epidemiology and Prevention/Lifestyle and Cardiometabolic Health Scientific Sessions.

36. Jensen, M. D. et al.,(2014). 2013 AHA/ACC/TOS guideline for the management of overweight and obesity in adults: a report of the American College of Cardiology/American Heart Association Task Force on Practice Guidelines and The Obesity

Society. Circulation, 129(25_suppl_2), 102-138.
37 존 레이티, 에릭 헤이거먼(2022). 운동화 신은 뇌. 녹색지팡이.
38 Bernareggi, A. et al.,(2022). The state of the art of Piezo1 channels in skeletal muscle regeneration. International Journal of Molecular Sciences, 23(12), 6616.

| CHAPTER 3 | 운동과 질병 치유

1   버나드 라운(2018). 잃어버린 치유의 본질에 대하여. 도서 출판 책과 함께.
2   서울대학교 병원 의학 역사 문화원(2012). 예술 속의 의학_치유를 위한 두 문화의 만남. 허원미디어.
3   프레드 프로벤자(2020). 영양의 비밀. 로크미디어.; JoBeth McDaniel(2016). Beating the Odds: Cancer Outliers. AARP Bulletin, March.
4   조 디스펜자(2016). 당신이 플라시보다. 샨티.
5   Tinnermann, A. et al.,(2017). Interactions between brain and spinal cord mediate value effects in nocebo hyperalgesia. Science, 358(6359), 105-108.
6   Gray, K., & Wegner, D. M. (2008). The sting of intentional pain. Psychological science, 19(12), 1260-1262.
7   Casale, R. et al.,(2021). Pain in women: a perspective review on a relevant clinical issue that deserves prioritization. Pain and therapy, 10, 287-314.
8   Raja, S. N. et al.,(2020). The revised International Association for the Study of Pain definition of pain: concepts, challenges, and compromises. Pain, 161(9), 1976–1982.
9   Ramachandran, V. S., Blakeslee, S., & Dolan, R. J.(1998). Phantoms in the brain probing the mysteries of the human mind. Nature, 396(6712), 639-640.
10 Sousa, V. C. et al.,(2011). Regulation of hippocampal cannabinoid CB1 receptor actions by adenosine A1 receptors and chronic caffeine administration: implications for the effects of Δ9-tetrahydrocannabinol on spatial memory. Neuropsychopharmacology, 36(2), 472-487.
11 Mulvihill, M. M., & Nomura, D. K.(2013). Therapeutic potential of monoacylglycerol lipase inhibitors. Life sciences, 92(8-9), 492-497.

12. Cravatt, B. F., & Lichtman, A. H.(2003). Fatty acid amide hydrolase: an emerging therapeutic target in the endocannabinoid system. Current opinion in chemical biology, 7(4), 469-475.
13. Matei, D. et al.,(2023). The endocannabinoid system and physical exercise. International journal of molecular sciences, 24(3), 1989.
14. Wrann, C. D. et al.,(2013). Exercise induces hippocampal BDNF through a PGC-1α/FNDC5 pathway. Cell metabolism, 18(5), 649-659.
15. Wu, M. et al.,(2024). Potential mechanisms of exercise for relieving inflammatory pain: a literature review of animal studies. Frontiers in Aging Neuroscience, 16, 1359455.
16. Chae, C. H., & Kim, H. T. (2009). Forced, moderate-intensity treadmill exercise suppresses apoptosis by increasing the level of NGF and stimulating phosphatidylinositol 3-kinase signaling in the hippocampus of induced aging rats. Neurochemistry international, 55(4), 208-213.
17. Ishaq, S. et al.,(2025). Effects of exercise training on nigrostriatal neuroprotection in Parkinson's disease: A systematic review. Frontiers in Neuroscience, 18, 1464168.
18. Barker, R. A. et al.,(2020). GDNF and Parkinson's disease: where next? A summary from a recent workshop. Journal of Parkinson's disease, 10(3), 875-891.
19. Yan, X. et al.,(2023). Effectiveness of virtual reality distraction interventions to reduce dental anxiety in paediatric patients: A systematic review and meta-analysis. Journal of dentistry, 132, 104455.
20. Velarde, M. D., Fry, G., & Tveit, M. (2007). Health effects of viewing landscapes—Landscape types in environmental psychology. Urban forestry & urban greening, 6(4), 199-212.
21. Ulrich, R. S. (1984). View through a window may influence recovery from surgery. science, 224(4647), 420-421.
22. Liao, W. et al.,(2010). Altered effective connectivity network of the amygdala in social anxiety disorder: a resting-state FMRI study. PloS one, 5(12), e15238.
23. De Carvalho, M. R. et al.,(2010). Current findings of fMRI in panic disorder: contributions for the fear neurocircuitry and CBT effects. Expert review of

neurotherapeutics, 10(2), 291-303.

24 de Mendonça, F. M. et al.,(2023). Benzodiazepines and sleep architecture: a systematic review. CNS & Neurological Disorders-Drug Targets-CNS & Neurological Disorders), 22(2), 172-179.

25 Lee, Y. F. et al.,(2020). Slow wave sleep is a promising intervention target for Alzheimer's disease. Frontiers in neuroscience, 14, 705.

26 Born, J., Muth, S., & Fehm, H. L.(1988). The significance of sleep onset and slow wave sleep for nocturnal release of growth hormone (GH) and cortisol. Psychoneuroendocrinology, 13(3), 233-243.

27 Irwin, M. et al.,(1996). Partial night sleep deprivation reduces natural killer and celhdar immune responses in humans. The FASEB journal, 10(5), 643-653.

28 Javaheri, S. et al.,(2018). Slow-wave sleep is associated with incident hypertension: the sleep heart health study. Sleep, 41(1), zsx179.

29 Zamorski, M. A., & Albucher, R. C.(2002). What to do when SSRIs fail: eight strategies for optimizing treatment of panic disorder. American Family Physician, 66(8), 1477-1485.

30 Batelaan, N. M., Van Balkom, A. J., & Stein, D. J.(2012). Evidence-based pharmacotherapy of panic disorder: an update. International Journal of Neuropsychopharmacology, 15(3), 403-415.

31 Turcotte-Cardin, V. et al.,(2019). Loss of adult 5-HT1A autoreceptors results in a paradoxical anxiogenic response to antidepressant treatment. Journal of Neuroscience, 39(8), 1334-1346.

32 Wang, S. M. et al.,(2018). Addressing the side effects of contemporary antidepressant drugs: a comprehensive review. Chonnam medical journal, 54(2), 101-112.

33 Blumenthal, J. A. et al.,(1999). Effects of exercise training on older patients with major depression. Archives of internal medicine, 159(19), 2349-2356.

34 Blumenthal, J. A., & Rozanski, A.(2023). Exercise as a therapeutic modality for the prevention and treatment of depression. Progress in cardiovascular diseases, 77, 50-58.

35 Lerchenmüller, C. et al.,(2022). Restoration of cardiomyogenesis in aged mouse

hearts by voluntary exercise. Circulation, 146(5), 412-426.
36. 버나드 라운(2018). 잃어버린 치유의 본질에 대하여. 도서 출판 책과 함께.
37. Leach, J.(2018). 'Give-up-itis' revisited: Neuropathology of extremis. Medical Hypotheses, 120, 14-21.
38. Bandura, A. (1977). Self-efficacy: toward a unifying theory of behavioral change. Psychological review, 84(2), 191.
39. Herbert, T. B., & Cohen, S.(1993). Stress and immunity in humans: a meta-analytic review. Psychosomatic medicine, 55(4), 364-379.
40. Hecht, G.(1999). Innate mechanisms of epithelial host defense: spotlight on intestine. American Journal of Physiology-Cell Physiology, 277(3), C351-C358.
41. Salzman, N. H. et al.,(2010). Enteric defensins are essential regulators of intestinal microbial ecology. Nature immunology, 11(1), 76-82.
42. Bevins, C. L., & Salzman, N. H.(2011). Paneth cells, antimicrobial peptides and maintenance of intestinal homeostasis. Nature Reviews Microbiology, 9(5), 356-368.
43. Mukherjee, S. et al.,(2014). Antibacterial membrane attack by a pore-forming intestinal C-type lectin. Nature, 505(7481), 103-107.
44. Nevalainen, T. J., Graham, G. G., & Scott, K. F.(2008). Antibacterial actions of secreted phospholipases A2. Review. Biochimica et Biophysica Acta (BBA)-Molecular and Cell Biology of Lipids, 1781(1-2), 1-9.
45. Clarke, S. F. et al.,(2014). Exercise and associated dietary extremes impact on gut microbial diversity. Gut, 63(12), 1913-1920.
46. Choi, J. J. et al.,(2013). Exercise attenuates PCB-induced changes in the mouse gut microbiome. Environmental health perspectives, 121(6), 725-730.
47. Cox, A. J. et al.,(2010). Oral administration of the probiotic Lactobacillus fermentum VRI-003 and mucosal immunity in endurance athletes. British Journal of Sports Medicine, 44(4), 222-226.
48. Matsumoto, M. et al.,(2008). Voluntary running exercise alters microbiota composition and increases n-butyrate concentration in the rat cecum. Bioscience, biotechnology, and biochemistry, 72(2), 572-576.

1. Zhu, Y. et al.,(2019). Telomere and its role in the aging pathways: telomere shortening, cell senescence and mitochondria dysfunction. Biogerontology, 20, 1-16.
2. Johnson, S. C., Rabinovitch, P. S., & Kaeberlein, M. (2013). mTOR is a key modulator of ageing and age-related disease. Nature, 493(7432), 338-345.
3. Vitale, G. et al.,(2019). Role of IGF-1 system in the modulation of longevity: controversies and new insights from a centenarians' perspective. Frontiers in endocrinology, 10, 27.
4. Nunan, J., & Small, D. H.(2000). Regulation of APP cleavage by α-, β-and γ-secretases. FEBS letters, 483(1), 6-10.
5. Thinakaran, G., & Koo, E. H.(2008). Amyloid precursor protein trafficking, processing, and function. Journal of Biological Chemistry, 283(44), 29615-29619.
6. Obregon, D. et al.,(2012). Soluble amyloid precursor protein-α modulates β-secretase activity and amyloid-β generation. Nature communications, 3(1), 777.
7. Cummings, J. L. et al.,(2022). The costs of developing treatments for Alzheimer's disease: A retrospective exploration. Alzheimer's & Dementia, 18(3), 469-477.
8. Rabinovici, G. D. et al.,(2019). Association of amyloid positron emission tomography with subsequent change in clinical management among medicare beneficiaries with mild cognitive impairment or dementia. Jama, 321(13), 1286-1294.
9. Kaivola, K., et al.,(2022). Genetic evaluation of dementia with Lewy bodies implicates distinct disease subgroups. Brain, 145(5), 1757-1762.
10. Sun, Q. et al.,(2010). Physical activity at midlife in relation to successful survival in women at age 70 years or older. Archives of internal medicine, 170(2), 194-201.
11. Erickson, K. I. et al.,(2010). Physical activity predicts gray matter volume in late adulthood: the Cardiovascular Health Study. Neurology, 75(16), 1415-1422.
12. Sala-Vila, A. et al.,(2022). Red blood cell DHA Is inversely associated with risk of incident Alzheimer's disease and all-cause dementia: framingham offspring study. Nutrients, 14(12), 2408.

13. Agarwal, P. et al.,(2023). Association of Mediterranean-DASH intervention for neurodegenerative delay and Mediterranean diets with Alzheimer disease pathology. Neurology, 100(22), e2259-e2268.
14. Dhana, K. et al.,(2021). Impact of the apolipoprotein E ε4 allele on the relationship between healthy lifestyle and cognitive decline: a population-based study. American journal of epidemiology, 190(7), 1225-1233.
15. Lourida, I. et al.,(2019). Association of lifestyle and genetic risk with incidence of dementia. Jama, 322(5), 430-437.
16. Harris, M. P. et al.,(2023). Myokine musclin is critical for exercise-induced cardiac conditioning. International journal of molecular sciences, 24(7), 6525.
17. Re Cecconi, A. D. et al.,(2019). Musclin, a myokine induced by aerobic exercise, retards muscle atrophy during cancer cachexia in mice. Cancers, 11(10), 1541.
18. Kim, M., & Won, C. W.(2020). Sarcopenia in Korean community-dwelling adults aged 70 years and older: application of screening and diagnostic tools from the Asian Working Group for Sarcopenia 2019 update. Journal of the American Medical Directors Association, 21(6), 752-758.
19. Li, X. et al.,(2023). Inflammation and aging: signaling pathways and intervention therapies. Signal transduction and targeted therapy, 8(1), 239.
20. Hickson, L. J. et al.,(2019). Senolytics decrease senescent cells in humans: Preliminary report from a clinical trial of Dasatinib plus Quercetin in individuals with diabetic kidney disease. EBioMedicine, 47, 446-456.
21. Saleh, T. et al.,(2020). Clearance of therapy-induced senescent tumor cells by the senolytic ABT-263 via interference with BCL-XL–BAX interaction. Molecular oncology, 14(10), 2504-2519.
22. Coelho-Junior, H. J. et al.,(2022). Protein intake and sarcopenia in older adults: a systematic review and meta-analysis. International journal of environmental research and public health, 19(14), 8718.
23. Best, R. L., & Appleton, K. M.(2013). The consumption of protein-rich foods in older adults: An exploratory focus group study. Journal of Nutrition Education and behavior, 45(6), 751-755.
24. Bauer, J. et al.,(2013). Evidence-based recommendations for optimal dietary

protein intake in older people: a position paper from the PROT-AGE Study Group. Journal of the american Medical Directors association, 14(8), 542-559.

25. Dangin, M. et al.,(2003). The rate of protein digestion affects protein gain differently during aging in humans. The Journal of physiology, 549(2), 635-644.

26. Volpi, E. et al.,(2003). Essential amino acids are primarily responsible for the amino acid stimulation of muscle protein anabolism in healthy elderly adults. The American journal of clinical nutrition, 78(2), 250-258.

27. Park, S. et al.,(2020). Anabolic response to essential amino acid plus whey protein composition is greater than whey protein alone in young healthy adults. Journal of the International Society of Sports Nutrition, 17(1), 9.

28. Coker, R. H. et al.,(2012). Whey protein and essential amino acids promote the reduction of adipose tissue and increased muscle protein synthesis during caloric restriction-induced weight loss in elderly, obese individuals. Nutrition journal, 11, 1-7.

29. Prokopidis, K., Cervo, M. M., Gandham, A., & Scott, D. (2020). Impact of protein intake in older adults with sarcopenia and obesity: a gut microbiota perspective. Nutrients, 12(8), 2285.

30. Jung, H. W. et al.,(2018). Protein intake recommendation for Korean older adults to prevent sarcopenia: expert consensus by the Korean Geriatric Society and the Korean Nutrition Society. Annals of geriatric medicine and research, 22(4), 167.

31. 루이즈 애런슨(2020). 나이듦에 관하여. 로크미디어.

32. Luoh, M. C., & Herzog, A. R.(2002). Individual consequences of volunteer and paid work in old age: Health and mortality. Journal of health and social behavior, 490-509.

33. Sone, T. et al.,(2008). Sense of life worth living (ikigai) and mortality in Japan: Ohsaki Study. Psychosomatic medicine, 70(6), 709-715.

34. Kim, C. H. et al.,(2016). The effect of aging on relationships between lean body mass and VO2max in rowers. PloS one, 11(5), e0160275.

35. Billat, V. et al.,(2017). Case studies in physiology: maximal oxygen consumption and performance in a centenarian cyclist. Journal of Applied Physiology.

36. 통계청. (2023). 장래인구추계: 2022~2072년(중위추계). https://kostat.go.kr

37 국민건강보험공단. (2023). 2023 건강보험 통계연보. 국민건강보험공단. https://www.nhis.or.kr

38 한국노인인력개발원. (2023). 2023 노인 사회활동 실태조사 결과 보고서. 한국노인인력개발원. https://www.kordi.or.kr

39 고용노동부. (2023). 2023년 고용동향 보고서. 고용노동부. https://www.moel.go.kr

40 한국보건산업진흥원. (2023). 2023 실버산업 시장 동향 분석 보고서. 한국보건산업진흥원. https://www.khidi.or.kr

41 한국인터넷진흥원. (2023). 2023년 디지털 기기 및 서비스 이용 실태조사 보고서. 한국인터넷진흥원. https://www.kisa.or.kr

| CHAPTER 5 | 나에게 맞는 운동의 중요성

1 Cook, G.(2010). Movement: Functional Movement Systems: Screening, Assessment, Corrective Strategies

2 McGill, S.(2015). Low back disorders: evidence-based prevention and rehabilitation. Human Kinetics.

3 Schoenfeld, B. J.(2010). The mechanisms of muscle hypertrophy and their application to resistance training. Journal of Strength and Conditioning Research, 24(10), 2857–2872.

4 Börjesson, M. et al.,(2016). Physical activity and exercise lower blood pressure in individuals with hypertension: narrative review of 27 RCTs. British journal of sports medicine, 50(6), 356-361.

5 김준식. (2021). 일회성 등척성 운동이 고혈압 전단계와 고혈압 성인 및 노인의 혈압에 미치는 효과. (Doctoral dissertation, 서울대학교 대학원).

6 Wiles, J. D. et al.,(2018). An alternative approach to isometric exercise training prescription for cardiovascular health. Transl J Am Coll Sports Med, 3(2), 10-18.

7 Farah, B. Q. et al.,(2017). Acute and chronic effects of isometric handgrip exercise on cardiovascular variables in hypertensive patients: a systematic review. Sports, 5(3), 55.

8 Pescatello, L. S. et al.,(2004). Exercise and hypertension. Medicine & science in

sports & exercise, 36(3), 533-553.

9   Taylor, A. C. et al.,(2003). Isometric training lowers resting blood pressure and modulates autonomic control. Medicine & science in sports & exercise, 35(2), 251-256.

10 Badrov, M. B. et al.,(2016). Isometric exercise training lowers resting blood pressure and improves local brachial artery flow-mediated dilation equally in men and women. European journal of applied physiology, 116, 1289-1296.

11 McGowan, C. L. et al.,(2007). Isometric handgrip training improves local flow-mediated dilation in medicated hypertensives. European journal of applied physiology, 99, 227-234.

12 Green, D. J. et al.,(2004). Effect of exercise training on endothelium-derived nitric oxide function in humans. The Journal of physiology, 561(1), 1-25.

13 Park, S. et al.,(2021). Influence of isometric exercise combined with electromyostimulation on inflammatory cytokine levels, muscle strength, and knee joint function in elderly women with early knee osteoarthritis. Frontiers in physiology, 12, 688260.

14 → 5.

15 Folland, J. P., & Williams, A. G.(2007). The adaptations to strength training: Morphological and neurological contributions to increased strength. Sports Medicine, 37(2), 145–168.

16 Kraemer, W. J., & Ratamess, N. A.(2004). Fundamentals of resistance training: Progression and exercise prescription. Medicine & Science in Sports & Exercise, 36(4), 674–688.

17 Kumar, M. S., & Vinayakan, K. THE SCIENCE OF STRENGTH: UNDERSTANDING THE PRINCIPLES OF EFFECTIVE WEIGHT TRAINING.

18 → 16.

19 → 17.

20 → 17.

21 Schoenfeld, B. J., Ogborn, D., & Krieger, J. W.(2016). Effects of resistance training frequency on measures of muscle hypertrophy: a systematic review and meta-analysis. Sports medicine, 46(11), 1689-1697.

22 →1.
23 NSCA-National Strength & Conditioning Association(Ed.).(2021). Essentials of strength training and conditioning. Human kinetics.
24 →23.
25 Fleck, S. J., & Kraemer, W.(2014). Designing resistance training programs, 4E. Human Kinetics.
26 →17.
27 →25.
28 →3.
29 →17.
30 →25.
31 →25.
32 Bompa, T. O., & Buzzichelli, C.(2019). Periodization-: theory and methodology of training. Human kinetics.
33 →21.
34 Dixit, S. et al.,(2007). Management of patellofemoral pain syndrome. American family physician, 75(2), 194-202.
35 Powers, C. M.(2010). "The Influence of Abnormal Hip Mechanics on Knee Injury: A Biomechanical Perspective." Journal of Orthopaedic & Sports Physical Therapy, 40(2), 42-51.
36 Buldt, A. K. et al.,(2013). The relationship between foot posture and lower limb kinematics during walking: A systematic review. Gait & posture, 38(3), 363-372.
37 Cumps, E. et al.,(2008). Effect of a preventive intervention programme on the prevalence of anterior knee pain in volleyball players. European Journal of Sport Science, 8(4), 183-192.
38 Fredericson, M., & Wolf, C.(2005). "Iliotibial Band Syndrome in Runners." Sports Medicine, 35(5), 451-459.
39 Khaund, R., & Flynn, S. H. (2005). Iliotibial band syndrome: a common source of knee pain. American family physician, 71(8), 1545-1550.
40 Robertson, D. G. E. et al.,(2013). Research methods in biomechanics. Human kinetics.

41 →40.

42 Daoud, A. I. et al.,(2012). Foot strike and injury rates in endurance runners: a retrospective study. Med Sci Sports Exerc, 44(7), 1325-1334.

43 Almeida, M. O., Davis, I. S., & Lopes, A. D.(2015). Biomechanical differences of foot-strike patterns during running: a systematic review with meta-analysis. Journal of Orthopaedic & Sports Physical Therapy, 45(10), 738-755.

44 Perl, D. P., Daoud, A. I., & Lieberman, D. E. (2012). Effects of footwear and strike type on running economy. Med Sci Sports Exerc, 44(7), 1335-43.

45 Matias, A. B. et al.,(2020). Rearfoot, midfoot, and forefoot motion in naturally forefoot and rearfoot strike runners during treadmill running. Applied Sciences, 10(21), 7811.

46 Heiderscheit, B. C. et al.,(2011). Effects of step rate manipulation on joint mechanics during running. Medicine and science in sports and exercise, 43(2), 296.

47 Malisoux, L. et al.,(2016). Influence of the heel-to-toe drop of standard cushioned running shoes on injury risk in leisure-time runners: a randomized controlled trial with 6-month follow-up. The American Journal of Sports Medicine, 44(11), 2933-2940.

48 Malisoux, L. et al.,(2017). Adaptation of running pattern to the drop of standard cushioned shoes: A randomised controlled trial with a 6-month follow-up. Gait & Posture, 54, 217-222.

49 Fuller, J. T. et al.,(2015). Effect of minimalist footwear on running efficiency: a randomized crossover trial. Sports Medicine-Open, 1(1), 1-8

50 Warne, J. P., & Gruber, A. H.(2017). Transitioning to minimal footwear: a systematic review of methods and future clinical recommendations. Sports medicine-open, 3(1), 33.

51 Heiderscheit, B. C. et al.,(2011). Effects of step rate manipulation on joint mechanics during running. Medicine and science in sports and exercise, 43(2), 296.

52 장기언. (2005). 달리기 손상. 대한재활의학회지: 제, 29(3).

53 Nielsen, R. Ø. et al.,(2014). Excessive progression in weekly running distance and risk of running-related injuries: an association which varies according to type of

injury. journal of orthopaedic & sports physical therapy, 44(10), 739-747.

54. Jansen, M. P. et al.,(2022). Knee joint distraction results in MRI cartilage thickness increase up to 10 years after treatment. Rheumatology, 61(3), 974-982.

55. Chakravarty, E. F. et al.,(2008). Long distance running and knee osteoarthritis: a prospective study. American journal of preventive medicine, 35(2), 133-138.

56. Alentorn-Geli, E. et al.,(2017). The association of recreational and competitive running with hip and knee osteoarthritis: a systematic review and meta-analysis. Journal of Orthopaedic & Sports Physical Therapy, 47(6), 373-390.

57. Berenbaum, F. et al.,(2018). Modern-day environmental factors in the pathogenesis of osteoarthritis. Nature Reviews Rheumatology, 14(11), 674-681.

58. Timmins, K. A. et al.,(2017). Running and knee osteoarthritis: a systematic review and meta-analysis. The American journal of sports medicine, 45(6), 1447-1457.

59. Graybiel, A. M.(2008). Habits, rituals, and the evaluative brain. Annu. Rev. Neurosci., 31(1), 359-387.

60. Vohs, K. D. et al.,(2018). Making choices impairs subsequent self-control: A limited-resource account of decision making, self-regulation, and active initiative. In Self-regulation and self-control (pp. 45-77). Routledge

61. Bachman, J. L., Deitrick, R. W., & Hillman, A. R.(2016). Exercising in the fasted state reduced 24-hour energy intake in active male adults. Journal of nutrition and metabolism, 2016(1), 1984198.

62. → 61.

63. Deru, L. S., Chamberlain, C. J., Lance, G. R., Gipson, E. Z., Bikman, B. T., Davidson, L. E., ... & Bailey, B. W. (2023). The effects of exercise on appetite-regulating hormone concentrations over a 36-h fast in healthy young adults: a randomized crossover study. Nutrients, 15(8), 1911.

64. Schoenfeld, B. J. et al.,(2014). Body composition changes associated with fasted versus non-fasted aerobic exercise. Journal of the International Society of Sports Nutrition, 11, 1-7.

65. Grandys, M. et al.,(2023). Training-induced impairment of endothelial function in track and field female athletes. Scientific Reports, 13(1), 3502.

66. Chtourou, H., & Souissi, N.(2012). The effect of training at a specific time of day: a

67 Sedliak, M. et al.,(2007). Effect of time-of-day-specific strength training on serum hormone concentrations and isometric strength in men. Chronobiology international, 24(6), 1159-1177.

68 Savikj, M. et al.,(2019). Afternoon exercise is more efficacious than morning exercise at improving blood glucose levels in individuals with type 2 diabetes: a randomised crossover trial. Diabetologia, 62(2), 233-237.

69 다니엘 핑크(2018). 언제 할 것인가. 시공사.

70 Vitale, J. A., & Weydahl, A.(2017). Chronotype, physical activity, and sport performance: a systematic review. Sports medicine, 47, 1859-1868.

71 Thomas, J. M. et al.,(2020). Circadian rhythm phase shifts caused by timed exercise vary with chronotype. JCI insight, 5(3), e134270.

72 Francois, M. E. et al.,(2014). 'Exercise snacks' before meals: a novel strategy to improve glycaemic control in individuals with insulin resistance. Diabetologia, 57(7), 1437-1445.

73 Metcalfe, R. S. et al.,(2012). Towards the minimal amount of exercise for improving metabolic health: beneficial effects of reduced-exertion high-intensity interval training. European journal of applied physiology, 112(7), 2767-2775.

74 Phillips, B. E. et al.,(2017). A practical and time-efficient high-intensity interval training program modifies cardio-metabolic risk factors in adults with risk factors for type II diabetes. Frontiers in Endocrinology, 8, 229.

75 Gillen, J. B. et al.,(2016). Twelve weeks of sprint interval training improves indices of cardiometabolic health similar to traditional endurance training despite a five-fold lower exercise volume and time commitment. PloS one, 11(4), e0154075.

76 Fröhlich, M., Emrich, E., & Schmidtbleicher, D.(2010). Outcome effects of single-set versus multiple-set training—an advanced replication study. Research in Sports Medicine, 18(3), 157-175.

77 Jenkins, E. M. et al.,(2019). Do stair climbing exercise "snacks" improve cardiorespiratory fitness?. Applied Physiology, Nutrition, and Metabolism, 44(6), 681-684.

| CHAPTER 6 | 휴식과 성장

1. Dupuy, O. et al.,(2018). An evidence-based approach for choosing post-exercise recovery techniques to reduce markers of muscle damage, soreness, fatigue, and inflammation: a systematic review with meta-analysis. Frontiers in physiology, 9, 312968.
2. Pournot, H. et al.,(2011). Time-course of changes in inflammatory response after whole-body cryotherapy multi exposures following severe exercise. PloS one, 6(7), e22748.
3. Hyldahl, R. D., Chen, T. C., & Nosaka, K.(2017). Mechanisms and mediators of the skeletal muscle repeated bout effect. Exercise and sport sciences reviews, 45(1), 24-33.
4. Phillips, S. M. et al.,(1997). Mixed muscle protein synthesis and breakdown after resistance exercise in humans. American journal of physiology-endocrinology and metabolism, 273(1), E99-E107.
5. Damas, F. et al.,(2016). Resistance training-induced changes in integrated myofibrillar protein synthesis are related to hypertrophy only after attenuation of muscle damage. The Journal of physiology, 594(18), 5209-5222.
6. Jensen, T. E., & Richter, E. A.(2012). Regulation of glucose and glycogen metabolism during and after exercise. The Journal of physiology, 590(5), 1069-1076.
7. Beelen, M. et al.,(2010). Nutritional strategies to promote postexercise recovery. International journal of sport nutrition and exercise metabolism, 20(6), 515-532.
8. Gandevia, S. C.(2001). Spinal and supraspinal factors in human muscle fatigue. Physiological reviews, 81(4), 1725-1789.
9. Haus, E. L., & Smolensky, M. H.(2013). Shift work and cancer risk: potential mechanistic roles of circadian disruption, light at night, and sleep deprivation. Sleep medicine reviews, 17(4), 273-284.
10. Goldstein, A. N., & Walker, M. P.(2014). The role of sleep in emotional brain function. Annual review of clinical psychology, 10(1), 679-708.
11. 매슈 워커(2019). 우리는 왜 잠을 자야 할까. 열린책들.

12 Simon, E. B. et al.,(2020). Sleep loss and the socio-emotional brain. Trends in cognitive sciences, 24(6), 435-450.

13 Germain, A.(2013). Sleep disturbances as the hallmark of PTSD: where are we now?. American Journal of Psychiatry, 170(4), 372-382.

14 Walker, M. P. et al.,(2002). Practice with sleep makes perfect: sleep-dependent motor skill learning. Neuron, 35(1), 205-211.

15 Milewski, M. D. et al.,(2014). Chronic lack of sleep is associated with increased sports injuries in adolescent athletes. Journal of Pediatric Orthopaedics, 34(2), 129-133.

16 Berger, X. K. (2016). In multibillion-dollar business of NBA, sleep is the biggest debt.

17 Hobson, J. A., & Pace-Schott, E. F.(2002). The cognitive neuroscience of sleep: neuronal systems, consciousness and learning. Nature Reviews Neuroscience, 3(9), 679-693.

18 Fattinger, S. et al.,(2017). Deep sleep maintains learning efficiency of the human brain. Nature communications, 8(1), 15405.

19 Raichle, M. E. et al.,(2001). A default mode of brain function. Proceedings of the national academy of sciences, 98(2), 676-682.

20 Andrews-Hanna, J. R. et al.,(2010). Functional-anatomic fractionation of the brain's default network. Neuron, 65(4), 550-562.

21 Lieberman, M. D. et al.,(2007). Putting feelings into words. Psychological science, 18(5), 421-428.

22 Fleming, S. M., Huijgen, J., & Dolan, R. J.(2012). Prefrontal contributions to metacognition in perceptual decision making. Journal of Neuroscience, 32(18), 6117-6125.

23 Porges, S. W.(2007). The polyvagal perspective. Biological psychology, 74(2), 116-143.

24 Ophir, E., Nass, C., & Wagner, A. D.(2009). Cognitive control in media multitaskers. Proceedings of the National Academy of Sciences, 106(37), 15583-15587.

25 Killingsworth, M. A., & Gilbert, D. T.(2010). A wandering mind is an unhappy

mind. Science, 330(6006), 932-932.

26 Tang, Y. Y., Hölzel, B. K., & Posner, M. I.(2015). The neuroscience of mindfulness meditation. Nature reviews neuroscience, 16(4), 213-225.

27 Stein, B. E., & Stanford, T. R.(2008). Multisensory integration: current issues from the perspective of the single neuron. Nature reviews neuroscience, 9(4), 255-266.

28 Vroomen, J., & de Gelder, B.(2004). Temporal ventriloquism: sound modulates the flash-lag effect. Journal of Experimental Psychology: Human Perception and Performance, 30(3), 513.

29 Zampini, M., Shore, D. I., & Spence, C.(2003). Audiovisual temporal order judgments. Experimental brain research, 152, 198-210.

30 Van Eijk, R. L. et al.,(2008). Audiovisual synchrony and temporal order judgments: effects of experimental method and stimulus type. Perception & psychophysics, 70, 955-968.

31 Powers, A. R., Hillock, A. R., & Wallace, M. T.(2009). Perceptual training narrows the temporal window of multisensory binding. Journal of Neuroscience, 29(39), 12265-12274.

32 Talsma, D. et al., (2006). Attentional capacity for processing concurrent stimuli is larger across sensory modalities than within a modality. Psychophysiology, 43(6), 541-549.

33 Hillock, A. R., Powers, A. R., & Wallace, M. T.(2011). Binding of sights and sounds: age-related changes in multisensory temporal processing. Neuropsychologia, 49(3), 461-467.

34 박지훈, 노종수, 이향숙, & 차정진. (2009). 감각통합기능장애에 대한 집중치료프로그램의 효과: 사례보고. 대한감각통합치료학회지, 7(2), 63-76.

35 Wickens, C. D.(2008). Multiple resources and mental workload. Human factors, 50(3), 449-455.

36 Driver, J., & Spence, C.(1998). Attention and the crossmodal construction of space. Trends in cognitive sciences, 2(7), 254-262.

37 Calvert, G. A., & Thesen, T.(2004). Multisensory integration: methodological approaches and emerging principles in the human brain. Journal of Physiology-Paris, 98(1-3), 191-205.

38 Arnsten, A. F.(2009). Stress signalling pathways that impair prefrontal cortex structure and function. Nature reviews neuroscience, 10(6), 410-422.

39 Engel, A. K. et al.,(2013). Intrinsic coupling modes: multiscale interactions in ongoing brain activity. Neuron, 80(4), 867-886.

40 Proske, U., & Gandevia, S. C.(2012). The proprioceptive senses: their roles in signaling body shape, body position and movement, and muscle force. Physiological reviews.

41 Tuthill, J. C., & Azim, E.(2018). Proprioception. Current Biology, 28(5), R194-R203.

42 Aman, J. E. et al.,(2015). The effectiveness of proprioceptive training for improving motor function: a systematic review. Frontiers in human neuroscience, 8, 1075.

43 Han, J. et al.,(2016). Assessing proprioception: a critical review of methods. Journal of sport and health science, 5(1), 80-90.

44 Rosenkranz, K., & Rothwell, J. C.(2012). Modulation of proprioceptive integration in the motor cortex shapes human motor learning. Journal of Neuroscience, 32(26), 9000-9006.

45 Farb, N. et al.,(2015). Interoception, contemplative practice, and health. Frontiers in psychology, 6, 763.

46 Price, C. J., & Hooven, C.(2018). Interoceptive awareness skills for emotion regulation: Theory and approach of mindful awareness in body-oriented therapy (MABT). Frontiers in psychology, 9, 798.

47 Watling, R., & Hauer, S.(2015). Effectiveness of Ayres Sensory Integration® and sensory-based interventions for people with autism spectrum disorder: A systematic review. The American Journal of Occupational Therapy, 69(5), 6905180030p1-6905180030p12.

48 Moseley, G. L., & Flor, H.(2012). Targeting cortical representations in the treatment of chronic pain: a review. Neurorehabilitation and neural repair, 26(6), 646-652.

49 베셀 반 데어 콜크(2016). 몸은 기억한다. 을유문화사.

50 Stephens, J. et al.,(2006). Lengthening the hamstring muscles without stretching using "awareness through movement". Physical Therapy, 86(12), 1641-1650.

51 Connors, K. A. et al.,(2010). Feldenkrais Method balance classes are based on

principles of motor learning and postural control retraining: a qualitative research study. Physiotherapy, 96(4), 324-336.

52. Stallibrass, C., Sissons, P., & Chalmers, C.(2002). Randomized controlled trial of the Alexander technique for idiopathic Parkinson's disease. Clinical rehabilitation, 16(7), 695-708.

53. Klein, S. D., Bayard, C., & Wolf, U.(2014). The Alexander Technique and musicians: a systematic review of controlled trials. BMC complementary and alternative medicine, 14, 1-11.

54. Cohen, B. B.(2018). Basic neurocellular patterns: Exploring developmental movement. Burchfield Rose Publishers.

55. Tsachor, R. P., & Shafir, T.(2019). How shall I count the ways? A method for quantifying the qualitative aspects of unscripted movement with laban movement analysis. Frontiers in psychology, 10, 572.

56. 토마스 한나(2019). 소마틱스. 군자출판사.

57. Hortobágyi, T., & DeVita, P.(2000). Muscle pre-and coactivity during downward stepping are associated with leg stiffness in aging. Journal of Electromyography and Kinesiology, 10(2), 117-126.

58. Cottingham, J. T., & Maitland, J.(1997). A three-paradigm treatment model using soft tissue mobilization and guided movement-awareness techniques for a patient with chronic low back pain: a case study. Journal of Orthopaedic & Sports Physical Therapy, 26(3), 155-167.

59. Gallagher, S.(2006). How the body shapes the mind. Clarendon press.

60. Guillot, A., Collet, C., & Dittmar, A.(2004). Relationship between visual and kinesthetic imagery, field dependence-independence, and complex motor skills. Journal of Psychophysiology, 18(4), 190-198.

61. Callow, N., & Hardy, L.(2004). The relationship between the use of kinaesthetic imagery and different visual imagery perspectives. Journal of sports sciences, 22(2), 167-177.

62. Ge, R. et al.,(2014). Motor imagery learning induced changes in functional connectivity of the default mode network. IEEE Transactions on Neural Systems and Rehabilitation Engineering, 23(1), 138-148.

| CHAPTER 7 | 운동과 회복을 위한 영양의 비밀

1   피터 아티아, 빌 기퍼드(2024). 질병 해방. 부키.
2   Longo, V. D., & Panda, S.(2016). Fasting, circadian rhythms, and time-restricted feeding in healthy lifespan. Cell metabolism, 23(6), 1048-1059.
3   닐 바너드(2021). 건강 불균형 바로잡기. 로크미디어.
4   Barnard, N. D. et al.,(2006). A low-fat vegan diet improves glycemic control and cardiovascular risk factors in a randomized clinical trial in individuals with type 2 diabetes. Diabetes care, 29(8), 1777-1783.
5   Gardner, C. D. et al.,(2018). Effect of low-fat vs low-carbohydrate diet on 12-month weight loss in overweight adults and the association with genotype pattern or insulin secretion: the DIETFITS randomized clinical trial. Jama, 319(7), 667-679.
6   프레드 프로벤자(2020). 영양의 비밀. 로크미디어.
7   Johnson, A. J. et al.,(2019). Daily sampling reveals personalized diet-microbiome associations in humans. Cell host & microbe, 25(6), 789-802.
8   Cryan, J. F. et al.,(2019). The microbiota-gut-brain axis. Physiological reviews.
9   Valdes, A. M. et al.,(2018). Role of the gut microbiota in nutrition and health. Bmj, 361.
10 제나 마치오키(2020). 면역의 힘:살면서 마주하는 모든 면역의 과학. 월북.
11 Zmora, N., Suez, J., & Elinav, E.(2019). You are what you eat: diet, health and the gut microbiota. Nature reviews Gastroenterology & hepatology, 16(1), 35-56.
12 Del Rio, D. et al.,(2013). Dietary (poly) phenolics in human health: structures, bioavailability, and evidence of protective effects against chronic diseases. Antioxidants & redox signaling, 18(14), 1818-1892.
13 Choi, S. W., & Friso, S.(2010). Epigenetics: a new bridge between nutrition and health. Advances in nutrition, 1(1), 8-16.
14 빌 브라이슨(2019). 바디: 우리 몸 안내서. 까치글방.
15 Willett, W. C. et al.,(1995). Mediterranean diet pyramid: a cultural model for healthy eating. The American journal of clinical nutrition, 61(6), 1402S-1406S.
16 Willett, W. C., & Stampfer, M. J. (2013). Current evidence on healthy eating.

Annual review of public health, 34(1), 77-95.

17. 스티븐 R. 건드리(2019). 오래도록 젊음을 유지하고 건강하게 죽는법. 로크미디어.

18. Westman, E. C. et al.,(2008). The effect of a low-carbohydrate, ketogenic diet versus a low-glycemic index diet on glycemic control in type 2 diabetes mellitus. Nutrition & metabolism, 5, 1-9.

19. Wu, G.(2016). Dietary protein intake and human health. Food & function, 7(3), 1251-1265.

20. Yokoyama, Y. et al.,(2014). Vegetarian diets and blood pressure: a meta-analysis. JAMA internal medicine, 174(4), 577-587.

21. Hunt, J. R.(2003). Bioavailability of iron, zinc, and other trace minerals from vegetarian diets. The American journal of clinical nutrition, 78(3), 633S-639S.

22. Buettner, D., & Skemp, S.(2016). Blue zones: lessons from the world's longest lived. American journal of lifestyle medicine, 10(5), 318-321.

23. Daley, C. A. et al.,(2010). A review of fatty acid profiles and antioxidant content in grass-fed and grain-fed beef. Nutrition journal, 9, 1-12.

24. Nestle, M.(2013). Food politics: How the food industry influences nutrition and health. In Food Politics. University of California press.

25. Sender, R., Fuchs, S., & Milo, R.(2016). Revised estimates for the number of human and bacteria cells in the body. PLoS biology, 14(8), e1002533.

26. Turnbaugh, P. J. et al.,(2009). A core gut microbiome in obese and lean twins. nature, 457(7228), 480-484.

27. O'Hara, A. M., & Shanahan, F.(2006). The gut flora as a forgotten organ. EMBO reports, 7(7), 688-693.

28. Plovier, H. et al.,(2017). A purified membrane protein from Akkermansia muciniphila or the pasteurized bacterium improves metabolism in obese and diabetic mice. Nature medicine, 23(1), 107-113.

29. Sokol, H. et al.,(2008). Faecalibacterium prausnitzii is an anti-inflammatory commensal bacterium identified by gut microbiota analysis of Crohn disease patients. Proceedings of the National Academy of Sciences, 105(43), 16731-16736.

30. Furusawa, Y. et al.,(2013). Commensal microbe-derived butyrate induces the differentiation of colonic regulatory T cells. Nature, 504(7480), 446-450.

31. De Filippo, C. et al.,(2010). Impact of diet in shaping gut microbiota revealed by a comparative study in children from Europe and rural Africa. Proceedings of the National Academy of Sciences, 107(33), 14691-14696.
32. McDonald, D. et al.,(2018). American gut: an open platform for citizen science microbiome research. Msystems, 3(3), 10-1128.
33. Holscher, H. D.(2017). Dietary fiber and prebiotics and the gastrointestinal microbiota. Gut microbes, 8(2), 172-184.
34. Birt, D. F. et al.,(2013). Resistant starch: promise for improving human health. Advances in nutrition, 4(6), 587-601.
35. Bodinham, C. L., Frost, G. S., & Robertson, M. D.(2010). Acute ingestion of resistant starch reduces food intake in healthy adults. British Journal of Nutrition, 103(6), 917-922.
36. Higgins, J. A.(2014). Resistant starch and energy balance: impact on weight loss and maintenance. Critical reviews in food science and nutrition, 54(9), 1158-1166.
37. Vital, M., Howe, A. C., & Tiedje, J. M.(2014). Revealing the bacterial butyrate synthesis pathways by analyzing (meta) genomic data. MBio, 5(2), 10-1128.
38. Turnbaugh, P. J. et al.,(2009). A core gut microbiome in obese and lean twins. nature, 457(7228), 480-484.
39. Cardona, F. et al.,(2013). Benefits of polyphenols on gut microbiota and implications in human health. The Journal of nutritional biochemistry, 24(8), 1415-1422.
40. Dethlefsen, L., & Relman, D. A.(2011). Incomplete recovery and individualized responses of the human distal gut microbiota to repeated antibiotic perturbation. Proceedings of the National Academy of Sciences, 108(supplement_1), 4554-4561.
41. Forslund, K. et al.,(2015). Disentangling type 2 diabetes and metformin treatment signatures in the human gut microbiota. Nature, 528(7581), 262-266.
42. Jackson, M. A. et al.,(2016). Proton pump inhibitors alter the composition of the gut microbiota. Gut, 65(5), 749-756.
43. Bailey, M. T. et al.,(2011). Exposure to a social stressor alters the structure of the intestinal microbiota: implications for stressor-induced immunomodulation. Brain, behavior, and immunity, 25(3), 397-407.

44　Frank, D. N. et al.,(2007). Molecular-phylogenetic characterization of microbial community imbalances in human inflammatory bowel diseases. Proceedings of the national academy of sciences, 104(34), 13780-13785.

45　Sokol, H. et al.,(2008). Faecalibacterium prausnitzii is an anti-inflammatory commensal bacterium identified by gut microbiota analysis of Crohn disease patients. Proceedings of the National Academy of Sciences, 105(43), 16731-16736.

46　Ley, R. E. et al.,(2006). Human gut microbes associated with obesity. nature, 444(7122), 1022-1023.

47　Turnbaugh, P. J. et al.,(2006). An obesity-associated gut microbiome with increased capacity for energy harvest. nature, 444(7122), 1027-1031.

48　Fujimura, K. E. et al.,(2010). Role of the gut microbiota in defining human health. Expert review of anti-infective therapy, 8(4), 435-454.

49　Strachan, D. P.(1989). Hay fever, hygiene, and household size. BMJ: British Medical Journal, 299(6710), 1259.

50　도나 잭슨 나카자와(2021). 너무 놀라운 작은 뇌세포 이야기. 로크미디어.

51　Rea, K., Dinan, T. G., & Cryan, J. F.(2016). The microbiome: A key regulator of stress and neuroinflammation. Neurobiology of stress, 4, 23-33.

52　Messaoudi, M. et al.,(2011). Assessment of psychotropic-like properties of a probiotic formulation (Lactobacillus helveticus R0052 and Bifidobacterium longum R0175) in rats and human subjects. British Journal of Nutrition, 105(5), 755-764.

53　Li, G. et al.,(2017). Intermittent fasting promotes white adipose browning and decreases obesity by shaping the gut microbiota. Cell metabolism, 26(4), 672-685.

54　Ford, A. C. et al.,(2014). Efficacy of prebiotics, probiotics, and synbiotics in irritable bowel syndrome and chronic idiopathic constipation: systematic review and meta-analysis. Official journal of the American College of Gastroenterology| ACG, 109(10), 1547-1561.

55　Szajewska, H., & Mrukowicz, J. Z.(2005). Use of probiotics in children with acute diarrhea. Pediatric drugs, 7, 111-122.

56　Cuello-Garcia, C. A. et al.,(2015). Probiotics for the prevention of allergy: a systematic review and meta-analysis of randomized controlled trials. Journal of

Allergy and Clinical immunology, 136(4), 952-961.

57 Wastyk, H. C. et al.,(2021). Gut-microbiota-targeted diets modulate human immune status. Cell, 184(16), 4137-4153.

58 Van Nood, E. et al.,(2013). Duodenal infusion of donor feces for recurrent Clostridium difficile. New England Journal of Medicine, 368(5), 407-415.

59 U.S. Department of Agriculture. (n.d.). Game meat, rabbit, wild, raw. FoodData Central. https://fdc.nal.usda.gov

60 Vannice, G., & Rasmussen, H.(2014). Position of the academy of nutrition and dietetics: dietary fatty acids for healthy adults. Journal of the Academy of Nutrition and Dietetics, 114(1), 136-153.

61 Delimaris, I.(2013). Adverse effects associated with protein intake above the recommended dietary allowance for adults. International Scholarly Research Notices, 2013(1), 126929.

62 Slater, G. H. et al.,(2004). Serum fat-soluble vitamin deficiency and abnormal calcium metabolism after malabsorptive bariatric surgery. Journal of Gastrointestinal Surgery, 8, 48-55.

63 Khonsari, H., Grandière-Perez, L., & Caumes, E.(2005). Le scorbut n'a pas disparu: histoire d'une maladie réémergente. La Revue de médecine interne, 26(11), 885-890.

64 Department of the Army.(1992). U.S. Army survival manual: FM 21-76. Headquarters, Department of the Army. Retrieved from https://archive.org/details/USArmyFM2176

65 리 골드먼(2019). 진화의 배신. 부키.

66 Jäger, R. et al.,(2017). International society of sports nutrition position stand: protein and exercise. Journal of the International Society of Sports Nutrition, 14(1), 20.

67 Norton, L. E., & Layman, D. K.(2006). Leucine regulates translation initiation of protein synthesis in skeletal muscle after exercise. The Journal of nutrition, 136(2), 533S-537S.

68 Devries, M. C., & Phillips, S. M.(2015). Supplemental protein in support of muscle mass and health: advantage whey. Journal of food science, 80(S1), A8-A15.

69 Mariotti, F., & Gardner, C. D.(2019). Dietary protein d amino acids in vegetarian diets—a review. Nutrients, 11(11), 2661.

70 Layman, D. K. et al.,(2015). Defining meal requirements for protein to optimize metabolic roles of amino acids. The American journal of clinical nutrition, 101(6), 1330S-1338S.

71 Antonio, J. et al.,(2016). A high protein diet has no harmful effects: a one-year crossover study in resistance-trained males. Journal of nutrition and metabolism, 2016(1), 9104792.

72 Guasch-Ferré, M. et al.,(2019). Meta-analysis of randomized controlled trials of red meat consumption in comparison with various comparison diets on cardiovascular risk factors. Circulation, 139(15), 1828-1845.

73 Wallace, T. C., & Frankenfeld, C. L.(2017). Dietary protein intake above the current RDA and bone health: a systematic review and meta-analysis. Journal of the American College of Nutrition, 36(6), 481-496.

74 Srisawasdi, P. et al.,(2013). Heterogeneous properties of intermediate-and low-density lipoprotein subpopulations. Clinical biochemistry, 46(15), 1509-1515.

75 Thorning, T. K. et al.,(2016). Milk and dairy products: good or bad for human health? An assessment of the totality of scientific evidence. Food & nutrition research, 60(1), 32527.

76 Estruch, R. et al.,(2018). Primary prevention of cardiovascular disease with a Mediterranean diet supplemented with extra-virgin olive oil or nuts. New England journal of medicine, 378(25), e34.

77 Eaton, S. B., & Konner, M.(1985). Paleolithic nutrition: a consideration of its nature and current implications. New England Journal of Medicine, 312(5), 283-289.

78 Patterson, E. et al.,(2012). Health implications of high dietary omega-6 polyunsaturated fatty acids. Journal of nutrition and metabolism, 2012(1), 539426.

79 Simopoulos, A. P.(2002). The importance of the ratio of omega-6/omega-3 essential fatty acids. Biomedicine & pharmacotherapy, 56(8), 365-379.

80 Calder, P. C.(2015). Marine omega-3 fatty acids and inflammatory processes: Effects, mechanisms and clinical relevance. Biochimica et Biophysica Acta (BBA)-

Molecular and Cell Biology of Lipids, 1851(4), 469-484.

81. Marten, B., Pfeuffer, M., & Schrezenmeir, J.(2006). Medium-chain triglycerides. International Dairy Journal, 16(11), 1374-1382.

82. Malik, V. S. et al.,(2010). Sugar-sweetened beverages and risk of metabolic syndrome and type 2 diabetes: a meta-analysis. Diabetes care, 33(11), 2477-2483.

83. Kuhn, V. et al.,(2017). Red blood cell function and dysfunction: redox regulation, nitric oxide metabolism, anemia. Antioxidants & redox signaling, 26(13), 718-742.

84. Mergenthaler, P. et al.,(2013). Sugar for the brain: the role of glucose in physiological and pathological brain function. Trends in neurosciences, 36(10), 587-597.

85. Owen, O. E. et al.,(1967). Brain metabolism during fasting. The Journal of clinical investigation, 46(10), 1589-1595.

86. d C. Harvey, C. J. et al.,(2018). The effect of medium chain triglycerides on time to nutritional ketosis and symptoms of keto-induction in healthy adults: a randomised controlled clinical trial. Journal of Nutrition and Metabolism, 2018(1), 2630565.

87. Włodarek, D.(2019). Role of ketogenic diets in neurodegenerative diseases (Alzheimer's disease and Parkinson's disease). Nutrients, 11(1), 169.

88. Mansoor, N. et al.,(2016). Effects of low-carbohydrate diets v. low-fat diets on body weight and cardiovascular risk factors: a meta-analysis of randomised controlled trials. British Journal of Nutrition, 115(3), 466-479.

89. Stamler, J., Wentworth, D., & Neaton, J. D.(1986). Is relationship between serum cholesterol and risk of premature death from coronary heart disease continuous and graded?: findings in 356 222 primary screenees of the multiple risk factor intervention trial (mrfit). Jama, 256(20), 2823-2828.

90. Solfrizzi, V. et al.,(2017). Relationships of dietary patterns, foods, and micro-and macronutrients with Alzheimer's disease and late-life cognitive disorders: a systematic review. Journal of Alzheimer's Disease, 59(3), 815-849.

91. Thomas, D. T., Erdman, K. A., & Burke, L. M.(2016). Position of the Academy of Nutrition and Dietetics, Dietitians of Canada, and the American College of Sports Medicine: nutrition and athletic performance. Journal of the Academy of

Nutrition and Dietetics, 116(3), 501-528.

92 Zeevi, D. et al.,(2015). Personalized nutrition by prediction of glycemic responses. Cell, 163(5), 1079-1094.

93 Davis, D. R., Epp, M. D., & Riordan, H. D.(2004). Changes in USDA food composition data for 43 garden crops, 1950 to 1999. Journal of the american College of nutrition, 23(6), 669-682.

94 Andre, C. M. et al.,(2007). Andean potato cultivars (Solanum tuberosum L.) as a source of antioxidant and mineral micronutrients. Journal of agricultural and food chemistry, 55(2), 366-378.

95 Fattal-Valevski, A. et al.,(2005). Outbreak of life-threatening thiamine deficiency in infants in Israel caused by a defective soy-based formula. Pediatrics, 115(2), e233-e238.

96 Powers, H. J. et al.,(2011). Correcting a marginal riboflavin deficiency improves hematologic status in young women in the United Kingdom (RIBOFEM). The American journal of clinical nutrition, 93(6), 1274-1284.

97 Kamanna, V. S., & Kashyap, M. L.(2008). Mechanism of action of niacin. The American journal of cardiology, 101(8), S20-S26.

98 Rucker, R. B., & Bauerly, K.(2013). Pantothenic acid. Handbook of vitamins, 5.

99 Hellmann, H., & Mooney, S.(2010). Vitamin B6: a molecule for human health?. Molecules, 15(1), 442-459.

100 Fernandez-Mejia, C.(2005). Pharmacological effects of biotin. The Journal of nutritional biochemistry, 16(7), 424-427.

101 Patel, D. P., Swink, S. M., & Castelo-Soccio, L.(2017). A review of the use of biotin for hair loss. Skin appendage disorders, 3(3), 166-169.

102 Bailey, L. B., & Gregory III, J. F.(1999). Folate metabolism and requirements. The Journal of nutrition, 129(4), 779-782.

103 Mersereau, P. et al.,(2004). Spina Bifida and Anencephaly Before and After Folic Acid Mandate--United States, 1995--1996 and 1999--2000. MMWR: Morbidity & Mortality Weekly Report, 53(17).

104 Koury, M. J., & Ponka, P.(2004). New insights into erythropoiesis: the roles of folate, vitamin B12, and iron. Annu. Rev. Nutr., 24(1), 105-131.

105 David Smith, A., & Refsum, H.(2012). Do we need to reconsider the desirable blood level of vitamin B12?. Journal of internal medicine, 271(2).

106 Mason, J. B.(2009). Folate, cancer risk, and the Greek god, Proteus: a tale of two chameleons. Nutrition reviews, 67(4), 206-212.

107 Green, R. et al.,(2017). Vitamin B12 deficiency. Nature reviews Disease primers, 3(1), 1-20.

108 Reynolds, E. H.(2014). The neurology of folic acid deficiency. Handbook of clinical neurology, 120, 927-943.

109 Carr, A. C., & Maggini, S.(2017). Vitamin C and immune function. Nutrients, 9(11), 1211.

110 Padayatty, S. J., & Levine, M.(2016). Vitamin C: the known and the unknown and Goldilocks. Oral diseases, 22(6), 463-493.

111 Ross, A. C.(2012). Vitamin A and retinoic acid in T cell–related immunity. The American journal of clinical nutrition, 96(5), 1166S-1172S.

112 McCollum, E. V., & Davis, M.(1913). The necessity of certain lipins in the diet during growth. Journal of Biological Chemistry, 15(1), 167-175.

113 Penniston, K. L., & Tanumihardjo, S. A.(2006). The acute and chronic toxic effects of vitamin A. The American journal of clinical nutrition, 83(2), 191-201.

114 Christakos, S. et al.,(2016). Vitamin D: metabolism, molecular mechanism of action, and pleiotropic effects. Physiological reviews, 96(1), 365-408.

115 Holick, M. F.(2006). Resurrection of vitamin D deficiency and rickets. The Journal of clinical investigation, 116(8), 2062-2072.

116 Grant, W. B. et al.,(2020). Evidence that vitamin D supplementation could reduce risk of influenza and COVID-19 infections and deaths. Nutrients, 12(4), 988.

117 Vieth, R.(1999). Vitamin D supplementation, 25-hydroxyvitamin D concentrations, and safety. The American journal of clinical nutrition, 69(5), 842-856.

118 Traber, M. G., & Atkinson, J.(2007). Vitamin E, antioxidant and nothing more. Free radical biology and medicine, 43(1), 4-15.

119 Brigelius-Flohé, R., & Traber, M. G.(1999). Vitamin E: function and metabolism. The FASEB journal, 13(10), 1145-1155.

120 Sokol, R. J.(1988). Vitamin E deficiency and neurologic disease. Annual review of nutrition, 8, 351-373.

121 Lippman, S. M. et al.,(2009). Effect of selenium and vitamin E on risk of prostate cancer and other cancers: the Selenium and Vitamin E Cancer Prevention Trial (SELECT). Jama, 301(1), 39-51.

122 Adams, J., & Pepping, J.(2005). Vitamin K in the treatment and prevention of osteoporosis and arterial calcification. American journal of health-system pharmacy, 62(15), 1574-1581.

123 Shearer, M. J.(2009). Vitamin K deficiency bleeding (VKDB) in early infancy. Blood reviews, 23(2), 49-59.

124 Geleijnse, J. M. et al.,(2004). Dietary intake of menaquinone is associated with a reduced risk of coronary heart disease: the Rotterdam Study. The Journal of nutrition, 134(11), 3100-3105.

125 Booth, S. L.(2009). Roles for vitamin K beyond coagulation. Annual review of nutrition, 29(1), 89-110.

126 Tsukamoto, Y. et al.,(2000). Intake of fermented soybean (natto) increases circulating vitamin K 2 (menaquinone-7) and χ-carboxylated osteocalcin concentration in normal individuals. Journal of bone and mineral metabolism, 18, 216-222.

127 Berridge, M. J., Bootman, M. D., & Roderick, H. L.(2003). Calcium signalling: dynamics, homeostasis and remodelling. Nature reviews Molecular cell biology, 4(7), 517-529.

128 Cashman, K.(2002). Calcium intake, calcium bioavailability and bone health. British journal of Nutrition, 87(S2), S169-S177.

129 Reid, I. R., Bolland, M. J., & Grey, A.(2011). Effects of calcium supplementation on myocardial infarction and cardiovascular events: A meta-analysis. BMJ, 342, d2040.

130 Patnaik, K., Sharma, N., & Thadani, D.(2024). Impact of milk and dairy consumption on the development and progression of breast cancer. Journal of Nutritional Oncology, 9(4), 112-118.

131 Lee, J. Y., Cho, H. I., & Kimm, H.(2024). Dietary Patterns and Breast Cancer Risk: A

KCPS-II Cohort Study. European Journal of Breast Health, 20(4), 262.

132 Shin, W. K. et al.,(2019). Milk consumption decreases risk for breast cancer in Korean women under 50 years of age: results from the health examinees study. Nutrients, 12(1), 32.

133 Berndt, T., & Kumar, R.(2009). Novel mechanisms in the regulation of phosphorus homeostasis. Physiology, 24(1), 17-25.

134 Chang, A. R., & Anderson, C.(2017). Dietary phosphorus intake and the kidney. Annual review of nutrition, 37(1), 321-346.

135 Giebisch, G.(1998). Renal potassium transport: mechanisms and regulation. American Journal of Physiology-Renal Physiology, 274(5), F817-F833.

136 Dhondup, T., & Qian, Q.(2017). Electrolyte and acid-base disorders in chronic kidney disease and end-stage kidney failure. Blood purification, 43(1-3), 179-188.

137 Gröber, U., Schmidt, J., & Kisters, K.(2015). Magnesium in prevention and therapy. Nutrients, 7(9), 8199-8226.

138 Barbagallo, M., & Dominguez, L. J.(2010). Magnesium and aging. Current pharmaceutical design, 16(7), 832-839.

139 Jahnen-Dechent, W., & Ketteler, M.(2012). Magnesium basics. Clinical kidney journal, 5(Suppl_1), i3-i14.

140 Moritz, M. L., & Ayus, J. C.(2003). The pathophysiology and treatment of hyponatraemic encephalopathy: an update. Nephrology Dialysis Transplantation, 18(12), 2486-2491.

141 Cirillo, M. et al.,(1994). A history of salt. American journal of nephrology, 14(4-6), 426-431.

142 Brown, I. J. et al.,(2009). Salt intakes around the world: implications for public health. International journal of epidemiology, 38(3), 791-813.

143 Anderson, C. A. et al.,(2010). Dietary sources of sodium in China, Japan, the United Kingdom, and the United States, women and men aged 40 to 59 years: the INTERMAP study. Journal of the American Dietetic Association, 110(5), 736-745.

144 Sacks, F. M. et al.,(2001). Effects on blood pressure of reduced dietary sodium and the Dietary Approaches to Stop Hypertension (DASH) diet. New England journal

of medicine, 344(1), 3-10.

145 Berend, K., Van Hulsteijn, L. H., & Gans, R. O.(2012). Chloride: the queen of electrolytes?. European journal of internal medicine, 23(3), 203-211.

146 Brosnan, J. T., & Brosnan, M. E.(2006). The sulfur-containing amino acids: an overview. The Journal of nutrition, 136(6), 1636S-1640S.

147 Driscoll, C. T. et al.,(2001). Acidic Deposition in the Northeastern United States: Sources and Inputs, Ecosystem Effects, and Management Strategies: The effects of acidic deposition in the northeastern United States include the acidification of soil and water, which stresses terrestrial and aquatic biota. BioScience, 51(3), 180-198.

148 Rasmussen, K. M.(2001). Iron-deficiency anemia: Reexamining the nature and magnitude of the public health problem. hemoglobin, 590, 603S.

149 Lönnerdal, B.(2003). Nutritional and physiologic significance of human milk proteins. The American journal of clinical nutrition, 77(6), 1537S-1543S.

150 Andrews, N. C.(2008). Forging a field: the golden age of iron biology. Blood, The Journal of the American Society of Hematology, 112(2), 219-230.

151 Prasad, A. S.(2009). Zinc: role in immunity, oxidative stress and chronic inflammation. Current Opinion in Clinical Nutrition & Metabolic Care, 12(6), 646-652.

152 Prasad, A. S. et al.,(1963). Zinc metabolism in patients with the syndrome of iron deficiency anemia, hepatosplenomegaly, dwarfism, and hypogonadism. Journal of Laboratory and Clinical Medicine, 61(4), 537-549.

153 Fosmire, G. J.(1990). Zinc toxicity. The American journal of clinical nutrition, 51(2), 225-227.

154 Köhrle, J.(2015). Selenium and the thyroid. Current Opinion in Endocrinology, Diabetes and Obesity, 22(5), 392-401.

155 Beck, M. A., Levander, O. A., & Handy, J.(2003). Selenium deficiency and viral infection. The Journal of nutrition, 133(5), 1463S-1467S.

156 Clark, L. C. et al.,(1996). Effects of selenium supplementation for cancer prevention in patients with carcinoma of the skin: a randomized controlled trial. Jama, 276(24), 1957-1963.

157 Bürgi, H., Supersaxo, Z., & Selz, B.(1990). Iodine deficiency diseases in Switzerland one hundred years after Theodor Kocher's survey: a historical review with some new goitre prevalence data. European Journal of Endocrinology, 123(6), 577-590.

158 Bürgi, H.(2010). Iodine excess. Best Practice & Research Clinical Endocrinology & Metabolism, 24(1), 107-115.

159 Prohaska, J. R.(2008). Role of copper transporters in copper homeostasis. The American journal of clinical nutrition, 88(3), 826S-829S.

160 Wu, F. et al.,(2015). Wilson's disease: a comprehensive review of the molecular mechanisms. International journal of molecular sciences, 16(3), 6419-6431.

161 Bremner, I.(1998). Manifestations of copper excess. The American journal of clinical nutrition, 67(5), 1069S-1073S.

162 Schneider, J. S. et al.,(2009). Effects of chronic manganese exposure on working memory in non-human primates. Brain research, 1258, 86-95.

163 Aschner, J. L., & Aschner, M.(2005). Nutritional aspects of manganese homeostasis. Molecular aspects of medicine, 26(4-5), 353-362.

164 Vincent, J. B.(2000). The biochemistry of chromium. The Journal of nutrition, 130(4), 715-718.

165 Broadhurst, C. L., & Domenico, P.(2006). Clinical studies on chromium picolinate supplementation in diabetes mellitus—a review. Diabetes Technology & Therapeutics, 8(6), 677-687.

166 Freund, H., Atamian, S., & Fischer, J. E.(1979). Chromium deficiency during total parenteral nutrition. Jama, 241(5), 496-498.

167 Althuis, M. D. et al.,(2002). Glucose and insulin responses to dietary chromium supplements: a meta-analysis. The American journal of clinical nutrition, 76(1), 148-155.

168 Zhitkovich, A.(2011). Chromium in drinking water: sources, metabolism, and cancer risks. Chemical research in toxicology, 24(10), 1617-1629.

169 Mendel, R. R., & Bittner, F.(2006). Cell biology of molybdenum. Biochimica et Biophysica Acta (BBA)-Molecular Cell Research, 1763(7), 621-635.

170 Johnson, J. L., Hainline, B. E., & Rajagopalan, K. V.(1980). Characterization of the molybdenum cofactor of sulfite oxidase, xanthine, oxidase, and nitrate reductase.

Identification of a pteridine as a structural component. Journal of Biological Chemistry, 255(5), 1783-1786.

171 Mehri, A.(2020). Trace elements in human nutrition (II)–an update. International journal of preventive medicine, 11(1), 2.

172 Novotny, J. A.(2011). Molybdenum nutriture in humans. Journal of Evidence-Based Complementary & Alternative Medicine, 16(3), 164-168.

173 Roodenburg, A. C. et al.,(1996). Supplemental vitamin A enhances the recovery from iron deficiency in rats with chronic vitamin A deficiency. British Journal of Nutrition, 75(4), 623-636.

174 Cook, J. D., Dassenko, S. A., & Whittaker, P.(1991). Calcium supplementation: effect on iron absorption. The American journal of clinical nutrition, 53(1), 106-111.

175 Klimis-Zacas, D.(1993). Manganese in health and disease (Vol. 2). CRC Press.

176 Borel, P.(2003). Factors affecting intestinal absorption of highly lipophilic food microconstituents (fat-soluble vitamins, carotenoids and phytosterols).

177 Penniston, K. L., & Tanumihardjo, S. A.(2006). The acute and chronic toxic effects of vitamin A. The American journal of clinical nutrition, 83(2), 191-201.

178 Booth, S. L. et al.,(2004). Effect of vitamin E supplementation on vitamin K status in adults with normal coagulation status. The American journal of clinical nutrition, 80(1), 143-148.

179 Turnlund, J. R. et al.,(1991). A stable-isotope study of zinc, copper, and iron absorption and retention by young women fed vitamin B-6-deficient diets. The American journal of clinical nutrition, 54(6), 1059-1064.

180 Valk, & Hornstra, G.(2000). Relationship between vitamin E requirement and polyunsaturated fatty acid intake in man: a review. International Journal for Vitamin and Nutrition Research, 70(2), 31-42.

181 Lee, S. K., & Kader, A. A.(2000). Preharvest and postharvest factors influencing vitamin C content of horticultural crops. Postharvest biology and technology, 20(3), 207-220.

182 Jakubowicz, D. et al.,(2013). High caloric intake at breakfast vs. dinner differentially influences weight loss of overweight and obese women. Obesity,

21(12), 2504-2512.

183 Ségurel, L., & Bon, C.(2017). On the evolution of lactase persistence in humans. Annual review of genomics and human genetics, 18(1), 297-319.

184 Sonnenburg, E. D., & Sonnenburg, J. L.(2019). The ancestral and industrialized gut microbiota and implications for human health. Nature Reviews Microbiology, 17(6), 383-390.

185 Troesch, B. et al.,(2012). Dietary surveys indicate vitamin intakes below recommendations are common in representative Western countries. British Journal of Nutrition, 108(4), 692-698.

186 Edwards-Jones, G.(2010). Does eating local food reduce the environmental impact of food production and enhance consumer health?. Proceedings of the Nutrition Society, 69(4), 582-591.

| CHAPTER 8 | 운동하는 행복한 삶

1 대니얼 리버먼(2024). 운동하는 사피엔스. 프시케의숲.
2 다니엘 핑크(2018). 언제 할 것인가. 시공사.
3 멜 로빈스(2017). 5초의 법칙. 한빛비즈.
4 제임스 클리어(2018). 아주 작은 습관의 힘. 비즈니스북스.
5 강용수(2023). 마흔에 읽는 쇼펜하우어. 유노북스.
6 Fries, E., Dettenborn, L., & Kirschbaum, C.(2009). The cortisol awakening response (CAR): facts and future directions. International journal of Psychophysiology, 72(1), 67-73.
7 벤저민 하디(2023). 퓨처 셀프. 상상스퀘어.
8 → 7.
9 Murdock Jr, B. B.(1962). The serial position effect of free recall. Journal of experimental psychology, 64(5), 482.
10 Dai, H., Milkman, K. L., & Riis, J.(2014). The fresh start effect: Temporal landmarks motivate aspirational behavior. Management Science, 60(10), 2563-2582.
11 Burke, S. M. et al.,(2006). Group versus individual approach? A meta-analysis of

the effectiveness of interventions to promote physical activity. Journal of sport & exercise psychology, 2, 19-35.

12. Sonnentag, S., & Fritz, C.(2007). The Recovery Experience Questionnaire: development and validation of a measure for assessing recuperation and unwinding from work. Journal of occupational health psychology, 12(3), 204.

13. → 4.

14. Wegner, D. M., & Erber, R.(1992). The hyperaccessibility of suppressed thoughts. Journal of personality and social psychology, 63(6), 903.

15. Kross, E. et al.,(2014). Self-talk as a regulatory mechanism: how you do it matters. Journal of personality and social psychology, 106(2), 304.

16. Moseley, G. L., & Butler, D. S.(2015). Fifteen years of explaining pain: the past, present, and future. The Journal of Pain, 16(9), 807-813.

17. Viane, I. et al.,(2003). Acceptance of pain is an independent predictor of mental well-being in patients with chronic pain: empirical evidence and reappraisal. Pain, 106(1-2), 65-72.

18. Melzack, R.(2001). Pain and the neuromatrix in the brain. Journal of dental education, 65(12), 1378-1382.

19. Hardy, J., Hall, C. R., & Hardy, L.(2005). Quantifying athlete self-talk. Journal of Sports Sciences, 23(9), 905-917.

20. Deci, E. L., & Ryan, R. M.(2000). The" what" and" why" of goal pursuits: Human needs and the self-determination of behavior. Psychological inquiry, 11(4), 227-268.

21. Nijs, J. et al.,(2013). Thinking beyond muscles and joints: therapists' and patients' attitudes and beliefs regarding chronic musculoskeletal pain are key to applying effective treatment. Manual therapy, 18(2), 96-102.

22. Wood, W., & Neal, D. T.(2007). A new look at habits and the habit-goal interface. Psychological review, 114(4), 843.

23. Louw, A. et al.,(2011). The effect of neuroscience education on pain, disability, anxiety, and stress in chronic musculoskeletal pain. Archives of physical medicine and rehabilitation, 92(12), 2041-2056.

24. Segar, M. L., & Richardson, C. R.(2014). Prescribing pleasure and meaning:

cultivating walking motivation and maintenance. American journal of preventive medicine, 47(6), 838-841.
25. 애덤 그랜트(2013). 기브 앤 테이크. 한올엠앤씨.
26. Falk, E. B. et al.,(2015). Self-affirmation alters the brain's response to health messages and subsequent behavior change. Proceedings of the National Academy of Sciences, 112(7), 1977-1982.
27. Park, J., Kim, M., & Park, J. H. (2022). Promoting adherence to joint exercise using the donation model: proof via a motion-detecting mobile exercise coaching application. Yonsei Medical Journal, 63(11), 1050.
28. Morhenn, V. B. et al.,(2008). Monetary sacrifice among strangers is mediated by endogenous oxytocin release after physical contact. Evolution and Human Behavior, 29(6), 375-383.
29. Johns Hopkins Medicine. (2023, April 27). Whether physical exertion feels 'easy' or 'hard' may be due to dopamine levels, study suggests. Johns Hopkins Medicine Newsroom.
30. Cohen, E. E. et al.,(2010). Rowers' high: behavioural synchrony is correlated with elevated pain thresholds. Biology letters, 6(1), 106-108.
31. Hart, J.(2023). Compassion improves our health and fosters connection. The Center for Compassion and Altruism Research and Education, Stanford University.
32. Grant, A., & Dutton, J.(2012). Beneficiary or benefactor: Are people more prosocial when they reflect on receiving or giving?. Psychological science, 23(9), 1033-1039.
33. Stevinson, C., & Hickson, M.(2019). Changes in physical activity, weight and wellbeing outcomes among attendees of a weekly mass participation event: a prospective 12-month study. Journal of Public Health, 41(4), 807-814.
34. Brown, H. E. et al.,(2016). Family-based interventions to increase physical activity in children: a systematic review, meta-analysis and realist synthesis. Obesity reviews, 17(4), 345-360.
35. Wolf, M., & Potter, K.(2018). Reader, come home: The reading brain in a digital world.
36. 니콜라스 카(2020). 생각하지 않는 사람들. 청림출판.

37 Pariser, E.(2011). The filter bubble: What the Internet is hiding from you. penguin UK.

38 한스케오르크 가다머(2012). 진리와 방법. 문학동네.

39 Lee, Y., & Schumacher, E. H.(2024). Cognitive flexibility in and out of the laboratory: task switching, sustained attention, and mind wandering. Current Opinion in Behavioral Sciences, 59, 101434.

40 아리스토텔레스(2022). 니코마코스 윤리학.

41 Kolb, D. A.(2014). Experiential learning: Experience as the source of learning and development. FT press.

42 Vygotsky, L. S.(1978). Mind in society: The development of higher psychological processes (Vol. 86). Harvard university press.

43 Beck, A. T.(1979). Cognitive therapy and the emotional disorders. Penguin.

44 Wenger, E.(1999). Communities of practice: Learning, meaning, and identity. Cambridge university press.

45 헤겔(2018). 헤겔의 논리학. 서문당.

최박사의 운동 혁명

초판 1쇄 인쇄 2025년 11월 19일
초판 1쇄 발행 2025년 12월 3일

지은이 최문기
펴낸이 고영성

책임편집 윤충희

펴낸곳 (주)상상스퀘어
출판등록 2021년 4월 29일 제2021-000079호
주소 경기 성남시 분당구 성남대로43번길 10, 하나EZ타워 307호
팩스 02-6499-3031
이메일 publication@sangsangsquare.com
홈페이지 www.sangsangsquare-books.com

ISBN 979-11-94368-72-4 (03510)

· 상상스퀘어는 출간 도서를 한국작은도서관협회에 기부하고 있습니다.
· 이 책은 저작권법에 따라 보호를 받는 저작물이므로 무단 전재와 복제를 금지하며,
  이 책 내용의 전부 또는 일부를 사용하려면 반드시 저작권자와 상상스퀘어의 서면 동의를 받아야 합니다.
· 파손된 책은 구입하신 서점에서 교환해드리며 책값은 뒤표지에 있습니다.